内科

疾病临床诊疗实践

NEIKE JIBING
LINCHUANG ZHENLIAO SHIJIAN

主编 王 晨 许明昭 杨 涛 袁海涛 徐素粉 栗 林 夏天添

黑龙江科学技术出版社

图书在版编目（CIP）数据

内科疾病临床诊疗实践 / 王晨等主编. -- 哈尔滨：
黑龙江科学技术出版社，2022.7
ISBN 978-7-5719-1525-4

Ⅰ．①内… Ⅱ．①王… Ⅲ．①内科－疾病－诊疗
Ⅳ．①R5

中国版本图书馆CIP数据核字（2022）第134950号

内科疾病临床诊疗实践
NEIKE JIBING LINCHUANG ZHENLIAO SHIJIAN

主　　编	王　晨　许明昭　杨　涛　袁海涛　徐素粉　栗　林　夏天添	
责任编辑	陈兆红	
封面设计	宗　宁	
出　　版	黑龙江科学技术出版社	
	地址：哈尔滨市南岗区公安街70-2号　邮编：150007	
	电话：（0451）53642106　传真：（0451）53642143	
	网址：www.lkcbs.cn	
发　　行	全国新华书店	
印　　刷	哈尔滨双华印刷有限公司	
开　　本	787 mm×1092 mm　1/16	
印　　张	27.75	
字　　数	745千字	
版　　次	2022年7月第1版	
印　　次	2023年1月第1次印刷	
书　　号	ISBN 978-7-5719-1525-4	
定　　价	198.00元	

编委会

主　编

王　晨　许明昭　杨　涛　袁海涛
徐素粉　栗　林　夏天添

副主编

岳兰玉　刘秋仙　卢小敏　仲召伟
张　静　周传鄂

编　委（按姓氏笔画排序）

王　晨（山东省泰山医院）

卢小敏（湖南医药学院）

仲召伟（烟台桃村中心医院）

刘秋仙（江山市人民医院）

许明昭（山东省公共卫生临床中心）

杨　涛（山东省菏泽市曹县县立医院）

张　静（秦皇岛市海港医院）

岳兰玉（山东省聊城市莘县第三人民医院）

周传鄂（建始县人民医院）

袁海涛（淄博市职业病防治院）

栗　林（山东省枣庄市立医院）

夏天添（锦州医科大学附属第一医院）

徐素粉（曹县人民医院）

Contents
目 录

第一章　内科疾病的常见症状与体征

第一节　发　热

一、概述

在体温调节中枢的控制下,正常人体的产热和散热处于动态平衡之中,维持人体的体温在相对恒定的范围之内,腋窝下所测的体温为 36～37 ℃;口腔中舌下所测的体温为 36.3～37.2 ℃;肛门内所测的体温为 36.5～37.7 ℃。在生理状态下,不同的个体、不同的时间和不同的环境,人体体温会有所不同。①不同个体间的体温有差异:儿童由于代谢率较高,体温可比成年人高;老年人代谢率低,体温比成年人低。②同一个体体温在不同时间有差异:正常情况下,人体体温在早晨较低,下午较高;妇女体温在排卵期和妊娠期较高,月经期较低。③不同环境下的体温亦有差异:运动、进餐、情绪激动和高温环境下工作时体温较高,低温环境下工作时体温较低。在病理状态下,人体产热增多,散热减少,体温超过正常时,就称为发热。发热持续时间在 2 周以内为急性发热,超过 2 周为慢性发热。

（一）病因

引起发热的病因很多,按有无病原体侵入人体分为感染性发热和非感染性发热两大类。

1.感染性发热

各种病原体侵入人体后引起的发热称为感染性发热。引起感染性发热的病原体有细菌、病毒、支原体、立克次体、真菌、螺旋体及寄生虫。病原体侵入机体后可引起相应的疾病,不论急性还是慢性、局限性还是全身性均可引起发热。病原体及其代谢产物或炎性渗出物等外源性致热原,在体内作用致热原细胞如中性粒细胞、单核细胞及巨噬细胞等,使其产生并释放白细胞介素-1、干扰素、肿瘤坏死因子和炎症蛋白-1 等而引起发热。感染性发热占发热病因的 50%～60%。

2.非感染性发热

由病原体以外的其他病因引起的发热称为非感染性发热。常见原因如下。

（1）吸收热:由于组织坏死,组织蛋白分解和坏死组织吸收引起的发热称为吸收热。①物理和机械因素损伤:大面积烧伤、内脏出血、创伤、大手术后、骨折和热射病等。②血液系统疾病:白血病、恶性淋巴瘤、恶性组织细胞病、骨髓增生异常综合征、多发性骨髓瘤、急性溶血和血型不合输血等。③肿瘤性疾病:各种恶性肿瘤。④血栓栓塞性疾病:静脉血栓形成,如下肢静脉血栓形成。动脉血栓形成,如心肌梗死、脑动脉栓塞、肠系膜动脉栓塞和四肢动脉栓塞等。微循环血栓形成,如溶血性尿毒综合征和血栓性血小板减少性紫癜。

(2)变态反应性发热:变态反应产生时形成外源性致热原抗原抗体复合物,激活了致热原细胞,使其产生并释放白细胞介素-1、干扰素、肿瘤坏死因子和炎症蛋白-1等引起的发热。如风湿热、药物热、血清病和结缔组织病等。

(3)中枢性发热:有些致热因素不通过内源性致热原而直接损害体温调节中枢,使体温调节点上移后发出调节冲动,造成产热大于散热,体温升高,称为中枢性发热。①物理因素:如中暑等。②化学因素:如重度安眠药中毒等。③机械因素:如颅内出血和颅内肿瘤细胞浸润等。④功能性因素:如自主神经功能紊乱和感染后低热。

(4)其他:如甲状腺功能亢进、脱水等。

发热都是由于致热因素的作用使人体产生的热量超过散发的热量,引起体温升高超过正常范围。

(二)发生机制

1.外源性致热原的摄入

各种致病的微生物或它们的毒素、抗原抗体复合物、淋巴因子、某些致炎物质(如尿酸盐结晶和硅酸盐结晶)、某些类固醇、肽聚糖和多核苷酸等外源性致热原多数是大分子物质,侵入人体后不能通过血-脑屏障作用于体温调节中枢,但可通过激活血液中的致热原细胞产生白细胞介素-1等。白细胞介素-1等的产生:在各种外源性致热原侵入人体内后,能激活血液中的中性粒细胞,单核-巨噬细胞和嗜酸性粒细胞等,产生白细胞介素-1,干扰素、肿瘤坏死因子和炎症蛋白-1。其中研究最多的是白细胞介素-1。

2.白细胞介素-1的作用部位

(1)脑组织:白细胞介素-1可能通过下丘脑终板血管器(此处血管为有孔毛细血管)的毛细血管进入脑组织。

(2)下丘脑视前区(POAH)神经元:白细胞介素-1亦有可能通过下丘脑终板血管器毛细血管到达血管外间隙(即血-脑屏障外侧)的POAH神经元。

3.发热的产生

白细胞介素-1作用于POAH神经元或在脑组织内再通过中枢介质引起体温调定点上移,体温调节中枢再对体温重新调节,发出调节命令,一方面可能通过垂体内分泌系统使代谢增加和通过运动神经系统使骨骼肌阵缩(即寒战),引起产热增加;另一方面通过交感神经系统使皮肤血管和立毛肌收缩,排汗停止,散热减少。这几方面作用使人体产生的热量超过散发的热量,体温升高,引起发热,一直达到体温调定点的新的平衡点。

二、发热的诊断

(一)发热的程度诊断

(1)低热:人体的体温超过正常,但低于38℃。

(2)中度热:人体的体温为38.1~39.0℃。

(3)高热:人体的体温为39.1~41.0℃。

(4)过高热:人体的体温超过41℃。

（二）发热的分期诊断

1.体温上升期

此期为白细胞介素-1作用于POAH神经元或在脑组织内通过中枢介质引起体温调定点上移,使体温调节中枢对体温重新调节,发出调节命令,再通过代谢增加,骨骼肌阵缩（寒战）,使产热增加;皮肤血管和立毛肌收缩,使散热减少。因此产热超过散热使体温升高。体温升高的方式有骤升和缓升两种。

（1）骤升型:人体的体温在数小时内达到高热或以上,常伴有寒战。

（2）缓升型:人体的体温逐渐上升在几天内达高峰。

2.高热期

此期为人体的体温达到高峰后的时期,体温调定点已达到新的平衡。

3.体温下降期

此期由于病因已被清除,体温调定点逐渐降到正常,散热超过产热,体温逐渐恢复正常。与体温升高的方式相对应的有两种体温降低的方式。

（1）骤降型:人体的体温在数小时内降到正常,常伴有大汗。

（2）缓降型:人体的体温在几天内逐渐下降到正常。

体温骤升和骤降的发热常见疟疾、大叶性肺炎、急性肾盂肾炎和输液反应。体温缓升缓降的发热常见于伤寒和结核。

（三）发热的分类诊断

1.急性发热

发热的时间在2周以内为急性发热。

2.慢性发热

发热的时间超过2周为慢性发热。

（四）发热的热型诊断

把不同时间测得的体温数值分别记录在体温单上,将不同时间测得的体温数值按顺序连接起来,形成体温曲线,这些曲线的形态称热型。

1.稽留热

人体的体温维持在高热和以上水平达几天或几周。常见大叶性肺炎和伤寒高热期。

2.弛张热

人体的体温在一天内都在正常水平以上,但波动范围在2℃以上。常见化脓性感染、风湿热、败血症等。

3.间歇热

人体的体温骤升到高峰后维持几小时,再迅速降到正常,无热的间歇时间持续一到数天,反复出现。常见于疟疾和急性肾盂肾炎等。

4.波状热

人体的体温缓升到高热后持续几天,再缓降到正常,持续几天后再缓升到高热,反复多次。常见于布鲁杆菌病。

5.回归热

人体的体温骤升到高热后持续几天,再骤降到正常,持续几天后再骤升到高热,反复数次。常见恶性淋巴瘤和部分恶性组织细胞病等。

6.不规则热

人体的体温可高可低,无规律性。常见于结核病、风湿热等。

三、发热的诊断方法

(一)详细询问病史

1.现病史

(1)起病情况和患病时间:发热的急骤和缓慢,发热持续时间。急性发热常见细菌、病毒、肺炎支原体、立克次体、真菌、螺旋体及寄生虫感染。其他有结缔组织病、急性白血病、药物热等。长期发热的原因,除中枢性原因外,还可包括以下四大类:①感染是长期发热最常见的原因,常见于伤寒、副伤寒、亚急性感染性心内膜炎、败血症、结核病、阿米巴肝病、黑热病、急性血吸虫病等。在各种感染中,结核病是主要原因之一,特别是某些肺外结核,如深部淋巴结结核、肝结核。②造血系统的新陈代谢率较高,有病理改变时易引起发热,如非白血性白血病、深部恶性淋巴瘤、恶性组织细胞病等。③结缔组织疾病如播散性红斑狼疮、结节性多动脉炎、风湿热等疾病,可成为长期发热的疾病。④恶性肿瘤增长迅速,当肿瘤组织崩溃或附加感染时则可引起长期发热,如肝癌、结肠癌等早期常易漏诊。

(2)病因和诱因:常见的有流行性感冒、其他病毒性上呼吸道感染、急性病毒性肝炎、流行性乙型脑炎、脊髓灰质炎、传染性单核细胞增多症、流行性出血热、森林脑炎、传染性淋巴细胞增多症、麻疹、风疹、流行性腮腺炎、水痘、支原体肺炎、肾盂肾炎、胸膜炎、心包炎、腹膜炎、血栓性静脉炎、丹毒、伤寒、副伤寒、亚急性感染性心内膜炎、败血症、结核病、阿米巴肝病、黑热病、急性血吸虫病、钩端螺旋体病、疟疾、阿米巴肝病、急性血吸虫病、丝虫病、旋毛虫病、风湿热、血清病、系统性红斑狼疮、皮肌炎、结节性多动脉炎、急性胰腺炎、急性溶血、急性心肌梗死、恶性淋巴瘤、肉瘤、恶性组织细胞病、痛风发作、甲状腺危象、重度脱水、热射病、脑出血、白塞病、高温下工作等。

(3)伴随症状:有寒战、结膜充血、口唇疱疹、肝大、脾大、淋巴结肿大、出血、关节肿痛、皮疹和昏迷等。发热的伴随症状越多,越有利于诊断或鉴别诊断,所以应尽量询问和采集发热的全部伴随症状。寒战常见于大叶肺炎、败血症、急性胆囊炎、急性肾盂肾炎、流行性脑脊髓膜炎、疟疾、钩端螺旋体病、药物热、急性溶血或输血反应等。结膜充血多见于麻疹、咽结膜热、流行性出血热、斑疹伤寒、钩端螺旋体病等。口唇单纯疱疹多出现于急性发热性疾病,如大叶肺炎、流行性脑脊髓膜炎、间日疟、流行性感冒等。淋巴结肿大见于传染性单核细胞增多症、风疹、淋巴结结核、局灶性化脓性感染、丝虫病、白血病、淋巴瘤、转移癌等。

肝大和脾大常见于传染性单核细胞增多症、病毒性肝炎、肝及胆管感染、布鲁杆菌病、疟疾、结缔组织病、白血病、淋巴瘤及黑热病、急性血吸虫病等。出血可见于重症感染及某些急性传染病,如流行性出血热、病毒性肝炎、斑疹伤寒、败血症等;也可见于某些血液病,如急性白血病、重型再生障碍性贫血、恶性组织细胞病等。关节肿痛常见于败血症、猩红热、布鲁杆菌病、风湿热、结缔组织病、痛风等。皮疹常见于麻疹、猩红热、风疹、水痘、斑疹伤寒、风湿热、结缔组织病等。昏迷发生在发热之后者常见于流行性乙型脑炎、斑疹伤寒、流行性脑脊髓膜炎、中毒性菌痢、中暑等;昏迷发生在发热之前者见于脑出血、巴比妥类中毒等。

2.既往史和个人史

如过去曾患的疾病、有无外伤、做过何种手术、预防接种史和过敏史等。个人经历:如居住地、职业、旅游史和接触感染史等。职业:如工种、劳动环境等。发病地区及季节,对传染病与寄生虫病特别重要。某些寄生虫病如血吸虫病、黑热病、丝虫病等有严格的地区性。斑疹伤寒、回归热、白喉、流行性脑脊髓膜炎等流行于冬春季节;伤寒、乙型脑炎、脊髓灰质炎则流行于夏秋;钩端螺旋体病的流行常见于夏收与秋收季节。麻疹、猩红热、伤寒等急性传染病病愈后常有较牢固的免疫力,第二次发病的可能性甚少。中毒型菌痢、食物中毒的患者发病前多有进食不洁饮食史;疟疾、病毒性肝炎可通过输血传染。阿米巴肝病可有慢性痢疾病史。

（二）仔细全面体检

(1)记录体温曲线:每天记录 4 次体温以此判断热型。

(2)细致、精确、规范、全面和有重点的体格检查。

（三）准确的实验室检查

1.常规检查

血常规、尿常规、大便常规、血沉和肺部 X 线片。

2.细菌学检查

可根据病情取血、骨髓、尿、胆汁、大便和脓液进行培养。

（四）针对性的特殊检查

1.骨髓穿刺和骨髓活检

骨髓穿刺和骨髓活检对血液系统的肿瘤和骨髓转移癌有诊断意义。

2.免疫学检查

免疫球蛋白电泳、类风湿因子、抗核抗体、抗双链 DNA 抗体等。

3.影像学检查

如超声波、计算机体层成像(CT)和磁共振成像（MRI）下摄像仪检查。

4.淋巴结活检

淋巴结活检对淋巴组织增生性疾病的确诊有诊断价值。

5.诊断性探查术

诊断性探查术对经过以上检查仍不能诊断的腹腔内肿块可慎重采用。

四、鉴别诊断

（一）急性发热

急性发热指发热在 2 周以内者。病因主要是感染,其局部定位症状常出现在发热之后。准确的实验室检查和针对性的特殊检查对鉴别诊断有很大的价值。如果发热缺乏定位,白细胞计数不高或减低难以确定诊断的大多为病毒感染。

（二）慢性发热

1.长期发热

长期发热指中高度发热超过 2 周者。常见的病因有四类:感染、结缔组织疾病、肿瘤和恶性血液病。其中以感染多见。

(1)感染:常见的原因有伤寒、副伤寒、结核、败血症、肝脓肿、慢性胆囊炎、感染性心内膜炎、急性血吸虫病、传染性单核细胞增多症、黑热病等。

感染所致发热的特点:①常伴畏寒和寒战。②白细胞数 $>10\times10^9$/L、中性粒细胞 $>80\%$、杆状核粒细胞 $>5\%$,常为非结核感染。③病原学和血清学的检查可获得阳性结果。④抗生素治疗有效。

（2）结缔组织疾病：常见的原因有系统性红斑狼疮、风湿热、皮肌炎、贝赫切特综合征、结节性多动脉炎等。

结缔组织疾病所致发热的特点：①多发于生育期的妇女。②多器官受累、表现多样。③血清中有高滴度的自身抗体。④抗生素治疗无效且易过敏。⑤水杨酸或肾上腺皮质激素治疗有效。

（3）肿瘤：常见各种恶性肿瘤和转移性肿瘤。肿瘤所致发热的特点：无寒战、抗生素治疗无效、伴进行性消瘦和贫血。

（4）恶性血液病：常见于恶性淋巴瘤和恶性组织细胞病。恶性血液病所致发热的特点：常伴肝大、脾大、全血细胞计数减少和进行性衰竭，抗生素治疗无效。

2.慢性低热

慢性低热指低度发热超过3周者，常见的病因有器质性和功能性低热。

（1）器质性低热：①感染，常见的病因有结核、慢性泌尿系统感染、牙周脓肿、鼻旁窦炎、前列腺炎和盆腔炎等。注意进行有关的实验室检查和针对性的特殊检查对鉴别诊断有很大的价值。②非感染性发热，常见的病因有结缔组织疾病和甲亢，凭借自身抗体和毛、爪的检查有助于诊断。

（2）功能性低热：①感染后低热，急性传染病等引起高热在治愈后，由于体温调节中枢的功能未恢复正常，低热可持续数周，反复的体检和实验室检查未见异常。②自主神经功能紊乱，多见于年轻女性，一天内体温波动不超过 0.5 ℃，体力活动后体温不升反降，常伴颜面潮红、心悸、手颤、失眠等。并排除其他原因引起的低热后才能诊断。

（袁海涛）

第二节　发　绀

一、发绀的概念

发绀是指血液中脱氧血红蛋白增多，使皮肤、黏膜呈青紫色的表现。广义的发绀还包括由异常血红蛋白衍生物（高铁血红蛋白、硫化血红蛋白）所致皮肤黏膜青紫现象。

发绀在皮肤较薄、色素较少和毛细血管丰富的部位如口唇、鼻尖、颊部与甲床等处较为明显，易于观察。

二、发绀的病因、发生机制及临床表现

发绀的原因有血液中还原血红蛋白增多及血液中存在异常血红蛋白衍生物两大类。

（一）血液中还原血红蛋白增多

血液中还原血红蛋白增多引起的发绀，是发绀的主要原因。

血液中还原血红蛋白绝对含量增多。还原血红蛋白浓度可用血氧未饱和度表示，正常动脉血氧未饱和度为 5%，静脉内血氧未饱和度为 30%，毛细血管中血氧未饱和度约为前两者的平均数。每 1 g 血红蛋白约与 1.34 mL 氧结合。当毛细血管血液的还原血红蛋白量超过 50 g/L（5 g/dL）时，皮肤黏膜即可出现发绀。

1.中心性发绀

由于心、肺疾病导致动脉血氧饱和度(SaO_2)降低引起。发绀的特点是全身性的,除四肢与面颊外,亦见于黏膜(包括舌及口腔黏膜)与躯干的皮肤,但皮肤温暖。中心性发绀又可分为肺性发绀和心性混血性发绀两种。

(1)肺性发绀。①病因:见于各种严重呼吸系统疾病,如呼吸道(喉、气管、支气管)阻塞、肺部疾病(肺炎、阻塞性肺气肿、弥漫性肺间质纤维化、肺淤血、肺水肿、急性呼吸窘迫综合征)和肺血管疾病(肺栓塞、原发性肺动脉高压、肺动静脉瘘)等。②发生机制:由于呼吸功能衰竭,通气或换气功能障碍,肺氧合作用不足,致使体循环血管中还原血红蛋白含量增多而出现发绀。

(2)心性混血性发绀。①病因:见于发绀型先天性心脏病,如法洛四联症、艾生曼格综合征等。②发生机制:由于心与大血管之间存在异常通道,部分静脉血未通过肺进行氧合作用,即经异常通道分流混入体循环动脉血中,如分流量超过心排血量的1/3时,即可引起发绀。

2.周围性发绀

周围性发绀是由于周围循环血流障碍所致,发绀特点是常见于肢体末梢与下垂部位,如肢端、耳垂与鼻尖,这些部位的皮肤温度低、发凉,若按摩或加温耳垂与肢端,使其温暖,发绀即可消失。此点有助于与中心性发绀相互鉴别,后者即使按摩或加温,青紫也不消失。此型发绀又可分为淤血性周围性发绀、真性红细胞增多症和缺血性周围性发绀3种。

(1)淤血性周围性发绀。①病因:如右心衰竭、渗出性心包炎、心脏压塞、缩窄性心包炎、局部静脉病变(血栓性静脉炎、上腔静脉综合征、下肢静脉曲张)等。②发生机制:因体循环淤血、周围血流缓慢,氧在组织中被过多摄取所致。

(2)缺血性周围性发绀。①病因:常见于重症休克。②发生机制:由于周围血管痉挛收缩,心排血量减少,循环血容量不足,血流缓慢,周围组织血流灌注不足、缺氧,致皮肤黏膜呈青紫、苍白。③局部血液循环障碍:如血栓闭塞性脉管炎、雷诺病、肢端发绀症、冷球蛋白血症、网状青斑、严重受寒等,由于肢体动脉阻塞或末梢小动脉强烈痉挛、收缩,可引起局部冰冷、苍白与发绀。

(3)真性红细胞增多症:所致发绀亦属周围性,除肢端外,口唇亦可发绀。其发生机制是由于红细胞过多,血液黏稠,致血流缓慢,周围组织摄氧过多,还原血红蛋白含量增高所致。

3.混合性发绀

中心性发绀与周围性发绀并存,可见于心力衰竭(左心衰竭、右心衰竭和全心衰竭),因肺淤血或支气管-肺病变,致血液在肺内氧合不足及周围血流缓慢,毛细血管内血液脱氧过多所致。

(二)异常血红蛋白衍化物

血液中存在着异常血红蛋白衍化物(高铁血红蛋白、硫化血红蛋白),较少见。

1.药物或化学物质中毒所致的高铁血红蛋白血症

(1)发生机制:由于血红蛋白分子的二价铁被三价铁所取代,致使失去与氧结合的能力,当血液中高铁血红蛋白含量达30 g/L时,即可出现发绀。此种情况通常由伯氨喹、亚硝酸盐、氯酸钾、碱式硝酸铋、磺胺类、苯丙砜、硝基苯、苯胺等中毒引起。

(2)临床表现:其发绀特点是急骤出现,暂时性,病情严重,经过氧疗青紫不减,抽出的静脉血呈深棕色,暴露于空气中也不能转变成鲜红色,若静脉注射亚甲蓝溶液、硫代硫酸钠或大剂量维生素C,均可使青紫消退。分光镜检查可证明血中高铁血红蛋白的存在。由于大量进食含有亚硝酸盐的变质蔬菜而引起的中毒性高铁血红蛋白血症,也可出现发绀,称为肠源性青紫症。

2.先天性高铁血红蛋白血症

患者自幼即有发绀,有家族史,而无心肺疾病及引起异常血红蛋白的其他原因,身体一般健康状况较好。

3.硫化血红蛋白血症

(1)发生机制:硫化血红蛋白并不存在于正常红细胞中。凡能引起高铁血红蛋白血症的药物或化学物质也能引起硫化血红蛋白血症,但患者须同时有便秘或服用硫化物(主要为含硫的氨基酸),在肠内形成大量硫化氢为先决条件。所服用的含氮化合物或芳香族氨基酸则起触媒作用,使硫化氢作用于血红蛋白,而生成硫化血红蛋白,当血中含量达 5 g/L 时,即可出现发绀。

(2)临床表现:发绀的特点是持续时间长,可达几个月或更长时间,因硫化血红蛋白一经形成,不论在体内或体外均不能恢复为血红蛋白,而红细胞寿命仍正常;患者血液呈蓝褐色,分光镜检查可确定硫化血红蛋白的存在。

三、发绀的伴随症状

(一)发绀伴呼吸困难

发绀伴呼吸困难常见于重症心、肺疾病,急性呼吸道阻塞,气胸等;先天性高铁血红蛋白血症和硫化血红蛋白血症虽有明显发绀,但一般无呼吸困难。

(二)发绀伴杵状指/趾

病程较长后出现,主要见于发绀型先天性心脏病及某些慢性肺内部疾病。

(三)急性起病伴意识障碍和衰竭

急性起病伴意识障碍和衰竭见于某些药物或化学物质急性中毒、休克、急性肺部感染等。

(周传鄂)

第三节 咳嗽与咳痰

咳嗽是一种保护性反射动作,借以将呼吸道的异物或分泌物排出。但长期、频繁、剧烈的咳嗽影响工作与休息,则失去其保护性意义,属于病理现象。咳痰是凭借咳嗽动作将呼吸道内病理性分泌物或渗出物排出口腔外的病态现象。

一、咳嗽常见病因

咳嗽常见病因主要为呼吸道与胸膜疾病。

(一)呼吸道疾病

从鼻咽部到小支气管整个呼吸道黏膜受到刺激时均可引起咳嗽,而刺激效应以喉部杓状间腔和气管分叉部的黏膜最敏感。呼吸道各部位受到刺激性气体、烟雾、粉尘、异物、炎症、出血、肿瘤等刺激时均可引起咳嗽。

(二)胸膜疾病

胸膜炎、胸膜间皮瘤、胸膜受到损伤或刺激(如自发性或外伤性气胸、血胸、胸膜腔穿刺)等均可引起咳嗽。

（三）心血管疾病

如二尖瓣狭窄或其他原因所致左心功能不全引起的肺淤血与肺水肿，或因右心或体循环静脉栓子脱落引起肺栓塞时，肺泡及支气管内有漏出物或渗出物，刺激肺泡壁及支气管黏膜，出现咳嗽。

（四）胃食管反流病

胃反流物对食管黏膜的刺激和损伤，少数患者以咳嗽与哮喘为首发或主要症状。

（五）神经精神因素

呼吸系统以外器官的刺激经迷走、舌咽和三叉神经与皮肤的感觉神经纤维传入，经喉下、膈神经与脊神经分别传到咽、声门、膈等，引起咳嗽；神经官能症，如习惯性咳嗽、癔症等。

二、咳痰的常见病因

咳痰主要见于呼吸系统疾病。如急慢性支气管炎、支气管哮喘、支气管肺癌、支气管扩张、肺部感染（包括肺炎、肺脓肿等）、肺结核、过敏性肺炎等。另外，还可见于心功能不全所致肺淤血、肺水肿及白血病、风湿热等所致的肺浸润等。

三、咳嗽的临床表现

为判断其临床意义，应注意详细了解下述内容。

（一）咳嗽的性质

咳嗽无痰或痰量甚少，称为干性咳嗽，常见于急性咽喉炎、支气管炎的初期、胸膜炎、轻症肺结核等。咳嗽伴有痰液时，称为湿性咳嗽，常见于肺炎、慢性支气管炎、支气管扩张、肺脓肿及空洞型肺结核等疾病。

（二）咳嗽出现的时间与规律

突然出现的发作性咳嗽，常见于吸入刺激性气体所致急性咽喉炎与气管-支气管炎、气管与支气管异物、百日咳、支气管内膜结核、气管或气管分叉部受压迫刺激等。长期慢性咳嗽，多见于呼吸道慢性病，如慢性支气管炎、支气管扩张、肺脓肿和肺结核等。

周期性咳嗽可见于慢性支气管炎或支气管扩张，且往往于清晨起床或夜晚卧下时（即体位改变时）咳嗽加剧；卧位咳嗽比较明显的可见于慢性左心功能不全；肺结核患者常有夜间咳嗽。

（三）咳嗽的音色

音色指咳嗽声音的性质和特点。

（1）咳嗽声音嘶哑：多见于喉炎、喉结核、喉癌和喉返神经麻痹等。

（2）金属音调咳嗽：见于纵隔肿瘤、主动脉瘤或支气管癌、淋巴瘤、结节病压迫气管等。

（3）阵发性连续剧咳伴有高调吸气回声（犬吠样咳嗽）：见于百日咳、会厌、喉部疾病和气管受压等。

（4）咳嗽无声或声音低微：可见于极度衰弱的患者或声带麻痹。

四、痰的性状及临床意义

痰的性质可分为黏液性、浆液性、脓性、黏液脓性、血性等。急性呼吸道炎症时痰量较少，多呈黏液性或黏液脓性；慢性阻塞性肺疾病时，多为黏液泡沫痰，当痰量增多且转为脓性，常提示急性加重；支气管扩张、肺脓肿、支气管胸膜瘘时痰量较多，清晨与晚睡前增多，且排痰与体位有关，痰量多时静置后出现分层现象:上层为泡沫、中层为浆液或浆液脓性、底层为坏死组织碎屑;肺炎链球菌肺炎可咳铁锈色痰;肺厌氧菌感染,脓痰有恶臭味;阿米巴性肺脓肿咳巧克力色痰;肺水肿咳粉红色泡沫痰;肺结核、肺癌常咳血痰;黄绿色或翠绿色痰,提示铜绿假单胞菌感染;痰白黏稠、牵拉成丝难以咳出,提示有白色念珠菌感染。

五、咳嗽与咳痰的伴随症状

(1)咳嗽伴发热:见于呼吸道(上、下呼吸道)感染、胸膜炎、肺结核等。

(2)咳嗽伴胸痛:多见于肺炎、胸膜炎、自发性气胸、肺梗死和支气管肺癌。

(3)咳嗽伴呼吸困难:见于喉炎、喉水肿、喉肿瘤、支气管哮喘、重度慢性阻塞性肺疾病、重症肺炎和肺结核、大量胸腔积液、气胸、肺淤血、肺水肿、气管与支气管异物等。呼吸困难严重时引起动脉血氧分压降低(缺氧),出现发绀。

(4)咳嗽伴大量脓痰:见于支气管扩张症、肺脓肿、肺囊肿合并感染和支气管胸膜瘘等。

(5)咳嗽伴咯血:多见于肺结核、支气管扩张、支气管肺癌、二尖瓣狭窄、肺含铁血黄素沉着症、肺出血肾炎综合征等。

(6)慢性咳嗽伴杵状指/趾:主要见于支气管扩张、肺脓肿、支气管肺癌和脓胸等。

(7)咳嗽伴哮鸣音:见于支气管哮喘、慢性支气管炎喘息型、弥漫性支气管炎、心源性哮喘、气管与支气管异物、支气管肺癌引起气管与大气管不完全阻塞等。

(8)咳嗽伴剑突下烧灼感、反酸、饭后咳嗽明显:提示为胃-食管反流性咳嗽。

(周传鄂)

第四节 呼吸困难

正常人平静呼吸时,其呼吸运动无需费力,也不易察觉。呼吸困难尚无公认的明确定义,通常是指伴随呼吸运动所出现的主观不适感,如感到空气不足、呼吸费劲等。体格检查时可见患者用力呼吸,辅助呼吸肌参加呼吸运动,如张口抬肩,并可出现呼吸频率、深度和节律的改变。严重呼吸困难时,可出现鼻翼翕动、发绀,患者被迫采取端坐位。许多疾病可引起呼吸困难,如呼吸系统疾病、心血管疾病、神经肌肉疾病、肾脏疾病、内分泌疾病(包括妊娠)、血液系统疾病、类风湿疾病及精神情绪改变等。正常人运动量大时也会出现呼吸困难。

一、呼吸困难的临床类型

(一)肺源性呼吸困难

肺源性呼吸困难的两个主要原因是肺或胸壁顺应性降低引起的限制性缺陷和气流阻力增加引起的阻塞性缺陷。限制性呼吸困难的患者(如肺纤维化或胸廓变形)在休息时可无呼吸困难,但当活动使肺通气接近其最大受限的呼吸能力时,就有明显的呼吸困难。阻塞性呼吸困难的患者(如阻塞性肺气肿或哮喘),即使在休息时,也可因努力增加通气而致呼吸困难。且呼吸费力而缓慢,尤其是在呼气时。尽管详细询问呼吸困难感觉的特性和类型有助于鉴别限制性和阻塞性呼吸困难,然而这些肺功能缺陷常是混合的,呼吸困难可显示出混合和过渡的特征。体格检查和肺功能测定可补充得之于病史的详细信息。体格检查有助于显示某些限制性呼吸困难的原因（如胸腔积液、气胸），肺气肿和哮喘的体征有助于确定其基础的阻塞性肺病的性质和严重程度。肺功能检查可提供限制性或气流阻塞存在的数据，可与正常值或同一患者不同时期的数据作比较。

（二）心源性呼吸困难

在心力衰竭早期，心排血量不能满足活动期间的代谢增加，因而组织和大脑酸中毒使呼吸运动大大增强，患者过度通气。各种反射因素，包括肺内牵张感受器，也可促成过度通气，患者气短，常伴有乏力、窒息感或胸骨压迫感。其特征是"劳力性呼吸困难"，即在体力运动时发生或加重，休息或安静状态时缓解或减轻。

在心力衰竭后期，肺充血水肿，僵硬的肺脏通气量降低，通气用力增加。反射因素，特别是肺泡-毛细血管间隔内毛细血管旁感受器，有助于肺通气的过度增加。心力衰竭时，循环缓慢是主要原因，呼吸中枢酸中毒和低氧起重要作用。端坐呼吸是在患者卧位时发生的呼吸不舒畅，迫使患者取坐位。其原因是卧位时回流入左心的静脉血增加，而衰竭的左心不能承受这种增加的前负荷，其次是卧位时呼吸用力增加。端坐呼吸有时发生于其他心血管疾病，如心包积液。急性左心功能不全患者常表现为阵发性呼吸困难。其特点是多在夜间熟睡时，因呼吸困难而突然憋醒，胸部有压迫感，被迫坐起，用力呼吸。轻者短时间后症状消失，称为夜间阵发性呼吸困难。病情严重者，除端坐呼吸外，尚可有冷汗、发绀、咳嗽、咳粉红色泡沫样痰，心率加快，两肺出现哮鸣音、湿性啰音，称为心源性哮喘。它是由于各种心脏病发生急性左心功能不全，导致急性肺水肿所致。

（三）中毒性呼吸困难

糖尿病酸中毒产生一种特殊的深大呼吸类型，然而，由于呼吸能力储存完好，故患者很少主诉呼吸困难。尿毒症患者由于酸中毒、心力衰竭、肺水肿和贫血联合作用造成严重气喘，患者可主诉呼吸困难。急性感染时呼吸加快，是由于体温增高及血中毒性代谢产物刺激呼吸中枢引起的。吗啡、巴比妥类药物急性中毒时，呼吸中枢受抑制，使呼吸缓慢，严重时出现潮式呼吸或间停呼吸。

（四）血源性呼吸困难

由于红细胞携氧量减少，血含氧量减低，引起呼吸加快，常伴有心率加快。发生于大出血时的急性呼吸困难是一个需立即输血的严重指征。呼吸困难也可发生于慢性贫血，除非极度贫血，否则呼吸困难仅发生于活动期间。

（五）中枢性呼吸困难

颅脑疾病或损伤时，呼吸中枢受到压迫或供血减少，功能降低，可出现呼吸频率和节律的改变。如病损位于间脑及中脑上部时出现潮式呼吸；中脑下部与脑桥上部受累时出现深快均匀的中枢型呼吸；脑桥下部与延髓上部病损时出现间停呼吸；累及延髓时出现缓慢不规则的延髓型呼吸，这是中枢呼吸功能不全的晚期表现；叹气样呼吸或抽泣样呼吸常为呼吸停止的先兆。

（六）精神性呼吸困难

癔症时，其呼吸困难主要特征为呼吸浅表频速，患者常因过度通气而发生胸痛、呼吸性碱中毒。易出现手足搐搦症。

二、呼吸困难的诊断思维

根据呼吸困难多种多样的临床表现可引导出对某些疾病的诊断思维。以下可供参考。

（一）呼吸频率

每分钟呼吸超过 24 次称为呼吸频率加快，见于呼吸系统疾病、心血管疾病、贫血、发热等。每分钟呼吸少于 10 次称为呼吸频率减慢，是呼吸中枢受抑制的表现，见于麻醉安眠药物中毒、颅内压增高、尿毒症、肝性脑病等。

（二）呼吸深度

呼吸加深见于糖尿病及尿毒症酸中毒；呼吸变浅见于肺气肿、呼吸肌麻痹及镇静剂过量。

（三）呼吸节律

潮式呼吸和间停呼吸见于中枢神经系统疾病和脑部血液循环障碍，如颅内压增高、脑炎、脑膜炎、颅脑损伤、尿毒症、糖尿病昏迷、心力衰竭、高山病等。

（四）年龄性别

儿童呼吸困难应多注意呼吸道异物、先天性疾病、急性感染等；青壮年则应想到胸膜疾病、风湿性心脏病、结核；老年人应多考虑冠状动脉粥样硬化性心脏病（简称冠心病）、肺气肿、肿瘤等。癔症性呼吸困难较多见于年轻女性。

（五）呼吸时限

吸气性呼吸困难多见于上呼吸道不完全阻塞，如异物、喉水肿、喉癌等，也见于肺顺应性降低的疾病，如肺间质纤维化、广泛炎症、肺水肿等。呼气性呼吸困难多见于下呼吸道不完全阻塞，如慢性支气管炎、支气管哮喘、肺气肿等。大量胸腔积液、大量气胸、呼吸肌麻痹、胸廓限制性疾病则呼气、吸气均感困难。

（六）起病缓急

呼吸困难缓起者包括心肺慢性疾病，如肺结核、尘肺、肺气肿、肺肿瘤、肺纤维化、冠心病、先心病等。呼吸困难发生较急者有肺水肿、肺不张、呼吸系统急性感染、迅速增长的大量胸腔积液等。突然发生严重呼吸困难者有呼吸道异物、张力性气胸、大块肺梗死、成人呼吸窘迫综合征等。

（七）患者姿势

端坐呼吸见于充血性心力衰竭患者；一侧大量胸腔积液患者常喜卧向患侧；重度肺气肿患者常静坐而缓缓吹气；心肌梗死患者叩胸常呈痛苦貌。

（八）劳力活动

劳力性呼吸困难是左心衰竭的早期症状，肺尘埃沉着症、肺气肿、肺间质纤维化、先天性心脏病往往也以劳力性呼吸困难为早期表现。

（九）职业环境

接触各类粉尘的职业是诊断尘肺的基础；饲鸽者、种蘑菇者发生呼吸困难时应考虑外源性过敏性肺泡炎。

（十）伴随症状

伴咳嗽、发热者考虑支气管-肺部感染；伴神经系统症状者注意脑及脑膜疾病或转移性肿瘤；伴霍纳综合征者考虑肺尖瘤；伴上腔静脉综合征者考虑纵隔肿块；触及颈部皮下气肿时立即想到纵隔气肿。

（袁海涛）

第二章　内科疾病的病理诊断

第一节　组织的取材和固定方法

一、取材

从大体标本上按照病理检查的目的和要求切取适当大小的组织块,然后制片进行显微镜检查。为达到诊断的目的,取得适量的组织是关键。这不仅要求材料要尽可能新鲜,而且要有一定的数量和良好的质量。

（一）取材时对送检组织的要求

送检组织标本在手术切下或活检后应立即放入10%甲醛固定(电子显微镜标本则用适当的固定液固定,后详述)。尸检标本应争取在死亡后尽可能短的时间内取材,送检组织需全部取材者应在送检单注明。有特殊要求(如细菌培养、结石的化学成分分析等)必须事先联系,在标本未固定前进行处理。

（二）取材

在对送检组织标本进行详细检查的基础上,根据诊断的需要,确定取材的部位和块数。切取的组织要按不同部位分别给予不同编号或标记,以便镜检时查对。有条件的单位,尽可能在取材前对有意义的大标本进行表面及剖面摄影,并编号存档。用于教学的标本,应尽量保留原标本的形态,取材后另行放置。

（三）取材时注意事项

1.注意防止人为因素的影响

切取组织时,应用锋利的刀、剪,刀刃宜薄,并足够长。切取组织块时,一般从刀的根部开始,向后拉动切开组织,避免用钝刀前后拉动或用力挤压组织。用镊子夹取组织时动作应轻柔,不宜过度用力,否则会挫伤或挤压组织,引起组织结构的变形和损伤。应避免使用有齿镊。

2.标本大小

一般标本,切取的组织块厚$0.2\sim0.3$ cm。根据情况可略做调整。若过厚固定不好,组织结构不佳,过薄则切片张数有限。如用于读片会的切片则难以满足需要。大小以1.5 cm$\times1.5$ cm$\times(0.2\sim0.3)$cm为宜。用于免疫组化染色的组织块。以1 cm$\times1$ cm$\times0.2$ cm为好,不要太大,以免浪费试剂。对于冰冻切片,取材组织块略厚,可达$0.3\sim0.4$ cm。

3.取材时间

原则上,应尽快取材,但对于外科手术切除的较大标本,如胃、肺、肠等器官,最好先固定再取材。

4.注意包埋方向

需指定包埋面时应做记号标明。如有皮肤组织,包埋面必须与表面垂直,这样才能保证皮肤的各层结构都能被观察。

5.边缘标记

肿瘤标本的边缘可涂以1‰硝酸银或碳素墨汁作为镜检时的标记。

6.标本的处理方法

胃镜材料和各种穿刺材料等一般组织块较小,常常用易透水的薄纸包好,在取材时将标本染上伊红液,以免包埋过程中遗失。

7.注意特殊情况

取材应避免过多的坏死组织或凝血块,如有线结应拔除,有钙化时应经脱钙后再取材,否则进行切片时会损伤切片刀。组织块上如有血液、黏液、粪便等污物,应先用水冲洗干净再取材。

8.取材数量

不同的标本取材的组织块多少不同,原则是凡可疑处均应取材,不要遗漏。

如标本为数块不规则的肿瘤组织,应选择组织的致密区、疏松区、出血区和坏死区分别取材。一般肿瘤标本的取材,应选择肿瘤主体部分、肿瘤组织及其邻近的组织(包括表面、基底面和侧面)及其肿瘤两端的切缘组织分别取材,远离病灶的正常组织也应取材。注意切取肿瘤组织和正常组织交界处。刮宫得到的宫内膜标本,大多是成堆的碎片,在测量其总体积后,组织较少时,一般包起后全部包埋,若组织量多,可留出一部分。有膜状组织,应取1～2块。

9.清除多余成分

取材时,应注意清除组织周围的多余脂肪组织,否则会对以后的切片和观察带来一定影响。

10.重复取材

第一次取材组织不能作出确诊时,必须再次甚至多次取材。每次取材均应将送检单加以记录。

11.核对

取材完毕,应核对无误,并签署取材者和记录者的姓名与记录日期。

12.组织存放

取材完毕,标本应按序存放,并加足固定液以备复查之用。通常保留1个月后,再清理销毁。

(四)冰冻切片取材

1.取材

(1)负责冰冻切片诊断的医师亲自检查大体标本,多做切面,详细检查,必要时可在体视镜下观察。在详细检查的基础上选取最有代表性的组织制片,必要时应取2块或更多组织块,如有特殊包埋面,应向技术人员说明。取材后应立即用液氮速冻,−70℃或−40℃低温冰箱保存。制作冰冻切片的同一块组织("冰对")及其剩余组织("冰剩","冰余")必须进一步做常规石蜡切片进行对照,尤以"冰对"最为重要,一方面可能因为病灶小,可能全部取在冰冻组织块中,另一方面有利于病理医师对照阅片,不断提高观察冰冻切片的能力。

2.组织速冻方法

组织速冻的方法很多,常用方法为液氮和干冰-丙酮法。

(1)液氮法:将组织块平放于瓶盖或标本盒等适当容器内,缓慢放入盛有液氮的小杯(可用保温杯)内。当组织块接触液氮开始汽化沸腾后,使组织块保持原位,组织即由底部向表面迅速冷冻形成冻块。取出后,用铝箔包好,编号存入液氮罐或-70 ℃低温冰箱保存。可保存数月至数年。如短期内应用。可保存于-30 ℃冰箱。

(2)干冰-丙酮法:将组织块放进内盛 OCT 包埋剂或甲基纤维素糊状液的容器内,组织块完全浸没即可。将丙酮倒入盛有干冰的保温杯调成糊状。将装有组织块的标本盒放入保温杯,待包埋剂成白色冻块时,取出如上法保存。丙酮可用乙醇或异戊烷代替,用异戊烷时,最好先将异戊烷倒入小烧杯,然后将烧杯浸入丙酮-干冰中,最后将组织块放入异戊烷内速冻,此法组织速冻快,组织结构保存好。

(3)异戊烷-液氮法:此法进行速冻。

先用甲基纤维素包埋组织块。将盛有异戊烷的小烧杯放入装有液氮的大保温杯或冰壶内,搅拌异戊烷待杯底出现一层白色糊状物时,放入包埋好的组织块,数秒钟即可取出,按上述方法保存。

3.注意事项

(1)液氮速冻时,标本盒不能直接浸入液氮,以免组织膨胀破碎。

(2)速冻的包埋剂应适量。

(3)新鲜组织不能放-10 ℃冰箱内缓慢冷却,否则组织内水分可逐渐析出形成冰晶,造成组织结构破坏。

(4)冷冻后的组织块应密封保存,防止失水。

(5)在组织块复温时,应在 37 ℃加温速溶,自然复温将造成组织结构破坏。

(五)不同组织取材方法

1.尸检组织的取材

对成人进行尸检取材时,各器官组织的取材部位和组织块数大致如下。

(1)心和大血管左右心室各 1 块,主动脉 1 块,可距主动脉瓣 5 cm 处取材。

(2)肺右下叶 1 块,切成正方形,左下叶 1 块,切成长方形。

(3)肝右叶 1 块,切成正方形,左叶 1 块,切成长方形。

(4)脾 1～2 块。

(5)胰 1 块。

(6)肾:右肾 1 块,切成正方形,左肾 1 块,切成长方形。都包括皮、髓质和肾盂。

(7)膀胱 1 块,肉眼无变化时,可不做切片,但组织块应保存。

(8)肾上腺左右各取 1 块。

(9)消化道食管、胃窦部、小肠、小肠有淋巴结处和直肠各取 1 块。

(10)骨:脊椎骨 1 块。

(11)胸腺 1 块。

(12)子宫:宫颈 1 块,宫体 1～2 块。处理同膀胱。

(13)睾丸或卵巢 1 块。处理同膀胱。

(14)脑左侧运动区、左侧豆状核和小脑各 1 块。

(15)脑垂体 1 块,前叶或包括前后叶。

注意:如某些脏器有严重病变,或有特殊情况,应增加取材组织块数,以便彻底检查明确诊断。

2.活检组织取材

多用于临床肿瘤组织,除以上各点外,还应注意肿瘤的部位、形状、大小、颜色及与周围组织的关系,包膜是否完整。肿瘤的体积(长宽高),甚至重量。浅表肿瘤应注意与皮肤的关系,是否突出皮肤表面,与皮肤有无粘连,四周皮肤是否正常。肿瘤的质地(硬、软或中等),各处质地是否一致。在实性肿瘤是否有囊性区域。肿瘤的切面性状,结构上有无特殊(均匀一致、颗粒状或纤维状,有无出血、坏死,是否浸润周围组织)。

对肝、肾穿刺的标本,因材料较少,而且一份标本既要做常规石蜡切片,用于 H-E 染色和特殊染色等,还要进行免疫组化染色甚至电子显微镜观察,因此其材料应特殊处理。首先,在取材前,应准备一块用生理盐水浸透的潮湿纱布,不要太多水,否则肾组织浸在水中易自溶。另外,还应准备装有固定液的青霉素小瓶(根据目的不同,分别应用光镜和电镜固定液)。光镜固定液可用甲醛或 Mossman 液,电镜标本用 2.5%戊二醛和 2.5%多聚甲醛的混合固定液,最好在4度进行电镜标本固定。取下后,立即用生理盐水或 PBS 冲洗掉血迹,放入装有固定液的小瓶。

3.细胞标本的取材

细胞标本取材和制片方法一般有印片法、穿刺法、沉淀法和活细胞标本的制备等。

(1)印片法:常用于活检和手术标本,新鲜标本沿病灶中心剖开,将病灶区轻压于载玻片上,吹干后将其立即浸入固定液内 5~10 分钟,取出自然干燥,低温储存,优点是操作简单,细胞抗原保存好。

(2)穿刺法:常用于淋巴结、软组织、肝、肾和肺等,穿刺液少,可直接涂在载玻片上,细胞尽量涂均匀,穿刺液多,细胞丰富,可滴入装有 1~2 mL Hanks 液或 RPMI1640 液的试管内,轻轻搅拌后,以 500 r/min 低速离心 5~10 分钟,弃上清,将沉淀制成细胞悬液(每毫升 2×10^5 个细胞)。吸一滴涂于载片上,镜检以细胞较密不重叠为好。干燥后即可固定,此法细胞保存好,操作简单,注意涂片时,尽量涂均匀。

(3)沉淀法:主要用于胸腔积液、腹水、尿液和脑脊液等体液多而细胞少的标本。制备方法如下:①常规细胞标本制备细胞多时,可直接吸取少量液体直接涂片;细胞少时,可吸取底部自然沉淀液 5 mL,以 1 500 r/min 离心 10 分钟,再涂片。有细胞离心仪时,可先用离心沉淀法制成每毫升 2×10^5 个细胞的细胞悬液,吸取 50 μl 加入涂片器,离心后即可制成分布均匀的细胞涂片。②单个核细胞分离法。主要用于周围血和胸腹水中淋巴细胞的分离。如为血性胸腹水,经 1 500 r/min 离心 10 分钟,沉淀中加入 15 mL RPMI1640 液。再用淋巴细胞分离液分离。在 5 mL RPMI1640 液内,37 ℃培养30 分钟,离心沉淀取上清,制成浓度为每毫升 2×10^6 个细胞的细胞悬液,吸 50 μl 后滴在载片上干燥后固定10 分钟。

4.活细胞标本的制备

多用于科研,用于常规病理诊断的较少。标本主要来源于健株的培养细胞,短期培养细胞和外周血等。细胞可直接培养在盖玻片上,固定后即可进行染色观察或进行免疫组织化学染色或扫描电镜标本制备。也可培养于培养瓶或培养板内,制成细胞悬液,收集一定的细胞还可进行涂片。可以经离心后,进行透射电镜标本制备。

二、固定方法

(一)固定的意义

将组织浸入某些化学试剂,使细胞内的物质尽量接近其生活状态时的形态结构和位置,这一过程称为"固定"。凡需病理检验的各种组织都需经过固定。组织的正确固定具有重要意义,因为机体死亡后,如处理不及时,细胞在自身溶酶体酶的作用下会溶解破坏,组织细胞的结构将难以保持。若有细菌繁殖则极易引起组织腐败。若用于免疫组化染色,固定的重要意义是保存组织细胞的抗原性,使抗原物质不发生弥散和抗原性丧失。所以,良好组织学切片的基础取决于适当而完全的固定,若组织固定不良,在以后的标本制备过程中则无法加以纠正,因此应特别加以注意。对于电镜标本,适当而又及时的固定显得尤为重要,即使延迟几分钟,对其超微结构也有严重影响。固定的作用如下。

(1)保持细胞与生活时的形态相似,防止自溶与腐败。

(2)保持细胞内特殊的成分与生活状态时相仿经过固定,细胞内的一些蛋白质等可沉淀或凝固,使其定位在细胞内的原有部位,有利于其后物质的确切定位。对于不同的物质应选用不同的固定剂和固定方法。

(3)便于区别不同组织成分组织细胞内的不同物质经固定后产生不同的折光率,对染料产生不同的亲和力,经染色后容易区别。

(4)有利于切片固定剂有硬化作用,使组织硬度增加,便于制片。固定能使细胞的正常的半液体状(胶体)变为半固体状(凝胶),有固化作用。使其可经受随后的组织处理过程。

当然,影响固定的因素很多,如组织未放入固定液,组织块过大,固定液不足,固定时间不够等。而且固定时的温度也对固定效果有一定影响。

(5)固定剂的不良影响。①影响常规染色:用福尔马林固定时,常有福尔马林色素的异常沉积。②固定造成物质损失:不同的固定剂和固定方法会引起不同程度的细胞内蛋白质、黏多糖、脂类、核酸和低相对分子质量物质的损失,因此应根据研究目的的不同选择合适的固定剂和固定方法,以使所研究的物质损失达到最小。③组织皱缩:四氧化锇和福尔马林固定的组织均不同程度的皱缩。单用戊二醛也会引起组织皱缩。

(二)细胞内物质成分与固定剂和固定方法的选择

1.细胞内物质成分与固定剂的关系

组成细胞的主要成分为蛋白质、脂类和糖类。根据研究目的的不同分别选用不同的固定剂和固定方法(后详述,见各种固定液)。如进行 Masson 染色,最好用甲醛升汞、Zenker 液或 Bouin 液固定;检查嗜铬细胞宜用含铬的固定液(如 Zenker 液等);要保存细胞内糖原则用 Camoy 液固定。用于免疫组化染色时,应根据不同的抗原特性选择不同的固定液。如 T 淋巴细胞表面抗原为不稳定抗原,极易被固定液破坏,因此常用冰冻切片进行染色;而 HBsAg、CEA、S-100 等抗原一般很稳定,其抗原性几乎不受固定液类型的影响。

2.固定时注意事项

(1)固定液的量:固定组织时,固定液要足量,一般应为组织块总体积的 4~5 倍,也可达 15~20 倍。而且应在组织取下后立即或尽快放入适当固定液中。对于有特殊要求组织(如神经染色及酶组织化学染色等)的固定,应特别注意。组织块的大小、固定时间、固定温度都应考虑。酶组织化学染色组织的固定应置于冰箱低温固定。配制混合固定液时,一般要求氧化剂不要与

17

还原剂混合,以免引起化学反应,使其失去固定作用。Helly混合固定液含有氧化剂和还原剂,可在临用时配制,这样有良好的固定效果,久置后则失效。

(2)固定液的穿透性:一般固定液在24小时内不能穿透厚度大于2～3 mm的实体组织或0.5 cm的多孔疏松组织。

(3)组织块的大小厚度:可根据组织类型而不同,但组织要得到良好的固定。原则上不应超过4 mm,3 mm更为合适。

(4)固定时间:大多数组织应固定24小时,然后保存于70％乙醇中。当然固定的时间不能一概而论,也不是固定不变的。固定的时间与使用固定液的种类、组织块大小、温度等有关,不同的固定液有不同的固定时间。一般固定时间为3～24小时。

(5)固定温度:大多数可在室温(25 ℃)固定,在低温(如4 ℃)固定时,固定时间应相应延长。

(6)加热:加热可使蛋白质凝固,但一般不要求加热,因为加热可加速组织的自溶。

(7)特殊固定:用于确诊病变,保证在诊断时特殊结构得以保存。如尿酸盐结晶则需要特殊固定。

3.固定的容器

固定的容器宜相对大些,防止组织与容器粘连产生固定不良。瓶底常垫以棉花,使固定剂能均匀渗入组织块。并在固定期间轻轻搅动或摇动容器,有利于固定液的渗入,用自动石蜡脱水包埋机有同样效果。

4.常用的固定方法

(1)蒸汽固定法:要固定组织中的可溶性物质,一般选用蒸汽固定法;较小而薄的标本,也可用锇酸或甲醛蒸汽固定。主要用于某些薄膜组织及血液或细胞涂片的固定。冷冻干燥组织,一般用三聚甲醛加热产生的蒸汽固定。

(2)注射、灌注固定法:某些组织块体积过大或固定剂难以进入内部,或需要对整个脏器或动物进行固定。如肺切除标本,可经气管或支气管注入固定液,使肺各部分均得到良好固定,有利取材。肝肾可从相应动脉注入固定液。动物实验时,可通过左心进行灌注固定,使全身各组织脏器都能得到良好的固定。小动物(如大鼠和小鼠等)进行全身灌注固定时,可在容器中(最好是透明的,便于观察麻醉情况)放入含乙醚的棉花等,然后将动物放入容器中。当动物完全麻醉后,固定于木板上,剪开胸腔,暴露心脏。用抽取固定液的30～50 mL注射器配以适当针头,从左心室向主动脉方向刺入,注意不要移动。必要时可用线在动脉弓下打结固定针头。一边缓慢注射固定液,一边在右心房剪口放血。可先用生理盐水冲洗至无血液流出时,再注射固定液,直至固定液分布到全身。也可直接用固定液注射到不见血液流出。

(3)细胞涂片的固定方法:可采用浸入法和滴加法。用浸入法时,可将新鲜而湿润的涂片直接浸入固定液内,如可能,应每个病例单独固定,以免交叉污染。涂片较多而同时固定时,应注意玻片的放置,防止互相摩擦而脱落。还应注意编号防止混淆。用滴加法时,将固定液滴在平放的玻片上,待自然挥发干燥后即可染色。一般用浸入法固定效果较好,但应注意每次用后,都应过滤,防止脱落于固定液的细胞黏附到其他涂片上。

(4)微波固定法:微波固定的组织具有核膜清晰、染色质均匀、组织结构收缩小的优点,目前已用于病理诊断。但应用时应严格控制温度,否则会影响组织固定的质量。由于各器官的组织结构差别很大,因此固定的时间和温度也各不相同。对于尸检组织和活检组织等也有一定差别,应在实践中进一步摸索。

（三）固定液

用于固定组织的化学物质称为固定液或固定剂，一般由单一化学物质组成者称为固定剂或单纯固定液。由多种化学物质混合组成者称为混合固定液或复合固定液。常用的单纯固定液和混合固定液介绍如下。

1.单纯固定液

（1）甲醛：一种约有 40%重量溶于水的气体，易挥发。市售的为 40%的甲醛水溶液，也称为福尔马林。此液久存自行分解，形成白色沉淀（三聚甲醛或多聚甲醛），可过滤后使用滤液。这种溶液中有甲酸产生，使溶液呈酸性，影响细胞核的染色，因此储存时间长的甲醛应放入少量碳酸镁或碳酸钠，或用大理石中和。在 40%甲醛中加入甲醇可阻止聚合作用。一般作为固定剂使用的 10%的甲醛，是用水和 40%甲醛（9∶1）混合而成，实际上是 4%甲醛。40%的甲醛主要由甲醛的聚合形式构成，10%的甲醛主要由单体形式构成。聚合形式严重影响固定效果，因此不应使用新鲜非缓冲福尔马林作为固定剂。用作固定剂之前，应先用 pH 7.2 的磷酸盐缓冲液配制，或在溶液中加入醋酸钙，使溶液呈中性或弱碱性。可显著增加对铁离子的检出速度并且可完全避免福尔马林色素的形成。不能保存组织内的尿酸盐类结晶，对铁质和其他色素不利。

甲醛水溶液渗透能力强，固定均匀，组织收缩小，但经乙醇脱水后收缩较大。甲醛为非沉淀性固定剂，不能使清蛋白和核蛋白沉淀。甲醛通过使蛋白质分子发生交联而产生固定作用。甲醛能与蛋白质中许多氨基酸反应，如赖氨酸、精氨酸、组氨酸、半胱氨酸、色氨酸等。并能保存脂类和类脂体，但必须用冰冻切片法。也可固定高尔基体、线粒体，是糖的保护剂。其价格较低，可用于固定和保存大标本。

根据组织块大小掌握固定时间，一般小块组织仅需数小时。温度高时（如夏季），固定时间可适当缩短。对于细胞涂片的固定，固定时间一般 15 分钟即可。胸腹水和尿液涂片不含黏液，固定时间可短些。含黏液较多的标本（如食管、胃、痰液和阴道涂片等），固定时间可适当延长。长时间固定的标本，甲醛氧化产生的物质在组织中与血红蛋白结合形成棕色的福尔马林色素。在制片前应注意充分流水冲洗，否则可能影响染色效果。组织中的福尔马林色素，可用以下方法去除：①Schridde 法，用 75%乙醇 200 mL，加浓氨水 1 mL。石蜡切片脱蜡后在该溶液处理 30 分钟，用流水冲洗后染色。若色素仍存在，延长处理时间即可解决。该法对组织无损害。②Verocay 法，用 80%乙醇 100 mL 和 1%氢氧化钾 1 mL 配成溶液，切片脱蜡后在其中处理 10 分钟，再用流水冲洗两次，每次 5 分钟。而后用 80%乙醇浸洗后，即可染色。

（2）重铬酸钾：橘红色结晶，具有毒性，常用其 1%～3%水溶液作为固定剂。未酸化的重铬酸钾不能使蛋白质沉淀，但可以使蛋白质变为不溶性，保持其生活时的状态，此时染色体可被保存，但线粒体破坏。因此，应根据研究目的选择酸化或未酸化的重铬酸钾。重铬酸钾的穿透速度快，用重铬酸钾固定的组织几乎完全不收缩，但经乙醇脱水后明显收缩。经重铬酸钾固定的组织，酸性染料着色良好，但碱性染料的着色较差。而且，不能与还原剂如乙醇等混合，与甲醛混合时也不能长久稳定。固定的组织需经流水冲洗 12 小时左右，可根据情况适当延长。组织经重铬酸钾固定后用流水冲洗 12～24 小时，或用亚硫酸盐进行洗涤。

（3）苦味酸：黄色结晶体，是一种强酸，易燃易爆。一般应配成饱和溶液储藏。常用其饱和溶液作为固定剂。苦味酸能沉淀一切蛋白质，穿透慢，组织收缩明显，但组织无明显硬化。对脂肪和类脂无固定作用，用乙醇溶解可固定糖类。固定后的组织经乙醇脱水即可，也可用 50%或 70%的乙醇浸洗。苦味酸可软化火棉胶，因此用苦味酸或其混合固定液固定的组织不宜用火棉胶包埋。苦味酸可使皮肤软化,因此皮肤组织用苦味酸或其混合固定液固定时,易制作完整的切片。

用含苦味酸固定液固定组织时,时间不宜超过 24 小时,固定后的组织应尽快放入 70％乙醇,并在乙醇中滴加少量饱和碳酸锂水溶液或浓氨水,有助于除去苦味酸固定液产生的黄色。

(4)升汞纯晶:针状结晶。一般用其 5％～7％饱和水溶液作为固定剂。单独应用组织收缩显著;因此常与醋酸和铬盐配成混合固定液使用。升汞的穿透能力低,只宜固定薄片组织。对蛋白质有沉淀作用,可固定蛋白质,但对类脂和糖类无固定作用。用升汞的饱和水溶液固定时,应在临用时加 5％冰醋酸。固定 2～3 mm 的组织需 6～18 小时,流水冲洗 24 小时后,保存于 80％乙醇。

用含升汞的固定液固定的组织易产生汞盐沉淀,在切片脱蜡后,应浸入 0.5％碘酒(用 70％乙醇配制)脱汞,而后用 0.5％硫代硫酸钠水溶液脱碘,流水彻底冲洗,再用蒸馏水洗后,进行染色。

(5)醋酸:纯醋酸为带有刺激性气味的无色液体,低于 15 ℃时为冰醋酸。醋酸可以各种比例与水或乙醇混合。常用其 0.3％～5.0％溶液作为固定液,醋酸不能沉淀清蛋白、球蛋白,但能沉淀核蛋白。5％的醋酸 pH 为 2～8,可抑制细菌和酶的活性,可防止合溶;醋酸的穿透力强;不能保存糖,也不能固定脂肪和类脂,固定线粒体和高尔基复合体时不要用高浓度的醋酸。醋酸可较好地保存染色体的结构,因此固定染色体的固定液多含有醋酸。可把未分裂细胞核的染色质沉淀为块状体,清楚地显示细胞核。缺点是组织膨胀较明显,尤其对于胶原纤维和纤维蛋白。一般很少单独使用。

(6)铬酸:三氧化铬的水溶液。用于固定的浓度为 0.5％～1.0％。铬酸为强氧化剂,不能与乙醇甲醛等混合,否则会还原为氧化铬失去固定作用。铬酸能沉淀蛋白质,核蛋白固定良好。对脂肪无固定作用,但对线粒体和高尔基复合体有固定作用。对组织的穿透能力弱,一般组织需固定 12～24 小时。固定的组织有收缩作用。而且,铬酸固定的组织宜避光保存,以防蛋白质溶解。铬酸的沉淀作用强,一般常与混合固定液应用。经铬酸固定的组织必须彻底流水冲洗(≥24 小时),否则影响染色效果。

可获得更佳效果。特别适用于线粒体和内质网的固定。有时经锇酸固定的标本需进行脱色处理:切片经脱蜡入水后,先用新鲜配制的 0.25％的高锰酸钾水溶液浸泡 5 分钟,此时切片呈深褐色,经自来水洗后立即浸入草酸-亚硫酸钾水溶液(1％草酸和 1％亚硫酸钾水溶液分别存放,用时等量混合)5 分钟,流水冲洗 20 分钟。也可再用 2％过氧化氢处理 30 分钟,流水冲洗后染色效果更好。电镜标本常用 1％高锰酸钾脱碘,锇酸固定的组织对碱性染料的亲和力强,细胞核的染色效果好,但减弱细胞质的染色效果,因此常配成混合固定液应用。用锇酸固定或用含锇酸的混合固定液固定的组织,固定后应用流水冲洗 12～24 小时,否则会影响染色效果。

(7)丙酮:易挥发易燃的无色液体。可与水、醇、氯仿和醚等混合。可使蛋白质沉淀,渗透力强,对核的固定差。广泛用于酶组织化学方法中各种酶的固定(如磷酸酶、脂酶和氧化酶等)。作用基本与乙醇相同,但对糖原无固定作用。

(8)三氯醋酸:无色易潮解的结晶体,水溶液为强酸性,易溶于醇和醚。应密封于冷处保存。作用与醋酸相似,常在混合固定液应用,可使蛋白质沉淀。是 Susa 液的主要成分。同时它也是一种良好的脱钙剂。

(9)乙醇:无色液体,可与水无限相溶。有固定兼脱水作用,固定速度较慢,易使组织变脆。

乙醇是一种还原剂,易氧化为乙醛和醋酸,不能与强氧化剂如铬酸、重铬酸钾和锇酸等混合。用于固定的浓度为80%～95%。用于糖原的固定,如肝组织、阿米巴原虫和尤文瘤的糖原染色。对纤维蛋白和弹性纤维等固定效果好,其渗透力弱,能沉淀清蛋白、球蛋白和核蛋白。但核蛋白经沉淀后,能溶于水,不利于染色体的固定。用无水乙醇固定时,其穿透速度快,可固定糖原,但取材宜薄。但渗透能力差,使组织收缩,易挥发和吸收空气中的水分,在使用时应盖好容器。可加入一些无水硫酸铜粉末吸去其中水分。高浓度乙醇固定的组织硬化显著,时间过长组织变脆,收缩明显。用70%乙醇可较长时间保存组织。50%以上乙醇可溶解脂肪和类脂体,并可溶解血红蛋白,对其他色素也有破坏,因此有上述物质需要固定时,不能用乙醇固定。乙醇一般不作常规固定剂,用乙醇固定时,常先用30%乙醇固定数小时,再换95%乙醇继续固定。

2.混合固定

(1)B-5固定液:即醋酸钠-升汞-甲醛固定液。多用于固定淋巴组织。用该液固定的组织,在染色前应进行脱汞处理。固定液配方:无水醋酸钠1.25 g,升汞6 g,甲醛10 mL(用时加入),蒸馏水90 mL。如不用甲醛,则称为B-4固定液。

(2)Bouin液:一种常规用于外科活检标本固定的良好固定液。用于固定大多数器官和组织,适用于结缔组织染色,尤其是三色染色时更为理想。固定效果好,组织细胞结构完整。细胞核着色鲜明,但细胞质着色较差。对脂肪的固定效果好,尤其适用于含脂肪的淋巴结,乳腺组织和脂肪瘤标本的固定。固定液偏酸,pH为3.0～3.5,对抗原有一定损害,使组织收缩,不适宜于标本的长期保存。有一定毒性,应避免吸入或与皮肤接触。固定时间12～24小时。固定后组织被染成黄色,需用70%～80%乙醇洗涤。在乙醇中加入饱和碳酸锂水溶液有助于清除组织块的黄色。固定液配方:饱和苦味酸水溶液∶甲醛水溶液∶冰醋酸为15∶5∶1。也可用乙醇混合配制。配方为80%乙醇150 mL、甲醛水溶液60 mL、冰醋酸15 mL、结晶苦味酸1 g。此液用前配制,比经典Bouin液渗透力强,固定时间约24小时,固定后可直接转入95%乙醇。

(3)Carnoy液:固定胞质和细胞核,对于染色体固定佳,显示DNA和RNA效果好。也常用于糖原和尼氏体的固定。糖原储积病的标本可用此固定液固定。但不能保存脂类,不适用于脂肪染色。该液有防止乙醇的硬化和收缩作用,增加渗透力,外膜致密不易渗透的组织可用其固定。该液固定速度快,3 mm厚的组织块1小时内即可固定,大块材料最好不超过4小时。固定液配方:冰醋酸10 mL,氯仿30 mL,无水乙醇60 mL。

(4)Mtlller液:此液作用缓慢,固定均匀,组织收缩小,多用于媒染和硬化神经组织,固定时间可很长(数天到数周)。固定过程中,需常更换新鲜液体。固定后流水冲洗,乙醇脱水。固定液配方:重铬酸钾2.0～2.5 g,硫酸钠1.0 g,蒸馏水100 mL。

(5)Orth液:常用的常规固定液,对胚胎组织、神经组织和脂肪组织固定均可。该液渗透力强,组织收缩小。但固定液应在临用时配制,在暗处固定,固定24小时左右。固定液变为黑色时即不能再用。固定后流水冲洗12～24小时,可存于70%乙醇中。固定液配方:重铬酸钾2.5 g,硫酸钠1.0 g,蒸馏水100 mL,37%～40%甲醛10 mL(用时加入)。

(6)PFG液:适用于多种肽类抗原的固定,多用于免疫电镜研究。对细胞抗原性和结构的保存较好。固定液配方为对苯醌20 g,多聚甲醛15 g、25%戊二醛40 mL、0.1 mol/L二甲胂酸钠缓冲液1 000 mL。配制方法:用适量二甲胂酸钠缓冲液溶解对苯醌和多聚甲醛,然后加入戊二醛,最后用二甲酸钠缓冲液补足1 000 mL。

(7)PLP液和PLPD液:PLP液即过碘酸盐-赖氨酸-多聚甲醛固定液。适用于富含糖类组织的固定。对细胞结构和抗原性保存好。固定液中的过碘酸可氧化糖类形成醛基,而后与赖氨酸的二价氨基结合形成交联,从而使糖类固定。因为抗原多为糖蛋白,固定了糖类,也使抗原得以原位固定。固定时间 6～18 小时。固定液配方:①储存液 A,0.1 mol/L 的赖氨酸,0.5 mol/L 的 Na_2HPO_4 液。赖氨酸盐酸盐(相对分子质量 182.24 道尔顿)1.827 g,溶于 50 mL 蒸馏水中,即为 0.2 mol/L 的赖氨酸盐酸盐溶液;而后加入 Na_2HPO_4 至 0.1 mol/L,将 pH 调至 7.4,用 0.1 mol/L 的 PB 补足 100 mL,使赖氨酸浓度也为 0.1 mol/L,4 ℃冰箱保存。②储存液 B,8% 的多聚甲醛液。多聚甲醛 8 g,蒸馏水 100 mL。过滤后 4 ℃冰箱保存。临用时,取 3 份 A 液和 1 份 B 液混合后,加入结晶过碘酸钠,使过碘酸钠终浓度为 2%,此时 pH 为 6.2。据认为较好的配比为 0.01 mol/L 的过碘酸盐、0.075 mol/L 的赖氨酸、2% 的多聚甲醛和 0.037 mol/L 的磷酸缓冲液。PLPD 液的配方:pTp 液 25 mL,2.5% 的重铬酸钾 25 mL。4 ℃冰箱固定 36～54 小时。

(8)Rossman 液:对糖原固定效果好。固定 12～24 小时,用 95% 乙醇清洗。固定液配方:无水乙醇苦味酸饱和液 90 mL、甲醛 10 mL。

(9)Zenker 液:形态学研究常用的固定液。可用于固定多种组织,使细胞核和细胞质染色较清晰,常用于三色染色。对免疫球蛋白染色最好。用于一些肿瘤标本(如横纹肌肉瘤和恶性畸胎瘤)的固定效果好。对于病毒包涵体(如 Negri 小体)的固定效果也较好。但对于含血量较多的标本,如充血的脾脏和肺梗死等标本则不合适。固定时间 12～36 小时,加热可加快固定作用。固定后流水冲洗 12 小时,在 70% 乙醇脱水时加入碘(配成 0.5% 碘酒)脱汞。固定液配方:储存液由重铬酸钾 2.5 g,升汞 5 g,蒸馏水 100 mL 组成,用时加入冰醋酸 5 mL。配制该液体时,可将重铬酸钾和升汞一起加入蒸馏水中,加温 40～50 ℃溶解,冷却过滤后存于棕色瓶内。用时取此液 95 mL,加入冰醋酸 5 mL 即可。此液在醋酸加入后可与重铬酸钾作用产生铬酸。铬酸、醋酸和升汞均为染色质的沉淀剂,且铬酸可防止升汞对组织的过度硬化,醋酸可减少铬酸对组织的收缩作用,并可增加固定液的穿透速度。此固定液不能用金属容器盛放,组织固定后,也不要用金属镊夹取。进行磷钨酸-苏木精染色的组织应用该固定液固定。此液中的冰醋酸用甲醛代替即为 Helly 液。在 Zenker 储存液中加入 10 mL 甲醛水溶液。即变成 Maximow 液。

(10)4% 多聚甲醛-0.1 mol/L 磷酸缓冲液(pH7.3):该固定液适用于光镜免疫组织化学方法。动物先用此液进行灌注固定,取材后,再用该液浸泡固定 2～24 小时。该液也可用于组织标本的较长时间的保存。固定液配方:40 g 多聚甲醛,溶于 1 000 mL 0.1 mol/L 的 PB 液,加热 60 ℃,边搅拌、边加温至透明即可(一般滴加少量 1 mol/L 的 NaOH)。

(11)4% 多聚甲醛-磷酸二钠/氢氧化钠液:该固定液适用于光镜和电镜免疫组织化学方法。用于免疫电镜标本时,应加入新鲜配制的戊二醛,使其终浓度为 0.5%～1.0%。此固定液性质温和,可长期保存组织。固定液配方:甲液——多聚甲醛 4.0 g,蒸馏水 400 mL;乙液——$NaH_2PO_4 \cdot 2H_2O$ 16.88 g,蒸馏水 300 mL;丙液——NaOH 3.86 g,蒸馏水 200 mL。先将甲液中多聚甲醛完全溶解,乙液倒入丙液混合后倒入甲液,用 1 mol/L NaOH 或 1 mol/L HCl 将 pH 调至 7.2～7.4。补充蒸馏水至 1 000 mL,充分混合后,4 ℃保存。

(12)甲醛-钙液:特别适用于固定脂肪组织和组织化学染色。固定液配方:甲醛 10 mL,无水氯化钙 1 g,蒸馏水 90 mL。

(13)乙醇-甲醛液:此液有脱水作用,固定后可直接入 95% 乙醇脱水。对皮肤组织中肥大细胞的固定好。配方:95% 乙醇或无水乙醇 90 mL,40% 甲醛 10 mL。

(14)乙醚-乙醇液:固定液渗透性强,固定效果好,用于细胞涂片等固定。固定液配方:95%

乙醇49.5 mL,乙醚 49.5 mL,冰醋酸 1 mL。

(15)中性缓冲甲醛液:免疫组织化学最常用的固定液,对组织穿透性好,组织收缩小。对大多数抗原物质保存较好,对细胞膜的通透性有影响,可能使某些大分子抗原失去活性。固定时间以24 小时以内为宜。固定液配方:40%甲醛 10 mL,0.01 mol/L pH7.4 的 PBS 90 mL。

(16)中性甲醛液:最常用的固定液之一,固定效果好。固定液配方:40%甲醛 120 mL,蒸馏水880 mL,磷酸二氢钠($NaH_2PO_4 \cdot H_2O$)4 g,磷酸氢二钠(Na_2HPO_4)13 g,pH7.0。10%的甲醛中含饱和碳酸钙也称中性甲醛。

(四)组织固定后的洗涤

1.用水配制的固定液固定的组织洗涤法

常用的固定液为 10%的甲醛水溶液,可用流水冲洗。冲洗的时间与标本的种类,组织块大小和固定时间长短有关。尸检组织和犬动物组织,一般冲洗 24 小时,小动物组织冲洗 2~10 小时。新鲜标本固定时间短,冲洗时间也相应缩短;反之,固定时间长的标本,冲洗时间也应延长。冲洗时,组织放在广口瓶中,瓶口用纱布罩好并扎紧,防止组织块漏出。用一根适当的管子,一端接自来水龙头,一端插入瓶底,开启水龙头,使水缓缓流出即可。对于过小的组织、穿刺组织和小动物组织,多次换水浸泡即可,可不用流水冲洗。

2.用含乙醇固定液固定的组织洗涤法

用乙醇或含乙醇的固定液固定的组织。一般不可冲洗。如冲洗,要用乙醇冲洗,乙醇浓度与固定液中乙醇浓度近似。

3.特殊固定液固定的组织洗涤法

(1)重铬酸钾:流水冲洗 12~24 小时,或用亚硫酸钠溶液冲洗,也可用 1%的氨水溶液洗涤。

(2)铬酸固定液:用流水冲洗 12~24 小时,应注意洗涤干净,否则影响染色。

(3)苦味酸:用 50%或 70%的乙醇浸洗。可脱去苦味酸的黄色。洗涤时,乙醇中可加入少量饱和碳酸锂水溶液,直至乙醇不变色即可。

(4)氯化汞:含氯化汞固定液固定的组织,常形成一种菱形结晶(氯化亚汞)或不规则的物质(金属汞),使组织变脆或造成染色不良。组织经流水冲洗,而后用 70%或 80%的乙醇洗涤,再加入少许 70%乙醇配制的 0.5%的碘酒溶液,待棕色消失后继续冲洗,直至脱汞乙醇无色。最后用 5%的硫代硫酸钠溶液除去碘。切片经脱蜡至 70%的乙醇时,入 70%乙醇配制的 1%的碘酒10 分钟,而后用 5%硫代硫酸钠水溶液去碘即可。

(卢小敏)

第二节　组织切片技术

不同的切片制备方法,其切片方法也有较大差别,组织切片法包括石蜡切片法、冰冻切片法、火棉胶切片法、石蜡包埋半薄切片法、树脂包埋薄切片法和大组织石蜡切片法等。常用的切片工具包括组织切片机、切片刀和自动磨刀仪器等。以下分别加以叙述。

一、石蜡切片法

组织经石蜡包埋后制成的蜡块,用切片机制成切片的过程称为石蜡切片法。为现在病理诊断常用的制作切片方法。在切片前应先切去标本周围过多的石蜡(此过程称为"修块"),但也不能留得太少,否则易造成组织破坏,连续切片时分片困难。一般切 4~6 μm 的切片,特殊情况可切 1~2 μm。要观察病变的连续性可制作连续切片。除此之外,石蜡包埋的组织块便于长期保存,因此石蜡切片仍是目前各种切片制作方法中最常用、最普遍的一种方法。

(一)切片前的准备

(1)固定后的标本经脱水、透明、浸蜡和包埋后,制成蜡块。高质量的蜡块和锋利的切片刀是保证切片质量的关键环节。检查切片刀是否锋利,简便的方法是用头发在刀锋上碰一下。如一碰即断。说明刀锋锋利。用显微镜观察可确定刃口是否平整。有无缺口。

(2)准备充足的经过处理的清洁载玻片和恒温烤片装置,用大中号优质狼毫毛笔和铅笔(用于在载玻片的粗糙端)书写,如用普通载玻片,可用碳素墨水和蛋白甘油按 3∶1 体积混合后书写。

(二)切片制作过程

(1)预先修好的组织块先在冰箱中冷却,而后装在切片机固定装置上。将切片刀装在刀架上,刀刃与蜡块表面呈 5°夹角。将蜡块固定,调整蜡块与切片刀至合适位置,并移动刀架或蜡块固定装置,使蜡块与刀刃接触。

(2)切片多使用轮转式切片机,使用时左手执毛笔,右手旋转切片机转轮。先修出标本,直到组织全部暴露于切面为止,但小标本注意不要修得太多,以免无法切出满意的用于诊断的切片,大标本应注意切全。切出蜡片后,用毛笔轻轻托起,而后用齿科镊夹起,正面向上放入展片箱(展片温度根据使用的石蜡熔点进行调整,一般低于蜡熔点,10~12 ℃),待切片展平后,即可进行分片和捞片。切片经 30%的乙醇初展后,再用载玻片捞起放入展片箱展片更易展平。为减少切片刀与组织块在切片过程中产生的热量,使石蜡保持合适的硬度,切片时可经常用冰块冷却切片刀和组织块,尤其在夏季高温季节更为必要。

(3)轮转式切片机切取组织,是由下向上切,为得到完整的切片,防止组织出现刀纹裂缝,应将组织硬脆难切的部分放在上端(如皮肤组织,应将表皮部分向上。而胃肠等组织,应将浆膜面朝上)。

(4)捞片时注意位置,要留出贴标签的空间,并注意整齐美观。捞起切片后,立即写上编号。

(5)切片捞起后,在空气中略微干燥后即可烤片。一般在 60 ℃左右烤箱内烤 30 分钟即可,也可用烤片器烤片。血凝块和皮肤组织应及时烤片。但对脑组织(人体较大组织)待完全晾干后,才能进行烤片。否则,可能产生气泡影响染色。

(三)切片的注意事项

1.组织的取材和固定

取材时,组织块的大小厚薄应适当,过大、过厚的组织,固定液不易渗透,易引起固定不良。过小、过薄的组织,在固定和脱水的过程中易变硬或产生弯曲扭转,同样影响切片质量。陈旧、腐败和干枯的组织不宜制作切片。用陈腐组织制成的切片往往核浆共染,染色模糊,组织结构不清,无法进行观察。固定不及时和固定不当的组织,染色时常出现核质着色较浅,轮廓不清,出现不同程度的片状发白区。组织固定时,固定液的量应充足,至少要在 4 倍以上,同时注意组织块不要与容器贴壁。至于组织固定的时间,根据具体情况加以掌握。

2.组织脱水、透明和浸蜡

组织脱水用的各级乙醇,应保证相应浓度,以便组织脱水彻底。但无水乙醇中,组织块放置时间不宜过长,否则组织过硬,切片困难。遇到此情况,可将组织浸在香柏油中软化,用二甲苯洗去香柏油后,再重新浸蜡和包埋。脱水乙醇,尤其是无水乙醇中混有水分,则组织脱水不干净。经二甲苯时,组织也无法透明,呈现浑浊。此时,应将组织在新的乙醇中重新脱水。二甲苯透明也应充分,否则不利于石蜡的浸透。但组织在三甲苯内的时间应严格掌握,时间过长组织易碎,也无法切出好的切片。时间不足,则石蜡不易浸透。浸蜡的温度也不宜过高,时间长短也应加以控制。总之,组织脱水、透明和浸蜡对于切片质量都有一定影响,组织脱水、透明和浸蜡过度,组织块变硬变脆,因此对于小块组织或小动物标本应注意时间。但若时间不够,组织块硬化不够,也不利于切片和染色,对诊断带来困难。因此应注意各具体环节的操作,并注意保证各种试剂的质量。

3.切片

组织块固定不牢时,切片上常形成横皱纹。切片刀要求锋利且无缺口,切片自行卷起多由切片刀不锋利所致,切片刀有缺口时,易造成切片断裂破碎和不完整。骨组织切片时,用重型较好。全钢刀或单面钨刀也适合石蜡或火棉胶包埋的骨组织。

4.切片刀和切片机

切片刀放置的倾角以 20°~30°为好。倾角过大切片上卷,不能连在一起。过小则切片皱起。应注意维护切片机,防止因螺丝松动产生震动,切片时会造成切片厚薄不均。遇硬化过度的肝、脑、脾等组织时,应轻轻切削,防止组织由于震动产生空洞现象。

5.特殊要求切片的制作

石蜡切片虽然有很多优点,但制片过程中要经过乙醇和二甲苯等有机溶剂处理,因此很易造成组织内抗原性的丧失,在用于免疫组化染色时影响结果的准确性。因而,有人采用冷冻干燥包埋法,即将新鲜组织低温速冻,利用冷冻干燥机在真空和低温条件下除去组织内的水分,然后用甲醛蒸汽固定干燥后的组织,而后再进行浸蜡、包埋和切片。此法可保存组织内的可溶性物质,防止蛋白质变性和酶的失活,减少抗原的丢失。用于免疫荧光标记、免疫酶标记和放射自显影。

二、冰冻切片法

冰冻切片在组织学技术中应用广泛,对临床手术患者的术中快速病理诊断尤其具有重要意义。另外,因冰冻切片制作时不经各级乙醇的脱水及二甲苯的透明等过程,因此对脂肪和类脂的保存较好,在进行脂肪染色和神经组织髓鞘的染色常用。

(一)直接冰冻切片法

冰冻切片多用于新鲜组织和用甲醛固定的组织和低温冰箱冷藏的组织块等。组织块不经任何包埋剂而直接放在制冷台上冷却后进行切片。

1.恒冷箱切片

将组织块在恒冷箱的切片机上切片。恒冷箱切片机的种类较多,可根据实际情况加以选用。一般调节温度为 −25 ℃左右。箱内温度下降后,打开观察窗,将组织固着器放置到速冻台上,先放少量 OCT 或羧甲基纤维素,待冻结后将组织块放上,并在其周围加适量包埋剂,将组织块包埋。组织冻结后将组织固着器装到切片机上,调整组织的切面与刀刃平行并贴近刀刃,将厚度调至适当位置后,关闭观察窗。初步修出组织切面后放下防卷板,开始切片。切出切片用载玻片贴附后,进行吹干或固定。这种切片用于科研和教学的连续切片,效果较好。在切片前,应预先启动进行预冷,同时准备多个冷却头,用于多块组织切片。

2.半导体制冷冰冻切片法

组织块放置在半导体制冷台上,加少许蒸馏水,调好切片的厚度。接通循环流水后,再接通电源,而且在使用的全过程中流水不能中断,关闭电路后才能停水。还应注意电源正负极不能接反,用整流电源控制温度。冰冻组织周围的水不宜过多,用手检查组织块的硬度,当可切成厚薄一致的切片时,即可切片。切片用毛笔展平后,立即用载玻片贴附,待切片刚要融化时,即刻入固定液内固定1分钟。已固定的组织切片,收集于清水中。根据目的进行染色。暂时不染色的切片,用载玻片敷贴。

3.甲醇制冷器制冷箱

甲醇制冷器制冷箱为附有带导管的制冷台和制冷刀的甲醇循环装置。其冷却速度较快,属开放式,做一般常规冰冻切片用。

4.二氧化碳冰冻法

将组织块放在冰冻切片机的冷冻台上,加少许 OCT。打开冷冻台的二氧化碳开关,二氧化碳气体喷出,待组织出现冷霜时,关闭二氧化碳,即可切片。组织冷冻过硬易碎,若冷冻不够,组织块硬度不足,切片呈粥糜状,无法成片,应用间歇冷却法继续冷却。硬度一般在刚开始解冻时最适合,应迅速切片。

(二)冰冻切片粘片法

1.蛋白甘油粘片法

冰冻切片粘片法基本按石蜡切片的粘片处理,但烤片温度不宜超过 40 ℃。烤干后立即取出,温度过高,时间过长,则切片易碎。烤干后用 70% 乙醇和自来水略洗后即可染色。

2.Lillie 明胶粘片法

切片放入 1% 明胶水溶液数分钟,捞到载玻片上,倾去多余液体。用 5% 甲醛水溶液固定 5分钟,水洗 10 分钟,即可染色。

3.乙醇明胶粘片法

切片浸于 0.1% 或 0.75% 明胶溶液(用 40% 乙醇配制)数分钟,用载玻片捞起后,室温干燥,入氯仿 1 分钟,经 95% 和 75% 乙醇洗去氯仿,再经蒸馏水洗后即可染色。

三、火棉胶切片法

(一)切片方法

火棉胶切片使用滑动式切片机。切片前应检查切片机情况,保证刀片锋利,无缺口,胶块硬度也应合适。切片刀与滑行轨道的角度以 20°～40° 为好,组织较硬者,角度要小。清除角(刀刃与胶块平面的夹角)为 4°～6°,切片时,用右手推刀,左手用毛笔蘸 70% 或 80% 乙醇,随时湿润胶块和切片刀。切片时,右手来回推拉切片机的滑动部分(有刀架滑动和标本台滑动两种)进行切片,用力尽量均匀,不要中途停顿,速度过慢可能造成锯齿不平,过猛易引起切片碎裂。当修块到组织块切面全部露出时,即可正式切片。一般切片厚度 10 μm。切连续切片时,切好的胶片应先放在 70% 或 80% 的乙醇中,而不要立即贴在载玻片上。同时做好号码标记(书写液配方:丙酮:乙醚:浓墨汁＝5:5:3)。余下的胶块也应保存在 80% 乙醇中。

（二）切片的注意事项

火棉胶切片是采用湿切的方法，与石蜡切片法不同。用火棉胶包埋的组织块，在切片前后均应保存在 70％乙醇中，防止火棉胶继续挥发，影响硬度。切片时也应随时用 70％或 80％乙醇涂在火棉胶组织块和切片刀上，保持一定的湿度和硬度。在支持器上固定火棉胶组织块的方法是用乙醚先溶解组织块的底部，而后用 8％的液体火棉胶粘贴组织块。

（三）火棉胶切片粘片法

1.蛋白甘油粘片法

切片放在涂有薄层蛋白甘油的载玻片上，用滤纸吸干，加几滴丁香油，放置数分钟，用滤纸沾去丁香油，经 95％乙醇和蒸馏水冲洗，即可染色。

2.明胶粘片法

明胶 4 g，溶于 20 mL 冰醋酸，在 65～70 ℃水浴内加温溶化。加 70％乙醇 70 mL 和 5％铬矾水溶液1～2 mL。将以上混合液滴在载玻片上，干燥后即形成一层明胶膜，遇水后明胶膜溶化产生一定黏性，将切片贴附。

3.火棉胶粘片法

将切片从 70％乙醇移到载玻片，展平后，滤纸吸干，在切片上薄涂一层 0.5％火棉胶溶液，蒸馏水洗后染色。

四、大组织石蜡切片法

制备大组织块可观察完整的组织病变情况及保持结构上的连续性。有时在病理诊断上有重要的意义。因为有些病变在肉眼无法分辨正常组织和病变组织的界限，尤其像甲状腺组织肿瘤，观察有无包膜浸润或包膜是否完整，如不用大组织块，则必须将一完整肿瘤的断面分成若干小组织块，如果包埋不当或切面不正，则无法全面观察病变组织的分布情况而影响诊断。因此，制备大石蜡组织切片很有必要。制备方法简介如下。

（一）取材

组织取材厚度为 0.3～0.5 cm，也可为 0.5～0.8 cm。

（二）冲洗

对陈旧性标本应用自来水冲洗 24～48 小时，而后用蒸馏水充分洗涤，再用乙醇氨水溶液浸泡组织10 小时。

（三）脱水、透明和浸蜡

不同厚度的组织块。相应的时间不同。

（四）包埋

用 52～54 ℃石蜡包埋，包埋时注意放平整，否则切片不易切完整。

（五）切片

为减少大块组织块切片困难，可考虑采用以下方法：①用较软的石蜡包埋，适当减小蜡块硬度。②切片前不用冰箱预冷。③切片刀尽量锋利，蜡块略倾斜。

（六）展片和烤片

切片切出后，用毛笔轻轻移到纸上，放入冷蒸馏水中，等片刻后用大载玻片捞到 20 ℃温水中，而后再放入 40～50 ℃温水中。完全展平后，捞片，晾干后烤片 5 分钟。

（七）染色

HE 染色时，切片脱蜡后，为防脱片，可用 5% 火棉胶薄层覆盖，用 85% 乙醇和水洗硬化。Harris 苏木精染 3～5 分钟，盐酸乙醇适度分化，胞质用伊红乙醇饱和溶液。用中性树胶封片。根据需要，也可做特殊染色和免疫组化染色。

五、石蜡包埋半薄切片法

切片与常规方法相同，但切片刀要锋利，最好用一次性切片刀。气温高时，可将蜡块和切片刀冷却后切片。

六、树脂包埋半薄切片法

切片时用钢锉修整聚合块，露出组织。在普通切片机用硬质钨钢刀，切 1～2 μm 的切片。在常温水展平后，贴附于载玻片，充分烤干后即可按需要染色。

七、振动切片

用振动切 4 片机，可把新鲜组织（不固定，不冰冻）切成厚 20～100 μm 的切片。可用漂染法在反应板进行免疫组化染色，而后在立体显微镜下检出免疫反应阳性部位。经修整后固定，再按电镜样本制备、脱水、包埋、超薄切片和染色观察。可较好地保存组织内脂溶性物质和细胞膜抗原，用于显示神经系统抗原分布。这种切片法尤其适用于免疫电镜观察。

八、塑料切片

塑料包埋组织的切片方法与常规切片方法相同。可同时进行光镜和电镜检测，定位准确。塑料包埋切片厚度可达 0.5～2.0 μm（半薄切片）。塑料切片主要用于免疫电镜的超薄切片前定位。包埋前染色的标本，切半薄切片后不需染色，直接在相差显微镜下观察。免疫反应部位成黑点状，定位后进一步做超薄切片，这样可明显提高免疫电镜阳性检出率。

九、碳蜡切片

按石蜡切片法切片，但操作时注意碳蜡块尽量不要接触水和冰块，储存应密封干燥冷藏。该方法的缺点是夏季室温高时，切片困难，连续切片不如石蜡切片容易。但碳蜡吸水性较强，也不易长期保存。

十、超薄切片

用于电镜标本的制备。

（卢小敏）

第三节　组织的常规染色

苏木精和伊红染色方法简称 HE 染色方法，是生物学和医学的细胞与组织学最广泛应用的染色方法。病理细胞和组织学的诊断，教学和研究都是用 HE 染色方法观察正常和病变组织的形态结构。

一、HE染色的基本原理

(一)细胞核染色的原理

细胞核内的染色主要是去氧核糖核酸(DNA),DNA的双螺旋结构中,两条链上的磷酸基向外,带负电荷,呈酸性,很容易与带正电荷的苏木精碱性染料以离子键或氢键结合而被染色。苏木精在碱性溶液中呈蓝色,所以细胞核被染成蓝色。

(二)细胞质染色的原理

细胞质内主要成分是蛋白质,为两性化合物,细胞质的染色与pH有密切关系,当pH调到蛋白质等电点4.5~5.0时,酸或碱性染料不易染色。当pH调至6.7~6.8时,大于蛋白的等电点的pH,表现酸性电离,而带负电荷的阴离子,可被带正电荷的染料染色,同时胞核也被染色,核和胞质难以区分。盐此必须把pH,调至胞质等电点以下,在染液中加入醋酸使胞质带正电荷(阳离子),就可被带负电荷(阴离子)的染料染色。伊红Y是一种化学合成的酸性染料,在水中离解成带负电荷的阴离子,与蛋白质的氨基正电荷(阳离子)结合而使细胞质染色,细胞质、红细胞、肌肉、结缔组织、嗜伊红颗粒等被染成不同程度的红色或粉红色,与蓝色的细胞核形成鲜明对比。伊红是细胞质的良好染料。

(三)HE染色中二甲苯、乙醇和水洗作用

1.二甲苯的作用

石蜡切片的常规染色必须先用二甲苯脱去切片中的石蜡,其作用是二甲苯可以溶解切片中的石蜡,以使染料易于进入细胞和组织,因为石蜡的存在妨碍水和染料进入细胞。染色后二甲苯起透明切片的作用,以利于光线的透过。

2.乙醇的作用

乙醇用于苏木素染色前由高浓度向低浓度逐渐下降处理切片,是为了洗脱用于脱蜡的二甲苯,使水能进入细胞和组织中,因为纯乙醇可以和二甲苯互溶,二甲苯经过二次纯乙醇的洗涤完全被除去,再经过乙醇使水分逐渐进入切片,以免引起细胞形态结构的人工改变。

伊红染色以后的乙醇由低浓度80%、90%、95%乙醇向100%乙醇逐渐过渡是为了逐渐脱去组织中的水分,为二甲苯进入细胞创造条件,这时必须彻底脱水,否则二甲苯不能进入细胞,组织切片透明度达不到光学显微镜观察时透光度的要求,在显微镜下不能显示清晰的细胞和组织结构。

3.水洗的作用

在脱蜡经乙醇处理之后,用水洗切片,使切片进入水,才能使苏木精染液进入细胞核中,使细胞核染色。染色之后的水洗作用是为洗去与切片未结合的染液。分化以后的水洗则是为了除去分化液和脱下的染料,终止分化作用。在伊红染色之后也可以用水洗去未结合的染液,以防止大量伊红染液进入脱水的乙醇中。

(四)分化和蓝化作用

1.分化作用

苏木精染色之后,用水洗去未结合在切片中的染液,但是在细胞核中结合过多的染料和细胞质中吸附的染料必须用分化液1%盐酸乙醇脱去,才能保证细胞核和细胞质染色的分明,把这个过程称为染色的分化作用。盐酸能破坏苏木精的醌型结构,使色素与组织接合,分化不可过度。

2.蓝化作用

分化之后苏木精在酸性条件下处于红色离子状态,在碱性条件下则处于蓝色离子状态,而呈蓝色。所以分化之后用水洗除去酸而终止分化,再用弱碱性水使苏木精染上的细胞核变成蓝色,称蓝化作用,一般用自来水冲洗即可变蓝,也可用稀氨水或温水变蓝。

二、染色中注意事项

(一)脱蜡

石蜡切片必须经过脱蜡后才能染色,脱蜡切片要经过烘烤,这样使组织与玻璃片粘贴牢固。组织切片脱蜡应彻底,脱蜡好坏主要取决于二甲苯的温度和时间,如果二甲苯使用过一段时间,切片又比较厚,室温低应增加脱蜡时间,脱蜡不尽是影响染色不良的重要原因之一。

(二)染色

石蜡切片经水洗后放入苏木精染色,一般情况下在新配的苏木精溶液中只需要染10分钟左右,应根据染片的多少,逐步把染色时间延长。苏木精染色后,不宜在水中和盐酸乙醇中停留过长,切片分化程度应在镜下观察,分化过度,应水洗后重新在苏木精中染色,在水洗分化后使切片在自来水或稀氨水中充分变蓝。

新配的伊红染色快,切片染色时间不宜过长,应根据染色切片的多少逐步延长时间,切片经伊红染后,水洗时间要短。

(三)脱水

切片经过染色后,通过各级乙醇脱水,首先从低浓度到高浓度,低浓度乙醇对伊红有分化作用,切片经过低浓度时间要短,向高浓度时逐步延长脱水时间,脱水不彻底,使切片发雾,在显微镜下组织结构模糊不清。

(四)透明与封片

石蜡组织切片染色经过脱水后必须经二甲苯处理,使切片透明,才能用树胶封片。在封片时,树胶不能太稀或太稠,不能滴加得太多或太少,太稀或太少切片容易出现空泡,树胶也不可太多,否则会溢出玻片四周。标签要敷贴牢固,封片中不能对着切片呼气。

(五)常规石蜡切片和 HE 染色标本的质量标准(全国统一评定标准)

(1)切片完整,厚度 4~6 μm,厚薄均匀,无褶、无刀痕。

(2)染色核浆分明,红蓝适度,透明洁净,封裱美观。

(卢小敏)

第四节　病理标本的特殊染色

现代病理诊断中免疫组织化学、电子显微镜及其他细胞和分子生物学技术的应用日益广泛,但简便的特殊染色在病理诊断中仍然有重要的应用价值。特殊染色技术常常用以帮助判断肿瘤的组织来源、分化程度和良恶性等。判断肿瘤的组织来源通常是根据肿瘤细胞质的特种成分和特殊的胞质产物及特殊的酶。判断肿瘤组织的分化程度一般根据细胞核染色质核酸的含量,而胞质所含某些特有的酶或其他成分的出现和变化,对肿瘤细胞分化程度的判断也有一定参考价值。近年来用细胞核核酸含量判断肿瘤的良恶性的各种技术日益增多,但将其应用于日常病理诊断工作尚需进一步探索。常用的特殊染色方法如下。

一、PAS 染色(过碘酸雪夫反应)

用以显示糖原、一些中性黏多糖、富于涎酸的酸性黏多糖及一些黏蛋白。糖原呈 PAS 阳性(淀粉酶消化后阴性)。富含糖原的肿瘤,如卵巢透明细胞癌、肝细胞癌等。富含中性黏多糖的肿瘤如结肠腺癌 PAS 多为阳性。富含涎酸黏液的肿瘤如涎腺多形性腺瘤。含黏蛋白的肿瘤如垂体嗜碱性腺瘤。此外,一些真菌荚膜、肾小球基膜也呈 PAS 阳性。PAS 染色阳性结果为红色或紫红色。

二、亲银染色

肠嗜铬细胞及其他胺类激素(5-羟色胺)细胞用亲银染色显示棕色胞质颗粒,亲银染色阳性细胞称为亲银细胞,亲银细胞形成的肿瘤称为亲银细胞瘤,属于 APUD 瘤或神经内分泌瘤。亲银染色是银染法中的一种,通常用 Masson-Fontana 银染法。

嗜银染色:胺类激素和肽类激素细胞可用嗜银染色显示(黑色颗粒)。阳性细胞也称嗜银细胞。通常用 Bodian 银染法或 Grimelius 银染法。大部分神经内分泌肿瘤都呈嗜银染色阳性。

神经内分泌肿瘤或 APUD 瘤可用亲银染色和嗜银染色结合进行评价。一般以含胺类激素(或神经递质)为主的神经内分泌肿瘤细胞多为亲银染色阳性,以含肽类激素为主者多为嗜银染色阳性。相当一部分神经内分泌肿瘤细胞亲银和嗜银染色双阳性。肠道类癌呈亲银和/或嗜银染色阳性。支气管类癌多为嗜银染色阳性。

三、Van Gieson 染色

用于鉴别纤维组织和肌组织。纤维组织(胶原纤维)呈粉红色,肌组织呈黄色。常用于鉴别纤维肉瘤和平滑肌肉瘤。

(一)Masson 三色染色

可用于鉴别梭形细胞肿瘤,通常用于鉴别纤维组织肿瘤和肌组织肿瘤。纤维组织肿瘤或各种肿瘤中的胶原纤维呈绿色,肌组织呈红色。

(二)PTAH 染色

通常用于寻找骨骼肌中的横纹以确定横纹肌肉瘤的诊断。在 PTAH 染色中,肌纤维(平滑肌和骨骼肌)和神经胶质纤维都呈深蓝色。

(三)网状纤维染色

网状纤维纤细,HE 染色中很难辨认,通常多用镀银法显示(黑色),例如 Foot 或 Gomer 氨银染色法。

(四)弹力纤维染色

弹力纤维在身体中广泛存在,如皮肤、动脉壁都有丰富的弹力纤维,通常用 Verhoeff 或 Weigert 弹力纤维染色,呈黑色或蓝黑色。

(五)类淀粉染色

类淀粉或称淀粉样物,是由轻链多肽组成的蛋白。许多肿瘤的间质有类淀粉样物质沉着,如甲状腺髓样癌、胃肠道类癌和胰岛细胞瘤等。在肿瘤组织中显示类淀粉样物质常用刚果红和甲紫染色,有时加用 Van Gieson 染色。刚果红呈橘红色,甲紫呈紫红色,Van Gieson 呈橘红色。

结缔组织包括纤维组织、骨组织和平滑肌组织、脂肪组织、血管组织及软骨、骨组织等。这些组织来源于间叶组织,它们形成的高分化肿瘤均可用特殊染色鉴别(表 2-1)。

表 2-1 结缔组织染色反应

结缔组织	Van Gieson	Masson	PTAH	镀银染色
胶原	红	绿/蓝	蓝	灰
肌组织	黄	红	深蓝	黑
网状纤维	(一)	绿/蓝	棕红	黑
软骨	(一)/粉红	(一)	棕红	(一)
骨样组织	红	(一)	棕红	(一)

四、铵银染色

通常用 Masson-Fontana 染色,用于显示肿瘤组织中的黑色素(呈棕黑色颗粒),对诊断恶性黑色素瘤很有帮助。

(一)普鲁士蓝反应

利用含铁血黄素中的三价铁置换亚铁氰化钾中的二价铁,转变为高铁氰化钾,在含铁血黄素存在的部位显示蓝色颗粒。

(二)Van Gieson 染色

可用于显示肝外组织及肿瘤组织中的胆红素(呈绿色颗粒或结晶状)。

五、酪氨酸酶染色(DOPA 反应)

DOPA(3,4-二羟苯丙氨酸)是酪氨酸酶的底物。酪氨酸存在于黑色素细胞中,利用 DOPA 反应可证明黑色素细胞中酪氨酸酶的存在,特别有助于在 HE 染色中观察不到黑色素的无色素性黑色素瘤。

六、其他染色

(一)革兰氏染色

革兰氏阴性菌呈红色,革兰氏阳性菌呈蓝色。

(二)抗酸染色

抗酸杆菌 Ziehl-Neelsen 法呈红色,如结核病及麻风的诊断中,找到抗酸染色阳性的杆菌就能准确诊断。

(三)Grocott 氯铵银真菌染色

真菌呈黑色,菌丝体呈灰红色。

(四)Feulgen 染色

近年来多用核酸染色判断肿瘤的增殖活性和恶性度,胞核主要成分为 DNA,核仁为 RNA。DNA 经盐酸水解后释放出醛基,再与 Schiff 试剂作用而呈紫红色,着色程度可大致反映 DNA 含量的多少。

(卢小敏)

第五节 免疫组织化学技术

在生物学、组织学、胚胎学和病理学曾广泛使用组织化学技术,该技术是通过分解置换、氧化和还原等化学变化,经呈色反应显示组织细胞内化学成分。1941 年 Coons 首创荧光标记抗体,开创了免疫组织化学的新技术。它是利用免疫学中的抗原抗体反应,借助可见的标记物,对相应抗原或抗体进行定位、定性和定量检测的一种免疫检测方法。

常用的免疫组织化学方法有荧光免疫和酶免疫组化技术、金标免疫组织化学技术和免疫电镜。在免疫组织化学检查中,现在仍以免疫荧光标记法和免疫酶标记法的应用最为广泛。

一、酶免疫组织化学技术

酶免疫组织化学技术(enzyme immunohistochemistry technique,EIHCT)是利用酶标记已知抗体(或抗原),然后与组织标本中相应抗原(或抗体)在一定条件下相互结合形成带酶分子的复合物,酶遇到底物时,能催化底物水解,或氧化或还原,产生有色的不溶性产物,出现显色反应,在显微镜下进行细胞与组织表面或内部某种抗原成分的定位观察分析。

(一)组织切片的处理

待检组织要尽可能新鲜,经速冻储存于 -70 ℃冰箱内,绝大多数待检物的抗原性可保持数年不变。检查时取组织用恒温冷冻切片机切成 4 μm 厚的薄片,用铝箔包裹切片放 -20 ℃冰箱可保存约 1 个月。

酶免疫染色的标本必须固定,其目的是防止切片上的细胞脱落,去除干扰抗原抗体结合的类脂。另外,标本一经固定,可保证在染色和反复清洗切片过程中抗原不致释放,从而可获得良好的染色,固定的标本又便于保存。

(二)直接法(一步法)

1.原理

在处理过的组织切片上,直接加酶标记抗体,再用底物二氨基苯胺(diamirlobenzidine,DAB)和 H_2O_2 进行显色,置普通光学显微镜下观察。

本法简便、快速、特异性强,非特异性背景反应低,结果可靠,可精确定位抗原,切片可较长期保存。

2.操作

(1)冷冻切片贴附后,吹干固定。冷丙酮固定 5 分钟,95%乙醇固定 10 分钟,PBS 洗涤 3 次后,用二甲苯脱 2 次蜡,用无水乙醇洗涤 2 次。

(2)用新配制的 3% H_2O_2 处理切片 10 分钟,以封闭内源性过氧化酶。再经无水乙醇处理。

(3)用 0.1 mol/L PBS 充分洗涤 2 次,每次 20 分钟。

(4)滴加最适浓度的 HRP 标记抗体,室温下湿盒内反应 60 分钟。

(5)用 PBS 洗涤 3 次,边洗边振荡,每次 5 分钟。

(6)用 0.05 mol/L Tris-HCl 缓冲液(pH7.6)洗涤 5 分钟。

(7)用新配制的 DAB 反应液(3,3-二氨基联苯胺,内含 0.005％H_2O_2)于室温下,与组织切片反应 5～30 分钟。显微镜下观察染色情况。

(8)先用 Tris-HCl 缓冲液,后用自来水冲洗。

(9)必要时可用 Mayer 苏木精复染细胞核。

(10)脱水、透明和封固,抗原阳性部位有棕黑色沉淀。

(三)间接法(二步法)

1.原理

在直接法的基础上,为了增加敏感性和实用性而在酶标抗体与组织内抗原之间增加抗体反应层次。即先用未标记的特异性抗体与标本中相应抗原反应,再用酶标记的抗特异性抗体与之反应,形成抗原-抗体-酶标抗体复合物,加底物显色。该方法的敏感性比直接法高。

2.操作

切片及其处理同直接法的操作(1)～(3)步。

(1)滴加 1∶10(3％)的产生Ⅱ抗的正常动物血清,置温湿盒中反应 10 分钟,然后倾去多余血清。此步为减少非特异性背景。

(2)滴加特异性Ⅰ抗,室温下于湿盒内反应 30～60 分钟或 4 ℃过夜。

(3)用 PBS 充分冲洗 3 次。

(4)滴加 HRP 标记的Ⅱ抗,温湿盒内反应 30～60 分钟。

(5)先用 PBS,再用 Tris-HCl 缓冲液各冲洗 10 分钟。

(6)用新配制的 DAB 染色 5～30 分钟。

(7)用 Tris-HCl 缓冲液,自来水冲洗。

(8)用苏木精或甲基绿复染。

(9)脱水,透明,封固和镜检。

(四)过氧化物酶-抗过氧化物酶法

过氧化物酶-抗过氧化物酶(peroxidase anti-peroxidase,PAP)法是 1970 年 Sternherger 首先报道,其基本原理是先用足量的过氧化物酶与抗过氧化物酶结合,制成由 3 个酶分子和两个抗酶抗体分子组成的环形复合物,即 PAP,其相对分子质量为 432 000,直径 20.5 μm,结构非常稳定,在染色冲洗过程中酶分子不会脱落。PAP 中不存在游离的免疫球蛋白,不易产生非特异性染色,因而特异性、敏感性和重复性良好,可用于抗原损失较多的石蜡包埋组织的免疫组织化学检测。

(五)ABC 法

1.原理

亲和素-生物素-酶复合物法(ABC 法)的基本原理是,特异性的Ⅰ抗体与细胞或组织抗原结合后,再通过生物素标记的桥抗体,即第Ⅱ抗体与Ⅰ抗体结合将生物素带到抗原部位,生物素与 HRP 标记的亲和素可自行结合,于是形成酶-生物素-亲和素复合物,通过酶反应显示抗原。此法不仅非特异性着色少,背景清晰,对比效果佳,而且是目前最敏感的免疫组化方法,有广阔的应用前景。

2.操作

大体步骤如下:

(1)切片及其处理同免疫酶染色法。如果是石蜡切片应当用胰蛋白酶消化,消除甲醛固定所致的掩盖作用,减少背景反应,通常用 0.134%CaCl$_2$,(pH7.8)配制的 0.1%酶液,于 37%处理切片 15~60 分钟。

(2)用 PBS 洗 3 次,每次 5 分钟。

(3)滴加 1:10 正常羊血清,温湿盒内放置 10 分钟,倾去多余血清液。

(4)滴加适当稀释的Ⅰ抗,温湿盒内反应 1 小时或 4 ℃过夜。

(5)用 PBS 洗 3 次。

(6)滴加生物素标记的Ⅱ抗(如羊抗兔 Ig 抗体),于湿盒内 37 ℃下保温 30 分钟。

(7)用 PBS 洗 3 次,每次 5 分钟。

(8)滴加亲和素-过氧化物酶复合物,湿盒内 37 ℃下保温 1 小时。

(9)依次用 PBS 和 0.05 mol/L Tris-HCl 缓冲液(pH7.6)洗 10 分钟。

(10)用含 0.03%~0.05%H$_2$O$_2$ 的 DAB 液显色,室温下 5~10 分钟。光镜监测显色。

(11)依次用 Tris-HCl 缓冲液和水冲洗。

(12)用 2%甲基绿或苏木精复染。

(13)脱水、透明、封片和观察。

二、荧光免疫组织化学技术

(一)原理

荧光免疫组织化学技术是采用荧光素标记已知抗体(或抗原)作为探针,检测组织与细胞标本中的靶抗原(或抗体)。在此法中,以荧光素为标记物,当标记抗体与其相应抗原反应时,就将荧光带到抗原的部位。在荧光显微镜下观察荧光斑点。

常用的标记用荧光素有异硫氰酸(FITC)和罗丹明 B200(RB200)。前者的最大激发光 λ=495 nm,最大发射荧光 λ=525(490~619)nm;黄绿色,RB200 的最大激发光 λ=560 nm,最大发射荧光 λ=595(540~660)nm,橙红色。FITC 和 RB200 常用以标记 Ig。

(二)分类

荧光免疫组织化学技术也分直接法和间接法。

1.直接法

将荧光素(或其他标记物)标在第 1 抗体(Ⅰ抗)上,然后用标记的Ⅰ抗直接显示相应的抗原,其优点是特异性高、快速和简便,缺点是灵敏性差及需要标记每一种抗体。

2.间接法

用荧光素(或其他标记物)标记第 2 抗体(Ⅱ抗),Ⅰ抗与抗原相结合后,借此于Ⅱ抗与Ⅰ抗结合,显示抗原。直接法多用以检测 IgG、IgA、IgM 和补体 C$_3$ 和 C$_4$;间接法灵敏度高,省抗体,一种标记抗体可显示多种抗原,但非特异性高。多用于检测自身抗体,检测某些细菌与寄生虫抗体。

(三)操作

1.荧光素标记抗体直接显示 B 细胞表面 Ig(SIg)

(1)取静脉抗凝血经 Ficoll 液离心分离。

(2)淋巴细胞洗净悬浮于含 5%小牛血清的 PBS 或 Hanks 液中,浓度(2~3)×10^6/mL。

(3)FITC-抗人 Ig 抗体(若测鼠 SIg 时用 FITC-抗鼠 Ig 抗体),3 000 转/分,离心 30 分钟,除去聚合的 Ig。

(4)取 0.1 mL 细胞悬液,加稀释适度的 0.1 mL FITC-抗人 Ig 抗体,37 ℃下湿盒中静置 30 分钟。

(5)用预温为 37 ℃的含 5%血清的 0.01 mol/L PBS(pH7.4)洗 2 次,洗去游离的荧光素标记抗体。

(6)荧光显微镜观察。将细胞悬液滴于载片上盖片,用蓝紫激发滤片(或紫外滤片),510 nm 隔阻滤片,SIg 阳性细胞发黄绿荧光。荧光定位于 B 细胞表面,呈环状、斑块或帽状分布。

(7)计数时先计视野中带荧光的 B 细胞,再在普通光源下计淋巴细胞总数,求 200~500 个淋巴细胞中 B 细胞数。正常人外周血中 SIg 阳性细胞占 12%~30%。

2.免疫荧光间接法染组织特异抗原

(1)组织经冷冻切片 2~4 μm,并黏附于载玻片上。

(2)将标本干燥,丙酮固定 5~10 分钟,95%乙醇固定 10~30 分钟,勿用戊二醛固定,因其有自发荧光。

(3)用 0.01 mol/L PBS 洗 3 次,每次 5 分钟。

(4)滴加Ⅰ抗,置湿盒中 37 ℃下保温 30 分钟或 4 ℃下过夜。

(5)用 0.01 mol/L PBS 洗 3 次,每次 5 分钟,边洗边振荡。

(6)滴加荧光标记的Ⅱ抗,置湿盒中 37 ℃下保温 30 分钟。

(7)洗净,封片待检。

(8)荧光显微镜下观察。

若标本切片上不加Ⅰ抗或加同种动物的正常血清,滴加荧光标记的Ⅱ抗,则荧光观察为阴性。

三、免疫金(银)组织化学技术

1971 年,Faulk 和 Taylor 最先将胶体金技术应用于免疫组化研究,1974 年 Romano 等用胶体金标记第 2 抗体,建立了间接免疫胶体金染色法,1981 年 Dascller 建立了用银显影液增强光学显微镜下金颗粒可见性的方法,以后亲和素金银染色法及固相金银染色法也相继建立。

免疫胶体金制备简便,能与多种蛋白稳定结合,既可用于光学显微镜,又可用于电子显微镜。在用于前者时,染色操作简单,显色底物没有致癌性,染色结果可长期保存,是迄今最灵敏的免疫组化方法;用于电子显微镜时,由于金颗粒的电子密度高,使电镜的分辨率提高,有益于超微结构的观察。另外,免疫胶体金技术,还可通过不同粒径的胶体金颗粒进行双重和多重标记。这种技术适用于各种生物分子在细胞表面和细胞内的定位分布,也适于检测体液中的抗原或抗体。而且,这种技术不需要复杂仪器设备,试剂已国产化,便于推广应用。

(一)原理

以不同的方法和实验条件,将氯金酸(HAuCl₄)制成粒径不同的胶体金,再与抗原或抗体结合。这种结合可能是因为金颗粒表面带负电荷,蛋白质分子表面带正电荷,由静电吸引造成的。胶体金标记的抗原或抗体,可用于免疫组化检测与之相应的抗体或抗原,也可以在金标记抗体染色后,进一步用银显影液处理,金粒子还原银粒子生成银颗粒,在光学显微镜检查时,阳性部位呈现金属银的黑褐色,在电镜检查时,标记抗体的金颗粒沉着于相应抗原处。免疫胶体金还可用于免疫凝集试验,当胶体金标记的抗体与相应抗原相遇发生凝集时,胶体金颗粒越聚越大,引起散射光变化,产生肉眼可见的颜色变化,用分光光度计可进行定量测定。

(二)操作

1.胶体金制备

(1)维生素C还原法:将 20 mL 三蒸水、1 mL 0.1 mol/L K$_2$CO$_3$ 和 1 mL 1% 氯金酸水溶液,在冰水浴上混合,并立即加入 1 mL 7.0 g/L 的维生素C,充分摇动至呈紫红色,再加三蒸水至100 mL,煮沸至显红色即可。此法制得的胶体金粒径为 10～15 nm。

(2)枸橼酸三钠还原法:将 125 mL 三蒸水煮沸,加 7.5 mL 1% 的枸橼酸三钠后再煮 5 分钟,立即加入 1.25 mL 1% 的氯金酸,在 100 ℃ 水浴上反应 15 分钟,放冷备用。此法可制备 8～10 nm 的胶体金。

(3)枸橼酸钠-鞣酸还原法:往 100 mL 三蒸水中加入 1 mL 1% 的氯金酸,煮沸,加入 1.25 mL枸橼酸钠-鞣酸液(2 mL 1% 枸橼酸钠+0.45 mL 1% 的鞣酸),继续煮沸 15 分钟即可。所得胶体金粒5～6 nm。

(4)枸橼酸三钠法:100 mL 0.01% 氯金酸煮沸,边搅拌边加入 0.7 mL 1% 的枸橼酸三钠溶液,在2分钟内金黄色的氯金酸变为紫红色,接着再煮 15 分钟,冷却后用蒸馏水恢复到原体积。此法由于反应条件不同,虽与枸橼酸三钠还原法均为枸橼酸三钠还原,但所得胶粒直径为 60～70 nm。在可见光区的最高吸收峰在 535 nm,A 1 cm 535=1.12。胶体金的粒径随加入的枸橼酸三钠的量而变化,加入量越大粒径越小。

为了获得大小均匀的胶体金颗粒,在按上述方法制备之后,可用蔗糖密度梯度离心法再分级。在制备胶体金过程中,应注意所用容器的清洁、水的纯度、pH 和温度。

一般而言,5～15 nm 粒径的胶体金可用于免疫组化实验,20 mm 以上者适用于免疫凝集试验。

2.免疫胶体金制备

(1)抗体蛋白的预处理:用超速离心的方法除去低温贮存过程中可能形成的聚合物,并对0.05 mol/L NaCl 液(pH7.0)透析,去除磷酸根或硼酸根。

(2)胶体金的预处理:根据标记蛋白的不同,调制胶体金的 pH,使之接近或略高于欲标记蛋白质的等电点。抗血清 IgG 标记 pH 为 9.0,单抗 IgG 的 pH 为 8.2,SPA 纯化抗体的 pH 为5.9～6.2。

(3)确定胶体金与蛋白的合适比例:可将欲标记蛋白质配成一系列不同的浓度,各取 0.1 mL加到1 mL胶体金中,对照管只有胶体金不含蛋白。5 分钟后,向各管各加 0.1 mL 10% NaCl 溶液,混匀后室温静置 2 小时,不稳定的胶体金将发生聚沉。加入 0.1 mL 1% 的 PEG(相对分子质量 20 000)终止凝聚。此时溶液由红变蓝色或无色。以保持红色不变的最低的蛋白量的110%～120%,为1 mL胶体金的实际蛋白用量。

(4)胶体金与蛋白质的结合:在搅拌条件下,往处理过的胶体金溶液中,加入预处理过的蛋白质,足量后再搅拌 5～10 分钟。加入 50 g/L 的 BSA 使其终浓度达到 10 g/L。亦可用终浓度为0.5 g/L 的 PEG 代替 BSA。

（5）纯化：可用超速离心或凝胶过滤法纯化。一般离心30～60分钟，沉淀悬浮于含 0.2～0.5 mg/mL PEG 的缓冲液中，洗涤，最终调整浓度，加入 0.5 mg/mL NaN₃ 防腐，4 ℃保存。

（6）凝胶过滤：可用丙烯葡聚糖 S-400 柱，用含 0.1％ BAS 的 0.02 mol/L Tris 缓冲液（pH 8.2）洗脱。

（7）保存：保存缓冲液的离子浓度不能过高，加 BAS 或 PEG 有利于胶体金的稳定，低浓度下保存更稳定。4 ℃下加 NaN₃ 防腐可贮存数月，若加少量甘油－70 ℃下储存时间更长。

（卢小敏）

第三章　心内科常见病的诊疗

第一节　原发性高血压

高血压是一种以体循环动脉压升高为主要表现的临床综合征,是最常见的心血管疾病。可分为原发性及继发性两大类。在绝大多数患者中,高血压的病因不明,称之为原发性高血压,占总高血压患者的 95％以上;在不足 5％的患者中,血压升高是某些疾病的一种临床表现,本身有明确而独立的病因,称之为继发性高血压。

我国高血压的发病率较高,1991 年全国高血压的抽样普查显示,血压＞18.7/12.0 kPa(140/90 mmHg)的人占 13.49％,美国＞18.7/12.0 kPa(140/90 mmHg)的人占 24％。在我国高血压的致死率和致残率也较高。

我国高血压的知晓率、治疗率和控制率均较低。据 2000 年的资料显示,我国高血压的知晓率为 26.3％,治疗率为 21.2％,控制率为 2.8％。

一、病因和发病机制

原发性高血压的病因尚未完全阐明,目前认为是在一定的遗传背景下由于多种后天环境因素作用使正常血压调节机制失代偿所致。

（一）遗传和基因因素

高血压有明显的遗传倾向,据估计人群中 20％～40％的血压变异是由遗传决定的。流行病学研究提示高血压发病有明显的家族聚集性。双亲无高血压、一方有高血压或双亲均有高血压,其子女高血压发生率分别为 3％、28％和 46％。单卵双生的同胞血压一致性较双卵双生同胞更为明显。

（二）环境因素

高血压可能是遗传易感性和环境因素相互影响的结果。体重超重、膳食中高盐和中度以上饮酒是国际上已确定且亦为我国的流行病学研究证实的与高血压发病密切相关的危险因素。

国人平均体重指数（BMI）中年男性和女性分别为 21.0～24.5 和 21～25,近 10 年国人的 BMI 均值及超重率有增加的趋势。BMI 与血压呈显著相关,前瞻性研究表明,基线 BMI 每增加 1 kg/m^2,高血压的发生危险5 年内增加 9％。每天饮酒量与血压呈线性相关。

膳食中钠盐摄入量与人群血压水平和高血压患病率呈显著相关性。每天为满足人体生理平衡仅需摄入 0.5 g 氯化钠。国人食盐量北方每天为 12～18 g,南方为 7～8 g,高于西方国家。每人每天食盐平均摄入量增加 2 g,收缩压和舒张压分别增高 0.3 kPa(2 mmHg)和 0.2 kPa(1.2 mmHg)。我国膳食钙摄入量低于中位数人群中,膳食钠/钾比值亦与血压呈显著相关。

(三)交感神经活性亢进

交感神经活性亢进是高血压发病机制中的重要环节。动物实验表明,条件反射可形成狗的神经精神源性高血压。长期处于应激状态如从事驾驶员、飞行员、外科医师、会计师、程序员等职业者高血压的患病率明显增加。原发性高血压患者中约 40% 循环中儿茶酚胺水平升高。长期的精神紧张、焦虑、压抑等所致的反复应激状态及对应激的反应性增强,使大脑皮质下神经中枢功能紊乱,交感神经和副交感神经之间的平衡失调,交感神经兴奋性增加,其末梢释放儿茶酚胺增多。

(四)肾素-血管紧张素-醛固酮系统(RAAS)

体内存在两种 RAAS,即循环 RAAS 和局部 RAAS。血管紧张素Ⅱ(AngⅡ)是循环 RAAS 的最重要成分,通过强有力的直接收缩小动脉或通过刺激肾上腺皮质球状带分泌醛固酮而扩大血容量,或通过促进肾上腺髓质和交感神经末梢释放儿茶酚胺,均可显著升高血压。此外,体内其他激素如糖皮质激素、生长激素、雌激素等升高血压的途径亦主要经 RAAS 而产生。近年来发现,很多组织,例如血管壁、心脏、中枢神经、肾脏肾上腺中均有 RAAS 各成分的 mRNA 表达,并有 AngⅡ受体和盐皮质激素受体存在。

引起 RAAS 激活的主要因素:肾灌注减低,肾小管内液钠浓度减少,血容量降低,低钾血症,利尿剂及精神紧张,寒冷,直立运动等。

目前认为,醛固酮在 RAAS 中占有不可缺少的重要地位。它具有依赖于 AngⅡ的一面,又有不完全依赖于 AngⅡ的独立作用,特别是在心肌和血管重塑方面。它除了受 AngⅡ的调节外,还受低钾、ACTH 等的调节。

(五)血管重塑

血管重塑既是高血压所致的病理改变,也是高血压维持的结构基础。血管壁具有感受和整合急、慢性刺激并做出反应的能力,其结构处于持续的变化状态。高血压伴发的阻力血管重塑包括营养性重塑和肥厚性重塑两类。血压因素、血管活性物质和生长因子及遗传因素共同参与了高血压血管重塑的过程。

(六)内皮细胞功能受损

血管管腔的表面均覆盖着内皮组织,其细胞总数几乎和肝脏相当,可看作人体内最大的脏器之一。内皮细胞不仅是一种屏障结构,而且具有调节血管舒缩功能、血流稳定性和血管重塑的重要作用。血压升高使血管壁剪切力和应力增加,去甲肾上腺素等血管活性物质增多,可明显损害内皮及其功能。内皮功能障碍可能是高血压导致靶器官损害及其并发症的重要原因。

(七)胰岛素抵抗

高血压患者中约有半数存在胰岛素抵抗现象。胰岛素抵抗指的是机体组织对胰岛素作用敏感性和/或反应性降低的一种病理生理反应,还使血管对体内升压物质反应增强,血中儿茶酚胺水平增加。高胰岛素血症可影响跨膜阳离子转运,使细胞内钙升高,加强缩血管作用。此外,还可影响糖、脂代谢及脂质代谢。上述这些改变均能促使血压升高,诱发动脉粥样硬化病变。

二、病理解剖

高血压的主要病理改变是动脉的病变和左心室的肥厚。随着病程的进展,心、脑、肾等重要脏器均可累及,其结构和功能因此发生不同程度的改变。

（一）心脏

高血压引起的心脏改变主要包括左心室肥厚和冠状动脉粥样硬化。血压升高和其他代谢内分泌因素引起心肌细胞体积增大和间质增生,使左心室体积和重量增加,从而导致左心室肥厚。血压升高和冠状动脉粥样硬化有密切的关系。冠状动脉粥样硬化病变的特点为动脉壁上出现纤维素性和纤维脂肪性斑块,并有血栓附着。随斑块的扩大和管腔狭窄的加重,可产生心肌缺血;斑块的破裂、出血及继发性血栓形成等可堵塞管腔造成心肌梗死。

（二）脑

脑小动脉尤其颅底动脉环是高血压动脉粥样硬化的好发部位,可造成脑卒中,颈动脉的粥样硬化可导致同样的后果。近半数高血压患者脑内小动脉有许多微小动脉瘤,这是导致脑出血的重要原因。

（三）肾

高血压持续5～10年,即可引起肾脏小动脉硬化(弓状动脉硬化及小叶间动脉内膜增厚,入球小动脉玻璃样变),管壁增厚,管腔变窄,进而继发肾实质缺血性损害(肾小球缺血性皱缩、硬化,肾小管萎缩,肾间质炎性细胞浸润及纤维化),造成良性小动脉性肾硬化症。良性小动脉性肾硬化症发生后,由于部分肾单位被破坏,残存肾单位为代偿排泄废物,肾小球即会出现高压、高灌注及高滤过("三高"),而此"三高"又有两面性,若持续存在又会促使残存肾小球本身硬化,加速肾损害的进展,最终引起肾衰竭。

三、临床特点

（一）血压变化

高血压初期血压呈波动性,血压可暂时性升高,但仍可自行下降和恢复正常。血压升高与情绪激动、精神紧张、焦虑及体力活动有关,休息或去除诱因血压便下降。随病情迁延,尤其是在并发靶器官损害或有并发症之后,血压逐渐呈稳定和持久升高,此时血压仍可波动,但多数时间血压处于正常水平以上,情绪和精神变化可使血压进一步升高,休息或去除诱因并不能使之满意下降和恢复正常。

（二）症状

大多数患者起病隐袭,症状不明显,仅在体检或因其他疾病就医时才被发现。有的患者可出现头痛、心悸、后颈部或颞部搏动感,还有表现为神经官能症状如失眠、健忘或记忆力减退、注意力不集中、耳鸣、情绪易波动或发怒及神经质等。病程后期心、脑、肾等靶器官受损或有并发症时,可出现相应的症状。

（三）并发症的表现

左心室肥厚的可靠体征为抬举性心尖冲动,表现为心尖冲动明显增强,搏动范围扩大及心尖冲动左移,提示左心室增大。主动脉瓣区第二心音可增加,带有金属音调。合并冠心病时可发生心绞痛、心肌梗死,甚至猝死。晚期可发生心力衰竭。

脑血管并发症是我国高血压最为常见的并发症,年发病率为(120～180)/10万,是急性心肌梗死的4～6倍。早期可有短暂性脑缺血发作(TIA),还可发生脑血栓形成、脑栓塞(包括腔隙性脑梗死)、高血压脑病及颅内出血等。长期持久血压升高可引起良性小动脉性肾硬化症,从而导致肾实质的损害,可出现蛋白尿、肾功能损害,严重者可出现肾衰竭。

眼底血管被累及可出现视力进行性减退,严重高血压可促使形成主动脉夹层并破裂,常可致命。

四、实验室和特殊检查

(一)血压的测量

测量血压是诊断高血压和评估其严重程度的主要依据。目前评价血压水平的方法有以下3种。

1.诊所偶测血压

诊所偶测血压(简称偶测血压)是由医护人员在标准条件下按统一的规范进行测量,是目前诊断高血压和分级的标准方法。应相隔2分钟重复测量,以2次读数平均值为准,如2次测量的收缩压或舒张压读数相差超过0.7 kPa(5 mmHg),应再次测量,并取3次读数的平均值。

2.自测血压

采用无创半自动或全自动电子血压计在家中或其他环境自测或家属帮忙测血压的方法,称为自测血压,它是偶测血压的重要补充,在诊断单纯性诊所高血压、评价降压治疗的效果,改善治疗的依从性等方面均极其有益。

3.动态血压监测

一般监测的时间为24小时,测压时间间隔:白天为30分钟,夜间为60分钟。动态血压监测提供24小时,各时间段血压的平均值和离散度,可较为客观和敏感地反映患者的实际血压水平,且可了解血压的变异性和昼夜变化的节律性,估计靶器官损害与预后,比偶测血压更为准确。

动态血压监测的参考标准正常值:24小时低于17.3/10.7 kPa(130/80 mmHg),白天低于18.0/11.3 kPa(135/85 mmHg),夜间低于16.7/10.0 kPa(125/75 mmHg)。夜间血压均值一般较白天均值低10%~20%。正常血压波动曲线形状如长柄勺,夜间2~3时处于低谷,凌晨迅速上升,上午6~8时和下午4~6时出现两个高峰,尔后缓慢下降。早期高血压患者的动态血压曲线波动幅度较大,晚期患者波动幅度较小。

(二)尿液检查

肉眼观察尿的透明度、颜色,有无血尿;测比重、pH、蛋白和糖含量,并做镜检。尿比重降低(<1.010)提示肾小管浓缩功能障碍。正常尿液pH在5.0~7.0。某些肾脏疾病如慢性肾炎并发的高血压可在血糖正常的情况下出现糖尿,是由于近端肾小管重吸收障碍引起。尿微量蛋白可采用酶联免疫法测定,其升高程度与高血压病程及合并的肾功能损害有密切关系。尿转铁蛋白排泄率更为敏感。

(三)血液生化检查

测定血钾、尿素氮、肌酐、尿酸、空腹血糖、血脂,还可检测一些选择性项目,如血浆肾素活性(PRA)、醛固酮。

(四)胸部X线片

早期高血压患者可无特殊异常,后期患者可见主动脉弓迂曲延长、左心室增大。胸部X线片对发现主动脉夹层、胸主动脉及腹主动脉缩窄有一定的帮助,但进一步确诊还需做相关检查。

(五)心电图检查

体表心电图对诊断高血压患者是否合并左心室肥厚、左心房负荷过重和心律失常有一定帮助。心电图诊断左心室肥厚的敏感性不如超声心动图,但对评估预后有帮助。

（六）超声心动图（UCG）检查

UCG 能可靠地诊断左心室肥厚，其敏感性较心电图高 7～10 倍。左心室重量指数（LVMI）是一项反映左心肥厚及其程度的较为准确的指标，与病理解剖的符合率和相关性较高。UCG 还可评价高血压患者的心脏功能，包括收缩功能、舒张功能。如疑有颈动脉、外周动脉和主动脉病变，应做血管超声检查；疑有肾脏疾病的患者，应做肾脏 B 超。

（七）眼底检查

可发现眼底的血管病变和视网膜病变。血管病变包括变细、扭曲、反光增强、交叉压迫及动静脉比例降低。视网膜病变包括出血、渗出、视盘水肿等。高血压眼底改变可分为 4 级。

Ⅰ级：视网膜小动脉出现轻度狭窄、硬化、痉挛和变细。

Ⅱ级：小动脉呈中度硬化和狭窄，出现动脉交叉压迫症，视网膜静脉阻塞。

Ⅲ级：动脉中度以上狭窄伴局部收缩，视网膜有棉絮状渗出、出血和水肿。

Ⅳ级：视神经乳盘水肿并有Ⅲ级眼底的各种表现。

高血压眼底改变与病情的严重程度和预后相关。Ⅲ和Ⅳ级眼底，是急进型和恶性高血压诊断的重要依据。

五、诊断和鉴别诊断

高血压患者应进行全面的临床评估。评估的方法是详细询问病史、做体格检查和实验室检查，必要时还要进行一些特殊的器械检查。

（一）诊断标准和分类

如表 3-1 所示，根据 1999 年世界卫生组织高血压专家委员会（WHO/ISH）确定的标准和中国高血压防治指南（1999 年 10 月）的规定，18 岁以上成年人高血压定义：在未服抗高血压药物的情况下收缩压≥18.7 kPa（140 mmHg）和/或舒张压≥12.0 kPa（90 mmHg）。患者既往有高血压史，目前正服用抗高血压药物，血压虽已低于 18.7/12.0 kPa（140/90 mmHg），也应诊断为高血压；患者收缩压与舒张压属于不同的级别时，应按两者中较高的级别分类。

表 3-1　WHO 血压水平的定义和分类（1999 年）

类别	收缩压（mmHg）	舒张压（mmHg）
理想血压	<120	<80
正常血压	<120	<85
正常高值	130～139	85～89
1 级高血压（轻度）	140～159	90～99
亚组：临界高血压	140～149	90～94
2 级高血压（中度）	160～179	100～109
3 级高血压（重度）	≥180	≥110
单纯收缩期高血压	≥140	<90
亚组：临界收缩期高血压	140～149	<90

注：1 mmHg＝0.133 kPa

（二）高血压的危险分层

高血压是脑卒中和冠心病的独立危险因素。高血压患者的预后和治疗决策不仅要考虑血压水平,还要考虑到心血管疾病的危险因素、靶器官损害和相关的临床状况,并可根据某几项因素合并存在时对心血管事件绝对危险的影响,做出危险分层的评估,即将心血管事件的绝对危险性分为4类:低危、中危、高危和极高危。在随后的10年中发生一种主要心血管事件的危险性低危组、中危组、高危组和极高危组分别为低于15%、15%~20%、20%~30%和高于30%(表3-2)。

表 3-2　影响预后的因素

心血管疾病的危险因素	靶器官损害	合并的临床情况
用于危险性分层的危险因素:	1.左心室肥厚(心电图、超声心动图或X线)	脑血管疾病:
1.收缩压和舒张压的水平(1~3级)	2.蛋白尿和/或血浆肌酐水平升高 106~	1.缺血性脑卒中
2.男性>55岁	177 $\mu mol/L(1.2 \sim 2.0\ mg/dL)$	2.脑出血
3.女性>65岁	3.超声或X线证实有动脉粥样硬化斑块(颈、	3.短暂性脑缺血发作(TIA)
4.吸烟	髂、股或主动脉)	心脏疾病:
5.胆固醇>5.72 mmol/L(2.2 mg/dL)	4.视网膜普遍或灶性动脉狭窄	1.心肌梗死
6.糖尿病		2.心绞痛
7.早发心血管病家族史(发病年龄:男		3.冠状动脉血运重建
<55岁,女<65岁)		4.充血性心力衰竭
加重预后的其他因素:		肾脏疾病:
1.高密度脂蛋白胆固醇降低		1.糖尿病肾病
2.低密度脂蛋白胆固醇升高		2.肾衰竭(血肌酐水平
3.糖尿病伴微量清蛋白尿		>177 $\mu mol/L$或 2.0 mg/dL)
4.葡萄糖耐量降低		血管疾病:
5.肥胖		1.夹层动脉瘤
6.以静息为主的生活方式		2.症状性动脉疾病
7.血浆纤维蛋白原增高		重度高血压性视网膜病变
		1.出血或渗出
		2.视盘水肿

高血压危险分层的主要根据是弗明翰研究中心的平均年龄60岁(45~80岁)患者随访10年心血管疾病死亡、非致死性脑卒中和心肌梗死的资料。但西方国家高血压人群中并发的脑卒中发病率相对较低,而心力衰竭或肾脏疾病较常见,故这一危险性分层仅供我们参考(表3-3)。

表 3-3　高血压的危险分层

危险因素和病史	血压(kPa)		
	1 级	2 级	3 级
I 无其他危险因素	低危	中危	高危
II 1~2 危险因素	中危	中危	极高危
III ≥3 个危险因素或靶器官损害或糖尿病	高危	高危	极高危
IV 并存的临床情况	极高危	极高危	极高危

(三)鉴别诊断

在确诊高血压之前应排除各种类型的继发性高血压,因为有些继发性高血压的病因可消除,其原发疾病治愈后,血压即可恢复正常。常见的继发性高血压有下列几种类型。

1.肾实质性疾病

慢性肾小球肾炎、慢性肾盂肾炎、多囊肾和糖尿病肾病等均可引起高血压。这些疾病早期均有明显的肾脏病变的临床表现,在病程的中后期出现高血压,至终末期肾病阶段高血压几乎都和肾功能不全相伴发。因此,根据病史、尿常规和尿沉渣细胞计数不难与原发性高血压的肾脏损害相鉴别。肾穿刺病理检查有助于诊断慢性肾小球肾炎;多次尿细菌培养和静脉肾盂造影对诊断慢性肾盂肾炎有价值。糖尿病肾病患者均有多年糖尿病史。

2.肾血管性高血压

单侧或双侧肾动脉主干或分支病变可导致高血压。肾动脉病变可为先天性或后天性。先天性肾动脉狭窄主要为肾动脉肌纤维发育不良所致;后天性狭窄由大动脉炎、肾动脉粥样硬化、动脉内膜纤维组织增生等病变所致,此外,肾动脉周围粘连或肾蒂扭曲也可导致肾动脉狭窄。此病在成人高血压中不足1%,但在骤发的重度高血压和临床上有可疑诊断线索的患者中则有较高的发病率。如有骤发的高血压并迅速进展至急进性高血压、中青年,尤其是30岁以下的高血压患者且无其他原因、腹部或肋脊角闻及血管杂音,提示肾血管性高血压的可能。可疑病例可做肾动脉多普勒超声、口服卡托普利激发后做同位素肾图和肾素测定、肾动脉造影、数字减影血管造影术(DSA),有助于做出诊断。

3.嗜铬细胞瘤

嗜铬细胞瘤90%位于肾上腺髓质,右侧多于左侧。交感神经节和体内其他部位的嗜铬组织也可发生此病。肿瘤释放出大量儿茶酚胺,引起血压升高和代谢紊乱。高血压可为持续性,亦可呈阵发性。阵发性高血压发作的持续时间从十多分钟至数天,间歇期亦长短不等。发作频繁者一天可数次。发作时除血压骤然升高外,还有头痛、心悸、恶心、多汗、四肢冰冷和麻木感、视力下降、上腹或胸骨后疼痛等。典型的发作可由于情绪改变如兴奋、恐惧、发怒而诱发。年轻人难以控制的高血压,应注意与此病相鉴别。此病如表现为持续性高血压则难与原发性高血压相鉴别。血和尿儿茶酚胺及其代谢产物香草基杏仁酸(VMA)的测定、酚妥拉明试验、胰高血糖素激发试验、可乐定抑制试验、甲氧氯普胺(灭吐灵)试验有助于做出诊断。超声、放射性核素及电子计算机X线体层显像(CT)、磁共振成像可显示肿瘤的部位。

4.原发性醛固酮增多症

病因为肾上腺肿瘤或增生所致的醛固酮分泌过多,典型的症状和体征见以下3个方面。

(1)轻至中度高血压。

(2)多尿尤其夜尿增多、口渴、尿比重下降、碱性尿和蛋白尿。

(3)发作性肌无力或瘫痪、肌痛、抽搐或手足麻木感等。

凡高血压者合并上述3项临床表现,并有低钾血症、高血钠性碱中毒而无其他原因可解释的,应考虑此病之可能。实验室检查可发现血和尿醛固酮升高,血浆肾素降低,尿醛固酮排泄增多等。

5.库欣综合征

库欣综合征是由肾上腺皮质肿瘤或增生分泌糖皮质激素过多所致。除高血压外,有向心性肥胖、满月脸、水牛背、皮肤紫纹、毛发增多、血糖增高等特征,诊断一般并不困难。24小时尿中17-羟及17-酮类固醇增多,地塞米松抑制试验及肾上腺皮质激素兴奋试验阳性有助于诊断。颅内蝶鞍X线检查、肾上腺CT扫描及放射性碘化胆固醇肾上腺扫描可用于病变定位。

6.主动脉缩窄

多数为先天性血管畸形,少数为多发性大动脉炎所引起。特点为上肢血压增高而下肢血压不高或降低,呈上肢血压高于下肢血压的反常现象。肩胛间区、胸骨旁、腋部可有侧支循环动脉的搏动和杂音或腹部听诊有血管杂音。胸部 X 线片可显示肋骨受侧支动脉侵蚀引起的切迹。主动脉造影可确定诊断。

六、治疗

(一)高血压患者的评估和监测程序

如图 3-1 所示,确诊高血压的患者应根据其危险因素、靶器官损害及相关的临床情况做出危险分层。高危和极高危患者应立即开始用药物治疗。中危和低危患者则先监测血压和其他危险因素,而后再根据血压状况决定是否开始药物治疗。

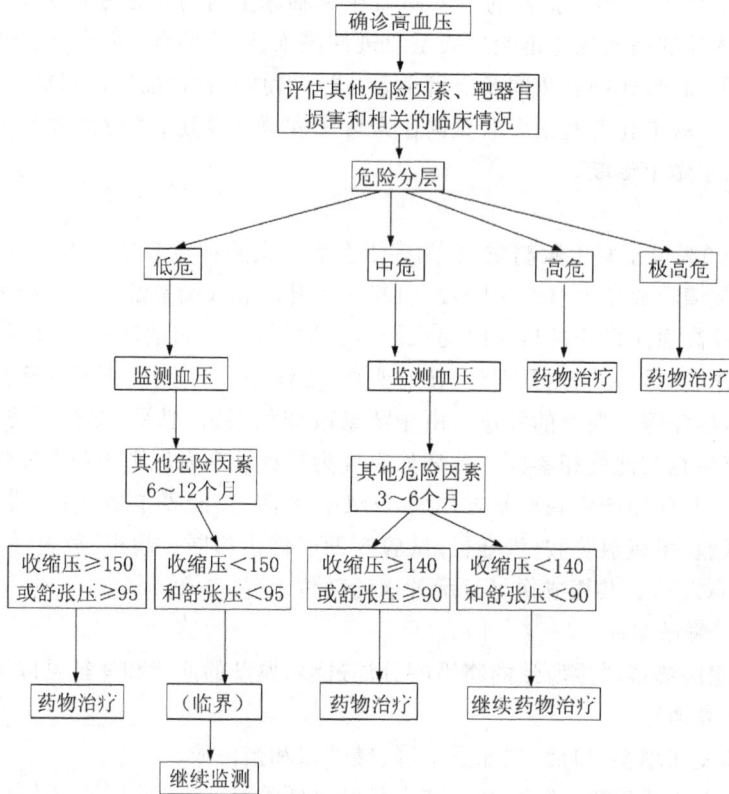

图 3-1　高血压患者评估和处理程序(血压单位为 mmHg)

(二)降压的目标

根据新指南的精神,中青年高血压患者血压应降至 17.3/11.3 kPa(130/85 mmHg)以下。HOT 研究表明,舒张压达到较低目标血压组的糖尿病患者,其心血管病危险明显降低,故伴糖尿病者应把血压降至 17.3/10.7 kPa(130/80 mmHg)以下;高血压合并肾功能不全、尿蛋白超过 1 g/24 h,至少应将血压降至 17.3/10.7 kPa (130/80 mmHg),甚至 16.7/10.0 kPa (125/75 mmHg)以下;老年高血压患者的血压应控制在 18.7/12.0 kPa(140/90 mmHg)以下,且尤应重视降低收缩压。

（三）非药物治疗

高血压应采取综合措施治疗,任何治疗方案都应以非药物疗法为基础。积极有效的非药物治疗可通过多种途径干扰高血压的发病机制,起到一定的降压作用,并有助于减少靶器官损害的发生。非药物治疗的具体内容包括以下几项。

1.戒烟

吸烟所致的加压效应使高血压并发症如脑卒中、心肌梗死和猝死的危险性显著增加,并降低或抵消降压治疗的疗效,加重脂质代谢紊乱,降低胰岛素敏感性,减弱内皮细胞依赖性血管扩张效应和增加左心室肥厚的倾向。戒烟对心血管的益处,任何年龄组在戒烟 1 年后即可显示出来。

2.戒酒或限制饮酒

戒酒和减少饮酒可使血压显著降低。

3.减轻和控制体重

体重减轻 10％,收缩压可降低 0.9 kPa(6.6 mmHg)。超重 10％以上的高血压患者体重减少 5 kg,血压便明显降低,且有助于改善伴发的危险因素如糖尿病、高脂血症、胰岛素抵抗和左心室肥厚。新指南中建议体重指数(kg/m²)应控制在 24 以下。

4.合理膳食

按 WHO 的建议,钠摄入每天应少于 2.4 g(相当于氯化钠 6 g)。通过食用含钾丰富的水果(如香蕉、橘子)和蔬菜(如油菜、苋菜、香菇、大枣等),增加钾的摄入。要减少膳食中的脂肪,适量补充优质蛋白质。

5.增加体力活动

根据新指南提供的参考标准,常用运动强度指标可用运动时的最大心率达到 180 次/分或 170 次/分减去平时心率,如要求精确则采用最大心率的 60％～85％作为运动适宜心率。运动频度一般要求每周 3～5 次,每次持续 20～60 分钟即可。中老年高血压患者可选择步行、慢跑、上楼梯、骑自行车等。

6.减轻精神压力,保持心理平衡

长期精神压力和情绪忧郁既是导致高血压,又是降压治疗效果欠佳的重要原因。应对患者进行耐心的劝导和心理疏导,鼓励其参加体育/文化和社交活动,鼓励高血压患者保持轻松、平和、乐观的健康心态。

（四）初始降压治疗药物的选择

高血压的治疗应采取个体化的原则。应根据高血压危险因素、靶器官损害及合并疾病等情况选择初始降压药物。

（五）高血压的药物治疗

1.药物治疗原则

(1)采用最小的有效剂量以获得可能有的疗效而使不良反应减至最小。

(2)为了有效防止靶器官损害,要求一天 24 小时内稳定降压,并能防止从夜间较低血压到清晨血压突然升高而导致猝死、脑卒中和心脏病发作。要达到此目的,最好使用每天一次给药而有持续降压作用的药物。

(3)单一药物疗效不佳时不宜过多增加单种药物的剂量,而应及早采用两种或两种以上药物联合治疗,这样有助于提高降压效果而不增加不良反应。

(4)判断某一种或几种降压药物是否有效及是否需要更改治疗方案时,应充分考虑该药物达到最大疗效所需的时间。在药物发挥最大效果前过于频繁地改变治疗方案是不合理的。

(5)高血压是一种终身性疾病,一旦确诊后应坚持终身治疗。

2.降压药物的选择

目前临床常用的降压药物有许多种类。无论选用何种药物,其治疗目的均是将血压控制在理想范围,预防或减轻靶器官损害。"新指南"强调,降压药物的选用应根据治疗对象的个体情况、药物的作用、代谢、不良反应和药物的相互作用确定。

3.临床常用的降压药物

临床常用的药物主要有六大类:利尿剂、α受体阻滞剂、钙通道阻滞剂、血管紧张素转换酶抑制剂(ACEI)、β受体阻滞剂及血管紧张素Ⅱ受体拮抗剂。降压药物的疗效和不良反应情况个体间差异很大,临床应用时要充分注意。具体选用哪一种或几种药物就参照前述的用药原则全面考虑。

(1)利尿剂:此类药物可减少细胞外液容量、降低心排血量,并通过利钠作用降低血压。降压作用较弱,起作用较缓慢,但与其他降压药物联合应用时常有相加或协同作用,常可作为高血压的基础治疗。螺内酯不仅可以降压,而且能抑制心肌及血管的纤维化。

种类和应用方法:有噻嗪类、保钾利尿剂和襻利尿剂3类。降压治疗中比较常用的利尿剂有下列几种:氢氯噻嗪12.5~25.0 mg,每天1次;阿米洛利5~10 mg,每天1次;吲达帕胺1.25~2.50 mg,每天1次;氯噻酮12.5~25.0 mg,每天1次;螺内酯20 mg,每天1次;氨苯蝶啶25~50 mg,每天1次。在少数情况下用呋塞米(速尿)20~40 mg,每天2次。

主要适应证:利尿剂可作为无并发症高血压患者的首选药物,主要适用于轻中度高血压,尤其是老年高血压,包括老年单纯性收缩期高血压、肥胖及并发心力衰竭患者。襻利尿剂作用迅速,肾功能不全时应用较多。

注意事项:利尿剂应用可降低血钾,尤以噻嗪类和呋塞米为明显,长期应用者应适量补钾(每天1~3 g),并鼓励多吃水果和富含钾的绿色蔬菜。此外,噻嗪类药物可干扰糖、脂和尿酸代谢,故应慎用于糖尿病和血脂代谢失调者,禁用于痛风患者。保钾利尿剂因可升高血钾,应尽量避免与ACEI合用,禁用于肾功能不全者。利尿剂的不良反应与剂量密切相关,故宜采用小剂量。

(2)β受体阻滞剂:通过减慢心率、减低心肌收缩力、降低心排血量、减低血浆肾素活性等多种机制发挥降压作用。其降压作用较弱,起效时间较长(1~2周)。

主要适应证:主要适用于轻中度高血压,尤其是在静息时心率较快(>80次/分)的中青年患者,也适用于高肾素活性的高血压、伴心绞痛或心肌梗死后及伴室上性快速心律失常者。

种类和应用方法:常用于降压治疗的β₁受体阻滞剂有以下3种。美托洛尔25~50 mg,每天1~2次;阿替洛尔25 mg,每天1~2次;比索洛尔2.5~10.0 mg,每天1次。选择性α₁和非选择性β受体阻滞剂有以下2种。拉贝洛尔每次0.1 g,每天3~4次,以后按需增至0.6~0.8 g,重症高血压可达每天1.2~2.4 g;卡维地洛6.25~12.50 mg,每天2次。拉贝洛尔和美托洛尔均有静脉制剂,可用于重症高血压或高血压危象而需要较迅速降压治疗的患者。

注意事项:常见的不良反应有疲乏和肢体冷感,可出现躁动不安、胃肠功能不良等。还可能影响糖代谢、脂代谢,因此伴有心脏传导阻滞、哮喘、慢性阻塞性肺部疾病及周围血管疾病患者应列为禁忌;因此类药可掩盖低血糖反应,因此应慎用于胰岛素依赖性糖尿病患者。长期应用者突然停药可发生反跳现象,即原有的症状加重、恶化或出现新的表现,较常见有血压反跳性升高,伴头痛、焦虑、震颤、出汗等，称之为撤药综合征。

(3)钙通道阻滞剂(CCB)：主要通过阻滞细胞质膜的钙离子通道、松弛周围动脉血管的平滑肌，使外周血管阻力下降而发挥降压作用。

主要适应证：可用于各种程度的高血压，尤其是老年高血压，伴冠心病、心绞痛、周围血管病、糖尿病或糖耐量异常妊娠期高血压及合并有肾脏损害的患者。

种类和应用方法：应优先考虑使用长效制剂如非洛地平缓释片 2.5～5.0 mg，每天 1 次；硝苯地平控释片 30 mg，每天 1 次；氨氯地平 5 mg，每天 1 次；拉西地平 4 mg，每天 1～2 次；维拉帕米缓释片 120～240 mg，每天 1 次；地尔硫䓬缓释片 90～180 mg，每天 1 次。由于有诱发猝死之嫌，速效二氢吡啶类钙通道阻滞剂的临床使用正在逐渐减少，而提倡应用长效制剂。其价格一般较低廉，在经济条件落后的农村及边远地区速效制剂仍不失为一种可供选择的抗高血压药物，可使用硝苯地平或尼群地平普通片剂 10 mg，每天 2～3 次。

注意事项：主要不良反应为血管扩张所致的头痛、颜面潮红和踝部水肿，发生率在 10% 以下，需要停药的只占极少数。踝部水肿是由于毛细血管前血管扩张而非水、钠潴留所致。硝苯地平的不良反应较明显且可引起反射性心率加快，但若从小剂量开始逐渐加大剂量，可明显减轻或减少这些不良反应。非二氢吡啶类对传导功能及心肌收缩力有负性影响，因此禁用于心脏传导阻滞和心力衰竭时。

(4)血管紧张素转换酶抑制剂(ACEI)：通过抑制血管紧张素转换酶使血管紧张素Ⅱ生成减少，并抑制缓激肽，使缓激肽降解。这类药物可抑制循环和组织的 RAAS，减少神经末梢释放去甲肾上腺素和血管内皮形成内皮素；还可作用于缓激肽系统，抑制缓激肽降解，增加缓激肽和扩张血管的前列腺素的形成。这些作用不仅能有效降低血压，而且具有靶器官保护的功能。

ACEI 对糖代谢和脂代谢无影响，血浆尿酸可能降低。即使合用利尿剂亦可维持血钾稳定，因 ACEI 可防止利尿剂所致的继发性高醛固酮血症。此外，ACEI 在产生降压作用时不会引起反射性心动过速。

种类和应用方法：常用的 ACEI 有以下几种。卡托普利 25～50 mg，每天 2～3 次；依那普利 5～10 mg，每天 1～2 次；贝那普利 5～20 mg，雷米普利 2.5～5.0 mg，培哚普利 4～8 mg，福辛普利 10～20 mg，均每天 1 次。

主要适应证：ACEI 可用来治疗轻中度或严重高血压，尤其适用于伴左心室肥厚、左心室功能不全或心力衰竭、糖尿病并有微量蛋白尿、肾脏损害（血肌酐＜265 μmol/L）并有蛋白尿等患者。本药还可安全地使用于伴有慢性阻塞性肺部疾病或哮喘、周围血管疾病或雷诺现象、抑郁症及胰岛素依赖性糖尿病患者。

注意事项：最常见不良反应为持续性干咳，发生率为 3%～22%。多见于用药早期（数天至几周），亦可出现于治疗的后期，其机制可能由于 ACEI 抑制了激肽酶Ⅱ，使缓激肽的作用增强和前列腺素形成。症状不重应坚持服药，半数可在 2～3 月内咳嗽消失。改用其他 ACEI，咳嗽可能不出现。福辛普利和西拉普利引起干咳少见。其他可能发生的不良反应有低血压、高钾血症、血管神经性水肿（偶尔可致喉痉挛、喉或声带水肿）、皮疹及味觉障碍。

双侧肾动脉狭窄或单侧肾动脉严重狭窄、合并高钾血症或严重肾衰竭等患者，ACEI 应列为禁忌。因有致畸危险也不能用于合并妊娠的妇女。

(5)血管紧张素Ⅱ受体拮抗剂(ARB)：这类药物可选择性阻断 AngⅡ的Ⅰ型受体而起作用，具有与 ACEI 相似的血流动力学效应。从理论上讲，其和 ACEI 相比存在如下优点：①作用不受

ACE 基因多态性的影响。②抑制非 ACE 催化产生的 Ang Ⅱ 的致病作用。③促进 Ang Ⅱ 与血管紧张素 Ⅱ 型受体（AT_2）结合发挥"有益"效应。这 3 项优点结合起来将可能使 ARB 的降血压及对靶器官保护作用更有效，但需要大规模的临床试验进一步证实，目前尚无循证医学的证据表明 ARB 的疗效优于或等同于 ACEI。

种类和应用方法：目前在国内上市的 ARB 有 3 类。第一、二、三代分别为氯沙坦、缬沙坦、依贝沙坦。氯沙坦 50～100 mg，每天 1 次，氯沙坦和小剂量氢氯噻嗪（25 mg/d）合用，可明显增强降压效应；缬沙坦 80～160 mg，每天 1 次；依贝沙坦 150 mg，每天 1 次；替米沙坦 80 mg，每天 1 次；坎地沙坦 1 mg，每天 1 次。

主要适应证：适用对象与 ACEI 相同。目前主要用于 ACEI 治疗后发生干咳等不良反应且不能耐受的患者。氯沙坦有降低血尿酸的作用，尤其适用于伴高尿酸血症或痛风的高血压患者。

注意事项：此类药物的不良反应轻微而短暂，因不良反应需中止治疗者极少。不良反应为头晕、与剂量有关的直立性低血压、皮疹、血管神经性水肿、腹泻、肝功能异常、肌痛和偏头痛等。禁用对象与 ACEI 相同。

（6）α_1 受体阻滞剂：这类药可选择性阻滞血管平滑肌突触后膜 α_1-受体，使小动脉和静脉扩张，外周阻力降低。长期应用对糖代谢并无不良影响，且可改善脂代谢，升高 HDL-C 水平，还能减轻前列腺增生患者的排尿困难，缓解症状。降压作用较可靠，但是否与利尿剂、受体阻滞剂一样具有降低病死率的效果，尚不清楚。

种类和应用方法：常用制剂有哌唑嗪 1 mg，每天 1 次；多沙唑嗪 1～6 mg，每天 1 次；特拉唑嗪 1～8 mg，每天 1 次；萘哌地尔 25～50 mg，每天 2 次。

适应证：目前一般用于轻中度高血压，尤其适用于伴高脂血症或前列腺肥大患者。

注意事项：主要不良反应为"首剂现象"，多见于首次给药后 30～90 分钟，表现为严重的直立性低血压、眩晕、晕厥、心悸等，是由于内脏交感神经的收缩血管作用被阻滞后，静脉舒张使回心血量减少。首剂现象以哌唑嗪较多见，特拉唑嗪较少见。合用 β 受体阻滞剂、低钠饮食或曾用过利尿剂者较易发生。防治方法是首剂量减半，临睡前服用，服用后平卧或半卧休息 60～90 分钟，并在给药前至少一天停用利尿剂。其他不良反应有头痛、嗜睡、口干、心悸、鼻塞、乏力、性功能障碍等，常可在连续用药过程中自行减轻或缓解。有研究表明哌唑嗪能增加高血压患者的病死率，因此现在临床上已很少应用。

（六）降压药物的联合应用

降压药物的联合应用已公认为是较好的和合理的治疗方案。

1.联合用药的意义

研究表明，单药治疗使高血压患者血压达标＜18.7/12.0 kPa（140/90 mmHg）比率仅为 40%～50%，而两种药物的合用可使 70%～80% 的患者血压达标。HOT 试验结果表明，达到预定血压目标水平的患者中，采用单一药物、两药合用或三药合用的患者分别占 30%～40%、40%～50% 和少于 10%，处于联合用药状态约占 68%。

联合用药可减少单一药物剂量，提高患者的耐受性和依从性。单药治疗如效果欠佳，只能加大剂量，这就增加不良反应发生的危险性，且有的药物随剂量增加，不良反应增大的危险性超过了降压作用增加的效益，亦即药物的危险/效益比转向不利的一面。联合用药可避免此种两难局面。

联合用药还可使不同的药物互相取长补短，有可能减轻或抵消某些不良反应。任何药物在长期治疗中均难以完全避免其不良反应,如 β 受体阻滞剂的减慢心率作用,CCB 可引起踝部水肿和心率加快。这些不良反应如能选择适当的合并用药就有可能被矫正或消除。

2.利尿剂为基础的两种药物联合应用

大型临床试验表明,噻嗪类利尿剂可与其他降压药有效地合用,故在需要合并用药时利尿剂可作为基础药物。常采用下列合用方法。

(1)利尿剂＋ACEI 或血管紧张素Ⅱ受体拮抗剂:利尿剂的不良反应是激活肾素-血管紧张素醛固酮(RAAS),造成一系列不利于降低血压的负面作用。然而,这反而增强了 ACEI 或血管紧张素Ⅱ受体拮抗剂对 RAAS 的阻断作用,亦即这两种药物通过利尿剂对 RAAS 的激活,可产生更强有力的降压效果。此外,ACEI 和血管紧张素Ⅱ受体拮抗剂由于可使血钾水平稍上升,从而能防止利尿剂长期应用所致的电解质紊乱,尤其是低血钾等不良反应。

(2)利尿剂＋β 受体阻滞剂或 α_1 受体阻滞剂:β 受体阻滞剂可抵消利尿剂所致的交感神经兴奋和心率增快作用,而噻嗪类利尿剂又可消除 β 受体阻滞剂或 α_1 受体阻滞剂的促肾滞钠作用。此外,在对血管的舒缩作用上噻嗪类利尿剂可加强 α_1 受体阻滞剂的扩血管效应,而抵消 β 受体阻滞剂的缩血管作用。

3.CCB 为基础的两药合用

我国临床上初治药物中仍以 CCB 最为常用。国人对此类药一般均有良好反应,CCB 为基础的联合用药在我国有广泛的基础。

(1)CCB＋ACEI:前者具有直接扩张动脉的作用,后者通过阻断 RAAS 和降低交感活性,既扩张动脉,又扩张静脉,故两药在扩张血管上有协同降压作用。二氢吡啶类 CCB 产生的踝部水肿可被 ACEI 消除。两药在保护心、肾和血管上,在抗增生和减少蛋白尿上亦均有协同作用。此外,ACEI 可阻断 CCB 所致反射性交感神经张力增加和心率加快的不良反应。

(2)二氢吡啶类 CCB＋β 受体阻滞剂:前者具有的扩张血管和轻度增加心排血量的作用,正好抵消 β 受体阻滞剂的缩血管及降低心排血量作用。两药对心率的相反作用可使患者心率不受影响。

4.其他的联合应用方法

如两药合用仍不能奏效,可考虑采用 3 种药物合用,例如噻嗪类利尿剂＋ACEI＋水溶性β 受体阻滞剂(阿替洛尔),或噻嗪类利尿剂＋ACEI＋CCB 及利尿剂＋β 受体阻滞剂＋其他血管扩张剂(肼屈嗪)。

七、高血压危象

(一)定义和分类

已经有许多不同的名词被用于血压重度急性升高的情况。但多数研究者将高血压急症定义为收缩压或舒张压急剧增高[如舒张压增高到 16.00～17.3 kPa(120～130 mmHg]以上),同时伴有中枢神经系统、心脏或肾脏等靶器官损伤。高血压急症较少见,此类患者需要在严密监测下通过静脉给药的方法使血压立即降低。与高血压急症不同,如果患者的血压重度增高,但无急性靶器官损害的证据,则定义为高血压次急症。对此类患者,需在 24～48 小时使血压逐渐下降。两者统称为高血压危象(表 3-4)。

(二)临床表现

高血压危象的症状和体征的轻重往往因人而异。一般症状可有出汗、潮红、苍白、眩晕、濒死感、耳鸣、鼻出血；心脏症状可有心悸、心律失常、胸痛、呼吸困难、肺水肿；脑部症状可有头痛、头晕、恶心、局部症状、痛性痉挛、昏迷等；肾脏症状有少尿、血尿、蛋白尿、电解质紊乱、氮质血症、尿毒症；眼部症状有闪光、点状视觉、视力模糊、视觉缺陷、复视、失明。

表 3-4　高血压危象的分类

高血压急症	高血压次急症
高血压脑病	急进性恶性高血压
颅内出血	循环中儿茶酚胺水平过高
动脉硬化栓塞性脑梗死	降压药物的撤药综合征
急性肺水肿	服用拟交感神经药物
急性冠脉综合征	食物或药物与单胺氧化酶抑制剂相互作用
急性主动脉夹层	围术期高血压
急性肾衰竭	
肾上腺素能危象	
子痫	

（三）高血压危象的治疗

1.治疗的一般原则

对高血压急症患者，需在 ICU 中严密监测（必要时进行动脉内血压监测），通过静脉给药迅速控制血压（但并非降至正常水平）。对高血压次急症患者，应在 24～48 小时逐渐降低血压（通常给予口服降压药）。

静脉用药控制血压的即刻目标是在 30～60 分钟将舒张压降低 10％～15％，或降到14.7 kPa（110 mmHg）左右。对急性主动脉夹层患者，应 15～30 分钟达到这一目标。以后用口服降压药维持。

2.高血压急症的治疗

导致高血压急症的疾病很多。目前有多种静脉用药可作降压之用（表 3-5）。

表 3-5　高血压急症静脉用药的选择

疾病	药物选择
急性肺水肿	硝普钠或乌拉地尔，与硝酸甘油和一种襻利尿剂合用
急性心肌缺血	柳胺苄心定或美托洛尔，与硝酸甘油合用。如血压控制不满意，可加用尼卡地平或非诺多泮（fenoldopam）
脑卒中	柳胺苄心定、尼卡地平或 fenoldopam
急性主动脉夹层	柳胺苄心定或硝普钠加美托洛尔
子痫	肼屈嗪，亦可选用柳胺苄心定或尼卡地平
急性肾衰竭/微血管性贫血	fenoldopam 或尼卡地平
儿茶酚胺危象	尼卡地平、维拉帕米或 fenoldopam

（1）高血压脑病：高血压脑病的首选治疗包括静脉注射硝普钠、柳胺苄心定、乌拉地尔或尼卡地平。

（2）脑血管意外：对任何种类的急性脑卒中患者给予紧急降压治疗所能得到的益处目前还都是推测性的，还缺少充分的临床和实验研究证据。①颅内出血：血压＜24.0/14.0 kPa（180/105 mmHg）无须降压。血压＞30.67/16.0 kPa（230/120 mmHg）可静脉给予柳胺苄心定、拉贝洛尔、硝普钠、乌拉地尔。血压在24.0～30.7/20.0～16.0 kPa（180～230/150～120 mmHg）之间可静脉给药，也可口服给药。②急性缺血性脑卒中（中风）：参照颅内出血的治疗方案。

（3）急性主动脉夹层：一旦确定为主动脉夹层的诊断，即应力图在15～30分钟使血压降至最低可以耐受的水平（即保持足够的器官灌注）。最初的治疗应包括联合使用静脉硝普钠和一种静脉给予的β受体阻滞剂，其中美托洛尔最为常用。尼卡地平或 fenoldopam 也可使用。柳胺苄心定兼有α和β受体阻滞作用，可作为硝普钠和β受体阻滞剂联合方案的替代。另外，地尔硫草静脉滴注也可用于主动脉夹层。

（4）急性左心室衰竭和肺水肿：严重高血压可诱发急性左心室衰竭。在这种情况下，可给予扩血管药如硝普钠直接减轻心脏后负荷。也可选用硝酸甘油。

（5）冠心病和急性心肌梗死：静脉给予硝酸甘油是这种高血压危象时的首选药物。次选药为柳胺苄心定，静脉给予。如血压控制不满意，可加用尼卡地平。

（6）围术期高血压：降压药物的选用应根据患者的背景情况，在密切观察下可选用乌拉地尔、柳胺苄心定、硝普钠和硝酸甘油等。

（7）子痫：近年来，在舒张压超过15.3 kPa（115 mmHg）或发生子痫时，传统上采用肼屈嗪（肼苯哒嗪）静脉注射，此药能有效降低血压而不减少胎盘血流。现今在有重症监护的条件下，静脉给予柳胺苄心定和尼卡地平被认为更安全有效。如惊厥出现或迫近，可注射硫酸镁。

3.高血压次急症的治疗

对高血压次急症患者，过快降压会影响心脏和脑的血流供应（尤其是老年人），引起严重的不良反应。如果血压暂时升高的原因是容易识别的，如疼痛或急性焦虑，则合适的治疗是止痛药或抗焦虑药。如果血压增高的原因不明，可给予各种口服降压药（表3-6）。降压治疗的目的是使增高的血压在24～48小时内逐渐降低，这种治疗方法需要在发病后头几天对患者进行密切的随访。

表 3-6　治疗高血压次急症常用的口服药

药名	作用机制	剂量（mg）	说明
卡托普利	ACE 抑制剂	25～50	口服或舌下给药。最大作用见于给药后30～90分钟。在体液容量不足者，易有血压过度下降。肾动脉狭窄患者禁用
硝酸甘油	血管扩张剂	1.25～2.5	舌下给药，最大作用见于15～30分钟。推荐用于冠心病患者
尼卡地平	钙通道阻滞剂	30	口服或舌下给药。仅有少量心率增快。比硝苯地平起效慢而降压时间更长。可致低血压的潮红
柳胺苄心定	α和β受体阻滞剂	200～1 200	口服给药。禁用于慢性阻塞性肺病、充血性心力衰竭恶化、心动过缓的患者。可引起低血压、眩晕、头痛、呕吐、潮红
可乐定	α-激动剂	0.1，每20分钟1次	口服后30分钟至2小时起效，最大作用见于1～4小时，作用维持6～8小时。不良反应为嗜睡、眩晕、口干和停药后血压反跳
呋塞米（速尿）	襻利尿剂	40～80	口服给药。可继其他抗高血压措施之后给药

在目前缺少任何对各种高血压药物长期疗效进行比较的资料的情况下，药物品种的选择应根据其作用机制、疗效和安全性资料确定。

硝苯地平和卡托普利加快心率，可乐定和柳胺苄心定则减慢心率。这对于冠心病患者特别重要。其他应注意的问题包括：柳胺苄心定慎用于支气管痉挛和心动过缓及二度以上房室传导阻滞患者；卡托普利不可用于双侧肾动脉狭窄患者。在血容量不足的患者，抗高血压药的使用均应小心。

（栗　林）

第二节　继发性高血压

继发性高血压也称症状性高血压，是指由一定的基础疾病引起的高血压，占所有高血压患者的1％～5％。由于继发性高血压的出现与某些确定的疾病和原因有关，一旦治愈这些原发性疾病（如原发性醛固酮增多症、嗜铬细胞瘤、肾动脉狭窄等）后，高血压即可消失。所以临床上，对一个高血压患者（尤其是初发病例），应给予全面详细评估，以发现有可能的继发性高血压的病因，以利于进一步治疗。

一、继发性高血压的基础疾病

（一）肾性高血压
（1）肾实质性：急、慢性肾小球肾炎，多囊肾，糖尿病肾病，肾积水。
（2）肾血管性：肾动脉狭窄、肾内血管炎。
（3）肾素分泌性肿瘤。
（4）原发性钠潴留（Liddles综合征）。
（二）内分泌性高血压
（1）肢端肥大症。
（2）甲状腺功能亢进症。
（3）甲状腺功能减退症。
（4）甲状旁腺功能亢进症。
（5）肾上腺皮质：库欣综合征、原发性醛固酮增多症、嗜铬细胞瘤。
（6）女性长期口服避孕药。
（7）绝经期综合征等。
（三）血管病变
主动脉缩窄、多发性大动脉炎。
（四）颅脑病变
脑肿瘤、颅内压增高、脑外伤、脑干感染等。
（五）药物
如糖皮质激素、拟交感神经药、甘草等。

（六）其他

高原病、红细胞增多症、高血钙等。

二、常见的继发性高血压几种类型的特点

（一）肾实质性疾病所致的高血压

1.急性肾小球肾炎

（1）多见于青少年。

（2）起病急。

（3）有链球菌感染史。

（4）发热、血尿、水肿等表现。

2.慢性肾小球肾炎

应注意与高血压引起的肾脏损害相鉴别。

（1）反复水肿史。

（2）贫血明显。

（3）血浆蛋白低。

（4）蛋白尿出现早而血压升高相对轻。

（5）眼底病变不明显。

3.糖尿病肾病

无论是胰岛素依赖型糖尿病（1型）或非胰岛素依赖型糖尿病（2型），均可发生肾损害而有高血压，肾小球硬化、肾小球毛细血管基膜增厚为主要的病理改变，早期肾功能正常，仅有微量蛋白尿，血压也可能正常；病情发展，出现明显蛋白尿及肾功能不全时血压升高。

对于肾实质病变引起的高血压，可以应用ACEI治疗，对肾脏有保护作用，除降低血压外，还可减少蛋白尿，延缓肾功能恶化。

（二）嗜铬细胞瘤

肾上腺髓质或交感神经节等嗜铬细胞肿瘤，间歇或持续分泌过多的肾上腺素和去甲肾上腺素，出现阵发性或持续性血压升高。其临床特点包括以下几个方面。

（1）有剧烈头痛，心动过速、出汗、面色苍白、血糖增高、代谢亢进等特征。

（2）对一般降压药物无效。

（3）血压增高期测定血或尿中儿茶酚胺及其代谢产物香草基杏仁酸（VMA），显著增高。

（4）超声、放射性核素、CT、磁共振显像可显示肿瘤的部位。

（5）大多数肿瘤为良性，可作手术切除。

（三）原发性醛固酮增多症

此病是由于肾上腺皮质增生或肿瘤分泌过多醛固酮所致。其特征包括以下几点。

（1）长期高血压伴顽固的低血钾。

（2）肌无力、周期性瘫痪、烦渴、多尿等。

（3）血压多为轻、中度增高。

（4）实验室检查：有低血钾、高血钠、代谢性碱中毒、血浆肾素活性降低、尿醛固酮排泄增多。

（5）螺内酯（安体舒通）试验（＋）具有诊断价值。

（6）超声、放射性核素、CT可做定位诊断。

(7)大多数原发性醛固酮增多症是由单一肾上腺皮质腺瘤所致,手术切除是最好的治疗方法。

(8)螺内酯是醛固酮拮抗剂,可使血压降低,血钾升高,症状减轻。

(四)库欣综合征(库欣综合征)

由于肾上腺皮质肿瘤或增生,导致皮质醇分泌过多。其临床特点表现为以下几点。

(1)水、钠潴留,高血压。

(2)向心性肥胖、满月脸,多毛、皮肤纹、血糖升高。

(3)24 小时尿中 17-羟类固醇或 17-酮类固醇增多。

(4)肾上腺皮质激素兴奋者试验阳性。

(5)地塞米松抑制试验阳性。

(6)颅内蝶鞍 X 线检查、肾上腺 CT 扫描及放射性碘化胆固醇肾上腺扫描可用于病变定位。

(五)肾动脉狭窄

(1)可为单侧或双侧。

(2)青少年患者的病变性质多为先天性或炎症性,老年患者多为动脉粥样硬化性。

(3)高血压进展迅速或高血压突然加重,呈恶性高血压表现。

(4)舒张压中、重度升高。

(5)四肢血压多不对称,差别大,有时呈无脉症。

(6)体检时可在上腹部或背部肋脊角处闻及血管杂音。

(7)眼底呈缺血性进行性改变。

(8)对各类降压药物疗效较差。

(9)大剂量断层静脉肾盂造影,放射性核素肾图有助诊断。

(10)肾动脉造影可明确诊断。

(11)药物治疗可选用 ACEI 或钙通道阻滞剂,但双侧肾动脉狭窄者不宜应用,以避免可能使肾小球滤过率进一步降低,肾功能恶化。

(12)经皮肾动脉成形术(PTRA)手术简便,疗效好,为首选治疗。

(13)必要时,可行血流重建术、肾移植术、肾切除术。

(六)主动脉缩窄

主动脉缩窄为先天性血管畸形,少数为多发性大动脉炎引起。其临床特点表现为以下几点。

(1)上肢血压增高而下肢血压不高或降低,呈上肢血压高于下肢的反常现象。

(2)肩胛间区、胸骨旁、腋部可有侧支循环动脉的搏动和杂音或腹部听诊有血管杂音。

(3)胸部 X 线片可显示肋骨受侧支动脉侵蚀引起的切迹。

(4)主动脉造影可确定诊断。

（栗　林）

第三节　心 包 缩 窄

心包狭窄是多种心包疾病的最终结果,表现为心包纤维化、钙化、粘连和增厚,导致各房室充盈障碍,类似于右心衰竭的临床表现。

由于心包缩窄,心脏舒张期充盈受限,舒张终末期压力升高,容量减少,尽管收缩功能正常,但每搏量降低,心排血量减少,然而,由于代偿性心率增快,心排血量降低不明显,因此,与心力衰竭比较右心房压力升高明显,而心排血量降低较少,右心房压力可达 1.0~2.0 kPa(10~20 cmH$_2$O)。由于右心房压力升高,体循环淤血,静脉压升高。

在欧美和日本,心包缩窄的主要病因为特发性心包炎,在南非和一些热带国家,结核性仍是最常见的病因,我国结核性缩窄性心包炎,约占缩窄性心包炎病因的 40%。心包缩窄的其他病因主要包括心脏手术后、接受血液透析的慢性肾衰竭、结缔组织病和肿瘤浸润。化脓性心包炎引流不畅可发展为缩窄性心包炎,亦可是真菌感染和寄生虫感染的并发症。偶可见于心肌梗死、心包切开术后综合征及石棉沉着病引起的心包炎。

一、心包缩窄的病理生理

增厚致密的心包较坚硬并固缩压迫心脏,限止了两侧心脏于舒张期充分扩张,使舒张期回心血量减少,心搏量因之而下降。心搏量减少必然造成输血量减少,故血压一般偏低,机体为了维持一定的输血量,必须增加心室率而达代偿目的。心排血量减少也导致肾血流量不足,使肾脏水、钠潴留增多,循环血容量增加。另一方面静脉血液回流障碍,因此出现静脉压力升高,其升高的程度常较心力衰竭时更为明显,故临床上出现颈静脉怒张、肝大、腹水、胸腔积液、下肢水肿等体征。因左心室受缩窄心包的影响可出现肺循环瘀血,临床上有呼吸困难等症状。

心包缩窄时,血流动力学改变主要是由于大静脉和心房受压抑或心室缩窄,在过去曾有不同意见,目前认为是心室受压的结果,实验动物心脏缩窄后,仅解除心房的瘢痕组织,血流动力学并无改善,而将心室部分瘢痕解除后,则有明显改善;另外右心室受压后即可产生体循环静脉高压的表现。因此临床上行心包剥脱术时,应剥除心室部位的增厚心包。

二、心包缩窄的临床特征

心包缩窄形成的时间长短不一,通常将急性心包炎发生后 1 年内演变为心包缩窄者称急性缩窄,1 年以上者称为慢性缩窄。演变过程有 3 种形式:①持续型,急性心包炎经治疗后在数天内其全身反应和症状,如发热胸痛等可逐渐缓解,甚至完全消失,但肝大、颈静脉怒张等静脉瘀血体征不减反而加重,故在这类患者中很难确定急性期和缩窄期的界限,这与渗液在吸收的同时,心包增厚和缩窄形成几乎同时存在有关,因此难以区分两期的界限。②间歇型,心包炎急性期的症状和体征可在一定时间完全消退,患者以为病变痊愈,但数月后重新出现心包缩窄的症状和体征,这与心包的反应较慢,在较长时间内形成缩窄有关。③缓起型,这类患者急性心包炎的临床表现较轻甚至无病史,但有渐进性疲乏无力、腹胀、下肢水肿等症状,在 1~2 年内出现心包缩窄。

（一）症状

心包缩窄的主要症状为腹胀、下肢水肿,这与静脉压增高有关,虽有呼吸困难或端坐呼吸,其并非由于心功能不全所致,而是由于腹水或胸腔积液压迫所致。此外患者常诉疲乏、食欲缺乏、上腹部胀痛等。

（二）体征

(1)血压低,脉搏快,1/3 出现奇脉,30%并心房颤动。

(2)静脉压明显升高,即使利尿后静脉压仍保持较高水平。颈静脉怒张,吸气时更明显(Kussmaul 征),扩张的颈静脉舒张早期突然塌陷(Freidreich 征)。Kussmaul 征和 Freidreich 征均属非特异性体征,心脏压塞和任何原因的严重右心衰竭,皆可见到。

(3)心脏视诊见收缩期心尖回缩,舒张早期心尖冲动。触诊有舒张期搏动撞击感。叩诊心浊音界正常或稍扩大。胸骨左缘 3、4 肋间听到心包叩击音,无杂音。

(4)其他体征,如黄疸、肺底湿啰音、肝大、腹水比下肢水肿更明显,与肝硬化相似。

(三)辅助检查

1.颈静脉搏动图检查

见 X(心房主动扩张)和 Y(右心房血向右室排空,相当于右室突发而短促的充盈期)波槽明显加深,以 Y 降支变化最明显。

2.心电图检查

胸导联 QRS 波呈低电压,P 波双峰,T 波倒置,如倒置较深表示心包受累严重,缩窄累及右室流出道致使右室肥厚,心房颤动通常见于重症者。广泛心包钙化可见宽 Q 波。

3.胸部 X 线检查

心影正常或稍扩大,心脏边缘不规则、僵硬。透视下见心脏搏动减弱或消失。上腔静脉充血使上纵隔影增宽,心房扩大,心包钙化者占 40%,在心脏侧位观察房室沟、右心前缘和纵隔有钙化阴影,但心包钙化不一定有缩窄。肺无明显充血,如有充血征示左心受累。50%患者见胸腔积液。

4.超声心动图检查

M 型和二维超声心动图表现均属非特异性变化。M 型超声心动图表现为左室壁舒张中晚期回声运动平坦;二尖瓣舒张早期快速开放(DE 速度加快);舒张期关闭斜率(EF 斜率)加快;室间隔在心房充盈期过度向前运动,肺动脉瓣过早开放。

二维超声心动图表现心室腔受限变小,心房正常或稍大,心包膜回声增强,下腔静脉扩张,心脏外形固定,房室瓣活动度大,当快速到缓慢充盈过渡期,见到心室充盈突然停止。吸气时回心血量增加,因右室舒张受限使房、室间隔被推向左侧。

5.CT 或 MRI 检查

心包膜增厚比超声心动图更清晰,厚度可达 5 mm,右室畸形。左室后壁纤维化增厚,上下腔静脉和肝静脉也见特征性改变。

6.心导管检查

通过左、右心导管同时记录到上腔静脉压、右心房平均压、肺毛细血管楔压、肺动脉舒张压,左、右室压力升高,升高水平大致相等。左、右室升高,升高水平大致相等。左、右室升高的舒张压相差不超过 0.8 kPa(5~6 mmHg)。右心房压力曲线 a、v 波振幅增高,x、y 波加深形成"M"型"W"型。右室压力曲线,舒张早期迅速下陷接近基线,随后上升维持高平原波呈"平方根"样符号,高平原波时压力常超过右室收缩压的 25%,约等于右心房平均压。肺动脉收缩压<6.7 kPa(50 mmHg)。

三、心包缩窄的诊断与鉴别诊断

(一)心包缩窄的诊断依据

心包疾病病史,结合颈静脉怒张、肝大、腹水,但心界不大,心音遥远伴有心包叩击音,可初步建立心包缩窄的诊断。再经胸部 X 线检查发现心包钙化,心电图表现为低电压和 T 波改变则可确定诊断。对不典型病例行心导管检查,可获得心腔内压力曲线以协助诊断。

（二）心包缩窄的鉴别诊断

1.肝硬化门静脉高压伴腹水

患者虽有肝大、腹水和水肿，与缩窄性心包炎表现相似，但无颈静脉怒张和周围静脉压升高现象，无奇脉，心尖冲动正常；食管钡餐透视显示食管静脉曲张；肝功能损害及低蛋白血症。

2.肺心病

右心衰竭时颈静脉怒张、肝大、腹水、水肿，与缩窄性心包炎鉴别。肺心病有慢性呼吸道疾病史；休息状态下仍有呼吸困难；两肺湿啰音；吸气时颈静脉下陷，Kussmaul 征阴性；血气分析低氧血症及代偿或非代偿性呼吸性酸中毒；心电图右室肥厚；胸部 X 线片见肺纹理粗乱或肺淤血，右下肺动脉段增宽，心影往往扩大等，可与缩窄性心包炎鉴别。

3.心脏瓣膜疾病

局限性心包缩窄由于缩窄部位局限于房室沟和大血管出入口可产生与瓣膜病及腔静脉阻塞病相似的体征。如缩窄局限于左房室沟，形成外压性房室口通道狭窄，体征及血流动力学变化酷似二尖瓣狭窄。风湿性心脏病二尖瓣狭窄可有风湿热史而无心包炎病史。心脏杂音存在时间较久。超声心动图示二尖瓣增厚或城墙样改变，瓣膜活动受限与左室后壁呈同向运动。胸部 X 线检查，心脏搏动正常无心包钙化。心导管检查，缩窄性心包炎有特征性的压力曲线，再结合心血管造影有助于与先天性或后天获得性瓣膜病鉴别。

4.心力衰竭

患者往往有心脏瓣膜病或其他类型心脏病，虽有颈静脉怒张和静脉压升高，但 Kussmaul 征阴性；心脏扩大或伴有心脏瓣膜病变的杂音；且下肢水肿较腹水明显均可帮助鉴别。

5.限制型心肌病

原发性或继发性限制型心肌病由于心内膜和心肌受浸润或纤维瘢痕化，心肌顺应性丧失引起心室舒张期充盈受限。血流动力学和临床表现与缩窄性心包炎相似，鉴别诊断极为困难。因两者治疗方法，预后截然不同，故鉴别诊断很重要，确实难以鉴别时可采用开胸探查明确诊断。

四、心包缩窄的治疗

心包剥离术是治疗缩窄性心包炎的有效方法，术后存活者 90%症状明显改善，恢复劳动力。故目前主张早期手术，即在临床上心包感染基本上已控制时就可施行手术，过迟手术患者心肌常有萎缩及纤维变性，手术虽成功但因心肌病变致术后情况改善不多，甚至因变性的心肌不能适应进入心脏血流的增多而发生心力衰竭，此外过迟手术也因一般情况不佳会增加患者手术的危险性。内科疗法主要是减轻患者症状及手术前准备。患者术前数周应休息，进低盐饮食，有贫血或低蛋白血症者可小量输血或给予清蛋白。腹水较多者可适量放水和给予利尿剂，除非有快速心房颤动一般不给予洋地黄制剂。术前 1～2 天开始用青霉素，结核病例术前数天就应开始用抗结核药。

五、缩窄性心包炎

（一）渗出缩窄性心包炎

渗出缩窄性心包炎既有心包腔积液引起心脏压塞的症状，又有心包膜增厚粘连引起心包缩窄的临床特征。本病进展缓慢，病程持续 1 年左右，可发展为缩窄性心包炎。

1.病因

结核感染、肿瘤、放射性损伤及非特异性心包炎。

2.临床表现

胸痛,劳力性呼吸困难,颈静脉及中心静脉压升高,常出现奇脉,心包叩击音少见。胸部X线示心脏增大,无心包钙化影。CT检查心包壁层增厚,心包积液。心包穿刺抽液前心房压力曲线以x支下降明显,抽液后转为y降支下降更显著。右室压力曲线抽液前后均呈现"平方根"征。抽液后心包腔内压虽下降,而中心静脉压仍保持较高的水平。

3.治疗

除继续治疗原发病外,激素和心包穿刺抽液治疗可暂时缓解症状。有时心包切除术是最有效的治疗方法。

（二）隐匿性缩窄性心包炎

此病少见。患者可有急性心包炎病史。常诉胸痛,劳累后呼吸困难,体查无缩窄性心包炎体征。超声心动图检查也无心包积液和缩窄的征象。右心导管,心房心室压力曲线正常。若为明确诊断和行心包切开术前,可采用较少用的增加血容量方法,诱发血流动力学改变。在10分钟内静脉滴注大约1 L盐水,此时右心房压力曲线显出缩窄性心包炎的"M"型或"W"型特征,而左、右心室舒张压相等。

（三）慢性钙化缩窄性心包炎

目前慢性钙化缩窄性心包炎较罕见,属缩窄性心包炎晚期的一种特殊类型。临床特点:严重恶病质;巩膜、皮肤黄疸、蜘蛛痣、肝掌;静脉压极度升高;心律不齐,心房颤动;肝大,腹水,甚至出现意识障碍;射血分数极低,心包切除手术治疗危险性大,即使手术治疗,术后心功能也得不到改善。

（四）心包切开术后及心外科手术后缩窄性心包炎

心包切开术后缩窄性心包炎发生率在0.2%以下。心脏手术时心包膜损害、出血、手术操作的刺激、局部低温等因素,导致心包无菌性炎症。约25%患者术后经超声心动图检查可发现心包积液,但经数周可逐渐吸收。部分大量血性心包积液者,虽经心包穿刺引流治疗,但由于血性渗液的组织机化,会很快出现缩窄性心包炎临床表现。如心脏手术后数月内出现似右心衰竭表现,静脉压升高、肝大、腹水,应注意心包切开术后缩窄性心包炎。一旦明确诊断,需进行心包切除术治疗。

心外科手术后缩窄性心包炎是心脏外科手术的一种并发症,从心脏手术到确诊的时间通常为1年,但其范围由少于1个月至15年以上。5 207例成年患者外科手术后0.2%（11例）并发缩窄性心包炎,行心导管检查,平均术后82天并发。心脏移植的患者中,超过12%者可能发生延迟性心包积液和缩窄,易与慢性排异反应而发生的心肌病相混淆。

1.病因

聚乙烯酮碘冲洗心脏被假定为对某些患者的诱发因素,许多报告并未提到这一因素,似乎心包腔出血和浆膜损伤是主要因素。一组报告暂时性心包切开术后综合征是手术后缩窄性心包炎的病因,约占60%。现已有证据证明,手术后缩窄性心包炎,可能是由于旁路血管移植术和移植血管早期闭塞,切开心包时损害移植血管所致。发生缩窄性心包炎,还可能与隐藏的心包积血和心外膜安装AICD后数月,电极异物刺激心包的反应或电极局部感染的因素有关。

2.临床表现

外科术后缩窄性心包炎的重要临床特征包括呼吸困难、胸痛、颈静脉扩张、足部水肿,X线胸片显示心脏扩大,超声心动图显示有心包增厚及大量心包积液。另MRI和CT检查可证实一些患者心包增厚。

3.治疗

若怀疑某些患者患有此综合征,在其心包探查术之前应用心导管术以确诊缩窄性心包炎。这些患者大多数是心包出血引起的纤维化,常伴有心脏后壁血肿,约85%在施行广泛心包切除术后可以好转。这类患者心包切除的死亡率高,为5%～14%。

(栗　林)

第四节　肺动脉高压

肺动脉高压(pulmonary hypertention,PH)是不同病因导致的,以肺动脉压力和肺血管阻力升高为特点的一组临床病理生理综合征,肺动脉高压可导致右心室负荷增加,最终右心衰竭。临床常见、多发且致残、致死率均很高。目前肺动脉高压的诊断标准采用美国国立卫生研究院规定的血流动力学标准,即右心导管测得的肺动脉平均压力在静息状态下≥3.3 kPa(25 mmHg),运动状态下≥4.0 kPa(30 mmHg)(高原地区除外)。

依据肺动脉高压的病理生理、临床表现及治疗策略的不同将肺动脉高压进行分类。最新的肺动脉高压的分类是2003年在意大利威尼斯举行的第三届世界肺动脉高压大会上制定的(表3-7)。

表 3-7　肺动脉高压分类(2003年,威尼斯)

1.动脉型肺动脉高压(pulmonary arterial hypertention,PAH)
(1)特发性肺动脉高压
(2)家族性肺动脉高压
(3)相关因素所致的肺动脉高压
结缔组织疾病
先天性体-肺分流
门静脉高压
HIV感染
药物/毒素
其他:甲状腺疾病,戈谢病,糖原蓄积症,遗传性出血性毛细血管扩张症,血红蛋白病,脾切除术,骨髓增生异常
(4)肺静脉或毛细血管病变:肺静脉闭塞症,肺毛细血管瘤
(5)新生儿持续性肺动脉高压
2.左心疾病相关性肺动脉高压
(1)主要累及左心房或左心室性的心脏疾病
(2)二尖瓣或主动脉瓣瓣膜疾病

3.呼吸系统疾病和/或低氧血症的相关性肺动脉高压

  (1)慢性阻塞性肺疾病

  (2)间质性肺疾病

  (3)睡眠呼吸障碍

  (4)肺泡低通气综合征

  (5)慢性高原病

  (6)肺发育异常

4.慢性血栓和/或栓塞性肺动脉高压

  (1)肺动脉近端血栓栓塞

  (2)肺动脉远端血栓栓塞

  (3)非血栓性肺阻塞(肿瘤,寄生虫,异物)

5.混合性肺动脉高压

  (1)结节病

  (2)肺朗格汉斯细胞组织细胞增生症

  (3)淋巴管肌瘤病

  (4)肺血管受压(淋巴结肿大,肿瘤,纤维素性纵隔炎)

一、特发性肺动脉高压

(一)定义

特发性肺动脉高压(idiopathic pulmonary arterial hypertension,IPAH)是指原因不明的肺血管阻力增加引起持续性肺动脉压力升高,肺动脉平均压力在静息状态下＞3.3 kPa(25 mmHg),在运动状态下＞4.0 kPa(30 mmHg),肺毛细血管嵌压＜2.0 kPa(15 mmHg),心排血量正常或降低,排除所有引起肺动脉高压的已知病因和相关因素所致。特发性肺动脉高压这个名词在2003年威尼斯第三届肺动脉高压会议上第一次提出。在此之前,特发性肺动脉高压曾与家族性肺动脉高压统称为原发性肺动脉高压(primary pulmonary hypertension,PPH)。

(二)流行病学

目前国外的统计数据表明PPH的发病率为(15～35)/100万。90％以上的患者为IPAH。IPAH患者一般在出现症状后2～3年死亡。老人及幼儿皆可发病,但是多见于中青年人,平均患病年龄为36岁,女性多发,男女发病比例为1∶(2～3)。易感因素包括药物因素、病毒感染和其他因素及遗传因素。

(三)病理与病理生理学

1.病理

主要累及肺动脉和右心,表现为右心室肥大,右心房扩张。肺动脉主干扩张,周围肺小动脉稀疏。特征性的改变为肺小动脉内皮细胞、平滑肌细胞增生肥大,血管内膜纤维化增大,中膜肥厚,管腔狭窄、闭塞,扭曲变形,呈丛样改变。

2.病理生理

其机制尚未完全清楚,目前认为与肺动脉内皮细胞功能失调(肺血管收缩和舒张功能异常、内皮细胞依赖性凝血和纤溶系统功能异常)、血管壁平滑肌细胞钾离子通道缺陷、肺动脉重构等多种因素引起血管收缩、血管重构和原位血栓形成有关。

（四）临床表现

1.症状

患者早期无明显症状。最常见的症状为劳力性呼吸困难，其他常见症状包括胸痛、咯血、晕厥、下肢水肿。约10%患者（几乎均为女性）呈现雷诺现象，提示预后较差。也可有声嘶。

2.体征

主要是肺动脉高压和右心功能不全的表现，具体表现取决于病情的严重程度。

（1）肺动脉高压的表现：最常见的是肺动脉瓣区第二心音亢进及时限不等的分裂，可闻及Graham-Steell 杂音。

（2）右心室肥大和右心功能不全的表现：右心室肥大严重者在胸骨左缘可触及搏动。右心衰竭时可见颈静脉怒张、三尖瓣反流杂音、右心第四心音、肝大搏动、心包积液（32%的患者可发生）、腹水、双下肢水肿等体征。

（3）其他体征：①20%的患者可出现发绀。②低血压、脉压变小及肢体末端皮温降低。

（五）辅助检查

确诊特发性肺动脉高压必须要排除各种原因引起的已知病因和相关因素所致肺动脉高压。

实验室检查需进行自身抗体的检查、肝功能与肝炎病毒标志物、HIV 抗体、甲状腺功能检查、血气分析、凝血酶原时间与活动度及心电图、胸部 X 线、超声心动图、肺功能测定、肺通气灌注扫描、肺部 CT、肺动脉造影术、多导睡眠监测以除外继发性因素引起。右心导管术是唯一准确测定肺血管血流动力学状态的方法，同时进行急性血管扩张试验能够估测肺血管反应性及药物的长期疗效。另外还有胸腔镜肺活检及基因诊断等方法。

（六）诊断及鉴别诊断

不仅要确定 IPAH 诊断、明确严重程度和预后，还应对 IPAH 进行功能分级和运动耐力判断，对血管扩张药的急性反应情况等进行评价，以指导治疗。

1.诊断

由于 IPAH 患者早期无特异的临床症状，诊断有时颇为困难。早期肺动脉压轻度升高时多无自觉症状，随病情进展出现运动后呼吸困难、疲乏、胸痛、昏厥、咯血、水肿等症状。本病体征主要是由于肺动脉高压，右心房、右心室肥大进而右心衰竭引起。常见体征是颈静脉搏动，肺动脉瓣听诊区第二心音亢进、分裂，三尖瓣区反流性杂音，右心第四心音，肝大、腹水等。依靠右心导管及心血管造影检查确诊 IPAH。IPAH 诊断标准为肺动脉平均压在静息状态下≥3.3 kPa（25 mmHg），在活动状态下≥4.0 kPa（30 mmHg），而肺毛细血管压或左心房压力＜2.0 kPa（15 mmHg），心排血量正常或降低，并排除已知所有引起肺动脉压力升高的疾病。IPAH 确诊依靠右心导管及心血管造影检查。心导管检查不仅可以明确诊断，而且对估计预后有很大帮助。特发性肺动脉高压是一个排除性的诊断，要想确诊，必须将可能引起肺动脉高压的病因一一排除（图 3-2）。具体可参考肺动脉高压的鉴别诊断。

2.鉴别诊断

IPAH 是一个排除性的诊断，鉴别诊断很重要。主要是应与其他已知病因和相关因素所致肺动脉高压相鉴别。正确诊断 IPAH 必须首先熟悉可引起肺动脉高压的各种疾病的临床特点，掌握构成已知病因和相关因素所致肺动脉高压的疾病谱，熟悉肺动脉高压的病理生理，然后从病史采集、体格检查方面细致捕捉诊断线索，再合理安排实验室检查，一一排除。通过 X 线、心电图、超声心动图、肺功能测定及放射性核素肺通气/灌注扫描,排除肺实质性疾病、肺静脉高压性疾病、先天性心脏病及肺栓塞。血清学检查可明确有无胶原血管性疾病及 HIV 感染。

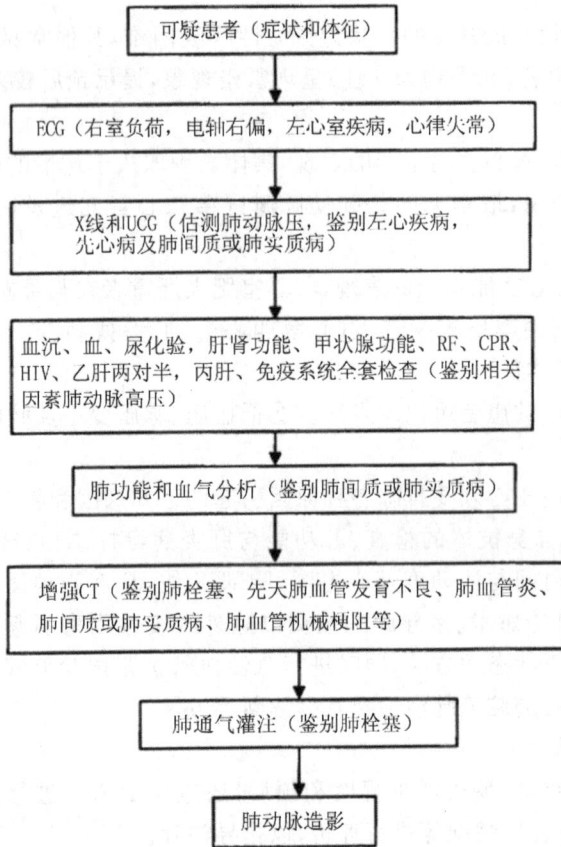

```
┌─────────────────────────┐
│   可疑患者(症状和体征)    │
└─────────────────────────┘
              │
              ▼
┌─────────────────────────────────────┐
│ ECG(右室负荷,电轴右偏,左心室疾病,心律失常) │
└─────────────────────────────────────┘
              │
              ▼
┌─────────────────────────────────────┐
│ X线和IUCG(估测肺动脉压,鉴别左心疾病,   │
│     先心病及肺间质或肺实质病)            │
└─────────────────────────────────────┘
              │
              ▼
┌─────────────────────────────────────┐
│ 血沉、血、尿化验,肝肾功能、甲状腺功能、RF、CPR、│
│ HIV、乙肝两对半、丙肝、免疫系统全套检查(鉴别相关 │
│ 因素肺动脉高压)                          │
└─────────────────────────────────────┘
              │
              ▼
┌─────────────────────────────────────┐
│ 肺功能和血气分析(鉴别肺间质或肺实质病)    │
└─────────────────────────────────────┘
              │
              ▼
┌─────────────────────────────────────┐
│ 增强CT(鉴别肺栓塞、先天肺血管发育不良、肺血管炎、│
│ 肺间质或肺实质病、肺血管机械梗阻等)        │
└─────────────────────────────────────┘
              │
              ▼
┌─────────────────────────┐
│ 肺通气灌注(鉴别肺栓塞)    │
└─────────────────────────┘
              │
              ▼
┌─────────────────────────┐
│      肺动脉造影           │
└─────────────────────────┘
```

图 3-2　肺动脉高压诊断流程

3.病情评估

(1)肺动脉高压分级:见表 3-8。

表 3-8　WHO 对肺动脉高压患者的心功能分级

分级	描述
I	日常体力活动不受限,一般体力活动不引起呼吸困难、乏力、胸痛或晕厥
II	日常体力活动轻度受限,休息时无不适,但一般体力活动会引起呼吸困难、乏力、胸痛或晕厥
III	日常体力活动明显受限,休息时无不适,但轻微体力活动就可引起呼吸困难、乏力、胸痛和晕厥
IV	不能进行体力活动,休息时就有呼吸困难、乏力,有右心衰竭表现

(2)运动耐量评价:6 分钟步行试验简单易行,可用于肺动脉高压患者活动能力和预后的评价。

(3)急性血管扩张试验:检测患者对血管扩张药的急性反应情况。用于指导治疗,对 IPAH 患者进行血管扩张试验的首要目标是筛选可能对口服钙通道阻滞药治疗有效的患者。血管扩张试验阳性标准:应用血管扩张药物后肺动脉平均压下降≥1.3 kPa(10 mmHg),且肺动脉平均压绝对值≤5.3 kPa（40 mmHg），心排血量不变或升高。

（七）治疗

治疗原则：由于 IPAH 是一种进展性疾病，目前还没有根治方法。治疗主要应针对血管收缩、血管重构、血栓形成及心功能不全等方面进行，旨在降低肺血管阻力和压力，改善心功能，增加心排血量，提高生活质量，改善症状及预后。

1.一般治疗

（1）健康教育：包括加强 IPAH 的宣传教育及生活指导以增强患者战胜疾病的信心，平衡膳食，合理运动等。

（2）吸氧：氧疗可用于预防和治疗低氧血症，IPAH 患者的动脉血氧饱和度宜长期维持在90％以上。但氧疗的长期效应尚需进一步研究评估。

（3）抗凝：口服抗凝药可提高 IPAH 患者的生存率。IPAH 患者应用华法林治疗时，INR 目标值为2.0～3.0。但是咯血或其他有出血倾向的患者应避免使用抗凝药。

2.针对肺动脉高压发病机制的药物治疗

确诊为 IPAH 后应对其进行功能分级和急性血管反应试验，根据功能分级和急性血管反应性试验制定肺动脉高压的阶梯治疗方案。急性血管反应试验阳性且心功能Ⅰ～Ⅱ级的患者可给予口服钙通道阻滞药治疗。急性血管反应试验阴性且心功能Ⅱ级的患者可给予磷酸二酯酶-5抑制药治疗；急性血管反应试验阴性且心功能Ⅲ级的患者给予磷酸二酯酶-5抑制药、内皮素受体拮抗药或前列环素及其类似物；心功能Ⅳ级的患者应用前列环素及其类似物、磷酸二酯酶-5抑制药或内皮素受体拮抗药，必要时予以联合治疗。如病情没有改善或恶化，考虑行外科手术治疗。

（1）钙通道阻滞药：钙通道阻滞药（CCBs）可用于治疗急性血管反应试验阳性且心功能Ⅰ～Ⅱ级的 IPAH 患者。CCBs 使肺动脉压下降，心排血量增加，肺血管阻力降低。心排血指数＞2.1 L/(min·m²)和/或混合静脉血氧饱和度＞63％、右心房压力低于 1.3 kPa(10 mmHg)，而且对急性扩血管药物试验呈明显的阳性反应的患者，在密切监控下可开始用 CCBs 治疗，并应逐渐增加剂量至最大可耐受量且无不良反应表现。对于不满足上述标准的患者，不推荐使用CCBs。最常用的 CCBs 包括地尔硫䓬、氨氯地平和长效硝苯地平。应避免选择有明显负性肌力作用的药物（如维拉帕米）。国内以应用地尔硫䓬和氨氯地平经验较多。应用 CCBs 需十分谨慎，从小剂量开始，逐渐摸索患者的耐受剂量，且要注意药物不良反应，主要不良反应包括低血压、急性肺水肿及负性肌力作用。

（2）前列环素及其类似物：前列环素是很强的肺血管舒张药和抗血小板聚集药，还具有细胞保护和抗增生的特性。在改善肺血管重塑方面，具有减轻内皮细胞损伤和减少血栓形成等作用。目前临床应用的前列环素制剂包括吸入制剂依洛前列环素、静脉用的依前列醇、皮下注射制剂曲前列环素、口服制剂贝前列环素。

依洛前列环素：依洛前列环素是一种更加稳定的前列环素类似物，可通过吸入方式给药。通过吸入方式给药不仅可充分扩张通气良好的肺血管，更好地改善通气/血流比值，而且可减少或避免全身不良反应，并发症也更少。治疗方法是每次雾化吸入 10～20 μg，每天吸入 6～9 次。主要不良反应是少数患者有呼吸道局部刺激症状等。已有大样本、随机双盲、安慰剂对照、对中心临床研究证实了依洛前列环素治疗心功能Ⅲ～Ⅳ级肺动脉高压患者的安全性和有效性。该药于2006 年 4 月在我国上市。

其他前列环素类似物:①依前列醇。1995 年美国 FDA 已同意将该药物用于治疗 IPAH 的患者[纽约心脏协会(NYHA)心功能分级为Ⅲ和Ⅳ级],是 FDA 批准第一种用于治疗 IPAH 的前列环素药物。依前列醇半衰期短,只有 1～2 分钟,故需连续静脉输入。主要不良反应有头痛、潮热、恶心、腹泻。其他的慢性不良反应包括血栓栓塞、体重减轻、肢体疼痛、胃痛和水肿,但大多数症状较轻,可以耐受。依前列醇必须通过输液泵持续静脉输注需要长期置入静脉导管,临床应用有很大不便,并增加了感染机会,在治疗过程中短暂的中断也会导致肺动脉压的反弹,且往往是致命的。②曲前列环素。皮下注射制剂,其半衰期比前列环素长,为 2～4 小时。常见的不良反应是用药局部疼痛。美国 FDA 已批准将曲前列环素用于治疗 NYHA 心功能分级为Ⅱ～Ⅳ级的肺动脉高压患者。③贝前列环素。口服制剂,贝前列环素在日本已用于治疗 IPAH。口服贝前列环素将可能成为临床表现更轻的肺动脉高压患者的一种治疗选择。

以上其他前列环素类似物尚未在我国上市。

(3)内皮素受体拮抗药:内皮素-1 是强烈的血管收缩药和血管平滑肌细胞增生的刺激药,参与了肺动脉高压的形成。在肺动脉高压患者的血浆和肺组织中 ET-1 表达水平和浓度都升高。波生坦是非选择性的 ET-A 和 ET-B 受体拮抗药,已有临床试验证实该药能改善 NYHA 心功能分级为Ⅲ和Ⅳ级的 IPAH 患者的运动能力和血流动力学指标。治疗方法是起始剂量每次 62.5 mg,每天 2 次,治疗 4 周,第 5 周加量至 125 mg,每天 2 次。用药过程应严密监测患者的肝肾功能及其他不良反应。2006 年 10 月在我国上市。选择性内皮素受体拮抗药包括西他生坦和安贝生坦,目前在国内尚未上市。

(4)磷酸二酯酶-5 抑制药:磷酸二酯酶-5 抑制药(phospho diest erase inhibitors,PDEI)可抑制肺血管磷酸二酯酶-5 对环磷酸鸟苷(cyclic guanosine monophos phate,cGMP)的降解,提高 cGMP 浓度,通过一氧化氮通路舒张肺动脉血管,降低肺动脉压力,改善重构。在国外包括美国 FDA 批准上市治疗肺动脉高压的磷酸二酯酶-5 抑制药有西地那非。西地那非的推荐用量为每次 20～25 mg,每天 3 次,饭前30～60 分钟空腹服用。主要不良反应为头痛、面部潮红、消化不良、鼻塞、视觉异常等。

(5)一氧化氮:一氧化氮(nitric oxide,NO)由血管内皮细胞Ⅲ型一氧化氮合酶(nitric oxide synthase,NOS)分解精氨酸而生成,有舒张血管、抑制血管平滑肌增生和血小板黏附的重要生理作用。吸入一氧化氮已用于诊断性的急性肺血管扩张试验,也已用于治疗围术期的肺动脉高压,该方法治疗肺动脉高压选择性高,起效快,但应用于临床时最大缺点是不仅需要一个持续吸入的监测装置,而且吸入的一氧化氮氧化成二氧化氮还有潜在毒性。已发现通过外源给予 L-精氨酸可促进内源性一氧化氮的生成,目前国外已出现 L-精氨酸的片剂和针剂,临床试验研究尚在进行中。

3.心功能不全的治疗

IPAH 可引起右心室功能不全。然而,标准的治疗充血性心力衰竭的方法对严重肺动脉高压或右心室功能不全的患者却作用有限。

利尿药是治疗合并右心衰竭[如有外周水肿和/或腹水]IPAH 的适应证。一般认为应用利尿药使血容量维持在接近正常水平,谨慎限制水钠摄入对 IPAH 患者的长期治疗十分重要。但利尿药应慎重使用,以避免出现电解质平衡紊乱、心律失常、血容量不足。

洋地黄治疗能使 IPAH 患者循环中的去甲肾上腺素迅速减少,心排血量增加,但长期治疗的效果尚不肯定,可用于治疗难治性右心衰竭,右心功能障碍伴发房性心律失常或者右心功能障碍并发左心室功能衰竭的患者。应用过程中需密切监测患者的血药浓度,尤其对肾功能受损的患者更应警惕。

血管紧张素转化酶抑制药和血管紧张素受体拮抗药只推荐用于右心衰竭引起左心衰竭的患者,在多数肺动脉高压右心衰竭者不适用。

有研究表明,重症肺动脉高压患者改善心功能和微循环的血管活性药物首选多巴胺。

4.介入治疗

经皮球囊房间隔造口术(balloon atrial septostomy,BAS)是一种侵袭性的手术,是通过建立心房内缺损使产生心内从右到左的分流,达到减轻症状的目的。目前认为只适用于那些在接受最佳血管扩张药物治疗方案前提下仍出现发作性晕厥和/或有严重心力衰竭的患者。可作为肺移植治疗前的一种过渡治疗。

5.外科手术治疗

治疗肺动脉高压的新药开发及其令人乐观的初步临床结果,使得肺移植和心肺联合移植术仅在严重IPAH且内科治疗无效的患者中继续应用。

(八)预后

IPAH进展迅速,若未及时诊断、积极干预,预后险恶。IPAH是一种进行性血管病,晚期IPAH患者出现进行性右心功能障碍,血流动力学指标出现心排血量下降、右心房压力上升及右心室舒张末压力升高表现,最终导致心力衰竭和死亡。随着科学技术的发展,IPAH患者的预后有望得到改善。

二、其他类型肺动脉高压

(一)家族性肺动脉高压

家族中有两个或两个以上成员患肺动脉高压,并除外其他引起肺动脉高压的原因时可诊断为家族性肺动脉高压(familial pulmonary arterial hypertension,FPAH)。据统计,PPH中有6%～10%是家族性的。目前认为多数患者与骨形成蛋白Ⅱ型受体(BMPR-Ⅱ)基因突变有关,以常染色体显性遗传,具有外显率不完全、女性发病率高和发病年龄变异的特点,大多数基因携带者并不发病。对怀疑有FPAH患者,应进行基因突变的遗传学筛查。治疗方法同IPAH。

(二)结缔组织病相关性肺动脉高压

结缔组织病是引起肺动脉高压的常见原因之一。肺动脉高压可以继发于任何一种结缔组织病,总体发生率约2%,但是不同结缔组织病合并肺动脉高压的发生率不同,以硬皮病、混合性结缔组织病、系统性红斑狼疮多见。结缔组织病相关性肺动脉高压的发病机制尚不十分清楚,可能与肺的雷诺现象(肺血管痉挛)、自身免疫因素、肺间质病变和血栓栓塞或原位血栓有关。患者有一些特殊表现,如雷诺现象和自身抗体阳性。结缔组织病合并肺动脉高压对患者基础疾病的预后有较大影响,常常提示预后差。应定期对结缔组织病患者进行心脏超声检查。肺CT检查有助于明确有无肺栓塞或肺间质病变的存在。要积极治疗原发病,根据病情使用皮质激素和免疫抑制药治疗结缔组织病。前列环素类、西地那非、波生坦等药物对肺动脉高压的治疗均有一定效果。长期预后不如IPAH患者。由于此类患者常合并多系统病变,并使用过免疫抑制药治疗,肺移植治疗要慎重。

(三)先天性体-肺循环分流疾病相关性肺动脉高压

当心脏和血管在胚胎发育时出现先天畸形和缺损,会发生体-肺循环分流,由于肺循环血容量增加、低氧血症、肺静脉回流受阻、肺血管收缩等因素导致肺动脉高压。疾病早中期以动力性因素为主,肺动脉高压可逆,晚期发展到肺血管结构重塑,肺动脉高压难以逆转。

各种不同体-肺循环分流先心病的临床表现不同,相应肺动脉高压出现的时间、轻重程度和进展速度也不同。根据病史、临床表现、心电图、胸部 X 线和心脏超声检查,大部分患者可明确诊断,少数复杂的先心病患者需要做 CT、磁共振。心导管检查和心血管造影是评价体肺分流性肺动脉高压和血流动力学改变最准确的方法,并且也是原发疾病手术适应证选择的重要依据。早期治疗原发疾病先心病,避免肺动脉高压的发生是预防的关键。各种体-肺循环分流合并肺动脉高压的先心病患者,需要尽早外科手术和/或介入治疗以防止出现肺血管结构重塑。正确地评估患者的临床情况是决定治疗选择和预后的关键,一旦出现艾森曼格综合征就不能做原发先心病的矫正手术。此外,新型肺血管扩张药物前列环素类似物、磷酸二酯酶-5 抑制药、波生坦、一氧化氮对治疗先天性体-肺循环分流疾病相关性肺动脉高压有一定效果。此类患者的预后较 IPAH 好。

(四)门脉高压相关性肺动脉高压

慢性肝病和肝硬化门脉高压患者中肺动脉高压的发生率为 3%~5%。其发生机制可能是由于门脉分流使肺循环血流增加和未经肝脏代谢的血管活性物质直接进入肺循环引起血管增生、血管收缩、原位血栓形成,从而引起肺动脉高压。超声心动图是筛查的首选无创检查,但仅肺动脉平均压力增加而肺血管阻力正常,不能诊断门脉高压相关性肺动脉高压(portopulmonary hypertension,POPH),右心导管检查是确诊的“金标准”。对于 POPH 患者行急性血管扩张试验推荐使用依洛前列环素或依前列醇。钙通道阻滞药可以使门脉高压恶化。由于 POPH 患者有出血倾向,抗凝药使用应权衡利弊。降低 POPH 肺动脉压力药物主要为前列环素类、西地那非,在肝损患者中应注意波生坦的肝毒性。POPH 预后较差。肝移植对 POPH 预后尚有争议。

(五)HIV 感染相关性肺动脉高压

HIV 感染是肺动脉高压的明确致病因素,肺动脉高压在 HIV 感染患者中的年发病率约0.1%,至少较普通人群高 500 倍。其发生机制可能是 HIV 通过反转录病毒导致炎症因子和生长因子释放,诱导细胞增生和内皮细胞损伤,引起肺动脉高压。HIV 感染相关性肺动脉高压(pulmonary arterial hypertension related to HIV infection,PAHRH)的病理改变和临床表现与IPAH 相似。PAHRH 的治疗包括抗反转录病毒治疗和对肺动脉高压的治疗。PAHRH 的预后比 IPAH 还差,HIV 感染者一旦出现肺动脉高压,肺动脉高压就成为其主要死亡原因。

(六)食欲抑制药物相关性肺动脉高压

食欲抑制药物中阿米雷司、芬氟拉明、右芬氟拉明可以明确导致肺动脉高压,苯丙胺类药物可能会导致肺动脉高压,且停药后很少逆转。食欲抑制药物引起肺动脉高压的机制可能与 5-羟色胺通道的影响有关,血游离增高的 5-羟色胺使肺血管收缩和肺血管平滑肌细胞增生。食欲抑制药物相关性肺动脉高压在病理和临床与 IPAH 相似。

(七)甲状腺疾病相关性肺动脉高压

国外文献报道,IPAH 患者中各类甲状腺疾病的发病率高达 49%,其中合并甲状腺功能减退症的发病率为 10%~24%,因此应对所有 IPAH 患者进行甲状腺功能指标的筛查。发病机制可能与自身免疫反应和高循环血流动力学状态导致肺血管内皮损伤及功能紊乱等因素有关。对此类患者不仅应针对甲状腺功能紊乱进行治疗,同时也应针对肺动脉高压进行治疗。

(八)肺静脉闭塞病和肺毛细血管瘤样增生症

这两种疾病是罕见的以肺动脉高压为表现的疾病,临床表现与 IPAH 相似。肺静脉闭塞病(pulmonary veno-occlusive disease,PVOD)主要影响肺毛细血管后静脉,病理表现为肺静脉内膜增厚、纤维化,严重的肺淤血和间质性纤维化形成的小病灶是其特征性改变。PVOD 的胸部 CT 扫描显示肺部出现磨玻璃样变,伴或不伴边界不清的结节影,叶间胸膜增厚,纵隔肺门淋巴结肿大,这些征象对于 IPAH 鉴别有特征意义。肺毛细血管瘤样增生症(pulmonary capillary hemangioma,PCH)病理表现为大量灶状增生的薄壁毛细血管浸润肺泡组织,累及胸膜、支气管和血管壁,有特征的 X 线表现是弥漫分布的网状结节影。这两种疾病的确诊很困难,需要开胸肺活检。它们的治疗与 IPAH 不同,使用扩张肺动脉的药物会加重肺动脉高压,甚至导致严重的肺水肿和死亡。这两种疾病的预后差,肺移植是唯一有效的治疗方法。

(九)左心疾病相关性肺动脉高压

各种左心疾病,如冠心病、心肌病、瓣膜病、缩窄性心包炎等会引起肺静脉压力增加,进而使肺动脉压力增高,又称肺静脉高压。肺静脉高压对呼吸功能的影响较明显,使肺的通气、换气、弥散功能下降。临床表现不仅有劳力性呼吸困难,而且有端坐呼吸和夜间阵发性呼吸困难。胸部 X 线检查显示左心衰竭征象。超声心动图检查对原发疾病有确诊价值。治疗主要针对原发疾病,瓣膜病、心包疾病患者适时手术治疗。内科药物治疗减低心脏负荷、改善心功能。

(十)呼吸疾病和/或缺氧相关的肺动脉高压

患有各种慢性肺疾病的患者由于长期缺氧肺血管收缩、肺血管内皮功能失衡、肺血管结构破坏(管壁增厚)、血管内微小血栓形成及患者的遗传因素使之易发,这些最终造成各种慢性肺疾病的患者发生肺动脉高压。慢性肺部疾病引起的肺动脉高压有一些与其他类型肺动脉高压不同的特点:肺动脉高压的程度较轻,多为轻至中度增高,间质性肺病可为中度至重度增高;肺动脉高压的发展通常缓慢;在一些特殊情况下,如活动、肺部感染加重,肺动脉压力会突然增加;基础肺疾病好转后,肺动脉高压也会明显缓解。临床表现既有基础肺疾病又有肺动脉高压的症状和体征,肺部听诊有助于判断肺疾病的严重程度。肺功能检查和血气分析提示呼吸功能障碍和呼吸衰竭的类型和程度。肺动脉高压影响慢性肺疾病患者的预后。积极治疗基础肺疾病能够使肺动脉高压明显缓解,长程氧疗对降低肺动脉压力有益并能提高患者的生存率。新型肺血管扩张药对此类患者肺动脉高压的治疗价值有限。晚期患者可考虑肺移植。

(十一)慢性血栓栓塞性肺动脉高压

肺动脉及其分支的血栓不能溶解或反复发生血栓栓塞,血栓机化,肺动脉内膜慢性增厚,肺动脉血流受阻;未栓塞的肺血管在长期高血流量的切应力等流体力学因素的作用下,血管内皮损伤,肺血管重构;上述两方面的因素使肺血管阻力增加,导致肺动脉高压。由于非特异的症状和缺乏静脉血栓栓塞症的病史,其发生率和患病率尚无准确的数据。以往的尸检报道表明慢性血栓栓塞性肺动脉高压(chronic thromboembolism pulmonary hypertension,CTEPH)的总发生率为 1‰～3‰,其中急性肺栓塞幸存者的发生率为 0.1%～0.5%。临床表现缺乏特异性,易漏诊和误诊。渐进性劳力性呼吸困难是最常见症状。心电图、胸部 X 线、血气分析、超声心动图是初筛检查,核素肺通气灌注显像、CT 肺动脉造影、右心导管和肺动脉造影可进一步明确诊断。核素肺通气灌注显像诊断亚段及以下的 CTEPH 有独到价值,但也可能低估血栓栓塞程度。多排螺旋 CT 与常规肺动脉造影相比,有较高的敏感性和特异性,但可能低估亚段及以下的 CTEPH。需要同时做下肢血管超声、下肢核素静脉显像确定有无下肢深静脉血栓形成。CTEPH 患者病死率很高,自然预后差,肺动脉平均压力>5.3 kPa(40 mmHg),病死率为70%;肺动脉平均压力>6.7 kPa(50 mmHg),病死率为90%。传统的内科治疗手段,如利尿、强心和抗凝治疗及新型扩张肺动脉的药物对 CTEPH 有一定效果。肺动脉血管内球囊扩张及支架置入术对部分 CTEPH 患者也有一定效果。肺动脉血栓内膜剥脱术是治疗 CTEPH 的重要而有效方法,术后大多数患者肺动脉压力和肺血管阻力持续下降,心排血量和右心功能提高。手术死亡率为5%~24%。对于不能做肺动脉血栓内膜剥脱术的患者,可考虑肺移植。

(栗　林)

第五节　急性病毒性心肌炎

急性病毒性心肌炎是指嗜心性病毒感染引起的,以心肌非特异性间质性炎症为主,伴有心肌细胞变性、溶解或坏死病变的心肌炎。病变可累及心脏传导和起搏系统,亦可累及心包膜。临床上以肠道病毒(如柯萨奇病毒 B 组 2、4 两型最多见,其次为 5、3、1 型及 A 组的 1、4、9、16、23 型,艾柯病毒和脊髓灰质炎病毒等)和流感病毒较为常见。此外,麻疹、腮腺炎、乙型脑炎、肝炎和巨细胞病毒等也可引起心肌炎。

一、发病机制

病毒如何引起心肌损伤的机制迄今尚未阐明,可能途径包括以下2条。

(一)病毒直接侵犯心肌

病毒感染后可引起病毒血症,经血流直接侵犯心肌,导致心肌纤维溶解、坏死、水肿及炎性细胞浸润。有人认为,急性暴发性病毒性心肌炎和病毒感染后1~4周内猝死者,病毒直接侵犯心肌可能是主要的发病机制。

(二)免疫变态反应

对于大多数病毒性心肌炎,尤其是慢性心肌炎,目前认为主要是通过免疫变态反应而致病。参与免疫反应可能是病毒本身,也可能是病毒-心肌抗体复合物。既有体液免疫参与,又有细胞免疫参与。此外,患者免疫功能低下在发病中也起重要作用。

二、诊断

(一)临床表现特点

(1)起病前1~3周内常有上呼吸道或消化道感染史。

(2)心脏受累表现:心悸、气促、心前区疼痛等。体检:轻者心浊音界不扩大,重者心浊音界扩大,心率增快且与体温升高不相称,可出现舒张期奔马律,心律失常以频发期前收缩多见,亦可表现为房室传导阻滞,以至出现心动过缓、心尖区第一心音低钝。可闻及收缩期吹风样杂音。重症患者可短期内出现心力衰竭或心源性休克,少数因严重心律失常而猝死。

(3)老幼均可发病,但以儿童和年轻人较易发病。

(二)实验室检查及其他辅助检查特点

(1)心电图常有各种心律失常表现,以心室性期前收缩最常见,其次为房室传导阻滞、束支及室内阻滞、心动过速等。心肌损害可表现为 ST 段降低、T 波低平或倒置、Q-T 间期延长等。暴发性病毒性心肌炎可有异常 Q 波、阵发性室性心动过速、高度房室传导阻滞,甚至心室颤动等。心电图改变对心肌炎的诊断并无特异性。

（2）血清酶学检查可有 CK 及其同工酶（CK-MB）、AST 或 LDH 及其同工酶（LDH1）增高。

（3）X 线、超声心动图检查示心脏轻至中度增大,搏动减弱,有时可伴有心包积液,此时称心肌心包炎。

（4）血白细胞可轻至中度增多,血沉加速。

（5）从咽拭、尿、粪、血液及心包穿刺液中分离出病毒,且在恢复期血清中同型病毒抗体滴度较初期或急性期（第一份）血清升高或下降 4 倍以上,可认为是新近有病毒感染。

诊断病毒性心肌炎必须排除可能引起心肌损害的其他疾病,如风湿性心肌炎、中毒性心肌炎、结缔组织和代谢性疾病、原发性心肌病等。

三、治疗

目前,对急性病毒性心肌炎尚缺乏特异性治疗方法,但多数患者经过一段时间休息及对症治疗后能自行痊愈,少数可演变为慢性心肌炎或遗留不同程度心律失常表现,个别暴发型重症病例可导致死亡。本病主要治疗措施如下。

（一）充分休息,防止过劳

本病一旦确诊,应卧床休息,进食易消化和富含维生素、蛋白质的食物。充分休息在急性期应列为主要治疗措施之一。早期不重视卧床休息,可能会导致心脏进行性增大和带来较多的后遗症,一般需休息3个月左右。心脏已经扩大或曾出现过心功能不全者应延长至半年,直至心脏不再缩小、心功能不全症状消失后,在密切观察下逐渐增加活动量,恢复期仍应适当限制活动3～6个月。

（二）酌情应用改善心肌细胞营养与代谢的药物

辅酶 A 50～100 U 或肌苷 200～400 mg,每天 1～2 次,肌内注射或静脉注射;细胞色素 C 15～30 mg,每天1～2 次,静脉注射,该药应先皮试,无过敏者才能注射。ATP 或三磷酸胞苷（CTP）20～40 mg,每天 1～2 次,肌内注射,前者尚有口服或静脉制剂,剂量相同。辅酶 Q_{10},每天 30～60 mg,口服;或 10 mg,每天 2 次,肌内注射及静脉注射。FDP 5～10 g,每天 1～2 次,静脉滴注,对重症病毒性心肌炎可能有效。一般情况下,上述药物视病情可适当搭配或联合应用 2 或 3 种即可,10～14 天为 1 个疗程。此外,极化液疗法:氯化钾 1.0～1.5 g,普通胰岛素 8～12 U,加入 10％葡萄糖液 500 mL 内,每天 1 次,静脉滴注,尤适用于频发室性期前收缩者。在极化液基础上再加入 25％硫酸镁 5～10 mL,对快速型心律失常疗效更佳,7～14 天为 1 个疗程。大剂量维生素 C,每天5～10 g静脉滴注及丹参酮注射液40～80 mg,分 2 次加入 50％葡萄糖液 20 mL内静脉注射或稀释后静脉滴注,连用 2 周,也有一定疗效。

（三）肾上腺皮质激素

激素有抑制炎性反应、降低血管通透性、减轻组织水肿及抗过敏作用,但可抑制免疫反应和干扰素的合成、促进病毒繁殖和炎症扩散、加重心肌损害,因此应用激素有利有弊。为此,多数学者主张病毒性心肌炎急性期,尤其是最初 2 周内,病情并非危重者不用激素。但短期内心脏急剧增大、高热不退、急性心力衰竭、严重心律失常、休克、全身中毒症状严重合并多脏器损害或高度房室传导阻滞者,可使用地塞米松,每天 10～30 mg,分次静脉注射,或用氢化可的松,每天200～

300 mg,静脉滴注,连用 3～7 天,待病情改善后改口服,并迅速减量至停,一般疗程不宜超过 2 周。若用药 1 周仍无效,则停用。激素对重症病毒性心肌炎有效,其可能原因与抑制了心肌炎症、水肿,消除过度、强烈的免疫反应和减轻毒素作用有关。

(四)抗生素

急性病毒性心肌炎可使用广谱抗生素,如氨苄西林、头孢菌素等,以防止继发性细菌感染,因后者常是诱发病毒感染的条件,特别是流感、柯萨奇及腮腺炎病毒感染,且可加重病毒性心肌炎的病情。

(五)抗病毒药物

疗效不肯定,因为病毒性心肌炎主要是免疫反应的结果。即使是由于病毒直接侵犯所致,但抗病毒药物能否进入心肌细胞内杀灭病毒也尚有疑问。流感病毒所致心肌炎可试用吗啉胍 (ABOB)100～200 mg,每天 3 次;金刚烷胺 100 mg,每天 2 次。疱疹病毒性心肌炎可试用阿糖胞苷和利巴韦林(三氮唑核苷),前者剂量为每天 50～100 mg,静脉滴注,连用 1 周;后者为 100 mg,每天 3 次,视病情连用数天至 1 周,必要时亦可静脉滴注,剂量为每天 300 mg。此外,中草药如板蓝根、连翘、大青叶、黄连、黄芩、虎杖等也具抗病毒作用。

(六)免疫调节剂

(1)人白细胞干扰素 1.5 万～2.5 万 U,每天 1 次,肌内注射,7～10 天为 1 个疗程,间隔 2～3 天,视病情可再用 1～2 个疗程。

(2)应用基因工程制成的干扰素 100 万 U,每天 1 次,肌内注射,2 周为 1 个疗程。

(3)聚肌胞每天 1～2 mg,每 2～3 天 1 次,肌内注射,2～3 个月为 1 个疗程。

(4)简化胸腺素 10 mg,每天肌内注射 1 次,共 3 个月,以后改为 10 mg,隔天肌内注射 1 次,共半年。

(5)免疫核糖核酸(IRNA)3 mg,每 2 周 1 次,皮下注射或肌内注射,共 3 个月,以后每月肌内注射 3 mg,连续 6～12 个月。

(6)转移因子(TF)1 mg,加盐水 2 mL,每周 1～2 次,于上臂内侧或两侧腋部皮下或臀部肌内注射。

(7)黄芪有抗病毒及调节免疫功能,对干扰素系统有激活作用,在淋巴细胞中可诱生 γ 干扰素,还能改善内皮细胞生长及正性肌力作用,可口服、肌内注射或静脉内给药。用量为黄芪口服液(每支含生黄芪 15 g)1 支,每天 2 次,口服;或黄芪注射液(每支含生黄芪 4 g/2 mL)2 支,每天 1～2 次,肌内注射;或在 5％葡萄糖液 500 mL 内加黄芪注射液 4～5 支,每天 1 次,3 周为 1 个疗程。

(七)纠正心律失常

基本上按一般心律失常治疗。对于室性期前收缩、快速型心房颤动可用胺碘酮 0.2 g,每天 3 次,1～2 周后或有效后改为每天 0.1～0.2 g 维持。阵发性室性心动过速、心室扑动或颤动,应尽早采用直流电电击复律,亦可迅速静脉注射利多卡因 50～100 mg,必要时隔 5～10 分钟后再注,有效后静脉滴注维持 24～72 小时。心动过缓可用阿托品治疗,也可加用激素。对于莫氏 Ⅱ 型和三度房室传导阻滞,尤其有脑供血不足表现或有阿-斯综合征发作者,应及时安置人工心脏起搏器。

(八)心力衰竭和休克的防治

重症急性病毒性心肌炎可并发心力衰竭或休克。有心力衰竭者应给予低盐饮食、供氧,视病情缓急可选用口服或静脉注射洋地黄类制剂,但剂量应控制在常规负荷量的 1/2～2/3,必要时可并用利尿剂、血管扩张剂和非洋地黄类正性肌力药物,同时注意水、电解质平衡。

(栗 林)

第六节 急性左心衰竭

急性左心衰竭(以下简称 AHF)是临床医师面临的最常见的心脏急症之一。许多国家随着人口老龄化及急性心肌梗死患者存活率的升高,慢性心力衰竭患者的数量快速增长,同时也增加了心功能失代偿的患者数量。AHF 60%～70%是由冠心病所致,尤其是老年人。在年轻患者,AHF 的原因更多见于扩张型心肌病、心律失常、先天性或瓣膜性心脏病、心肌炎等。

AHF 患者预后不良。急性心肌梗死伴有严重心力衰竭患者的病死率非常高,12 个月的病死率为 30%。据报道:急性肺水肿院内病死率为 12%,1 年病死率为 40%。

2008 年,欧洲心脏病学会更新了急性和慢性心力衰竭指南。2010 年,中华医学会心血管病分会发布了我国急性心力衰竭诊断和治疗指南。

一、急性心力衰竭的临床表现

AHF 是指由于心脏功能异常而出现的急性临床发作。无论既往有无心脏病病史,均可发生。心功能异常可以是收缩功能异常,亦可为舒张功能异常,还可以是心律失常或心脏前负荷和后负荷失调。它通常是致命的,需要紧急治疗。

急性心力衰竭可以在既往没有心功能异常者中首次发病,也可以是患者慢性心力衰竭(CHF)的急性失代偿。以下为急性心力衰竭的患者的临床表现。

(一)基础心血管疾病的病史和表现

大多数患者有各种心脏病的病史,存在引起急性心力衰竭的各种病因。老年人中的主要病因为冠心病、高血压和老年性退行性心瓣膜病,而在年轻人中多由风湿性心瓣膜病、扩张型心肌病、急性重症心肌炎等所致。

(二)诱发因素

常见的诱因:①慢性心力衰竭药物治疗缺乏依从性。②心脏容量超负荷。③严重感染,尤其肺炎和败血症。④严重颅脑损害或剧烈的精神心理紧张与波动。⑤大手术后。⑥肾功能减退。⑦急性心律失常如室性心动过速(室速)、心室颤动(室颤)、心房颤动(房颤)或心房扑动(房扑)伴快速心室率、室上性心动过速及严重的心动过缓等。⑧支气管哮喘发作。⑨肺栓塞。⑩高心排血量综合征,如甲状腺功能亢进危象、严重贫血等。⑪应用负性肌力药物如维拉帕米、地尔硫䓬、β受体阻滞剂等。⑫应用非甾体抗炎药。⑬心肌缺血。⑭老年急性舒张功能减退。⑮吸毒。⑯酗酒。⑰嗜铬细胞瘤。以上这些诱因可使心功能原来尚可代偿的患者骤发心力衰竭,或者使已有心力衰竭的患者病情加重。

(三)早期表现

原来心功能正常的患者出现急性失代偿的心力衰竭(首发或慢性心力衰竭急性失代偿)伴有急性心力衰竭的症状和体征,出现原因不明的疲乏或运动耐力明显降低及心率增加 15～20 次/分,可能是左心功能降低的最早期征兆。继续发展可出现劳力性呼吸困难、夜间阵发性呼吸困难、睡觉需用枕头抬高头部等,检查可发现左心室增大、闻及舒张早期或中期奔马律、肺动脉第二心音六进、两肺尤其肺底部有细湿啰音,还可有干性啰音和哮鸣音,提示已有左心功能障碍。

（四）急性肺水肿

起病急骤,病情可迅速发展至危重状态。突发的严重呼吸困难、端坐呼吸、喘息不止、烦躁不安并有恐惧感,呼吸频率可达 30~50 次/分;频繁咳嗽并咯出大量粉红色泡沫样血痰;听诊心率快,心尖部常可闻及奔马律;双肺满布湿啰音和哮鸣音。

（五）心源性休克

（1）患者持续低血压,收缩压降至 12.0 kPa（90 mmHg）以下,或原有高血压的患者收缩压降幅≥8.0 kPa（60 mmHg）,且持续 30 分钟以上。

（2）患者组织低灌注状态,可有以下表现:①皮肤湿冷、苍白和发绀,出现紫色条纹;②心动过速＞110 次/分;③尿量显著减少（＜20 mL/h）,甚至无尿;④意识障碍,常有烦躁不安、激动焦虑、恐惧和濒死感;收缩压低于 9.3 kPa（70 mmHg）,可出现抑制症状如神志恍惚、表情淡漠、反应迟钝,逐渐发展至意识模糊,甚至昏迷。

（3）血流动力学障碍:肺毛细血管楔压（PCWP）≥2.4 kPa（18 mmHg）,心排血指数（CI）≤36.7 mL/(s·m²)[≤2.2 L/(min·m²)]。

（4）低氧血症和代谢性酸中毒。

二、急性左心衰竭严重程度分级

主要分级有 Killip 法（表 3-9）、Forrester 法（表 3-10）和临床程度分级（表 3-11）3 种。Killip 法主要用于急性心肌梗死患者,分级依据临床表现和胸部 X 线检查的结果。

Forrester 分级依据临床表现和血流动力学指标,可用于急性心肌梗死后 AHF,最适用于首次发作的急性心力衰竭。临床程度的分类法适用于心肌病患者,主要依据临床发现,最适用于慢性失代偿性心力衰竭。

表 3-9　急性心肌梗死的 Killip 法分级

分级	症状与体征
Ⅰ	无心力衰竭
Ⅱ	有心力衰竭,两肺中下部有湿啰音,占肺野下 1/2,可闻及奔马律。X 线胸片有肺淤血
Ⅲ	严重心力衰竭,有肺水肿,细湿啰音遍布两肺（超过肺野下 1/2）
Ⅳ	心源性休克、低血压[收缩压＜12.0 kPa（90 mmHg）]、发绀、出汗、少尿

注:1 mmHg＝0.133 kPa

表 3-10　急性左心衰竭的 Forrester 法分级

分级	PCWP(mmHg)	CI[mL/(s·m²)]	组织灌注状态
Ⅰ	≤18	＞36.7	无肺淤血,无组织灌注不良
Ⅱ	＞18	＞36.7	有肺淤血
Ⅲ	＜18	≤36.7	无肺淤血,有组织灌注不良
Ⅳ	＞18	≤36.7	有肺淤血,有组织灌注不良

注:PCWP,肺毛细血管楔压;CI,心排血指数,其法定单位[mL/(s·m²)]与旧制单位[L/(min·m²)]的换算因数为 16.67。
1 mmHg＝0.133 kPa

表 3-11　急性左心衰竭的临床程度分级

分级	皮肤	肺部啰音
Ⅰ	干、暖	无
Ⅱ	湿、暖	有
Ⅲ	干、冷	无/有
Ⅳ	湿、冷	有

三、急性心力衰竭的诊断

AHF 的诊断主要依据症状和临床表现,同时辅以相应的实验室检查,例如 ECG、胸片、生化标志物、多普勒超声心动图等,诊断的流程见下图 3-3。

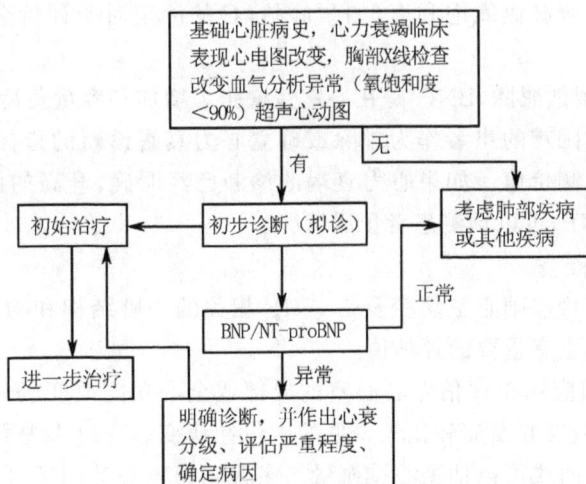

图 3-3　急性左心衰竭的诊断流程

急性心力衰竭患者发作时,需要系统地评估外周循环、静脉充盈、肢端体温。

在患者心力衰竭失代偿时,右心室充盈压通常可通过中心静脉压评估。AHF 时中心静脉压升高应谨慎分析,因为在静脉顺应性下降合并右室顺应性下降时,即便右室充盈压很低也会出现中心静脉压的升高。

左室充盈压可通过对患者肺部听诊来评估,肺部存在湿啰音常提示左室充盈压升高。进一步的确诊、严重程度的分级及随后可能出现的肺淤血、胸腔积液应进行胸片检查。左室充盈压的临床评估常被迅速变化的临床征象所误导。应进行心脏的触诊和听诊,了解有无室性和房性奔马律(第三心音,第四心音)。

四、实验室检查及辅助检查

(一)心电图(ECG)检查

急性心力衰竭时 ECG 多有异常改变。ECG 可以辨别节律,可以帮助确定 AHF 的病因及了解患者心室的负荷情况。这在急性冠脉综合征中尤为重要。ECG 还可了解患者左右心室/心房的劳损情况、有无心包炎、既往存在的病变、左右心室的肥大情况等。心律失常时应分析 12 导联心电图,同时应进行连续的 ECG 监测。

（二）胸片及影像学检查

对于所有 AHF 的患者,胸片和其他影像学检查宜尽早完成,以便及时评估已经存在的肺部和心脏病变（心脏的大小及形状）及肺淤血的程度。它不但可以用于明确诊断,还可用于了解随后的治疗效果。胸片还可用作左心衰竭的鉴别诊断,除外肺部炎症或感染性疾病。胸部 CT 或放射性核素扫描可用于判断肺部疾病和诊断大的肺栓塞。CT、经食管超声心动图可用于诊断主动脉夹层。

（三）实验室检查

AHF 时应进行一些实验室检查。动脉血气分析可以评估氧合情况（氧分压 PaO_2）、通气情况（二氧化碳分压 $PaCO_2$）、酸碱平衡（pH）和碱缺失,严重 AHF 患者应进行此项检查。脉搏血氧测定及潮气末 CO_2 测定等无创性检测方法可以替代动脉血气分析,但不适用于低心排血量及血管收缩性休克状态。静脉血氧饱和度（如颈静脉内）的测定对于评价全身的氧供需平衡很有价值。

血浆脑钠尿肽（B 型钠尿肽,BNP）是在心室室壁张力增加和容量负荷过重时由心室释放的,现在已用于急诊室呼吸困难的患者作为排除或确立心力衰竭诊断的指标。BNP 对于排除心力衰竭有着很高的阴性预测价值。如果心力衰竭的诊断已经明确,升高的血浆 BNP 和 N 末端脑钠尿肽前体（NT-proBNP）可以预测患者预后情况。

（四）超声心动图检查

超声心动图对于评价基础心脏病变及与 AHF 相关的心脏结构和功能改变是极其重要的,同时对急性冠脉综合征也有重要的评估值。

多普勒超声心动图应用于评估左右心室的局部或全心功能改变、瓣膜结构和功能、心包病变、急性心肌梗死的机械性并发症和比较少见的占位性病变。通过多普勒超声心动图测定主动脉或肺动脉的血流时速曲线可以估测心排血量。多普勒超声心动图还可估计肺动脉压力（三尖瓣反流射速）,同时可监测左室前负荷。

（五）其他检查

在涉及与冠状动脉相关的病变,如不稳定型心绞痛或心肌梗死时,血管造影是非常重要的,现已明确血运重建能够改善患者预后。

五、急性心力衰竭患者的监护

急性心力衰竭患者应在进入急诊室后就应尽快地开始监护,同时给予相应的诊断性检查以明确基础病因。

（一）无创性监护

在所有的危重患者,必须监测的项目有血压、体温、心率、呼吸、心电图。有些实验室检查应重复做,例如电解质、肌酐、血糖及有关感染和代谢障碍的指标。必须纠正低钾或高钾血症。如果患者情况恶化,这些指标的监测频率也应增加。

1.心电监测

患者在急性失代偿阶段 ECG 的监测是必需的（监测心律失常和 ST 段变化）,尤其是心肌缺血或心律失常是导致急性心力衰竭的主要原因时。

2.血压监测

患者开始治疗时维持正常的血压很重要,其后也应定时测量(例如每5分钟测量1次),直到血管活性药、利尿药、正性肌力药剂量稳定时。在并无强烈的血管收缩和不伴有极快心率时,无创性自动袖带血压测量是可靠的。

3.血氧饱和度监测

脉搏血氧计是测量动脉氧与血红蛋白结合饱和度的无创性装置(SaO_2)。通常从联合血氧计测得的 SaO_2 的误差在2%之内,除非患者处于心源性休克状态。

4.心排血量和前负荷

患者心排血量和前负荷的测量可应用多普勒超声的方法监测。

(二)有创性监测

1.动脉置管

置入动脉导管的指征是因血流动力学不稳定需要连续监测动脉血压或需进行多次动脉血气分析。

2.中心静脉置管

中心静脉置管联通了中心静脉循环,所以可用于输注液体和药物,也可监测中心静脉压(CVP)及静脉氧饱和度(SvO_2)(上腔静脉或右心房处),后者用以评估氧的运输情况。

在分析患者右心房压力时应谨慎,避免过分注重右心房压力,因为右心房压力几乎与左房压力无关,因此也与 AHF 时的左室充盈压无关。CVP 也会受到重度三尖瓣关闭不全及呼气末正压通气(PEEP)的影响。

3.肺动脉导管

肺动脉导管(PAC)是一种漂浮导管,用于测量上腔静脉(SVC)、右心房、右室、肺动脉压力、肺毛细血管楔压及心排血量。现代导管能够半连续性地测量心排血量及混合静脉血氧饱和度、右室舒张末容积和射血分数。

虽然置入肺动脉导管用于急性左心衰竭的诊断通常不是必需的,但对于伴发有复杂心肺疾病的患者,它可以用来鉴别是心源性机制还是非心源性机制。对于二尖瓣狭窄、主动脉关闭不全、高气道压或左室僵硬(如左室肥厚、糖尿病、纤维化、使用正性肌力药、肥胖、缺血)的患者,肺毛细血管楔压并不能真实反映左室舒张末压。

建议 PAC 用于对传统治疗未产生预期疗效的血流动力学不稳定的患者及合并淤血和低灌注的患者。在这些情况下,置入肺动脉导管以保证左室最恰当的液体负荷量,并指导血管活性药物和正性肌力药物的使用。

六、急性心力衰竭的治疗

(一)临床评估

对患者均应根据上述各种检查方法及病情变化作出临床评估,包括:①基础心血管疾病;②急性心力衰竭发生的诱因;③病情的严重程度和分级,并估计预后;④治疗的效果。此种评估应多次和动态进行,以调整治疗方案。

(二)治疗目标

(1)控制基础病因和矫治引起心力衰竭的诱因:应用静脉和/或口服降压药物以控制高血压;选择有效抗生素控制感染;积极治疗各种影响血流动力学的快速性或缓慢性心律失常;应用硝酸

酯类药物改善心肌缺血。糖尿病伴血糖升高者应有效控制血糖水平,同时,要防止出现低血糖。对血红蛋白低于 60 g/L 的严重贫血者,可输注浓缩红细胞悬液或全血。

(2)缓解各种严重症状:①低氧血症和呼吸困难采用不同方式的吸氧,包括鼻导管吸氧、面罩吸氧及无创或气管插管的呼吸机辅助通气治疗。②胸痛和焦虑应用吗啡。③呼吸道痉挛应用支气管解痉药物。④利尿药有助于减轻肺淤血和肺水肿,亦可缓解呼吸困难。

(3)稳定血流动力学状态,维持收缩压≥12.0 kPa(90 mmHg),纠正和防止低血压可应用各种正性肌力药物。血压过高者的降压治疗可选择血管扩张药物。

(4)纠正水、电解质紊乱和维持酸碱平衡。

(5)保护重要脏器如肺、肾、肝和大脑,防止功能损害。

(6)降低死亡危险,改善近期和远期预后。

(三)急性左心衰竭的处理流程

急性左心衰竭确诊后,即按图 3-4 的流程处理。初始治疗后症状未获明显改善或病情严重者应行进一步治疗。

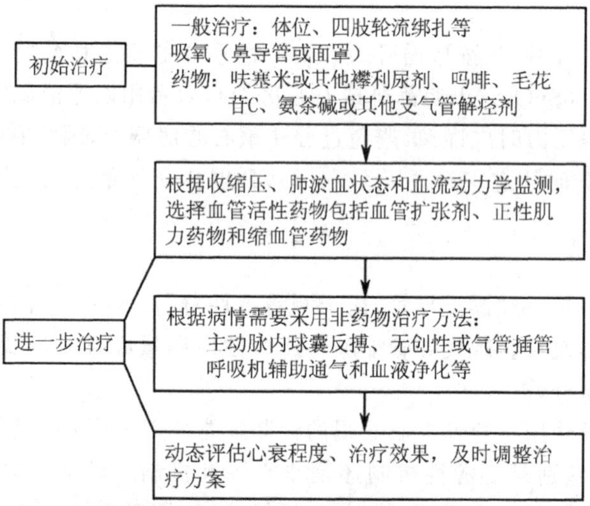

图 3-4　急性左心衰竭的处理流程

1.急性左心衰竭的一般处理

(1)体位:静息时明显呼吸困难者应半卧位或端坐位,双腿下垂以减少回心血量,降低心脏前负荷。

(2)四肢交换加压:患者四肢轮流绑扎止血带或血压计袖带,通常同一时间只绑扎三肢,每隔15～20 分钟轮流放松一肢。血压计袖带的充气压力应较舒张压低 1.3 kPa(10 mmHg),使动脉血流仍可顺利通过,而静脉血回流受阻。此法可降低前负荷,减轻患者肺淤血和肺水肿。

(3)吸氧:适用于低氧血症和呼吸困难明显(尤其指端血氧饱和度<90%)的患者。应尽早采用,使患者 SaO_2≥95%(伴 COPD 者 SaO_2>90%)。可采用不同的方式:①鼻导管吸氧,低氧流量(1～2 L/min)开始,如仅为低氧血症,动脉血气分析未见二氧化碳潴留,可采用高流量给氧6～8 L/min。乙醇吸氧可使肺泡内的泡沫表面张力降低而破裂,改善肺泡的通气。方法是在氧气通过的湿化瓶中加 50%～70%乙醇或有机硅消泡剂,用于肺水肿患者。②面罩吸氧适用于伴呼吸性碱中毒患者。必要时还可采用无创性或气管插管呼吸机辅助通气治疗。

（4）做好患者救治的准备工作：至少开放 2 条静脉通道，并保持通畅。必要时可采用深静脉穿刺置管，以随时满足用药的需要。血管活性药物一般应用微量泵泵入，以维持稳定的速度和正确的剂量。固定和维护好漂浮导管、深静脉置管、心电监护的电极和导联线、鼻导管或面罩、导尿管及指端无创血氧仪测定电极等。保持室内适宜的温度、湿度，灯光柔和，环境幽静。

（5）患者饮食：进易消化食物，避免一次大量进食，在总量控制下，可少量多餐（6～8 次/天）。应用襻利尿药情况下不要过分限制钠盐摄入量，以避免低钠血症，导致低血压。利尿药应用时间较长的患者要补充多种维生素和微量元素。

（6）患者出入量管理：肺淤血、体循环淤血及水肿明显者应严格限制饮水量和静脉输液速度，对无明显低血容量因素（大出血、严重脱水、大汗淋漓等）者的每天摄入液体量一般宜在 1 500 mL 以内，不要超过 2 000 mL。保持每天水出入量负平衡约 500 mL/d，严重肺水肿者的水负平衡为 1 000～2 000 mL/d，甚至可达 3 000～5 000 mL/d，以减少水、钠潴留和缓解症状。3～5 天后，如淤血、水肿明显消退，应减少水负平衡量，逐渐过渡到出入水量大体平衡。在水负平衡下应注意防止发生低血容量、低血钾和低血钠等。

2.药物治疗

（1）AHF 时吗啡及其类似物的使用：吗啡一般用于严重 AHF 患者的早期阶段，特别是患者不安和呼吸困难时。吗啡能够使静脉扩张，也能使动脉轻度扩张，并降低心率。应密切观察疗效和呼吸抑制的不良反应。伴明显和持续低血压、休克、意识障碍、COPD 等患者禁忌使用。老年患者慎用或减量。也可应用哌替啶 50～100 mg 肌内注射。

（2）AHF 患者治疗中血管扩张药的使用：对大多数 AHF 患者，血管扩张药常作为一线药，它可以用来开放外周循环，降低前负荷或后负荷。

酸酯类药物：急性心力衰竭时此类药在不减少每搏心排血量和不增加心肌氧耗情况下能减轻肺淤血，特别适用于急性冠状动脉综合征伴心力衰竭的患者。临床研究已证实，硝酸酯类静脉制剂与呋塞米合用治疗急性心力衰竭有效；应用大剂量硝酸酯类药物联合小剂量呋塞米的疗效优于单纯大剂量的利尿药。静脉应用硝酸酯类药物应十分小心滴注剂量，经常测量血压，防止血压过度下降。硝酸甘油静脉滴注起始剂量 5～10 μg/min，每 5～10 分钟递增 5～10 μg/min，最大剂量 100～200 μg/min；亦可每 10～15 分钟喷雾 1 次（400 μg），或舌下含服每次 0.3～0.6 mg。硝酸异山梨酯静脉滴注剂量 5～10 mg/h，亦可舌下含服每次 2.5 mg。

硝普钠（SNP）：适用于严重心力衰竭患者。临床应用宜从小剂量 10 μg/min 开始，可酌情逐渐增加剂量至 50～250 μg/min。由于其强效降压作用，应用过程中要密切监测血压，根据血压调整合适的维持剂量。长期使用时其代谢产物（硫代氰化物和氰化物）会产生毒性反应，特别是严重肝肾衰竭的患者应避免使用。减量时，硝普钠应该缓慢减量，并加用口服血管扩张药，以避免反跳。AHF 时硝普钠的使用尚缺乏对照试验，而且在 AMI 时使用，病死率增高。在急性冠脉综合征所致的心力衰竭患者，因为 SNP 可引起冠脉窃血，故在此类患者中硝酸酯类的使用优于硝普钠。

奈西立肽：这是一类新的血管扩张药肽类，近期被用以治疗 AHF 患者。它是人脑钠尿肽（BNP）的重组体，是一种内源性激素物质。它能够扩张静脉、动脉、冠状动脉，由此降低前负荷和后负荷，在无直接正性肌力的情况下增加心排血量。慢性心力衰竭患者输注奈西立肽对血流动力学产生有益的作用，可以增加钠排泄，抑制肾素-血管紧张素-醛固酮和交感神经系统。它和静脉使用硝酸甘油相比，能更有效地促进血流动力学改善，并且不良反应更少。该药临床试验的结果尚不一致。根据近期的两项研究(VMAC 和 PROACTION)表明,该药的应用可以带来临床和血流动力学的改善,推荐应用于急性失代偿性心力衰竭。国内一项Ⅱ期临床研究提示,该药较硝酸甘油静脉制剂能够更显著降低 PCWP,缓解患者的呼吸困难。应用方法:先给予负荷剂量 1.500 μg/kg,静脉缓慢推注,继以 0.007 5~0.015 0 μg/(kg·min)静脉滴注;也可不用负荷剂量而直接静脉滴注。疗程一般 3 天,不建议连续用药超过 7 天。

乌拉地尔:该药具有外周和中枢双重扩血管作用,可有效降低血管阻力,降低后负荷,增加心排血量,但不影响心率,从而减少心肌耗氧量。适用于高血压心脏病、缺血性心肌病(包括急性心肌梗死)和扩张型心肌病引起的急性左心衰竭患者;可用于 CO 降低、PCWP＞2.4 kPa (18 mmHg)的患者。通常静脉滴注 100~400 μg/min,可逐渐增加剂量,并根据血压和临床状况予以调整。伴严重高血压者可缓慢静脉注射 12.5~25.0 mg。

应用血管扩张药的注意事项:下列情况下患者禁用血管扩张药物:①收缩压＜12.0 kPa (90 mmHg),或持续低血压并伴症状尤其有肾功能不全的患者,以避免重要脏器灌注减少;②严重阻塞性心瓣膜疾病患者,例如主动脉瓣狭窄、二尖瓣狭窄患者,有可能出现显著的低血压,应慎用;③梗阻性肥厚型心肌病。

(3)急性心力衰竭时血管紧张素转化酶抑制剂(ACEI)的使用:ACEI 在急性心力衰竭中的应用仍存在诸多争议。急性心力衰竭的急性期、病情尚未稳定的患者不宜应用。急性心肌梗死后的急性心力衰竭可以试用,但须避免静脉应用,口服起始剂量宜小。在急性期病情稳定 48 小时后逐渐加量,疗程至少 6 周,不能耐受 ACEI 者可以应用 ARB 治疗。

在心排血量处于边缘状况时,ACE 抑制剂应谨慎使用,因为它可以明显降低肾小球滤过率。当联合使用非甾体抗炎药,出现双侧肾动脉狭窄时,不能耐受 ACE 抑制剂的风险增加。

(4)利尿药。

适应证:AHF 和失代偿心力衰竭的急性发作,伴有液体潴留的情况是应用利尿药的指征。利尿药缓解症状的益处及其在临床上被广泛认可,无需再进行大规模的随机临床试验来评估。

作用效应:静脉使用襻利尿药也有扩张血管效应,在使用早期(5~30 分钟)它除了降低肺阻抗外,同时也降低右心房压和肺毛细血管楔压。如果快速静脉注射大剂量(＞1 mg/kg)时,就有反射性血管收缩的可能。它与慢性心力衰竭时使用利尿药不同,在严重失代偿性心力衰竭使用利尿药能使容量负荷恢复正常,可以在短期内减少神经内分泌系统的激活。特别是在急性冠脉综合征的患者,应使用低剂量的利尿药,最好已给予扩血管治疗。

实际应用:静脉使用襻利尿药(呋塞米、托拉塞米),它有强效快速的利尿效果,对 AHF 患者优先考虑使用。在入院以前就可安全使用,应根据利尿效果和淤血症状的缓解情况来选择剂量。开始使用负荷剂量,然后继续静脉滴注呋塞米或托拉塞米,静脉滴注比一次性静脉注射更有效。噻嗪类和螺内酯可以联合襻利尿药使用,低剂量联合使用比高剂量使用一种药更有效,而且继发反应也更少。将襻利尿药和多巴酚丁胺、多巴胺或硝酸盐联合使用也是一种治疗方法,它比仅仅增加利尿药更有效,不良反应也更少。

不良反应、药物的相互作用:虽然利尿药可安全地用于大多数患者,但它的不良反应也很常见,甚至可威胁生命。它们包括:神经内分泌系统的激活,特别是肾素-血管紧张素-醛固酮系统和交感神经系统的激活;低血钾、低血镁和低氯性碱中毒可能导致严重的心律失常;可以产生肾毒性及加剧肾衰竭。过度利尿可过分降低静脉压、肺毛细血管楔压及舒张期灌注,由此导致每搏输出量和心排血量下降,特别见于严重心力衰竭和以舒张功能不全为主的心力衰竭或缺血所致的右室功能障碍。

(5)β受体阻滞剂。

适应证和基本原理:目前尚无应用β受体阻滞剂治疗 AHF 患者,改善其症状的研究。相反,AHF 患者是禁止使用β受体阻滞剂的。急性心肌梗死后早期肺部啰音超过基底部的患者、低血压患者均被排除在应用β受体阻滞剂的临床试验之外。急性心肌梗死患者没有明显心力衰竭或低血压,使用β受体阻滞剂能限制心肌梗死范围,减少致命性心律失常,并缓解疼痛。

当患者出现缺血性胸痛对阿片制剂无效、高血压、心动过速或心律失常时,可考虑静脉使用β受体阻滞剂。在 Gothenburg 美托洛尔研究中发现,急性心肌梗死发作早期应静脉使用美托洛尔或安慰剂,接着口服治疗 3 个月。美托洛尔的研究发现使心力衰竭的患者明显减少。如果患者有肺底部啰音的肺淤血征象,联合使用呋塞米,美托洛尔治疗可产生更好的疗效,降低病死率和并发症。

实际应用:当患者伴有明显急性心力衰竭,肺部啰音超过基底部时,应慎用β受体阻滞剂。对出现进行性心肌缺血和心动过速的患者,可以考虑静脉使用美托洛尔。

但是,对急性心肌梗死伴发急性心力衰竭的患者,其病情稳定后,应早期使用β受体阻滞剂。对于慢性心力衰竭患者,在急性发作稳定后(通常 4 天后),应早期使用β受体阻滞剂。

在大规模临床试验中,比索洛尔、卡维地洛或美托洛尔的初始剂量很小,然后逐渐缓慢增加到目标剂量。应个体化增加剂量。β受体阻滞剂可能过度降低患者血压,减慢心率。一般原则是,在服用β受体阻滞剂的患者由于心力衰竭加重而住院,除非必须用正性肌力药物维持,否则应继续服用β受体阻滞剂。但如果疑为β受体阻滞剂剂量过大(如有心动过缓和低血压)时,可减量继续用药。

(6)正性肌力药:此类药物适用于低心排血量综合征患者,如伴症状性低血压或 CO 降低伴有循环淤血的患者,可缓解组织低灌注所致的症状,保证重要脏器的血液供应。血压较低和对血管扩张药物及利尿药不耐受或反应不佳的患者尤其有效。使用正性肌力药有潜在的危害性,因为它能增加耗氧量、增加钙负荷,所以应谨慎使用。

对于失代偿的慢性心力衰竭患者,其症状、临床过程和预后很大程度上取决于血流动力学。所以,改善血流动力学参数成为治疗的目的。在这种情况下,正性肌力药可能对患者有效,甚至挽救生命。但它改善血流动力学参数的益处,部分被它增加心律失常的危险抵消了。而且在某些病例,由于过度增加能量消耗引起心肌缺血和心力衰竭的慢性进展。但正性肌力药使用时的利弊比率,不同的药结果并不相同。对于那些兴奋 β_1 受体的药物,可以增加心肌细胞胞内钙的浓度,可能有更高的危险性。有关正性肌力药用于急性心力衰竭治疗的对照试验研究较少,特别对预后的远期效应的评估更少。

洋地黄类:此类药物能轻度增加 CO 和降低左心室充盈压;对急性左心衰竭患者的治疗有一定帮助。一般应用毛花苷 C 0.2～0.4 mg,缓慢静脉注射,2～4 小时后,可以再用 0.2 mg,伴快速心室率的房颤患者可酌情适当增加剂量。

多巴胺:小剂量<2 $\mu g/(kg \cdot min)$ 的多巴胺仅作用于外周多巴胺受体,直接或间接降低外周阻力。在此剂量下,对于肾脏低灌注和肾衰竭的患者,它能增加肾血流量、肾小球滤过率、利尿和增加钠的排泄,并增强对利尿药的反应。>2 $\mu g/(kg \cdot min)$ 的多巴胺直接或间接刺激β受体,增加心肌的收缩力和心排血量。当剂量>5 $\mu g/(kg \cdot min)$ 时,它作用于α受体,增加外周血管阻力。此时,虽然它对低血压患者很有效,但它对 AHF 患者可能有害,因为它增加了左室后负荷,增加了肺动脉压和肺阻力。

多巴胺可以作为正性肌力药[$>2\ \mu g/(kg\cdot min)$]用于 AHF 伴有低血压的患者。当静脉滴注低剂量$\leqslant 2\ \mu g/(kg\cdot min)$时,它可以使失代偿性心力衰竭伴有低血压和尿量减少的患者增加肾血流量,增加尿量。但如果无反应,则应停止使用。

多巴酚丁胺:多巴酚丁胺的主要作用在于,通过刺激 β_1 受体和 β_2 受体产生剂量依赖性的正性变时、正性变力作用,并反射性地降低交感张力和血管阻力,其最终结果依个体而不同。小剂量时,多巴酚丁胺能产生轻度的血管扩张反应,通过降低后负荷而增加射血量。大剂量时,它可以引起血管收缩。心率通常呈剂量依赖性增加,但增加的程度弱于其他儿茶酚胺类药物。但在房颤的患者,心率可能增加到难以预料的水平,因为它可以加速房室传导。全身收缩压通常轻度增加,但也可能不变或降低。心力衰竭患者静脉滴注多巴酚丁胺后,观察到尿量增多,这可能是它提高心排血量而增加肾血流量的结果。

多巴酚丁胺用于患者外周低灌注(低血压,肾功能下降)伴或不伴有淤血或肺水肿、使用最佳剂量的利尿药和扩血管剂无效时。

多巴酚丁胺常用来增加患者心排血量。它的起始静脉滴注速度为 $2\sim 3\ \mu g/(kg\cdot min)$,可以逐渐增加到 $20\ \mu g/(kg\cdot min)$。无须负荷量。静脉滴注速度根据症状、尿量反应或血流动力学监测结果来调整。它的血流动力学作用和剂量成正比,在静脉滴注停止后,它的清除也很快。

在接受 β 受体阻滞剂治疗的患者,需要增加多巴酚丁胺的剂量,才能恢复它的正性肌力作用。

单从血流动力学看,多巴酚丁胺的正性肌力作用增加了磷酸二酯酶抑制剂(PDEI)作用。PDEI 和多巴酚丁胺的联合使用能产生比单一用药更强的正性肌力作用。

长时间地持续静脉滴注多巴酚丁胺(24~48 小时以上)会出现耐药,部分血流动力学效应消失。长时间应用应逐渐减量。

静脉滴注多巴酚丁胺常伴有心律失常发生率的增加,可来源于心室和心房。这种影响呈剂量依赖性,可能比使用 PDEI 时更明显。在使用利尿药时应及时补钾。心动过速时使用多巴酚丁胺要慎重,多巴酚丁胺静脉滴注可以促发冠心病患者的胸痛。现在还没有关于 AHF 患者使用多巴酚丁胺的对照试验,一些试验显示它的增加不利心血管事件。

磷酸二酯酶抑制剂:米力农和依诺昔酮是两种临床上使用的Ⅲ型磷酸二酶抑制剂(PDEI)。在 AHF 患者使用时,它们能产生明显的正性肌力、松弛性及外周扩血管效应,由此增加心排血量和搏出量,同时伴随有肺动脉压、肺毛细血管楔压的下降,全身和肺血管阻力下降。它在血流动力学方面,介于纯粹的扩血管剂(如硝普钠)和正性肌力药(如多巴酚丁胺)之间。因为它们的作用部位远离 β 受体,所以在使用 β 受体阻滞剂的同时,PDEI 仍能够保留其效应。

Ⅲ型 PDEI 用于低灌注伴或不伴有淤血患者,其使用最佳剂量的利尿药和扩血管剂无效时应用。

当患者在使用 β 受体阻滞剂时,和/或对多巴酚丁胺没有足够的反应时,Ⅲ型 PDEIs 可能优于多巴酚丁胺。

由于其过度的外周扩血管效应可引起的低血压,静脉推注较静脉滴注时更常见。有关 PDEI 治疗对 AHF 患者的远期疗效目前数据尚不充分,但人们已提高了对其安全性的重视,特别是对缺血性心脏病心力衰竭患者。

左西孟旦:这是一种钙增敏剂,通过结合于心肌细胞上的肌钙蛋白 C 促进心肌收缩,还通过介导 ATP 敏感的钾离子通道而发挥血管舒张作用和轻度抑制磷酸二酯酶的效应。其正性肌力作用独立于 β 肾上腺素能刺激,可用于正接受 β 受体阻滞剂治疗的患者。左西孟旦的乙酰化代谢产物,仍然具有药理活性,半衰期约 80 小时,停药后作用可持续 48 小时。

临床研究表明,急性心力衰竭患者应用本药静脉滴注可明显增加 CO 和每搏输出量,降低 PCWP、全身血管阻力和肺血管阻力;冠心病患者不会增加病死率。用法:首剂 12~24 μg/kg 静脉注射(大于 10 分钟),继以 0.1 μg/(kg·min)静脉滴注,可酌情减半或加倍。对于收缩压<13.3 kPa(100 mmHg)的患者,不需要负荷剂量,可直接用维持剂量,以防止发生低血压。

在比较左西孟旦和多巴酚丁胺的随机对照试验中,已显示左西孟旦能改善患者呼吸困难和疲劳等症状,并产生很好的结果。不同于多巴酚丁胺的是,当联合使用 β 受体阻滞剂时,左西孟旦的血流动力学效应不会减弱,甚至会更强。

在大剂量使用左西孟旦静脉滴注时,患者可能会出现心动过速、低血压,对收缩压低于 11.3 kPa(85 mmHg)的患者不推荐使用。在与其他安慰剂或多巴酚丁胺比较的对照试验中显示,左西孟旦并没有增加患者恶性心律失常的发生率。

3.非药物治疗

(1)IABP:临床研究表明,这是一种有效改善患者心肌灌注同时又降低心肌耗氧量和增加 CO 的治疗手段。

IABP 的适应证:①急性心肌梗死或严重心肌缺血并发心源性休克,且不能由药物治疗纠正;②伴血流动力学障碍的严重冠心病(如急性心肌梗死伴机械并发症);③心肌缺血伴顽固性肺水肿。

IABP 的禁忌证:①存在严重的外周血管疾病;②主动脉瘤;③主动脉瓣关闭不全;④活动性出血或其他抗凝禁忌证;⑤严重血小板缺乏。

(2)机械通气。急性心力衰竭患者行机械通气的指征:①出现心跳呼吸骤停而进行心肺复苏时;②合并Ⅰ型或Ⅱ型呼吸衰竭。机械通气的方式有以下两种。

无创呼吸机辅助通气:这是一种无需气管插管、经口/鼻面罩给患者供氧、由患者自主呼吸触发的机械通气治疗。分为持续气道正压通气(CPAP)和双相间歇气道正压通气(BiPAP)两种模式。

作用机制:通过气道正压通气可改善患者的通气状况,减轻肺水肿,纠正缺氧和二氧化碳潴留,从而缓解Ⅰ型或Ⅱ型呼吸衰竭。

适用对象:Ⅰ型或Ⅱ型呼吸衰竭患者经常规吸氧和药物治疗仍不能纠正时应及早应用。主要用于呼吸频率≤25 次/分、能配合呼吸机通气的早期呼吸衰竭患者。在下列情况下患者应用受限:不能耐受和合作的患者、有严重认知障碍和焦虑的患者、呼吸急促(频率>25 次/分)、呼吸微弱和呼吸道分泌物多的患者。

气道插管和人工机械通气:应用指征为心肺复苏时、严重呼吸衰竭经常规治疗不能改善者,尤其是出现明显的呼吸性和代谢性酸中毒并影响到意识状态的患者。

(3)血液净化治疗。

机制:此法不仅可维持患者水、电解质和酸碱平衡,稳定内环境,还可清除尿毒症毒素(肌酐、尿素、尿酸等)、细胞因子、炎症介质及心脏抑制因子等。治疗中的物质交换可通过血液滤过(超滤)、血液透析、连续血液净化和血液灌流等来完成。

适应证:本法对急性心力衰竭有益,但并非常规应用的手段。患者出现下列情况之一时可以考虑采用：①高容量负荷如肺水肿或严重的外周组织水肿，且对襻利尿药和噻嗪类利尿药抵抗；②低钠血症（血钠＜110 mmol/L）且有相应的临床症状，如神志障碍、肌张力减退、腱反射减弱或消失、呕吐及肺水肿等，在上述两种情况应用单纯血液滤过即可；③肾功能进行性减退，血肌酐＞500 μmol/L 或符合急性血液透析指征的其他情况。

患者不良反应和处理：建立患者体外循环的血液净化均存在与体外循环相关的不良反应，如生物不相容、出血、凝血、血管通路相关并发症、感染、机器相关并发症等。应避免出现新的内环境紊乱，连续血液净化治疗时应注意热量及蛋白的丢失。

（4）心室机械辅助装置：患者经常规药物治疗急性心力衰竭无明显改善时，有条件的可应用此种技术。此类装置有体外膜式氧合（ECMO）、心室辅助泵（如可置入式电动左心辅助泵、全人工心脏）。根据急性心力衰竭的不同类型，可选择应用心室辅助装置，在积极纠治基础心脏病的前提下，短期辅助心脏功能，可作为心脏移植或心肺移植的过渡。ECMO 可以部分或全部代替心肺功能。临床研究表明，短期循环呼吸支持（如应用 ECMO）可以明显改善预后。

（刘秋仙）

第七节　急性右心衰竭

急性右心衰竭又称急性右心功能不全，它是由于某些原因使患者的心脏在短时间内发生急性功能障碍，同时其代偿功能不能满足实际需要而导致的以急性右心排血量减低和体循环淤血为主要表现的临床综合征。该病很少单独出现，多见于急性大面积肺栓塞、急性右心室 MI 等，或继发于急性左心衰竭及慢性右心功能不全者由于各种诱因病情加重所致。因临床较为多见，若处理不及时也可威胁患者生命，故需引起临床医师特别是心血管病专科医师的足够重视。

一、病因

（一）急性肺栓塞

在急性右心功能不全的病因中，急性肺栓塞占有十分重要的地位。患者由于下肢静脉曲张、长时间卧床、机体高凝状态及手术、创伤、肿瘤甚至矛盾性栓塞等原因，使右心或周围静脉系统内栓子（矛盾性栓塞除外）脱落，回心后突然阻塞主肺动脉或左右肺动脉主干，造成肺循环阻力急剧升高，心排血量显著降低，引起右心室迅速扩张，一般认为栓塞造成肺血流减少＞50％时临床上即可发生急性右心衰竭。

（二）急性右心室 MI

在急性心肌梗死累及右室时，可造成右心排血量下降，右室充盈压升高，容量负荷增大。上述变化发生迅速，右心室尚无代偿能力，易出现急性右心衰竭。

（三）特发性肺动脉高压

特发性肺动脉高压的基本病变是致丛性肺动脉病，即由动脉中层肥厚、细胞性内膜增生、向心性板层性内膜纤维化、扩张性病变、类纤维素坏死和丛样病变形成等构成的疾病，迄今为止，其病因不明。该病存在广泛的动脉管腔狭窄和阻塞，导致肺循环阻力明显增加，可超过正常的12～18倍，由于右心室后负荷增加，右室肥厚和扩张，当心室代偿功能低下时，右心室舒张末期压和右心房压明显升高,心排血量逐渐下降,病情加重时即可出现急性右心功能不全。

(四)慢性肺源性心脏病急性加重

慢性阻塞性肺疾病(COPD)由于低氧性肺血管收缩、继发性红细胞增多、肺血管慢性炎症重构及血管床的破坏等原因可造成肺动脉高压,加重右室后负荷,造成右室肥大及扩张,形成肺源性心脏病。当存在感染、右心室容量负荷过重等诱因时,即可出现急性右心功能不全。

(五)瓣膜性心脏病

肺动脉瓣狭窄等造成患者右心室流出道受阻的疾病可增加右心室收缩阻力;三尖瓣大量反流增加右心室前负荷并造成体循环淤血;二尖瓣或主动脉病变使肺静脉压增高,间接增加肺血管阻力,加重右心后负荷。上述原因均可导致患者右心功能不全,严重时出现急性右心衰竭。

(六)继发于左心系统疾病

如冠心病急性心肌梗死、扩张型心肌病、急性心肌炎等这些疾病由于左心室收缩功能障碍,造成不同程度的肺淤血,使患者肺静脉压升高,晚期可引起不同程度的肺动脉高压,形成急性右心功能不全。

(七)心脏移植术后急性右心衰竭

急性右心衰竭是当前困扰心脏移植手术的一大难题。据报道,移植术前肺动脉高压是移植的高危因素,因此此前需常规经 Swan-Ganz 导管测定血流动力学参数。肺血管阻力 4 wu(32×10^3 Pa·s/L),肺血管阻力指数 6 wu/m²[48×10^3 Pa·s/(L·m²)],肺动脉峰压值>8.0 kPa(60 mmHg)或跨肺压力差 2.0 kPa(15 mmHg)均是肯定的高危人群,而有不可逆肺血管阻力升高者其术后病死率较可逆者高4倍。术前正常的肺血管阻力并不绝对预示患者术后不发生右心衰竭。因为离体心脏的损伤,体外循环对心肌、肺血管的影响等,也可引起植入心脏不适应绝对或相对的肺动脉高压、肺血管高阻力而发生右心衰竭。右心衰竭所致心腔扩大,心肌缺血、肺循环血量减少及向左偏移的室间隔等又能干扰左心回血,从而诱发全心衰竭。

二、病理生理

正常肺循环包括右心室、肺动脉、毛细血管及肺静脉,其主要功能是进行气体交换,血流动力学有以下 4 个特点:第一,压力低,肺动脉压力约为正常主动脉压力的 1/10~1/7;第二,阻力小,正常人肺血管阻力为体循环阻力的 1/10~1/5;第三,流速快,肺脏接受心脏搏出的全部血液,但其流程远较体循环短,故流速快;第四,容量大,肺血管床面积大,可容纳 900 mL 血液,约占全身血量的 9%。由于肺血管有适应其生理需要的不同于体循环的自身特点,所以其血管的组织结构功能也与体循环血管不同。此外,右心室室壁较薄,心腔较小,心室顺应性良好,其解剖结构特点有利于右室射血,适应高容量及低压力的肺循环系统,却不耐受高压力。同时右心室与左心室拥有共同的室间隔和心包,其过度扩张会改变室间隔的位置及心腔构形,影响左心室的容积和压力,从而使左心室回心血量及射血能力发生变化,因此左、右心室在功能上是相互依赖的。

当各种原因造成患者体循环重度淤血,右心室前/后负荷迅速增加,或原有的异常负荷在某种诱因下突然加重,右心室急性缺血功能障碍时,均可出现患者急性右心功能不全。临床常见如前负荷增加的急性水、钠潴留和三尖瓣大量反流,后负荷增加的急性肺栓塞、慢性肺动脉高压急性加重,急性左心衰竭致肺循环阻力明显升高及右心功能受损的急性右心室 MI 等。急性右心衰竭发生时患者肺毛细血管楔压和左房压可正常或升高,多数出现右室肥厚和扩张,当超出心室代偿功能时(右心室 MI 则为右室本身功能下降),右室舒张末期压和右心房压明显升高,表现为体循环淤血的体征,扩大的右室还可压迫左室造成心排血量逐渐下降,重症患者常低于正常的 50%以下,同时体循环血压下降,收缩压常降至 12.0~13.3 kPa(90~100 mmHg)或更低,脉压变窄,组织灌注不良,甚至会出现周围性发绀。对于心脏移植的患者,术前均存在严重的心力衰竭,肺动脉压力可有一定程度的升高,受体心脏(尤其是右心室)已对其产生了部分代偿能力,而供体是一个完全正常的心脏,当开始工作时右心室对增加的后负荷无任何适应性,加之离体心脏的损伤,体外循环对心肌、肺血管的影响等,也可引起植入心脏不适应绝对或相对的肺动脉高压、肺血管高阻力而发生右心衰竭。

三、临床表现

(一)症状

1.胸闷气短,活动耐量下降

患者胸闷气短,活动耐量下降,可由于肺通气/血流比例失调,低氧血症造成,多见于急性肺栓塞、肺心病等。

2.上腹部胀痛

患者上腹部胀痛是右心衰竭较早的症状。常伴有食欲缺乏、恶心、呕吐,此多由于肝、脾及胃肠道淤血所引起,腹痛严重时可被误诊为急腹症。

3.周围性水肿

右心衰竭早期,由于体内先有水、钠潴留,故在水肿出现前先有体重的增加,随后可出现双下肢、会阴及腰骶部等下垂部位的凹陷性水肿,重症者可波及全身。

4.胸腔积液

患者急性右心衰竭时,由于静脉压的急剧升高,常出现胸腔积液及腹水,一般为漏出液。胸腔积液可同时见于左、右两侧胸腔,但以右侧较多,其原因不甚明了。由于壁层胸膜静脉回流至腔静脉,脏层胸膜静脉回流至肺静脉,因而胸腔积液多见于全心衰竭者。患者腹水大多发生于晚期,由于心源性肝硬化所致。

5.发绀

患者右心衰竭时可有不同程度的发绀,最早见于指端、口唇和耳郭,较左心衰竭者明显。其原因除血液中血红蛋白在肺部氧合不全外,常与血流缓慢,组织从毛细血管中摄取较多的氧而使血液中还原血红蛋白增加有关(周围型发绀)。严重贫血者发绀可不明显。

6.神经系统症状

患者可有神经过敏、失眠、嗜睡等症状,重者可发生精神错乱。其可能由于脑出血、缺氧或电解质紊乱等原因引起。

7.不同原发病各自的症状

如急性肺栓塞患者可有呼吸困难、胸痛、咯血、血压下降;右心室 MI 可有胸痛;慢性肺心病可有咳嗽、咳痰、发热;瓣膜病可有活动耐力下降等表现。

(二)体征

1.皮肤及巩膜黄染

患者长期慢性肝淤血缺氧,可引起肝细胞变性、坏死,最终发展为心源性肝硬化,肝功能异常,胆红素异常升高,并出现黄疸。

2.颈静脉怒张

患者颈静脉怒张是右心衰竭的一个较明显征象。其出现常较皮下水肿或肝肿大早,同时可见舌下、手臂等浅表静脉异常充盈,压迫充血肿大的肝脏时,颈静脉怒张更加明显,此称肝-颈静脉回流征阳性。

3.心脏体征

主要为原有心脏病表现,由于患者右心衰竭常继发于左心衰竭,因而左、右心室均可扩大。患者右心室扩大引起三尖瓣关闭不全时,在三尖瓣听诊可听到吹风性收缩期杂音,剑突下可有收缩期抬举性搏动。在肺动脉压升高时可出现肺动脉瓣区第二心音增强及分裂,有响亮收缩期喷射性杂音伴震颤,可有舒张期杂音,心前区可有奔马律,可有阵发性心动过速,心房扑动或颤动等心律失常。由左心衰竭引起的肺淤血症状和肺动脉瓣区第二心音亢进,可因右心衰竭的出现而减轻。

4.胸腔积液、腹水

患者胸腔积液、腹水可有单侧或双侧下肺呼吸音减低,叩诊呈浊音;腹水征可为阳性。

5.肝脾肿大

患者肝脏肿大、质硬并有压痛。若有三尖瓣关闭不全并存,触诊肝脏可感到有扩张性搏动。

6.外周水肿

患者由于体内水、钠潴留,可于下垂部位如双下肢、会阴及腰骶部等出现凹陷性水肿。

7.发绀

患者慢性右心功能不全急性加重时常因基础病的不同存在发绀,甚至可有杵状指。

四、实验室检查

(一)血常规

缺乏特异性。长期缺氧者可有红细胞、血红蛋白的升高,白细胞计数可正常或增高。

(二)血生化

患者血清丙氨酸氨基转移酶及胆红素常升高,乳酸脱氢酶、肌酸激酶亦可增高,常伴有低蛋白血症、电解质紊乱等。

(三)凝血指标

患者血液多处于高凝状态,国际标准化比值(INR)可正常或缩短,急性肺栓塞时 D-二聚体明显升高。

(四)血气分析

患者动脉血氧分压、氧饱和度多降低,二氧化碳分压在急性肺栓塞时降低,在肺心病、先天性心脏病时可升高。

五、辅助检查

(一)心电图检查

多显示右心房、室的增大或肥厚。此外还可见肺型 P 波、电轴右偏、右束支传导阻滞和Ⅱ、Ⅲ、aVF 及右胸前导联 ST-T 改变。急性肺栓塞时心电图变化由急性右心室扩张所致,常示电轴显著右偏,极度顺时针转位。Ⅰ导联 S 波深、ST 段呈 J 点压低,Ⅲ导联 Q 波显著和 T 波倒置,呈 $S_IQ_{III}T_{III}$ 波形。aVF 和Ⅲ导联相似,aVR 导联 R 波常增高,右胸导联 R 波增高、T 波倒置。可出现房性或室性心律失常。急性右心室 MI 时右胸导联可有 ST 段抬高。

（二）胸部 X 线检查

急性右心功能不全患者 X 线表现的特异性不强,可具有各自基础病的特征。肺动脉高压时可有肺动脉段突出(>3 mm),右下肺动脉横径增宽(>15 mm),肺门动脉扩张与外围纹理纤细形成鲜明的对比或呈"残根状";右心房、室扩大,心胸比率增加,右心回流障碍致奇静脉和上腔静脉扩张。肺栓塞在起病12~36 小时后肺部可出现肺下叶卵圆形或三角形浸润阴影,底部常与胸膜相连;也可有肋膈角模糊或胸腔积液阴影;膈肌提升及呼吸幅度减弱。

（三）超声心动图检查

患者急性右心功能不全时,UCG 检查可发现右心室收缩期和舒张期超负荷,表现为右室壁增厚及运动异常,右心排血量减少,右心室增大(右室舒张末面积/左室舒张末面积比值>0.6),室间隔运动障碍,三尖瓣反流和肺动脉高压。常见的肺动脉高压征象:右室肥厚和扩大,中心肺动脉扩张,肺动脉壁顺应性随压力的增加而下降,三尖瓣和肺动脉瓣反流。右心室 MI 除右心室腔增大外,常出现左心室后壁或下壁运动异常。患者心脏瓣膜病或扩张型心肌病引起慢性左心室扩张时,不能通过测定心室舒张面积比率评价右心室扩张程度。某些基础性心脏病患者,如先心病、瓣膜病等心脏结构异常的,也可经超声心动图明确诊断。

（四）其他检查

肺部放射性核素通气/灌注扫描显示不匹配及肺血管增强 CT 对肺栓塞患者的诊断有指导意义。CT 检查亦可帮助患者鉴别心肌炎、心肌病、COPD 等疾病,是临床常用的检查方法。做选择性肺动脉造影可准确地了解患者栓塞所在部位和范围,但此检查属有创伤性,存在一定的危险,只宜在有条件的医院及考虑手术治疗的患者中做术前检查。

六、鉴别诊断

急性右心功能不全是一组较为常见的临床综合征,包括腹胀、肝脾大、胸腹水、下肢水肿等。由于患者病因的不同,其主要表现存在一定的差异。除急性右心衰竭表现外,如突然发病、呼吸困难、窒息、心悸、发绀、剧烈胸痛、晕厥和休克,尤其是发生于长期卧床或手术后的患者,应考虑大块肺动脉栓塞引起急性肺源性心脏病的可能;如胸骨后呈压榨性或窒息性疼痛并放射至左肩、臂,一般无咯血,心电图有右心导联 ST-T 特征性改变,伴心肌酶学或特异性标志物的升高,应考虑为急性右心室 MI;如患者既往有慢性支气管炎、肺气肿病史,此次为各种诱因病情加重,应考虑为慢性肺心病急性发作;如结合患者体格检查及超声心动图资料,发现有先天性心脏病或瓣膜病证据,应考虑为原有基础心脏病所致。限制型心肌病或缩窄性心包炎等疾病由于心室舒张功能下降或心室充盈受限,使得患者静脉回流障碍,在肺静脉压升高的同时体循环重度淤血,某些诱因下(如入量过多或出量不足)即出现肝脾大、下肢水肿等症状,也应与急性右心功能不全相鉴别。

七、治疗

（一）一般治疗

应卧床休息及吸氧,并严格限制入液量。若患者急性心肌梗死或肺栓塞剧烈胸痛时,可给予吗啡 3~5 mg 静脉推注或罂粟碱 30~60 mg 皮下或肌内注射以止痛及解痉。当患者存在低蛋白血症时应静脉输入清蛋白治疗,同时注意纠正电解质及酸碱平衡紊乱。

（二）强心治疗

患者心力衰竭时应使用直接加强心肌收缩力的洋地黄类药物,如将快速作用的去乙酰毛花苷注射液 0.4 mg 加入 5％的葡萄糖溶液 20 mL 中,缓慢静脉注射,必要时 2～4 小时再给该药 0.2～0.4 mg;同时可给予地高辛 0.125～0.250 mg,每天 1 次治疗。

（三）抗休克治疗

患者出现心源性休克症状时可应用直接兴奋心脏 β-肾上腺素受体,增强心肌收缩力和心搏量的药物,如将多巴胺 20～40 mg 加入 200 mL 5％葡萄糖溶液中静脉滴注,或 2～10 μg/（kg·min）以微量泵静脉维持输入,依血压情况逐渐调整剂量;也可用多巴酚丁胺 2.5～15.0 μg/（kg·min）微量泵静脉输入或滴注。

（四）利尿治疗

患者急性期多应用襻利尿药,如呋塞米（速尿）20～80 mg、布美他尼（丁尿胺）1～3 mg、托拉塞米（特苏尼）20～60 mg 等静脉推注以减轻前负荷,并每天口服上述药物辅助利尿。同时可服用有醛固酮拮抗作用的保钾利尿药,如螺内酯（安体舒通）20 mg,每天 3 次,以加强利尿效果,减少电解质紊乱。症状稳定后可应用噻嗪类利尿药,如氢氯噻嗪 50～100 mg 与上述襻利尿药隔天交替口服,减少耐药性。

（五）扩血管治疗

应从小剂量起谨慎应用,以免引起低血压。若合并左心衰竭可应用硝普钠 6.25 μg/min 微量泵静脉维持输入,依病情及血压数值逐渐调整剂量,起到同时扩张小动脉和静脉的作用,有效地减低心室前、后负荷;合并急性心肌梗死可应用硝酸甘油 5～10 μg/min 或硝酸异山梨酯 50～100 μg/min,静脉滴注或微量泵维持输入,以扩张静脉系统,降低心脏前负荷。口服硝酸酯类或 ACEI 类等药物的患者也可根据病情适当加用,剂量依个体调整。

（六）保肝治疗

对于肝脏淤血肿大,肝功能异常伴黄疸或腹水的患者,可将还原型谷胱甘肽 600 mg 加入 250 mL 5％葡萄糖溶液中,每天 2 次,静脉滴注,或多烯磷脂酰胆碱（易善复）465 mg（10 mL）加入 250 mL 5％葡萄糖溶液中,每天 1～2 次,静脉滴注,可同时静脉注射维生素 C 5～10 g,每天 1 次,并辅以口服葡醛内酯（肝太乐）、肌苷等药物,加强患者肝脏保护,逆转肝细胞损害。

（七）针对原发病的治疗

由于引起急性右心功能不全的原发疾病各不相同,治疗时需有一定的针对性。如急性肺栓塞应考虑 rt-PA 或尿激酶溶栓及抗凝治疗,必要时行急诊介入或外科手术;特发性肺动脉高压患者应考虑前列环素、内皮素-1 受体拮抗剂、磷酸二酯酶抑制剂、一氧化氮吸入等针对性降低肺动脉压及扩血管治疗;急性右心室 MI 应考虑急诊介入或 rt-PA、尿激酶溶栓治疗;慢性肺源性心脏病急性发作患者应考虑抗感染及改善通气、稀释痰液等治疗;先心病、瓣膜性心脏病患者应考虑在心力衰竭症状改善后进一步进行外科手术治疗;心脏移植患者,术前应严格评价血流动力学参数,判断肺血管阻力及经扩血管治疗的可逆性,并要求患者术前肺血管处于最大限度的舒张状态,术后长时间应用血管活性药物,如前列环素等。

总之,随着诊断及治疗水平的提高,急性右心功能不全已在临床工作中得到广泛认识,且治疗效果明显改善,对患者整体病情的控制起到了一定的帮助。

（刘秋仙）

第八节　舒张性心力衰竭

心力衰竭是一个包括多种病因和发病机制的临床综合征。其中,舒张性心力衰竭(diastolic heart failure,DHF)是近 20 年才得到研究和认识的一类心力衰竭。其主要特点:有典型的心力衰竭的临床症状、体征和实验室检查证据(如胸部 X 线检查肺淤血表现),而超声心动图等影像检查显示左心室射血分数(LVEF)正常,并除外了瓣膜病和单纯右心衰竭。研究发现,DHF 患者约占所有心力衰竭患者的 50%。与收缩性心力衰竭(SHF)比较,DHF 有更长的生存期,而且两者的治疗措施不尽相同。

一、舒张性心力衰竭的临床特点

(一)病因特点

DHF 通常发生于年龄较大的患者,女性比男性发病率和患病率更高。最常发生于高血压患者,特别是有严重心肌肥厚的患者。冠心病也是常见病因,特别是由一过性缺血发作造成的可逆性损伤及急性心肌梗死早期,心肌顺应性急剧下降,左室舒张功能损害。DHF 还见于肥厚型心肌病、糖尿病性心肌病、心内膜弹力纤维增生症、浸润型心肌病(如心肌淀粉样变性)等。DHF 急性发生常由血压短期内急性升高和快速心率的心房颤动发作引起。DHF 与 SHF 可以合并存在,这种情况见于冠心病心力衰竭,既可以因心肌梗死造成的心肌丧失或急性缺血发作导致心肌收缩力急剧下降而致 SHF,也可以由非扩张性的纤维瘢痕替代了正常的可舒张心肌组织,心室的顺应性下降而引起 DHF。长期慢性 DHF 的患者,如同 SHF 患者一样,逐渐出现劳动耐力、生活质量下降。瓣膜性心脏病同样会引起左心室舒张功能异常,特别是在瓣膜病的早期,表现为舒张时间延长,心肌僵硬度增加,甚至换瓣术后的部分患者,舒张功能不全也会持续数年之久,即使此刻患者的收缩功能正常。通常所说的 DHF 是不包括瓣膜性心脏病等的单纯 DHF。

(二)病理生理特点

心脏的舒张功能取决于心室肌的主动松弛和被动舒张的特性。被动舒张特性的异常通常是由心脏的质量增加和心肌内的胶原网络变化共同导致的,心肌主动松弛性的异常与各种原因造成的细胞内钙离子调节异常有关。其结果是心肌的顺应性下降,左心室充盈时间变化,左心室舒张末压增加,表现为左心室舒张末压力与容量的关系曲线变得更加陡直。在这种情况下,中心血容量、静脉张力或心房僵硬度的轻度增加,或它们共同增加即可导致左心房或肺静脉压力骤然增加,甚至引起急性肺水肿。

心率对舒张功能有明显影响,心率增快时心肌耗氧量增加,同时使冠状动脉灌注时间缩短,即使在没有冠心病的情况下,也可引起缺血性舒张功能不全。心率过快时舒张期缩短,使心肌松弛不完全,心室充盈压升高,产生舒张功能不全。

舒张功能不全时的血流动力学改变和代偿机制:舒张功能不全时舒张中晚期左心室内压力升高,左室充盈受限,虽然射血分数正常,但每搏输出量降低,心排血量减少。左心房代偿性收缩增强,以增加左室充盈。长期代偿结果是左房内压力增加,左心房逐渐扩大,到一定程度时发生心房颤动。在前、后负荷突然增加,急性应激,快速房颤等使左室充盈压突然升高时,发生急性失代偿心力衰竭,出现急性肺淤血、水肿,表现出急性心力衰竭的症状和体征。

舒张功能不全的患者,不论有无严重的心力衰竭临床表现,其劳动耐力均是下降的,主要有两个原因:一是左心室舒张压和肺静脉压升高,导致肺的顺应性下降,这可引起呼吸做功增加或呼吸困难的症状;二是运动时心排血量不能充分代偿性增加,结果导致下肢和辅助呼吸肌的显著乏力。这一机制解释了较低的运动耐力和肺毛细血管楔压(PCWP)变化之间的关系。

(三)临床表现

舒张性心力衰竭的临床表现与收缩性心力衰竭近似,主要为肺循环淤血和体循环淤血的症状和体征,如劳动耐力下降,劳力性呼吸困难,夜间阵发性呼吸困难,颈静脉怒张,淤血性肝肿大和下肢水肿等。X线胸片可显示肺淤血,甚至肺水肿的改变。超声心动图显示 LVEF>50% 和左心室舒张功能减低的证据。

(四)诊断

对于有典型的心力衰竭的临床表现,而超声心动图显示左心室射血分数正常(LVEF>50%)或近乎正常(LVEF 40%~50%)的患者,在除外了瓣膜性心脏病、各种先天性心脏病、各种原因的肺心病、高动力状态的心力衰竭(严重贫血、甲状腺功能亢进症、动静脉瘘等)、心脏肿瘤、心包缩窄或压塞等疾病后,可初步诊断为舒张性心力衰竭,并在进一步检查获得左室舒张功能不全的证据后,确定舒张性心力衰竭的诊断。

超声心动图在心力衰竭的诊断中起着重要的作用,因为物理检查、心电图、X线胸片等都不能够提供用于鉴别收缩或舒张功能不全的证据。超声心动图所测的左心室射血分数正常(LVEF>50%)或近乎正常(LVEF 40%~50%)是诊断 DHF 的必需条件。超声心动图能够简便、快速地用于鉴别诊断,如明确是否有急性二尖瓣、主动脉瓣反流或缩窄性心包炎等。

多普勒超声能够测量心内的血流速度,这有助于评价心脏的舒张功能。在正常窦性心律条件下,穿过二尖瓣的血流频谱从左心房到左心室有两个波形,E 波:反映左心室舒张早期充盈;A 波:反映舒张晚期心房的收缩。因为跨二尖瓣的血流速度有赖于二尖瓣的跨瓣压差,E 波的速率受到左心室早期舒张和左心房压力的影响。而且,研究发现,仅在轻度舒张功能不全时可以看出E/A<1,一旦患者的舒张功能达到中度或严重损害,则由于左心房压的显著升高,其超声的表现仍为E/A>1,近似于正常的图像。由此也可以看出,二尖瓣标准的血流模式对容量状态(特别是左心房压)极度敏感,但是这一速率的变化图像还是能够部分反映左心室的舒张功能(特别是在轻度左心室舒张功能减低时)。其他评价舒张功能的无创检测方法:多普勒超声评价由肺静脉到左心房的血流状态,组织多普勒显像能够直接测定心肌长度的变化速率。而对于缺血性心脏病患者,心导管技术则可以反映左心室充盈压的增高,在实际应用中,更适合于由心绞痛发作诱发的心力衰竭患者的评价。

DHF 的诊断标准目前还不完全统一。美国心脏病学会和美国心脏病协会(ACC/AHA)建议的诊断标准:有典型的心力衰竭症状和体征,同时超声心动图显示患者没有心脏瓣膜异常,左心室射血分数正常。欧洲心脏病学会建议 DHF 的诊断应当符合下面 3 个条件:①有心力衰竭的证据;②左心室收缩功能正常或轻度异常;③左心室松弛、充盈、舒张性或舒张僵硬度异常的证据。欧洲心力衰竭工作组和ACC/AHA使用的术语"舒张性心力衰竭"有别于广义的"有正常射血分数的心力衰竭",后者包括了急性二尖瓣反流和其他原因的循环充血状态。

在实际工作中,临床医师诊断 DHF 时常常面临挑战。主要是要取得心力衰竭的临床证据,其中,胸片在肺水肿的诊断中有很高的价值。血浆 BNP 和 NT-proBNP 的检测也有重要诊断价值,心源性呼吸困难患者的血浆 BNP 水平升高,尽管有资料显示,DHF 患者的 BNP 水平增加不如 SHF 患者的增加显著。

二、舒张性心力衰竭的治疗

DHF 的治疗目的同其他各种心力衰竭,即缓解心力衰竭的症状,减少住院次数,增加运动耐量,改善生活质量和预后。治疗措施也同其他心力衰竭,包括三方面的内容:①对症治疗,缓解肺循环和体循环淤血的症状和体征。②针对病因和诱因的治疗,即积极治疗导致 DHF 的危险因素或原发病,如高血压、左心室肥厚、冠心病、心肌缺血、糖尿病、心动过速等,对阻止或延缓 DHF 的进展至关重要。③针对病理生理机制的治疗。在具体的治疗方法上 DHF 有其自己的特点。

(一)急性期治疗的特点

在急性肺水肿时,可以给予氧疗(鼻导管或面罩吸氧)、吗啡、静脉用利尿药和硝酸甘油。需要注意的是,对于 DHF 患者过度利尿可能会导致严重的低血压,因为 DHF 时左心室舒张压与容量的关系呈一个陡直的曲线。如果有严重的高血压,则有必要使用硝普钠等血管活性药物。如果有缺血发作,则使用硝酸甘油和相关的药物治疗。心动过速能够导致心肌耗氧量增加和降低冠状动脉的灌注时间,容易导致心肌缺血,即使在非冠心病患者;还可因缩短了舒张时间而使左心室的充盈受损,所以,在舒张功能不全的患者,快心室率的心房颤动常常会导致肺水肿和低血压,在一些病例中需要进行紧急心脏电复律。预防心动过速的发生或降低患者的心率,可以积极应用β受体阻滞剂(如比索洛尔、美托洛尔和卡维地洛)或非二氢吡啶类钙通道阻滞药(如地尔硫革),剂量依据患者的心率和血压调整,这点与 SHF 时不同,因为 SHF 时β受体阻滞剂要谨慎应用、逐渐加量,并禁用非二氢吡啶类钙通道阻滞药。对大多数 DHF 患者,无论在急性期与慢性期都不能从正性肌力药物治疗中获益。重组人脑钠尿肽(rh-BNP)是近年来用于治疗急性心力衰竭疗效显著的药物,它具有排钠利尿和扩展血管的作用,对那些急性发作或加重的 SHF 的临床应用收到了肯定的疗效。但对 DHF 的临床研究尚不多。从药理作用上看,它有促进心肌早期舒张的作用,加上排钠利尿、减轻肺淤血的作用,对 DHF 的急性发作可收到显著效果。

(二)长期药物治疗的特点

1.血管紧张素转化酶抑制剂(ACEI)和血管紧张素 Ⅱ 受体阻断药(ARB)

不但可降低血压,而且对心肌局部的 RAAS 也有直接的作用,可减轻左心室肥厚,改善心肌松弛性。非常适合用于治疗高血压合并的 DHF,在血压降低程度相同时,ACEI 和 ARB 减轻心肌肥厚的程度优于其他抗高血压药物。

2.β受体阻滞剂

具有降低心率和负性肌力作用。对左心室舒张功能障碍有益的机制:①降低心率可使舒张期延长,改善左心室充盈,增加舒张期末容积。②负性肌力作用可降低耗氧量,改善心肌缺血及心肌活动的异常非均一性。③抑制交感神经的血管收缩作用,降低心脏后负荷,也可改善冠状动脉的灌注。④能阻止通过儿茶酚胺引起的心肌损害和灶性坏死。已有研究证明,此类药物可使左心室容积-压力曲线下移,具有改善左心室舒张功能的作用。

目前认为,β受体阻滞剂对改善舒张功能最主要的作用来自减慢心率和延长舒张期。在具体应用时可以根据患者的具体情况选择较大的初始剂量和较快地增加剂量。这与 SHF 有明显的不同。在 SHF 患者,β受体阻滞剂的机制是长期应用后上调β受体,改善心肌重塑,应从小剂量开始,剂量调整常需要2～4周。应用β受体阻滞剂时一般将基础心率维持在60～70次/分。

3.钙通道阻滞药

可减低细胞质内钙浓度,改善心肌的舒张和舒张期充盈,并能减轻后负荷和心肌肥厚,在扩张血管降低血压的同时可改善心肌缺血,维拉帕米和地尔硫草等还可通过减慢心率而改善心肌的舒张功能。因此在DHF的治疗中,钙通道阻滞药发挥着重要的作用。这与SHF不同,由于钙通道阻滞药有一定程度的负性肌力作用而不宜应用于SHF的治疗。

4.利尿药

通过利尿能减轻水、钠潴留,减少循环血量,降低肺及体循环静脉压力,改善心力衰竭症状。当舒张性心力衰竭为代偿期时,左心房及肺静脉压增高虽为舒张功能障碍的结果,但同时也是其重要的代偿机制,可以缓解因心室舒张期充盈不足所致的舒张期末容积不足和心排血量的减少,从而保证全身各组织的基本血液供应。如此时过量使用利尿药,可能加重已存在的舒张功能不全,使其由代偿转为失代偿。当DHF患者出现明显充血性心力衰竭的临床表现并发生肺水肿时,利尿药则可通过减少部分血容量使症状得以缓解。

5.血管扩张药

由于静脉血管扩张药能扩张静脉,使回心血量及左室舒张期末容积减小,故对代偿期DHF可能进一步降低心排血量;而对容量负荷显著增加的失代偿期患者,可减轻肺循环、体循环压力,缓解充血症状。动脉血管扩张药能有效地降低心脏后负荷,对周围血管阻力增加的患者(如高血压心脏病)可能有效改善心室舒张功能,但对左心室流出道梗阻的肥厚型心肌病患者可能加重梗阻,使心排血量进一步减少。因此,扩张剂的应用应结合实际病情并慎重应用。

6.正性肌力药物

由于单纯DHF患者的左心室射血分数通常正常,因而正性肌力药物没有应用的指征,而且有使舒张性心功能不全恶化的危险,尤其是在老年急性失代偿DHF患者中。例如,洋地黄类药物通过抑制Na^+-K^+-ATP酶,并通过Na^+-Ca^{2+}交换的机制增加细胞内钙离子浓度,在心脏收缩期增加能量需求,而在心脏舒张期增加钙负荷,可能会促进舒张功能不全的恶化。DIG(digitalis investigators group)研究的数据也显示,在使用地高辛过程中,与心肌缺血及室性心律失常相关的终点事件增加。对于那些伴有快室率房颤的DHF患者,应用洋地黄是有指征也有益处的。因为可以通过控制心室率改善肺充血及心排血量。

7.抗心律失常药物

心律失常,特别是快速性心律失常对DHF患者的血流动力学常产生很大影响,故预防心律失常的发生对DHF患者有重要意义:①快速心律失常增加心肌氧耗,减少冠状动脉供血时间,从而可诱发心肌缺血,加重DHF,在左心室肥厚者尤为重要;②舒张期缩短使心肌舒张不完全,导致舒张期心室内容量相对增加;③DHF患者,左心室舒张速度和心率呈相对平坦甚至负性关系,当心率增加时,舒张速度不增加甚至减慢,从而引起舒张末期压力增加。因此当DHF患者伴有心律失常时,应根据其不同的病因和病情特点来选用抗心律失常药物。

8.其他药物

抑制心肌收缩的药物如丙吡胺,具有较强的负性肌力作用,可用于左室流出道梗阻的肥厚型心肌病。此药缩短射血时间,增加心排血量,降低左室舒张期末血压。多数患者长期服用此药有效。丙吡胺的另一个作用是抗心律失常,而严重肥厚型心肌病患者,尤其是静息时有流出道梗阻者,常有心律失常,此时用丙吡胺可达到一举两得的效果。

目前,我们尚无充分的随机临床试验来评价不同药物对 CHF 或其他心血管事件的疗效,也没有充分的证据说明某一单药或某一组药物比其他的优越。已经建议,将那些有生物学效应的药物用于 DHF 的治疗,治疗心动过速和心肌缺血,如 β 受体阻滞剂或非二氢吡啶类钙通道阻滞药;逆转左心室重塑,如利尿药和血管紧张素转化酶抑制剂;减轻心肌纤维化,如螺内酯;阻断肾素-血管紧张素-醛固酮系统的药物能够产生这样一些生物学效应,还需要更多的资料来说明这些生物学效应能够降低心力衰竭的危险。

总之,在现阶段,对于 DHF 的发病机制、病理生理、直到诊断和治疗还需要有更多的临床试验和实验证据来不断完善。

(刘秋仙)

第九节　急性心肌梗死并发心力衰竭

心力衰竭是急性心肌梗死的重要并发症之一。北京地区 1972—1983 年急性心肌梗死住院病例的统计资料表明,心力衰竭的发生率为 19.5%～25.1%。合并心力衰竭者预后较差。心力衰竭在急性心肌梗死早期和恢复期都可出现,85% 发生在 1 周之内,其中半数以上在 24 小时以内。急性心肌梗死合并心力衰竭主要是左心衰竭,但随着左室重构的持续发展,迟早会影响右侧心脏,导致发生全心衰竭(也可发生室间隔穿孔、乳头肌断裂等而突然出现全心衰竭),右室梗死则主要表现为右室衰竭,部分患者过去有左心衰竭发作史,或有慢性心力衰竭,发生心肌梗死后,可表现为心力衰竭突然加重。

一、发病机制和血流动力学改变

(一)泵衰竭造成心排血下降

急性心肌梗死后,血流动力学紊乱程度与梗死范围直接相关;梗死使左心室心肌丧失 20% 以上时,则易并发心力衰竭;丧失 40% 以上时,极易并发心源性休克。显然,心肌丧失越多,就越难维持其正常的排血功能。急性心肌梗死后,梗死周围缺血区心肌的收缩性亦可发生暂时性减弱,这也有碍于心脏射血。心脏排血减少后,血液蓄积于左心室,致使左心室容积和舒张末压力升高(心脏扩大)。这是一种代偿机制,可使尚有功能的心肌最大限度地利用 Frank-Starling 原理以维持足够的心排血量。测定表明,急性心肌梗死患者要维持正常的心排血量,最适宜的左心室舒张末压一般为 1.8～2.4 kPa(14～18 mmHg),有时可高达 2.7 kPa(20 mmHg)。当过度提高左心室充盈压也不能维持足够的心排血量,并且心脏指数低于 2.2 L/(min·m²)时,则会出现肺淤血和周围组织灌流不足的临床表现,即心源性休克,为心力衰竭的极重型表现。

(二)急性心肌梗死并发心源性休克

多数患者有严重的多支病变,急性心肌梗死后大量心肌坏死,坏死部分收缩期向外膨出,形成急性壁瘤,使左室射血分数严重下降,之后坏死心肌水肿、僵硬,顺应性降低,心室舒张功能障碍,左室舒张末压升高。在急性心肌梗死时,往往同时存在上述两个过程,加重心功能损害。既往的多次陈旧心肌梗死或长期慢性缺血后的心肌纤维化,也都会加重心功能的损害,或在急性心肌梗死前已形成缺血性心肌病或已存在心力衰竭。当心肌损害的累积数量(新鲜+陈旧)超过左

94

室功能性心肌的 40％时,即会发生严重的心力衰竭或心源性休克。

(三)其他因素

促发心力衰竭的因素包括急性心肌梗死时的机械性并发症:①乳头肌断裂致严重二尖瓣反流。②室间隔破裂致大量左向右分流。③心室游离壁破裂致急性心包压塞:左心室游离壁破裂的患者常迅速死亡;发生较缓者,称为亚急性心脏破裂,可存活数十分钟至数小时。④下壁心肌梗死伴右室梗死。右室梗死时因右心功能严重降低,左心室充盈压下降,使心室功能进一步降低。

心源性休克时(严重心力衰竭＋休克),左心室舒张末压增高,使肺毛细血管压升高,肺间质或肺泡水肿;心排血量减低使器官和组织灌注减少,器官严重缺氧;肺泡水肿引起肺内右向左分流,使动脉氧分压下降,进一步加重组织缺氧,促发全身的无氧代谢和乳酸酸中毒。

(四)急性心肌梗死并发左心衰竭的主要因素

1.前负荷

前负荷是指左室收缩前所承受的负荷,可用左室舒张末容量、左室舒张末压力代表。前者可通过两维超声心动图测定左室舒张末期周边纤维长度或容量表示之。测定后者不太方便,当无二尖瓣狭窄、肺血管病变时,肺毛细血管压(肺动脉楔压)可代替左室舒张末压。临床上采用 Swan-Ganz 导管在床旁经外周静脉在压力监测下送抵右心房、右室、肺动脉,气囊嵌顿在肺动脉分支内,通过连通器的原理,测得肺小动脉嵌顿压(肺毛细血管压),即可代表左室舒张末压。

2.后负荷

后负荷为左室射血后承受的负荷,取决于动脉压。

3.心肌收缩状态和左室壁的顺应性

急性心肌梗死后,左心室因心肌缺血、坏死,其收缩性及舒张期顺应性均降低,心排血量低于正常,可使血压下降,这样便刺激主动脉及颈动脉内压力感受器,使其发生冲动增强,通过交感-肾上腺素能神经系统及肾素-血管紧张素系统的作用,导致全身小动脉收缩,血流重新分布。这本来是反射性自身保护机制,以保证重要生命器官的供血。但对心功能障碍的患者,则使后负荷加大,心排血量进而减少。同时,也使左室舒张末容量和左室舒张末压增加,进而导致肺淤血和肺水肿。

急性心肌梗死后,多数患者是由于左室舒张末压增加或左室顺应性突然下降,其中左室舒张末压增加是更重要的机制。如果左室有大约 20％的心肌无运动,则收缩末残留血量增多,射血分数降低,左室舒张末容量也会显著增多。射血分数是代表左室射血或收缩性能的指标,为每搏血量与舒张末容量的比值。梗死早期、坏死节段的顺应性增加,可使收缩期坏死节段延展和向外膨出,是产生上述血流动力学变化的重要因素。尔后,顺应性降低,则减低了整个左室的顺应性,并减少梗死节段的膨出,可有利于提高左室射血分数,使心力衰竭程度获得某些改善,但最终顺应性降低要使左室舒张末压增加,心力衰竭加重。

左室射血分数降低的重要决定因素是梗死面积的大小。若是左室心肌数量损失 25％时,则表现为明显的心力衰竭。射血分数在梗死后 24 小时内变化较大,之后则相对恒定。若发生新的梗死(梗死扩大)、梗死区延展变薄(梗死伸展)或有新的缺血区添加时,可使射血分数进一步下降。

(五)心肌顿抑和心肌冬眠

最近明确,缺血或梗死心肌发生心功能不全尚有另外的机制。此种情况包括心肌顿抑和心肌冬眠。心肌顿抑是指急性心肌梗死后,应用溶栓治疗、经皮冠状动脉内成形术,或心肌梗死后血栓溶解,自发再通,缺血心肌虽得到血流灌注,但可引起收缩功能不全及舒张功能不全,持续数天或数周。产生机制可能与心肌再灌注损伤后氧自由基、钙离子失衡、兴奋-收缩脱耦联有关。心肌冬眠是指由狭窄冠状动脉供血的心肌,虽有生命力,但收缩性长期受到抑制。这实际上是缺血心肌的一种保护性机制,可使供氧不足的心肌减低氧耗量,免受损害。因此,在梗死后心肌内可能存在"顿抑区"和"冬眠区",可能参与心肌梗死后心力衰竭的形成机制。左室舒张末压增加可增加心肌纤维的初长,即增加前负荷。可使梗死后尚存活的心肌充分利用 Frankstarling 机制,增加心排血量。用肺毛细血管压代替左室舒张末压,其临界高度为2.4 kPa(18 mmHg)。在此之前,随左室舒张末压增加,心排血量呈线性增加,以后则呈平台状并进而下降。一般从2.4~2.7 kPa(18~20 mmHg)开始有肺淤血表现;2.7~3.3 kPa(20~25 mmHg)为中度肺淤血;3.3~4.0 kPa(25~30 mmHg)为重度肺淤血;>4.0 kPa(30 mmHg)则发生肺水肿。

心源性休克是心力衰竭的极重型表现,左室功能性心肌损失超过 40%。这时除肺毛细血管压高于2.4 kPa(18 mmHg)外,心脏指数会降至 2.2 L/(min·m²)以下。不但有明显的肺淤血表现,还表现出淡漠、衰竭、尿少、发绀、肢冷等周围循环衰竭表现。

二、心力衰竭的发病因素

(一)梗阻时间和梗死面积

急性心肌梗死合并心力衰竭,与缺血区域大小及心肌丧失量密切相关。实验证明,冠状动脉梗阻1分钟内,缺血中心就出现矛盾运动,缺血边缘区收缩力微弱。心肌坏死达 20%~25% 时,即有明显心力衰竭表现;当心肌丧失达 40% 时,往往导致心源性休克。

(二)既往心肌受损情况

心力衰竭发生与既往心肌受损的情况密切相关。长期心肌缺血,可引起心肌纤维化,使心肌收缩力减弱,急性心肌梗死后即易于发生心力衰竭。既往有陈旧性心肌梗死或心力衰竭史的患者,心肌梗死后再次出现心力衰竭的可能性则相对较大。

(三)并发症

有高血压史或梗死后血压持续增高者,心脏后负荷过重,易于发生心力衰竭。心肌梗死如并发乳头肌功能不全、室壁瘤、室间隔穿孔等,都可使心脏负荷加重,诱发心力衰竭和恶化心力衰竭。心力衰竭与心律失常并存,互相促进或加重。其他如输液速度过快、合并感染、用药不当或延误诊治、未及时休息等,均为心力衰竭的诱发因素。

在心肌梗死合并心力衰竭的患者中,前壁心肌梗死较多见,Q 波梗死多见。一般 Q 波梗死多为冠状动脉内新鲜血栓形成所致,因心肌内多无侧支循环的保护,梗死面积较非 Q 波梗死大。通常前壁梗死较下壁梗死面积大,梗死伸展或室壁瘤出现的可能性较下壁梗死多见。因此,心力衰竭是前壁梗死的常见并发症,左室射血分数在下壁梗死时平均为 0.55(0.30~0.60),而在前壁梗死时为0.30~0.45(0.15~0.55)。下壁梗死时射血分数最低者为前壁导联出现明显 ST 段压低的病例,提示前壁严重缺血受累。当患者出现下壁心肌梗死并发心力衰竭时,应考虑下述可能性:并发二尖瓣反流或室间隔穿孔,同时存在下壁和前壁远隔部位的梗死,新鲜梗死加陈旧梗死,或有冠心病以外致心力衰竭的病因或发病因素。

少数病例的肺水肿并非来自心肌梗死,而是来自较长时间持续的心肌缺血。在心肌缺血缓解后,复测左室射血分数正常或接近正常。这些患者有较高的死亡率。因此,应注意识别这些患者,早日行冠状动脉腔内成型术或冠状动脉旁路移植术。或者采用较大剂量的抗心肌缺血药物,对心肌缺血进行强化治疗。

三、心力衰竭的临床表现

急性心肌梗死并发心力衰竭以左心衰竭为主。由于前向衰竭,可出现重要脏器供血不足,表现为头晕、无力、气短、肢冷、发绀、尿少、烦躁、淡漠,甚至昏迷。后向衰竭可出现肺淤血的症状和体征。

（一）左心衰竭

1.肺脏表现

呼吸困难是最主要的临床表现,患者感到呼吸费力、短促,需垫高枕头,采取半卧位或端坐呼吸,往往增加供氧亦不能缓解。肺部湿啰音是最主要体征,可表现为肺底湿啰音,或两肺满布干性或湿啰音、哮鸣音,甚至在急性肺水肿时,两肺可"状如煮粥"。胸片可依据心力衰竭程度不同,表现:①上肺野血管纹理粗重,下肺野纤细、模糊。②两肺野透光度减低。③出现 KerleyA、B、C线:A 线为肺野外围斜行引向肺门的线状阴影;B 线多见于肋膈角区,长 2～3 cm,宽 1～3 cm,为水肿液潴留而增厚的小叶间隔与X线呈切线时的投影;C 线为中下肺野的网格状阴影。④肺门周围阴影模糊、增大,出现蝶翼状阴影,两肺野出现边缘模糊的片状阴影。⑤出现叶间胸膜增厚、积液或少量胸膜积液。急性心肌梗死并发心力衰竭时,多数不能摄取常规胸片,床头片往往质量差,但可参考上述影像表现决定诊断与治疗。

2.心脏表现

急性心肌梗死后,左心衰竭主要表现为窦性心动过速、交替脉、第三心音或第四心音奔马律。第一心音往往低钝,第二心音可亢进或有逆分裂。急性心肌梗死后大约 1/2 可闻及心尖部收缩期杂音,随治疗或病程进展消失。若有乳头肌功能失调,可出现心前区向左腋部传导的收缩期杂音;室间隔穿孔的杂音往往在胸骨下端左缘3～5肋间,可向右侧传导。

心电图 V_1 导联 P 波的终末电势（PTF-V_1）是判断左室功能的敏感指标。正常人 PTF-V_1 很少低于-0.02 mm/s,<-0.04 mm/s 者为心力衰竭。PTF-V_1 呈负值增大,与肺毛细血管压升高呈线性关系。

（二）右心衰竭

急性心肌梗死后主要表现右心衰竭者,见于右室梗死。急性前壁心肌梗死一般不并发右室梗死,急性下壁心肌梗死并发右室梗死相当多见,占 17%～43%。梗死通常由左室后壁直接延伸至右室后游离壁,甚至前侧部分。在下壁心肌梗死患者中,右胸前导联 V_{3R}、V_{4R} ST 段抬高伴病理性 Q 波,是诊断右室梗死颇为敏感和特异的指标。少数患者右室梗死面积大,ST 段抬高可出现在 V_1～V_3 导联。右室梗死患者右室射血分数明显压低（<0.40）,右室扩张甚至超过左室,并压迫左室,使左室功能受损。大约半数患者有明显右心衰竭,出现肝大、颈静脉怒张和低垂部位水肿、低血压或休克。房室传导阻滞是常见并发症。

实验室检查发现,CPK 释放量与下壁心肌梗死面积不相称。超声心动图和放射性核素心室造影会发现右室扩张,甚至超过左室。右室射血分数明显降低,右室充盈压明显增高,而左室充盈压正常或仅轻度增高（RVFP/LVFP>0.65）,说明有右室功能障碍,心房压力曲线有深的 X 和 Y 凹陷（后者>前者）,并且吸气时右心房平均压增高,而肺毛细血管压正常或仅轻度增高。右心房平均压/肺毛细血管楔压≥0.86。

（三）心肌梗死后心脏功能的临床评价

急性心肌梗死后的心功能评价，要求简便易行，适合床边进行。因此，广泛应用 Killip 分型和 Forrester 血流动力学分类。

Killip 分型（表 3-12），其优点为主要根据临床资料分类，与病死率相结合，适合在心肌梗死的急性期应用。

表 3-12　Killip 分型与病死率的关系

分类	病死率（%）	
	Killip	日本国立循环疾病中心
Ⅰ型：肺野无啰音，无 S3 及心功能不全症状	6	5
Ⅱ型：肺部啰音占肺野 50% 以下，有第三心音	17	16
Ⅲ型：湿啰音占肺野 50% 以上（肺水肿）	38	21
Ⅳ型：心源性休克	81	86

在床边插入 Swan-Ganz 导管，根据测定的血流动力学指标，进行分型并指导治疗。在心肌梗死的急性期，Suan-Ganz 导管血流动力学监测对于血流动力学不稳定或危重患者是十分必要的。可按 Forrester 的分型给予不同的治疗（表 3-13）。

表 3-13　Forrester 血流动力学分类

PCWP kPa(mmHg)	CI(L/min·m²)	治疗措施
Ⅰ型≤2.4(18)	>2.2	吸氧、镇痛、镇静
Ⅱ型>2.4(18)	>2.2	利尿剂、血管扩张剂
Ⅲ型≤2.4(18)	≤2.2	输液、儿茶酚胺药物、起搏器
Ⅳ型>2.4(18)	≤2.2	儿茶酚胺类药物、血管扩张剂、利尿剂、主动脉内气囊泵

四、心力衰竭的治疗

急性心肌梗死并发心力衰竭为 Killip 分型的 Ⅱ 型和 Ⅲ 型。若同时有低心排血量，则可能属于 Ⅳ 型，即心源性休克。因此，对患者除采用常规的吸氧、镇静、镇痛、采用半卧位的一般治疗措施外，最好在床边插入 Swan-Ganz 导管，确定血流动力学类型，以指导治疗。若病情危重，严重呼吸困难，血压不能测出，处于心源性休克状态，或无进行血流动力学监测的条件，可按 Killip 分型进行治疗。

根据日本的一篇文献资料，24 小时内入院的 457 例急性心肌梗死病例，Killip Ⅰ 型占 67.6%，Killip Ⅱ 、Ⅲ 型共占 17.3%，Killip Ⅳ 型占 15.1%。国内虽未通行 Killip 分型，但与我国北京地区统计资料中心力衰竭所占比例相近。

（一）一般治疗

患者采用最舒适的体位，有呼吸困难者采用半卧位，头部抬高程度根据肺淤血程度决定，以使患者舒适为度。严重肺水肿患者，可能需前屈坐位，胸前重叠几个枕头，俯在上面。若处于休克时，则需抬高下肢，放低头部。

胸痛、呼吸困难、不安感强烈时，给予吗啡，每次 3～5 mg，每次 5～30 分钟，直至胸痛缓解。吗啡可缓解交感张力，增高引起的动静脉收缩，减轻心脏前后负荷，减轻肺淤血和肺水肿程度。

吸氧应该>6 L/min,采用鼻导管或面罩给氧。患者患有严重肺水肿、心力衰竭,或有机械并发症时,单纯鼻导管给氧可能难以纠正低氧血症。经充分吸氧,若氧分压仍低于 6.7 kPa(50 mmHg)以下时,给予气管内插管和机械通气。

(二)药物治疗

1.利尿剂

心力衰竭时最常应用的利尿剂为呋塞米。呋塞米兼有利尿作用和静脉扩张作用,在改善肺淤血的同时,降低左室充盈压,减低心肌耗氧量。结果使心肌收缩状态得到改善,心排血量增加。根据心力衰竭程度可给予 20～40 mg 静脉注射,以心力衰竭缓解为度。强力利尿可致低钾血症和低血容量,而引起休克或降低心脏功能。

2.血管扩张剂

采用利尿剂使肺毛细血管压不能充分降低,或临床症状未得到充分改善时,应并用血管扩张剂。以肺淤血为主要表现者,主要应用扩张小静脉的硝酸酯制剂;以低心排血量为主要表现者,主要应用扩张小动脉制剂,减轻心脏后负荷。目前,单纯小动脉扩张剂如肼屈嗪、硝苯地平不宜用于急性心肌梗死,可考虑应用对动静脉均有扩张作用的血管紧张素转换酶抑制剂及硝普钠等。急性心肌梗死期间若伴有心室扩大或心力衰竭表现,则毫无例外地应该应用血管紧张素转移酶抑制剂。已证实该药能明显改善左室重构和心力衰竭患者的预后。

3.硝酸酯

为心肌缺血的主要治疗药物,改善心肌氧的供求平衡,增加缺血心肌的供血,并有利于侧支循环的建立。扩张全身小静脉,减轻心脏前负荷和肺淤血。急性心肌梗死常用硝酸甘油静脉注射,从 0.1 μg/(kg·min)开始,在监测血压和心率的同时,每隔 5～10 分钟递增 1 次,递增 5～10 μg/min,最大剂量 200 μg/min。输注过程中应避光,并避免使用聚乙烯管道,因该管道大量吸收硝酸甘油。增剂量的终点应为临床症状控制;血压正常的患者平均压降低 10%以内,高血压患者降低 30%以内,但收缩压绝不能低于 12.0 kPa(90 mmHg);心率增加不超过 110 次/分。

4.硝普钠

对小动脉和小静脉有同等扩张作用,通过降低体动脉压,减轻前负荷和后负荷,减低心肌耗氧量,而增加心排血量,改善心脏功能。硝普钠作用很快,一旦达到有效剂量,在 2～5 分钟即可出现治疗作用。停止滴注 5～15 分钟,其效应消失。口服无效。不能直接静脉注射,而是配成溶液静脉点滴,可溶于 5%～10%葡萄糖或低分子右旋糖苷内,药液内不能加入其他药物。平均需要量1 μg/(min·kg),一般输液速度在 20～200 μg/min,个别需要 300～500 μg/min。用药以 10 μg/min开始,以后每 5 分钟以 5～10 μg/min 的速度增加至所需剂量。治疗过程中应密切监测血压,如不能监测肺毛细血管压,则以体动脉压和其他体征为依据。收缩压在 14.7 kPa(110 mmHg)以上者,可以下降 15%～20%,一般不应低于12.7 kPa(95 mmHg)。治疗达到效果后,维持输液 12～48 小时。如病情改善,可以停药。因其起效快及作用短暂,停药后如有必要,可以随时恢复治疗,仍然有效。硝普钠应在给药前新鲜配制,输液瓶用黑纸包裹避光,配制药液如超过 8 小时,应重新配制。硝普钠的不良反应有头痛、头晕,还可发生意识模糊、惊厥、肌肉抽搐、恶心、呕吐、不安、出汗等,这些不良反应多与治疗药物过量有关。对持续用药超过 72 小时者,应测血中硫氰酸盐含量,并以此作为判断中毒的指标,>12 ng/dL为中毒水平,应予停药。本药在急性心肌梗死时应用,有学者报道可致缺血区供血减少,因此不利于侧支循环建立并挽救缺血心肌,应予注意。如有急性二尖瓣反流或室间隔穿孔时,本药通过减轻左室射血阻抗,可明显增加心排血量,并减少血流反流,有利于改善病情。

5.酚妥拉明

为 α-肾上腺素能受体阻滞剂,对 α_1-和 α_2-受体均有阻滞作用。以扩张小动脉为主,同时也扩张小静脉。因此,可减轻心脏前后负荷,减少心肌耗氧量,而增加心排血量。对急性心肌梗死并发心力衰竭、急性肺水肿及心源性休克均有明显的治疗作用。此外,它能解除心力衰竭时的胰岛素抑制,增加心肌对葡萄糖的利用。酚妥拉明静脉滴注后,80%的心肌梗死患者发生心动过速,可能与该药阻滞 α_2-受体,使儿茶酚胺递质释放增多有关。

用法:10 mg 溶于 10%葡萄糖液 100～200 mL,静脉滴注,初始剂量 0.1～0.3 mg/min,效果不明显时,可每 5 分钟递增 1 次 0.1～0.5 mg 的剂量,最高剂量可达 2 mg/min。起效时间 2～5 分钟,停药后10～15 分钟作用消失。

6.儿茶酚胺类药物

该类药物兴奋心肌 β_1 受体,有正性变力作用。因此,急性心肌梗死时可能增加心肌耗氧量,并加重心肌缺血。若对以上治疗措施反应不佳时,可给予多巴胺和多巴酚丁胺静脉滴注治疗。根据我们的经验,急性心肌梗死时,由于对洋地黄的作用反应差,并易发生毒性反应,而儿茶酚胺类药物作为主要的增强心肌收缩力的药物,可与硝酸甘油同用,以减轻该类药物的某些不良作用,增加心排血量,降低肺毛细血管楔压、心肌耗氧量,以发挥更有效的抗心力衰竭作用。

多巴胺同时具有 α 受体和 β 受体刺激作用,因此,除具有正性变力作用外,尚具有血管收缩作用。以2～5 μg/(kg·min)给药,兴奋肾脏多巴胺受体,增加肾血流量,可有明显利尿作用。5～20 μg/(kg·min)同时具有 α 受体和 β 受体兴奋作用,可用于维持血压和增加心排血量,>20 μg/(kg·min)主要表现为 α 受体兴奋作用,增加左室射血阻力,对治疗心力衰竭不利。心源性休克时主要给予多巴胺,以增加血管收缩作用,维持血压。

多巴酚丁胺主要兴奋心肌的 β_1 受体,增强心肌收缩力,而增加心率的作用弱,与多巴胺相比,末梢血管收缩作用小,可使左室充盈压降低,肺毛细血管压降低,肺淤血改善。一般用量为 2.5～10.0 μg/(kg·min),也可增至 15 μg(kg·min)。

7.硝普钠＋多巴胺或多巴酚丁胺

两者合用可使血流动力学和临床症状明显改善,部分垂危患者得到挽救。但两药合用时必须单独设立液路,并注意输液后血压不能降得过低。

8.洋地黄强心苷

洋地黄强心苷至今仍是治疗心力衰竭的重要药物,但近年来的研究及临床实践表明,使用洋地黄治疗急性心肌梗死并发心力衰竭时,需做特殊考虑。

洋地黄增加心肌收缩性,改善泵血功能和射血分数,可使左室舒张末容量减少、左室舒张末压降低,因此有利于减低心肌耗氧。洋地黄有一定的血管收缩作用,其增加心肌收缩力的结果,可增加心肌需氧。但随着心力衰竭的改善,可解除交感神经反射活动引起的血管收缩和心率增快。血管舒张作用常超过血管收缩作用,最终效应常呈血管普遍扩张,心脏后负荷得以减轻。上述情况表明,洋地黄治疗心力衰竭,在出现疗效前,首先通过增强心肌收缩力付出过多耗氧的代价,之后随心功能改善、前负荷及后负荷降低、心率减慢,才使耗氧减少。若心腔明显扩张,根据 Laplace 定律($T = Pr/h$。P:血管内压力;r:腔内半径;h:室壁厚度),室壁张力(T)与心室内压和心室内径成正比。洋地黄可缩小心室内径,增加室壁厚度。因此使室壁张力明显下降,故可明显减低心肌耗氧。

急性心肌梗死时,使用洋地黄治疗的下列不利因素值得考虑:①急性心肌梗死早期治疗中需要解决迫切的是改善心肌氧的供求失衡,任何增加心肌耗氧量的措施,都将会扩大梗死范围;而洋地黄的正性肌力作用首先要付出增加心肌耗氧的代价,故早期使用有扩大梗死范围的危险。②急性心肌缺血,首先是膜的通透性改变,细胞内钾离子外溢,细胞内钾离子浓度降低,静息膜电位负值减小,趋向阈电位,是形成异位心律的重要病理基础。洋地黄抑制心肌细胞膜 Na$^+$,K$^+$-ATP 酶活性,使钾-钠离子泵使用减弱。心肌收缩过程中,由细胞内溢出的钾离子不能泵回,细胞外钾离子浓度进一步升高,加重细胞内外钾离子比例失调,更易促进心律失常。③梗死的心肌已丧失收缩功能,对洋地黄的正性肌力作用无反应;正常心肌或缺血心肌由于心脏交感神经的兴奋及血中内源性儿茶酚胺的浓度增高,早已处于收缩活动的顶峰。这时洋地黄的正性肌力作用将加剧左心室收缩失调的性质和范围。对于伴有心源性休克的患者,左心室坏死区太大,洋地黄难以发挥改善血流动力学的效应。

综上所述,对急性心肌梗死合并心力衰竭者使用洋地黄时,必须持慎重态度。目前认为,急性心肌梗死后 24 小时以内,应避免应用洋地黄。对于合并急性左心衰竭者,可选用血管扩张剂和利尿剂。24 小时以后,一般认为梗死过程多已完成,方可考虑应用,但应尽量推迟为宜。剂量应较通常减少 1/3~1/2,选用快速作用制剂毛花苷 C(西地兰)较好。如有不良反应,立即停药,其药效消失亦较快。最大剂量 0.4 mg,加入 10%~50% 葡萄糖 20~40 mL,缓慢静脉推注;或毒毛花苷 K 0.125~0.250 mg,按上述方法加入葡萄糖液中静脉推注。

实际上,急性心肌梗死时应用洋地黄仍有争议,某些研究提示应用后使病死率增加,而另一些研究提示对病死率无影响。近期研究证实,洋地黄对左室收缩功能障碍的患者可改善症状,并且对神经内分泌的作用良好。DIG(Digitalis lnvestigator Group)近期报道对 7 788 例充血性心力衰竭(70% 是缺血性心脏病)伴窦性心律患者的研究,与安慰剂组比较,观察地高辛对各种病因病死率的影响,90% 以上还给予转换酶抑制剂和/或利尿剂,第二指标是因心力衰竭住院、心血管死亡率和死于心力衰竭。该试验结果证实,使用地高辛不能降低总死亡率。但是地高辛治疗的患者心力衰竭病死率降低,与心力衰竭有关的死亡及住院减少。在地高辛治疗组观察到死于心律失常和/或心肌梗死有增加趋势。目前主张急性心肌梗死恢复期伴有室上速和/或转换酶抑制剂或利尿剂无效的心力衰竭患者使用洋地黄。

9.β 受体阻滞剂

急性心肌梗死并发轻度心力衰竭时,仍可用应用 β 受体阻滞剂,若无禁忌证,可用美托洛尔 6.25 mg,每天 2~3 次,如能耐受可逐渐增加剂量,最大可用至 50~100 mg,每天 2~3 次。β 受体阻滞剂应用过程中应密切监测病情变化,病情改善则继续用药,病情加重时则减药或停用。急性心肌梗死后病情稳定、心腔扩大和/或 LVEF 明显降低者,应用选择性 β$_1$ 受体阻滞剂,可降低心功能不全患者的病死率并改善预后。

(三)右室梗死并发休克和心力衰竭的治疗

右室梗死,右心房和右室舒张压增高>1.3 kPa(10 mmHg),心脏指数<2.5 L/(min·m²),收缩压<13.3 kPa(100 mmHg),左室充盈压正常或升高,是重要的值得充分认识的综合征。这些患者对利尿剂非常敏感,而对液体负荷疗法有良好反应。虽有明显的颈静脉怒张、肝大,也不能给予利尿剂或大剂量血管扩张剂。这些患者通常为下壁心肌梗死延及右室,左室功能障碍多数为轻至中度。治疗原则与左室梗死并发心力衰竭不同,必须迅速给予液体负荷,直至血压稳定,左室充盈压>2.7 kPa(20 mmHg)或右心房压>2.7 kPa(20 mmHg)。可以应用儿茶酚胺类药物,多巴酚丁胺优于多巴胺,因后者可增加肺血管阻力。如对上述措施仍反应不佳,可采用动脉内气囊泵治疗。右室梗死必须与心脏亚急性破裂时心包压塞相鉴别,后者可见于右室梗死后右室破裂或左室梗死后破孔较小且发生过程缓慢时。后者只需及时心包穿刺、心肌补片、手术缝补破孔,即可成功。亚急性心脏破裂通过手术可望获救。

(四)主动脉内气囊泵治疗心力衰竭

主动脉内气囊泵导管现在可细至 9.5F,可经皮穿刺股动脉,插至胸降主动脉左锁骨下动脉开口以下。心室舒张期气囊膨胀以加强主动脉内压和冠状动脉灌流压,有利于心肌供氧;收缩期气囊收缩,以减少左室射血阻抗,以增加心排血量,并减少心肌氧耗量,改善心肌氧的供需平衡。本法对急性心肌梗死合并机械性并发症,如室间隔穿孔、乳头肌断裂等所致急性心力衰竭有明显改善病情、支持手术的疗效。对心源性休克、低心排血量综合征,也可望改善病情及预后。一般先用其他强心、利尿及血管扩张剂,若无明显疗效,可考虑使用主动脉内气囊泵。现在国内也积极使用该措施,已取得明显稳定病情的疗效。日本高野等认为,给予儿茶酚胺强心药 1 小时后,若每搏指数仍达不到 20 mL/m²,即有 70% 可能性死亡,这时即为主动脉内气囊泵的适应证。

(五)急性心肌梗死溶栓治疗与冠状动脉腔内成形术(PFCA)

急性心肌梗死发病早期,使用尿激酶、链激酶或组织型纤溶酶原激活剂(t-PA),使血栓溶解,或者采用球囊将闭塞部位扩开,可使缺血和梗死部位得到血流再灌注,缩小梗死范围,改善或预防心力衰竭。PTCA 不受病程制约,急性心肌梗死患者入院后可直接进行 PTCA,也可在溶栓后仍发作缺血的病例做挽救性 PTCA。患者存在缺血心肌并且心力衰竭症状明显时,可行挽救性 PTCA 或择期 PTCA,以挽救缺血濒死心肌。实践证明,这两项措施对改善心功能有利。

此外,急性心肌梗死并发心力衰竭时应为抗凝治疗的适应证。在心力衰竭时,尤其老年患者,更易形成心腔内血栓和深静脉血栓。低分子肝素(50 mg,腹部皮下注射,每天 2～3 次)在急性心肌梗死发病后 12～18 小时开始应用,持续应用 5～7 天,可成功地减少静脉血栓的发生率,并发心力衰竭者可望获得明显益处。抗血小板聚集药物阿司匹林也应使用,可望减少冠状动脉血栓形成的发生率。可用小剂量(每天 50～150 mg)口服。

(刘秋仙)

第四章 呼吸内科常见病的诊疗

第一节 支气管哮喘

一、病因和发病机制

(一)病因

哮喘的病因还不十分清楚,大多认为是与多基因遗传有关的疾病,同时受遗传因素和环境因素的双重影响。

许多调查资料表明,哮喘的亲属患病率高于群体患病率,并且亲缘关系越近,患病率越高。哮喘患儿双亲大多存在不同程度气道反应性增高。目前,哮喘的相关基因尚未完全明确,但有研究表明存在有与气道高反应性、IgE 调节和特应性反应相关的基因,这些基因在哮喘的发病中起着重要的作用。

环境因素中主要包括某些激发因素,包括吸入物,如尘螨、花粉、真菌、动物毛屑、二氧化硫、氨气等各种特异和非特异性吸入物;感染,如细菌、病毒、原虫、寄生虫等;食物,如鱼、虾、蟹、蛋类、牛奶等;药物,如普萘洛尔、阿司匹林等;气候变化、运动、妊娠等都可能是哮喘的激发因素。

(二)发病机制

哮喘的发病机制尚不完全清楚。多数人认为哮喘与变态反应、气道炎症、气道反应性增高及神经机制等因素相互作用有关。

1.变态反应

当变应原进入具有特应性体质的机体后,可刺激机体通过 T 细胞的传递,由 B 细胞合成特异性 IgE,并结合于肥大细胞和嗜碱性粒细胞表面的高亲和性的 IgE 受体($FceR_1$);IgE 也能结合于某些 B 细胞、巨噬细胞、单核细胞、嗜酸性粒细胞、NK 细胞及血小板表面的低亲和性 Fca 受体($FceR_2$),但是 $FceR_2$ 与 IgE 的亲和力比 $FceR_1$ 低 $10\sim100$ 倍。若变应原再次进入体内,可与结合在 FceR 上的 IgE 交联,使该细胞合成并释放多种活性介质导致平滑肌收缩、黏液分泌增加、血管通透性增高和炎症细胞浸润等。炎症细胞在介质的作用下又可分泌多种介质,使气道病变加重,炎症反应增加,产生哮喘的临床症状。根据变应原吸入后哮喘发生的时间,可分为速发型哮喘反应(IAR)、迟发型哮喘反应(LAR)和双相型哮喘反应(OAR)。IAR 几乎在吸入变应原的同时立即发生反应,$15\sim30$ 分钟达高峰,2 小时后逐渐恢复正常。LAR 6 小时左右发病,持续时间长,可达数天。而且临床症状重,常呈持续性哮喘表现,肺功能损害严重而持久。LAR 的发病机制较复杂,不仅与 IgE 介导的肥大细胞脱颗粒有关,而且主要是气道炎症所致。现在认为哮喘是一种涉及多种炎症细胞和结构细胞相互作用,许多介质和细胞因子参与的一种慢性炎症疾病。LAR 是由于慢性炎症反应的结果。

2.气道炎症

气道慢性炎症被认为是哮喘的本质。表现为多种炎症细胞特别是肥大细胞、嗜酸性粒细胞和 T 细胞等多种炎症细胞在气道的浸润和聚集。这些细胞相互作用可以分泌出多种炎症介质和细胞因子,这些介质、细胞因子与炎症细胞和结构细胞相互作用构成复杂的网络,使气道反应性增高,气道收缩,黏液分泌增加,血管渗出增多。已知肥大细胞、嗜酸性粒细胞、中性粒细胞、上皮细胞、巨噬细胞和内皮细胞都可产生炎症介质。

3.气道高反应性(AHR)

表现为气道对各种刺激因子出现过强或过早的收缩反应,是哮喘患者发生和发展的另外一个重要因素。目前普遍认为气道炎症是导致气道高反应性的重要机制之一,当气道受到变应原或其他刺激后,由于多种炎症细胞、炎症介质和细胞因子的参与,气道上皮和上皮内神经的损害等而导致气道高反应性。AHR 常有家族倾向,受遗传因素的影响,AHR 为支气管哮喘患者的共同病理生理特征,然而出现 AHR 者并非都是支气管哮喘,如长期吸烟、接触臭氧、病毒性上呼吸道感染、慢性阻塞性肺疾病(COPD)等也可出现 AHR。

4.神经机制

神经因素也被认为是哮喘发病的重要环节。支气管受复杂的自主神经支配。除胆碱能神经、肾上腺素能神经外,还有非肾上腺素能非胆碱能(NANC)神经系统。支气管哮喘与 β 肾上腺素受体功能低下和迷走神经张力亢进有关,并可能存在有 α 肾上腺素神经的反应性增加。NANC 能释放舒张支气管平滑肌的神经介质,如血管活性肠肽(VIP)、一氧化氮(NO),还可释放收缩支气管平滑肌的介质,如 P 物质、神经激肽,两者平衡失调,则可引起支气管平滑肌收缩。

二、病理

显微镜下可见纤毛上皮剥离、气道上皮下有肥大细胞、嗜酸性粒细胞、淋巴细胞与中性粒细胞浸润。气道黏膜下组织水肿,微血管通透性增加,杯状细胞增殖及支气管分泌物增加,支气管平滑肌痉挛等病理改变。若哮喘长期反复发作,表现为支气管平滑肌肌层肥厚、气道上皮细胞下纤维化、黏液腺增生和新生血管形成等,导致气道重构。

三、临床表现

几乎所有的支气管哮喘患者都有长期性和反复发作性的特点,哮喘的发作与季节、周围环境、饮食、职业、精神心理因素、运动和服用某种药物有密切关系。

(一)主要临床表现

1.前驱症状

由变应原引起的急性哮喘发作前往往有打喷嚏、流鼻涕、眼痒、流泪、干咳或胸闷等前驱症状。

2.喘息和呼吸困难

其是哮喘的典型症状,喘息的发作往往较突然。呼吸困难呈呼气性,表现为吸气时间短,呼气时间长,患者感到呼气费力,但有些患者感到呼气和吸气都费力。当呼吸肌收缩克服气道狭窄产生的过高支气管阻力负荷时,患者即可感到呼吸困难。一般来说,呼吸困难的严重程度和气道阻力增高的程度呈正比。但有15%的患者当FEV_1下降到正常值的50%时仍然察觉不到气流受限,表明这部分患者产生了颈动脉窦的适应,即对持续的刺激反应性降低。这说明单纯依靠症状的严重程度来评估病情有低估的危险,需要结合其他的客观检查手段来正确评价哮喘病情的严重程度。

3.咳嗽、咳痰

咳嗽是哮喘的常见症状,由于气道的炎症和支气管痉挛引起。干咳常是哮喘的前兆,哮喘发作时,咳嗽、咳痰症状反而减轻,以喘息为主。哮喘发作接近尾声时,支气管痉挛和气道狭窄减轻,大量气道分泌物需要排出时,咳嗽、咳痰可能加重,咳出大量的白色泡沫痰。有一部分哮喘患者,以刺激性干咳为主要表现,无明显的喘息症状,这部分哮喘称为咳嗽变异性哮喘(CVA)。

4.胸闷和胸痛

哮喘发作时,患者可有胸闷和胸部发紧的感觉。如果哮喘发作较重,可能与呼吸肌过度疲劳和拉伤有关。突发的胸痛要考虑自发性气胸的可能。

5.体征

哮喘的体征与哮喘的发作有密切的关系,在哮喘缓解期可无任何阳性体征。在哮喘发作期,根据病情严重程度的不同可有不同的体征。哮喘发作时支气管和细支气管进行性的气流受限可引起肺部动力学、气体交换和心血管系统一系列的变化。为了维持气道的正常功能,肺出现膨胀,伴有残气容积和肺总量的明显增加。由于肺的过度膨胀使肺内压力增加,产生胸腔内负压所需要的呼吸肌收缩力也明显增加。呼吸肌负荷增加的体征是呼吸困难、呼吸加快和辅助呼吸肌运动。在呼气时,肺弹性回缩压降低和气道炎症可引起显著的气道狭窄,在临床上可观察到喘息、呼气延长和呼气流速减慢。这些临床表现一般和第1秒用力呼气容积(FEV_1)和呼气流量峰值(PEF)的降低相关。由于哮喘患者气流受限并不均匀,通气的分布也不均匀,可引起肺通气/血流比值的失调,发生低氧血症,出现发绀等缺氧表现。在吸气期间肺过度膨胀和胸腔负压的增加对心血管系统有很大的影响。右心室受胸腔负压的牵拉使静脉回流增加,可引起肺动脉高压和室间隔的偏移。在这种情况下,受压的左心室需要将血液从负压明显增高的胸腔射到体循环,产生吸气期间的收缩压下降,称为奇脉。

(1)一般体征:哮喘患者在发作时,精神一般比较紧张,呼吸加快、端坐呼吸,严重时可出现口唇和指(趾)发绀。

(2)呼气延长和双肺哮鸣音:在胸部听诊时可听到呼气时间延长而吸气时间缩短,伴有双肺如笛声的高音调,称为哮鸣音。这是小气道梗阻的特征。两肺满布的哮鸣音在呼气时较明显,称呼气性哮鸣音。很多哮喘患者在吸气和呼气都可闻及哮鸣音。单侧哮鸣音突然消失要考虑发生自发性气胸的可能。在哮喘严重发作,支气管发生极度狭窄,出现呼吸肌疲劳时,喘鸣音反而消失,称为寂静肺,是病情危重的表现。

(3)肺过度膨胀体征:即肺气肿体征。表现为胸腔的前后径扩大,肋间隙增宽,叩诊呈过清音,肺肝浊音界下降,心浊音界缩小。长期哮喘的患者可有桶状胸,儿童可有鸡胸。

(4)奇脉:重症哮喘患者发生奇脉是吸气期间收缩压下降幅度(一般不超过1.3 kPa即10 mmHg)增大的结果。这种吸气期收缩压下降的程度和气流受限的程度相关,它反映呼吸肌对胸腔压波动的影响的程度明显增加。呼吸肌疲劳的患者不再产生较大的胸腔压波动,奇脉消失。严重的奇脉(收缩压≥3.3 kPa)是重症哮喘的可靠指征。

(5)呼吸肌疲劳的表现:表现为呼吸肌的动用,肋间肌和胸锁乳突肌的收缩,还表现为反常呼吸,即吸气时下胸壁和腹壁向内收。

(6)重症哮喘的体征:随着气流受限的加重,患者变得更窘迫,说话不连贯,皮肤潮湿,呼吸和心率增加。并出现奇脉和呼吸肌疲劳表现。呼吸频率≥25/min,心率≥110/min,收缩压≥3.3 kPa是重症哮喘的指征。患者垂危状态时可出现寂静肺或呼吸乏力、发绀、心动过缓、意识恍惚或昏迷等表现。

(二)重症哮喘的表现

1.哮喘持续状态

哮喘持续状态指哮喘严重发作并持续 24 小时以上,通常被称为"哮喘持续状态"。这是指发作的情况而言,并不代表该患者的基本病情,但这种情况往往发生于重症的哮喘患者,而且与预后有关,是哮喘本身的一种最常见的急症。许多危重哮喘病例的病情常常在一段时间内逐渐加剧,所有重症哮喘患者在某种因素的激发下都有随时发生严重致命性急性发作的可能,而无特定的时间因素。其中一部分患者可能在哮喘急性发作过程中,虽经一段时间的治疗,但病情仍然逐渐加重。

2.哮喘猝死

有一部分哮喘患者在经过一段相对缓解的时期后,突然出现严重急性发作,如果救治不及时,可在数分钟到数小时内死亡,称为哮喘猝死。哮喘猝死的定义为哮喘突然急性严重发作、患者在 2 小时内死亡。哮喘猝死的原因可能与哮喘突然发作或加重,引起严重气流受限或其他心肺并发症导致心跳和呼吸骤停有关。

3.潜在性致死性哮喘

包括以下几种情况:①长期口服糖皮质激素类药物治疗;②以往曾因严重哮喘发作住院抢救治疗;③曾因哮喘严重发作而行气管切开、机械通气治疗;④既往曾有气胸或纵隔气肿病史;⑤本次发病过程中需不断超常规剂量使用支气管扩张药,但效果不明显。在哮喘发作过程中,还有一些征象值得高度警惕,如喘息症状频发,持续甚至迅速加重,气促(呼吸频率超过 30 次/分),心率超过140 次/分,体力活动和言语受限,夜间呼吸困难显著,取前倾位,极度焦虑、烦躁、大汗淋漓,甚至出现嗜睡和意识障碍,口唇、指甲发绀等。患者的肺部一般可以听到广泛哮鸣音,但若哮鸣音减弱,甚至消失,而全身情况不见好转,呼吸浅快,甚至神志淡漠和嗜睡,则意味着病情危重,随时可能发生心跳和呼吸骤停。此时的血气分析对病情和预后判断有重要参考价值。若动脉血氧分压(PaO_2)低于 8.0 kPa(60 mmHg)和/或动脉二氧化碳分压($PaCO_2$)高于 6.0 kPa(45 mmHg),动脉血氧饱和度(SaO_2)低于90%,pH<7.35,则意味患者处于危险状态,应加强监护和治疗。

4.脆性哮喘(BA)

正常人的支气管舒缩状态呈现轻度生理性波动,FEV_1 和 PEF 在晨间降至最低(波谷),午后达最大值(波峰)。哮喘患者这种变化尤其明显。有一类哮喘患者 FEV_1 和 PEF 在治疗前后或一段时间内大幅度地波动,称为"脆性哮喘"。Ayres 在综合各种观点的基础上提出 BA 的定义和分型如下。

(1)Ⅰ型 BA:尽管采取了正规、有力的治疗措施,包括吸入糖皮质激素(如吸入二丙酸倍氯米松1 500 μg/d以上),或口服相当剂量糖皮质激素,同时联合吸入支气管舒张药,连续观察至少

150 天,半数以上观察日的 PEF 变异率超过 40%。

(2)Ⅱ型 BA:在基础肺功能正常或良好控制的背景下,无明显诱因突然急性发作的支气管痉挛,3 小时内哮喘严重发作伴高碳酸血症,可危及生命,常需机械通气治疗。月经期前发作的哮喘往往属于此类。

(三)特殊类型的哮喘

1.运动诱发性哮喘(EIA)

EIA 也称为运动性哮喘,是指达到一定的运动量后,出现支气管痉挛而产生的哮喘。其发作大多是急性的、短暂的,而且大多能自行缓解。运动性哮喘并非说明运动即可引起哮喘,实际上短暂的运动可兴奋呼吸,使支气管有短暂的舒张,其后随着运动时间的延长,强度增加,支气管发生收缩。运动性哮喘特点:①发病均发生在运动后;②有明显的自限性,发作后经一定时间的休息后即可逐渐恢复正常;③一般无过敏性因素参与,特异性变应原皮试阴性,血清 IgE 水平不高。

但有些学者认为,运动性哮喘常与过敏性哮喘共存,说明两者之间存在一些联系。临床上可进行运动诱发性试验来判断是否存在运动性哮喘。如果运动后 FEV_1 下降 20%~40%,即可诊断为轻度运动性哮喘;FEV_1 下降 40%~65%,即可诊断为中度运动性哮喘;FEV_1 下降 65% 以上可诊断为重度运动性哮喘。有严重心肺或其他影响运动疾病的患者不宜进行运动诱发性试验。

2.药物性哮喘

由于使用某种药物导致的哮喘发作。常见的可能引起哮喘发作的药物有阿司匹林、β受体阻滞药、血管紧张素转换酶抑制剂(ACEI)、局部麻醉药、添加剂(如酒石黄)、医用气雾剂中的杀菌复合物等。个别患者吸入支气管舒张药时,偶尔也可引起支气管收缩,可能与其中的氟利昂或表面活性剂有关。免疫血清、含碘造影剂也可引起哮喘发作。这些药物通常是以抗原、半抗原或佐剂的形式参与机体的变态反应过程,但并非所有的药物性哮喘都是机体直接对药物产生变态反应引起。例如β受体阻滞药,它是通过阻断β受体,使 $β_2$ 受体激动剂不能在支气管平滑肌的效应器上起作用,从而导致支气管痉挛。

阿司匹林是诱发药物性哮喘最常见的药物,某些患者可在服用阿司匹林或其他非甾体抗炎药数分钟或数小时内发生剧烈支气管痉挛。此类哮喘多发生于中年人,在临床上可分为药物作用相和非药物作用相。药物作用相指服用阿司匹林等解热镇痛药后引起哮喘持续发作的一段时间,潜伏期可为 5 分钟至 2 小时,患者的症状一般很重,常见明显的呼吸困难和发绀,甚至意识丧失,血压下降,休克等。药物作用相的持续时间不等,从 2~3 小时至 1~2 天。非药物作用相阿司匹林性哮喘指药物作用时间之外的时间,患者可因各种不同的原因发作哮喘。阿司匹林性哮喘的发病可能与其抑制呼吸道花生四烯酸的环氧酶途径,使花生四烯酸的脂氧酶代谢途径增强,产生过多的白三烯有关。白三烯具有很强的支气管平滑肌收缩能力。近年来研制的白三烯受体阻滞剂,如扎鲁斯特和孟鲁司特可以很好地抑制口服阿司匹林导致的哮喘发作。

3.职业性哮喘

从广义上讲,凡是由职业性致喘物引起的哮喘统称为"职业性哮喘"。但从职业病学的角度,职业性哮喘应该有严格的定义和范围。

我国在 20 世纪 80 年代末制订了职业性哮喘诊断标准,致喘物规定:异氰酸酯类、苯酐类、多胺类固化剂、铂复合盐、剑麻和青霉素。职业性哮喘的发生率往往与工业的发展水平有关,发达的工业国家,职业性哮喘的发病率较高,美国的职业性哮喘的发病率估计为 15% 左右。

职业性哮喘的病史有如下特点:①有明确的职业史,本病只限于与致喘物直接接触的劳动者;②既往(从事该职业前)无哮喘史;③自开始从事该职业至哮喘首次发作的"潜伏期"最少半年以上;④哮喘发作与致喘物的接触关系非常密切,接触则发病,脱离则缓解。

还有一些患者在吸入氯气、二氧化硫等刺激性气体时,出现急性刺激性干咳症状、咳黏痰、气急等症状,称为反应性气道功能不全综合征,可持续 3 个月以上。

四、实验室和其他检查

(一)血液学检查

发作时可有嗜酸性粒细胞增高,但多不明显,如并发感染可有白细胞计数增高,分类中性粒细胞比例增高。

(二)痰液检查

涂片在显微镜下可见较多嗜酸性粒细胞,可见嗜酸性粒细胞退化形成的尖棱结晶(Charcort-Leyden 结晶体),黏液栓(Curschmann 螺旋体)和透明的哮喘珠(Laennec 珠)。如合并呼吸道细菌感染,痰涂片革兰氏染色、细菌培养及药物敏感试验有助于病原菌诊断及指导治疗。

(三)呼吸功能检查

在哮喘发作时有关呼气流量的全部指标均显著下降,FEV_1、第 1 秒用力呼气容积占用力肺活量比值($FEV_1/FVC\%$)、最大呼气中期流量(MMEF)、25% 与 50% 肺活量时的最大呼气流量($MEF_{25}\%$、$MEF_{50}\%$)及 PEF 均减少。缓解期可逐渐恢复。有效支气管舒张药可使上述指标好转。在发作时可有用力肺活量减少、残气容积增加、功能残气量和肺总量增加,残气容积占肺总量百分比增高。

(四)动脉血气分析

哮喘严重发作时可有缺氧,PaO_2 降低,由于过度通气可使 $PaCO_2$ 下降,pH 上升,表现为呼吸性碱中毒。如重症哮喘,病情进一步发展,气道阻塞严重,可有缺氧及二氧化碳潴留,$PaCO_2$ 上升,表现呼吸性酸中毒。如缺氧明显,可合并代谢性酸中毒。

(五)胸部 X 线检查

早期在哮喘发作时可见两肺透亮度增加,呈过度充气状态;在缓解期多无明显异常。如并发呼吸道感染,可见肺纹理增加及炎性浸润阴影。同时要注意肺不张、气胸或纵隔气肿等并发症的存在。

(六)支气管激发试验

支气管激发试验用于测定气道反应性。哮喘患者的气道处于一种异常敏感状态,对某些刺激表现出一种过强和/或过早的反应,称为气道高反应性(AHR)。如果患者就诊时 FEV_1 或 PEF 测定值在正常范围内,无其他禁忌证时,可以谨慎地试行支气管激发试验。吸入激发剂后,FEV_1 或 PEF 的下降超过 20%,即可确定为支气管激发试验阳性。此种检查主要价值见于以下几个方面。

1.辅助诊断哮喘

对于轻度、缓解期的支气管哮喘患者或患有变应性鼻炎而哮喘处于潜伏期的患者,气道高反应性可能是唯一的临床特征和诊断依据。早期发现气道高反应性对于哮喘的预防和早期治疗具有重要的指导价值,对于有职业刺激原反复接触史且怀疑职业性哮喘者,采用特异性支气管激发试验可以鉴别该刺激物是否会诱发支气管收缩,明确职业性哮喘的诊断很有意义。

2.评估哮喘严重程度和预后

气道反应性的高低可直接反映哮喘的严重程度,并对支气管哮喘的预后提供重要的参考资料。

3.判断治疗效果

气道反应轻者表示病情较轻,可较少用药,重者则提示应积极治疗。哮喘患者经长期治疗,气道高反应性减轻,可指导临床减药或停药,有学者提出将消除 AHR 作为哮喘治疗的最终目标。

（七）支气管舒张试验

测定气流受限的可逆性。对于一些已有支气管痉挛、狭窄的患者,采用一定剂量的支气管舒张药使狭窄的支气管舒张,以测定其舒张程度的肺功能试验,称为支气管舒张试验。若患者吸入支气管舒张药后,FEV_1 或 PEF 改善率超过或等于 15％可诊断支气管舒张试验阳性。此项检查的应用价值在于以下几个方面。

1.辅助诊断哮喘

支气管哮喘的特征之一是支气管平滑肌的痉挛具有可逆性,故在支气管舒张试验时,表现出狭窄的支气管舒张。对一些无明显气流受限症状的哮喘患者或哮喘的非急性发作期,当其肺功能不正常时,经吸入支气管舒张药后肺功能指标有明显的改善,也可作为诊断支气管哮喘的辅助方法。对有些肺功能较差,如 $FEV_1 < 60％$预计值患者,不宜做支气管激发试验时,可采用本试验。

2.指导用药

可通过本试验了解或比较某种支气管舒张药的疗效。有不少患者自述使用 β_2 受体激动剂后效果不佳,但如果舒张试验阳性,表示气道痉挛可逆,仍可据此向患者耐心解释,指导正确用药。

（八）PEF 的测定和监测

PEF 是反映哮喘患者气流受限程度的一项客观指标。通过测定大气道的阻塞情况,对于支气管哮喘诊断和治疗具有辅助价值。由于方便、经济、实用、灵活等优点,可以随时进行测定,在指导偶发性和夜间哮喘治疗方面更有价值。哮喘患者 PEF 值的变化规律是凌晨最低,午后或晚上最高,昼夜变异率不低于 20％则提示哮喘的诊断。在相同气流受限程度下,不同患者对呼吸困难的感知能力不同,许多患者感觉较迟钝,往往直至 PEF 降至很低时才感到呼吸困难,往往延误治疗。对这部分患者,定期监测 PEF 可以早期诊断和预示哮喘病情的恶化。

（九）特异性变应原检测

变应原是一种抗原物质,能诱发机体产生 IgE 抗体。变应原检测可分为体内试验（变应原皮试）、体外特异性 IgE 抗体检测、嗜碱性粒细胞释放能力检测、嗜酸性粒细胞阳离子蛋白（ECP）检测等。目前常用前两种方法。变应原皮肤试验简单易行,但皮肤试验结果与抗原吸入气道反应并不一致,不能作为确定变应原的依据,必须结合临床发作情况或进行抗原特异性 IgE 测定加以评价。特异性 IgE 抗体（SIgE）是体外检测变应原的重要手段,灵敏度和特异性都很高,根据SIgE 含量可确定患者变应原种类,可评价患者过敏状态,对哮喘的诊断和鉴别诊断都有一定的意义。

五、诊断

(一)诊断标准

(1)反复发作喘息、气急、胸闷或咳嗽,多与接触变应原、冷空气、物理、化学性刺激及病毒性上呼吸道感染、运动等有关。

(2)发作时在双肺可闻及散在或弥漫性、以呼气相为主的哮鸣音,呼气相延长。

(3)上述症状和体征可经治疗缓解或自行缓解。

(4)除外其他疾病所引起的喘息、气急、胸闷和咳嗽。

(5)临床表现不典型者(如无明显喘息或体征),应至少具备以下 1 项试验阳性:①支气管激发试验或运动激发试验阳性;②支气管舒张试验阳性 FEV_1 增加超过 12%,且 FEV_1 增加绝对值不低于 200 mL;③呼气流量峰值(PEF)日内(或 2 周)变异率不低于 20%。

符合前 4 项或后 2 项者,可以诊断为哮喘。

(二)分 期

根据临床表现支气管哮喘可分为急性发作期、慢性持续期和临床缓解期。慢性持续期是指每周均不同频度和/或不同程度地出现症状(喘息、气急、胸闷、咳嗽等);临床缓解期是指经过治疗或未经治疗症状、体征消失,肺功能恢复到急性发作前水平,并维持 3 个月以上。

(三)病情严重程度分级

1.病情严重程度的分级

主要用于治疗前或初始治疗时严重程度的判断,在临床研究中更有其应用价值(表 4-1)。

表 4-1　哮喘病情严重程度的分级

分级	临床特点
间歇状态(第 1 级)	症状不足每周 1 次
	短暂出现
	夜间哮喘症状不超过每个月 2 次
	FEV_1 占预计值%达到 80%或 PEF 达到 80%个人最佳值,PEF 或 FEV_1 变异率<20%
轻度持续(第 2 级)	症状达到每周 1 次,但不到每天 1 次
	可能影响活动和睡眠
	夜间哮喘症状每个月超过 2 次,但每周低于 1 次
	FEV_1 占预计值%达到 80%或 PEF 达到 80%个人最佳值,PEF 或 FEV_1 变异率 20%~30%
中度持续(第 3 级)	每天有症状
	影响活动和睡眠
	夜间哮喘症状达到每周 1 次
	FEV_1 占预计值%60%~79%或 PEF60%~79%个人最佳值,PEF 或 FEV_1 变异率>30%
重度持续(第 4 级)	每天有症状
	频繁出现
	经常出现夜间哮喘症状
	体力活动受限
	FEV_1 占预计值%<60%或 PEF<60%个人最佳值,PEF 或 FEV_1 变异率>30%

2.控制水平的分级

这种分级方法更容易被临床医师掌握,有助于指导临床治疗,以取得更好的哮喘控制(表 4-2)。

表 4-2　哮喘控制水平分级

	完全控制 (满足以下所有条件)	部分控制(在任何 1 周内 出现以下 1～2 项特征)	未控制 (在任何 1 周内)
白天症状	无(或不超过 2 次/周)	超过 2 次/周	
活动受限	无	有	
夜间症状/憋醒	无	有	出现不低于 3 项部 分控制特征
需要使用缓解药的次数	无(或不超过 2 次/周)	超过 2 次/周	
肺功能(PEF 或 FEV_1)	正常或不低于正常预计值/本人最 佳值的 80%	小于正常预计值(或本人最佳值) 的 80%	
急性发作	无	达到每年 1 次	在任何 1 周内出现 1 次

3.哮喘急性发作时的分级

哮喘急性发作是指喘息、气促、咳嗽、胸闷等症状突然发生,或原有症状急剧加重,常有呼吸困难,以呼气流量降低为其特征,常因接触变应原、刺激物或呼吸道感染诱发。其程度轻重不一,病情加重,可在数小时或数天内出现,偶尔可在数分钟内即危及生命,故应对病情作出正确评估,以便给予及时有效的紧急治疗。哮喘急性发作时病情严重程度的分级,见表 4-3。

表 4-3　哮喘急性发作时病情严重程度的分级

临床特点	轻度	中度	重度	危重
气短	步行、上楼时	稍事活动	休息时	
体位	可平卧	喜坐位	端坐呼吸	
讲话方式	连续成句	单词	单字	不能讲话
精神状态	可有焦虑,尚安静	时有焦虑或烦躁	常有焦虑、烦躁	嗜睡或意识 模糊
出汗	无	有	大汗淋漓	
呼吸频率	轻度增加	增加	常超过 30 次/分	
辅助呼吸肌活动及三凹征	常无	可有	常有	胸腹矛盾 运动
哮鸣音	散在,呼吸末期	响亮、弥漫	响亮、弥漫	减弱乃至无
脉率(次/分)	<100	100～120	>120	脉率变慢或 不规则
奇脉	无,<1.3 kPa (10 mmHg)	可有,1.3～3.3 kPa(10～ 25 mmHg)	常有,>3.3 kPa (25 mmHg)(成人)	无,提示呼吸 肌疲劳

续表

临床特点	轻度	中度	重度	危重
最初支气管扩张药治疗后PEF占预计值或个人最佳值%	＞80％	60％～80％	＜60％或＜100 L/min或作用持续时间＜2小时	
PaO_2（吸空气）	正常	不低于8.0 kPa(60 mmHg)	＜8.0 kPa(60 mmHg)	＜8.0 kPa(60 mmHg)
$PaCO_2$	＜6.0 kPa(45 mmHg)	不超过6.0 kPa(45 mmHg)	＞6.0 kPa(45 mmHg)	
SaO_2	＞95％	91～95％	不超过90％	不超过90％
pH				降低

只要符合某一严重程度的某些指标，而不需满足全部指标即可提示为该级别的急性发作

六、鉴别诊断

（一）心源性哮喘

心源性哮喘常见于左心衰竭，发作时的症状与哮喘相似，但心源性哮喘多有高血压、冠状动脉粥样硬化性心脏病、风湿性心脏病和二尖瓣狭窄等病史和体征。阵发性咳嗽，常咳出粉红色泡沫痰，两肺可闻及广泛的湿啰音和哮鸣音，左心界扩大，心率增快，心尖部可闻及奔马律。病情许可行胸部X线检查时，可见心脏增大，肺淤血征，有助于鉴别。若一时难以鉴别，可雾化吸入 β_2 肾上腺素受体激动剂或静脉注射氨茶碱缓解症状后，进一步检查，忌用肾上腺素或咖啡，以免造成危险。

（二）喘息型慢性支气管炎

实际上为慢支合并哮喘，多见于中老年人，有慢性咳嗽史，喘息长年存在，有加重期。有肺气肿体征，两肺可闻及湿啰音。

（三）支气管肺癌

中央型肺癌由于肿瘤压迫导致支气管狭窄或伴发感染时，可出现喘鸣音或类似哮喘样呼吸困难、肺部可闻及哮鸣音。但肺癌的呼吸困难及喘鸣症状进行性加重，常无诱因，咳嗽可有血痰，痰中可找到癌细胞，胸部X线、CT或MRI检查或支气管镜检查常可明确诊断。

（四）肺嗜酸性粒细胞浸润症

其见于热带性嗜酸性粒细胞增多症、肺嗜酸性粒细胞增多性浸润、外源性变态反应性肺泡炎等。致病原为寄生虫、花粉、化学药品、职业粉尘等，多有接触史，症状较轻，患者常有发热，胸部X线检查可见多发性、此起彼伏的淡薄斑片浸润阴影，可自行消失或再发。肺组织活检也有助于鉴别。

（五）变态反应性支气管肺曲菌病

本病是一种由烟曲菌等致病真菌在具有特应性个体中引起的一种变态反应性疾病。其与哮喘的鉴别要点如下：①典型者咳出棕褐色痰块，内含多量嗜酸性粒细胞；②X线胸片呈现游走性或固定性浸润病灶；③支气管造影可以显示出近端支气管呈囊状或柱状扩张；④痰镜检或培养发现烟曲菌；⑤曲菌抗原皮试呈速发反应阳性；⑥曲菌抗原特异性沉淀抗体（IgG）测定阳性；⑦烟

曲菌抗原皮试出现局部变态反应;⑧烟曲菌特异性 IgE 水平增高。

(六)气管、支气管软化及复发性多软骨炎

由于气管支气管软骨软化,气道不能维持原来正常状态,患者呼气或咳嗽时胸膜腔内压升高,可引起气道狭窄,甚至闭塞,临床表现为呼气性喘息,其特点:①剧烈持续性、甚至犬吠样咳嗽;②气道断层摄影或 CT 显示气管、大气管狭窄;③支气管镜检查时可见气道呈扁平状,呼气或咳嗽时气道狭窄。

(七)变应性肉芽肿性血管炎(又称 Churg-Strauss 综合征)

本病主要侵犯小动脉和小静脉,常侵犯细小动脉,主要累及多器官和脏器,以肺部浸润和周围血管嗜酸性粒细胞浸润增多为特征,本病患者绝大多数可出现喘息症状,其与哮喘的鉴别要点如下:①除喘息症状外,常伴有副鼻旁窦炎(88%)、变应性鼻炎(69%)、多发性神经炎(66%~98%);②病理检查特征有嗜酸性粒细胞浸润、肉芽肿病变、坏死性血管炎。

七、治疗

(一)脱离变应原

部分患者能找到引起哮喘发作的变应原或其他非特异刺激因素,应立即使患者脱离变应原的接触。

(二)药物治疗

治疗哮喘的药物可以分为控制药物和缓解药物。①控制药物:指需要长期每天使用的药物。这些药物主要通过抗炎作用使哮喘维持临床控制,其中包括吸入糖皮质激素(简称激素)、全身用激素、白三烯调节药、长效 β_2 受体激动剂(LABA,须与吸入激素联合应用)、缓释茶碱、色甘酸钠、抗 IgE 抗体及其他有助于减少全身激素剂量的药物等。②缓解药物:指按需使用的药物。这些药物通过迅速解除支气管痉挛从而缓解哮喘症状,其中包括速效吸入 β_2 受体激动剂、全身用激素、吸入性抗胆碱能药物、短效茶碱及短效口服 β_2 受体激动剂等。

1.激素

激素是最有效的控制气道炎症的药物。给药途径包括吸入、口服和静脉应用等,吸入为首选途径。

(1)吸入给药:吸入激素的局部抗炎作用强;通过吸气过程给药,药物直接作用于呼吸道,所需剂量较小。通过消化道和呼吸道进入血液的药物大部分被肝灭活,因此全身性不良反应较少。研究结果证明吸入激素可以有效减轻哮喘症状、提高生命质量、改善肺功能、降低气道高反应性、控制气道炎症,减少哮喘发作的频率和减轻发作的严重程度,降低病死率。当使用不同的吸入装置时,可能产生不同的治疗效果。多数成人哮喘患者吸入小剂量激素即可较好地控制哮喘。过多增加吸入激素剂量对控制哮喘的获益较小而不良反应增加。由于吸烟可以降低激素的效果,故吸烟患者须戒烟并给予较高剂量吸入激素。吸入激素的剂量与预防哮喘严重急性发作的作用之间有非常明确的关系,所以,严重哮喘患者长期大剂量吸入激素是有益的。

吸入激素在口咽部局部的不良反应包括声音嘶哑、咽部不适和念珠菌感染。吸药后及时用清水含漱口咽部,选用干粉吸入剂或加用储雾器可减少上述不良反应。吸入激素的全身不良反应的大小与药物剂量、药物的生物利用度、在肠道的吸收、肝脏首过代谢率及全身吸收药物的半衰期等因素有关。已上市的吸入激素中丙酸氟替卡松和布地奈德的全身不良反应较少。目前有证据表明成人哮喘患者每天吸入低至中剂量激素,不会出现明显的全身不良反应。长期高剂量吸入激素后可能出现的全身不良反应包括皮肤瘀斑、肾上腺功能抑制和骨密度降低等。已有研究证据表明吸入激素可能与白内障和青光眼的发生有关，但前瞻性研究没有证据表明与后囊下白内障的发生有明确关系。目前没有证据表明吸入激素可以增加肺部感染（包括肺结核）的发生率，因此伴有活动性肺结核的哮喘患者可以在抗结核治疗的同时给予吸入激素治疗。

气雾剂给药：临床上常用的吸入激素有 4 种（表 4-4）。包括二丙酸倍氯米松、布地奈德、丙酸氟替卡松等。一般而言，使用干粉吸入装置比普通定量气雾剂方便，吸入下呼吸道的药物量较多。

表 4-4　常用吸入型糖皮质激素的每天剂量与互换关系

药物	低剂量(μg)	中剂量(μg)	高剂量(μg)
二丙酸倍氯米松	200～500	500～1 000	1 000～2 000
布地奈德	200～400	400～800	800～1 600
丙酸氟替卡松	100～250	250～500	500～1 000
环索奈德	80～160	160～320	320～1 280

溶液给药：布地奈德溶液经以压缩空气为动力的射流装置雾化吸入，对患者吸气配合的要求不高，起效较快，适用于轻中度哮喘急性发作时的治疗。

吸入激素是长期治疗哮喘的首选药物。国际上推荐的每天吸入激素剂量，见表 4-4。我国哮喘患者所需吸入激素剂量比该表中推荐的剂量要小一些。

（2）口服给药：适用于中度哮喘发作、慢性持续哮喘吸入大剂量激素联合治疗无效的患者和作为静脉应用激素治疗后的序贯治疗。一般使用半衰期较短的激素（如泼尼松、泼尼松龙或甲泼尼龙等）。对于激素依赖型哮喘，可采用每天或隔天清晨顿服给药的方式，以减少外源性激素对下丘脑-垂体-肾上腺轴的抑制作用。泼尼松的维持剂量最好每天不超过 10 mg。

长期口服激素可以引起骨质疏松症、高血压、糖尿病、下丘脑-垂体-肾上腺轴的抑制、肥胖症、白内障、青光眼、皮肤菲薄导致皮纹和瘀斑、肌无力。对于伴有结核病、寄生虫感染、骨质疏松、青光眼、糖尿病、严重忧郁或消化性溃疡的哮喘患者，全身给予激素治疗时应慎重并应密切随访。长期甚至短期全身使用激素的哮喘患者可感染致命的疱疹病毒应引起重视，尽量避免这些患者暴露于疱疹病毒是必要的。尽管全身使用激素不是一种经常使用的缓解哮喘症状的方法，但是对于严重的急性哮喘是需要的，因为它可以预防哮喘的恶化、减少因哮喘而急诊或住院的机会、预防早期复发、降低病死率。推荐剂量：泼尼松龙 30～50 mg/d，5～10 天。具体使用要根据病情的严重程度，当症状缓解或其肺功能已经达到个人最佳值，可以考虑停药或减量。地塞米松因对垂体-肾上腺的抑制作用大，不推荐长期使用。

（3）静脉给药：严重急性哮喘发作时，应经静脉及时给予琥珀酸氢化可的松（400～1 000 mg/d）或甲泼尼龙（80～160 mg/d）。无激素依赖倾向者，可在短期（3～5 天）内停药；有激素依赖倾向者应延长给药时间，控制哮喘症状后改为口服给药，并逐步减少激素用量。

2.β_2 受体激动剂

本药通过对气道平滑肌和肥大细胞等细胞膜表面的 β_2 受体的作用，舒张气道平滑肌、减少肥大细胞和嗜碱性粒细胞脱颗粒和介质的释放、降低微血管的通透性、增加气道上皮纤毛的摆动等，缓解哮喘症状。此类药物较多，可分为短效（作用维持 4～6 小时）和长效（维持 12 小时）β_2 受体激动剂。后者又可分为速效（数分钟起效）和缓慢起效（30 分钟起效）两种（表 4-5）。

表 4-5 β_2 受体激动剂的分类

起效时间	作用维持时间	
	短效	长效
速效	沙丁胺醇吸入剂	福莫特罗吸入剂
	特布他林吸入剂	
	非诺特罗吸入剂	
慢效	沙丁胺醇口服剂	沙美特罗吸入剂
	特布他林口服剂	

(1)短效 β_2 受体激动剂(简称 SABA):常用的药物如沙丁胺醇和特布他林等。

1)吸入给药:可供吸入的短效 β_2 受体激动剂包括气雾剂、干粉剂和溶液等。这类药物松弛气道平滑肌作用强,通常在数分钟内起效,疗效可维持数小时,是缓解轻至中度急性哮喘症状的首选药物,也可用于运动性哮喘。如每次吸入 $100\sim200~\mu g$ 沙丁胺醇或 $250\sim500~\mu g$ 特布他林,必要时每 20 分钟重复 1 次。1 小时后疗效不满意者应向医师咨询或去急诊。这类药物应按需间歇使用,不宜长期、单一使用,也不宜过量应用,否则可引起骨骼肌震颤、低血钾、心律失常等不良反应。压力型定量手控气雾剂(pMDI)和干粉吸入装置吸入短效 β_2 受体激动剂不适用于重度哮喘发作;其溶液(如沙丁胺醇、特布他林、非诺特罗及其复方制剂)经雾化泵吸入适用于轻至重度哮喘发作。

2)口服给药:如沙丁胺醇、特布他林、丙卡特罗片等,通常在服药后 $15\sim30$ 分钟起效,疗效维持 $4\sim6$ 小时。如沙丁胺醇 $2\sim4~mg$,特布他林 $1.25\sim2.5~mg$,每天 3 次;丙卡特罗 $25\sim50~\mu g$,每天 2 次。使用虽较方便,但心悸、骨骼肌震颤等不良反应比吸入给药时明显。缓释剂型和控释剂型的平喘作用维持时间可达 $8\sim12$ 小时,特布他林的前体药班布特罗的作用可维持 24 小时,可减少用药次数,适用于夜间哮喘患者的预防和治疗。长期、单一应用 β_2 受体激动剂可造成细胞膜 β_2 受体的向下调节,表现为临床耐药现象,故应予避免。

3)注射给药:虽然平喘作用较为迅速,但因全身不良反应的发生率较高,国内较少使用。

4)贴剂给药:透皮吸收剂型。现有产品有妥洛特罗,分为 0.5 mg、1 mg、2 mg 3 种剂量。由于采用结晶储存系统来控制药物的释放,药物经过皮肤吸收,因此可以减轻全身不良反应,每天只需贴敷 1 次,效果可维持 24 小时。对预防晨降有效,使用方法简单。

(2)长效 β_2 受体激动剂(简称 LABA):这类 β_2 受体激动剂的分子结构中具有较长的侧链,舒张支气管平滑肌的作用可维持 12 小时以上。目前,在我国临床使用的吸入型 LABA 有 2 种。沙美特罗:经气雾剂或碟剂装置给药,给药后 30 分钟起效,平喘作用维持 12 小时以上。推荐剂量 $50~\mu g$,每天 2 次吸入。福莫特罗:经吸入装置给药,给药后 $3\sim5$ 分钟起效,平喘作用维持 $8\sim12$ 小时以上。平喘作用具有一定的剂量依赖性,推荐剂量 $4.5\sim9.0~\mu g$,每天 2 次吸入。吸入 LABA 适用于哮喘(尤其是夜间哮喘和运动诱发哮喘)的预防和治疗。福莫特罗因起效相对较快,也可按需用于哮喘急性发作时的治疗。

近年来推荐联合吸入激素和 LABA 治疗哮喘。这两者具有协同的抗炎和平喘作用,可获得相当于(或优于)应用加倍剂量吸入激素时的疗效,并可增加患者的依从性、减少较大剂量吸入激素引起的不良反应,尤其适合于中至重度持续哮喘患者的长期治疗。不推荐长期单独使用 LABA,应该在医师指导下与吸入激素联合使用。

3.白三烯调节药

本类药包括半胱氨酰白三烯受体阻滞剂和 5-脂氧化酶抑制药。除吸入激素外,是唯一可单独应用的长效控制药,可作为轻度哮喘的替代治疗药物和中重度哮喘的联合治疗用药。目前在国内应用主要是半胱氨酰白三烯受体阻滞剂,通过对气道平滑肌和其他细胞表面白三烯受体的拮抗抑制肥大细胞和嗜酸粒细胞释放出的半胱氨酰白三烯的致喘和致炎作用,产生轻度支气管舒张和减轻变应原、运动和二氧化硫(SO_2)诱发的支气管痉挛等作用,并具有一定程度的抗炎作用。本品可减轻哮喘症状、改善肺功能、减少哮喘的恶化。但其作用不如吸入激素,也不能取代激素。作为联合治疗中的一种药物,本品可减少中至重度哮喘患者每天吸入激素的剂量,并可提高吸入激素治疗的临床疗效,联用本品与吸入激素的疗效比联用吸入LABA与吸入激素的疗效稍差。但本品服用方便。尤适用于阿司匹林哮喘、运动性哮喘和伴有过敏性鼻炎哮喘患者的治疗。本品使用较为安全。虽然有文献报道接受这类药物治疗的患者可出现 Churg-Strauss 综合征,但其与白三烯调节剂的因果关系尚未肯定,可能与减少全身应用激素的剂量有关。5-脂氧化酶抑制药齐留通可能引起肝损害,需监测肝功能。通常口服给药。白三烯受体阻滞剂扎鲁司特20 mg,每天 2 次;孟鲁司特 10 mg,每天 1 次;异丁司特 10 mg,每天 2 次。

4.茶碱

茶碱具有舒张支气管平滑肌作用,并具有强心、利尿、扩张冠状动脉、兴奋呼吸中枢和呼吸肌等作用。有研究资料显示,低浓度茶碱具有抗炎和免疫调节作用。作为症状缓解药,尽管现在临床上在治疗重症哮喘时仍然静脉使用茶碱,但短效茶碱治疗哮喘发作或恶化还存在争议,因为它在舒张支气管,与足量使用的快速 β_2 受体激动剂对比,没有任何优势,但是它可能改善呼吸驱动力。不推荐已经长期服用缓释型茶碱的患者使用短效茶碱,除非该患者的血清中茶碱浓度较低或者可以进行血清茶碱浓度监测时。

口服给药:包括氨茶碱和控(缓)释型茶碱。用于轻至中度哮喘发作和维持治疗。一般剂量为每天6～10 mg/kg。口服控(缓)释型茶碱后昼夜血药浓度平稳,平喘作用可维持 12～24 小时,尤其适用于夜间哮喘症状的控制。联合应用茶碱、激素和抗胆碱药物具有协同作用。但本品与 β_2 受体激动剂联合应用时,易出现心率增快和心律失常,应慎用并适当减少剂量。

静脉给药:氨茶碱加入葡萄糖溶液中,缓慢静脉注射[注射速度不宜超过0.25 mg/(kg·min)]或静脉滴注,适用于哮喘急性发作且近 24 小时内未用过茶碱类药物的患者。负荷剂量为 4～6 mg/kg,维持剂量为 0.6～0.8 mg/(kg·h)。由于茶碱的“治疗窗”窄及茶碱代谢存在较大的个体差异,可引起心律失常、血压下降、甚至死亡,在有条件的情况下应监测其血药浓度及时调整浓度和滴速。茶碱有效、安全的血药浓度范围应在 6～15 mg/L。影响茶碱代谢的因素较多,如发热性疾病、妊娠、抗结核治疗可以降低茶碱的血药浓度;而肝脏疾病、充血性心力衰竭及合用西咪替丁或喹诺酮类、大环内酯类等药物均可影响茶碱代谢而使其排泄减慢,增加茶碱的毒性作用,应引起临床医师的重视,并酌情调整剂量。多索茶碱的作用与氨茶碱相同,但不良反应较轻。双羟丙茶碱的作用较弱,不良反应也较少。

5.抗胆碱药物

吸入抗胆碱药物如溴化异丙托品、溴化氧托品和溴化泰乌托品等,可阻断节后迷走神经传出支,通过降低迷走神经张力而舒张支气管。其舒张支气管的作用比 β_2 受体激动剂弱,起效也较慢,但长期应用不易产生耐药,对老年人的疗效不低于年轻人。

本品有气雾剂和雾化溶液两种剂型。经 pMDI 吸入溴化异丙托品气雾剂,常用剂量为,每天

$3\sim4$ 次;经雾化泵吸入溴化异丙托品溶液的常用剂量为 $50\sim125~\mu g$,每天 $3\sim4$ 次。溴化泰乌托品是新近上市的长效抗胆碱药物,对 M_1 和 M_3 受体具有选择性抑制作用,仅需每天 1 次吸入给药。本品与 β_2 受体激动剂联合应用具有协同、互补作用。本品对有吸烟史的老年哮喘患者较为适宜,但对妊娠早期妇女和患有青光眼或前列腺肥大的患者应慎用。尽管溴化异丙托品被用在一些因不能耐受 β_2 受体激动剂的哮喘患者上,但是到目前为止尚没有证据表明它对哮喘长期管理方面有显著效果。

6.抗 IgE 治疗

抗 IgE 单克隆抗体可应用于血清 IgE 水平增高的哮喘患者。目前它主要用于经过吸入糖皮质激素和 LABA 联合治疗后症状仍未控制的严重哮喘患者。目前在 $11\sim50$ 岁的哮喘患者的治疗研究中尚没有发现抗 IgE 治疗有明显不良反应,但因该药临床使用的时间尚短,其远期疗效与安全性有待进一步观察。价格昂贵也使其临床应用受到限制。

7.变应原特异性免疫疗法(SIT)

通过皮下给予常见吸入变应原提取液(如尘螨、猫毛、豚草等),可减轻哮喘症状和降低气道高反应性,适用于变应原明确但难以避免的哮喘患者。其远期疗效和安全性尚待进一步研究与评价。变应原制备的标准化也有待加强。哮喘患者应用此疗法应严格在医师指导下进行。目前已试用舌下给药的变应原免疫疗法。SIT 应该是在严格的环境隔离和药物干预无效(包括吸入激素)情况下考虑的治疗方法。现在没有研究比较其和药物干预的疗效差异。现在还没有证据支持使用复合变应原进行免疫治疗的价值。

8.其他治疗哮喘药物

(1)抗组胺药物:口服第二代抗组胺药物(H_1 受体阻滞剂)如酮替芬、氯雷他定、阿司咪唑、氮䓬司丁、特非那定等具有抗变态反应作用,在哮喘治疗中的作用较弱。可用于伴有变应性鼻炎哮喘患者的治疗。这类药物的不良反应主要是嗜睡。阿司咪唑和特非那定可引起严重的心血管不良反应,应谨慎使用。

(2)其他口服抗变态反应药物:如曲尼司特、瑞吡司特等可应用于轻至中度哮喘的治疗。其主要不良反应是嗜睡。

(3)可能减少口服糖皮质激素剂量的药物:包括口服免疫调节药(甲氨蝶呤、环孢素等)、某些大环内酯类抗生素和静脉应用免疫球蛋白等。其疗效尚待进一步研究。

(4)中医中药:采用辨证施治,有助于慢性缓解期哮喘的治疗。有必要对临床疗效较为确切的中(成)药或方剂开展多中心随机双盲的临床研究。

(三)急性发作期的治疗

哮喘急性发作的治疗取决于发作的严重程度及对治疗的反应。治疗的目的在于尽快缓解症状、解除气流受限和低氧血症,同时还需要制订长期治疗方案以预防再次急性发作。

对于具有哮喘相关死亡高危因素的患者,需要给予高度重视,这些患者应当尽早到医疗机构就诊。高危患者包括:①曾经有过气管插管和机械通气的濒于致死性哮喘的病史;②在过去 1 年中因为哮喘而住院或看急诊;③正在使用或最近刚刚停用口服激素;④目前未使用吸入激素;⑤过分依赖速效 β_2 受体激动剂,特别是每月使用沙丁胺醇(或等效药物)超过 1 支的患者;⑥有心理疾病或社会心理问题,包括使用镇静药;⑦有对哮喘治疗计划不依从的历史。

轻度和部分中度急性发作可以在家庭中或社区中治疗。家庭或社区中的治疗措施主要为重复吸入速效 β_2 受体激动剂,在第 1 小时每 20 分钟吸入 $2\sim4$ 喷。随后根据治疗反应,轻度急性发作可调整为每3~4小时2~4喷,中度急性发作每1~2小时6~10喷。如果对吸入性β_2受体激动剂反应良好(呼吸困难显著缓解,PEF占预计值>80%或个人最佳值,且疗效维持3~4小时),通常不需要使用其他的药物。如果治疗反应不完全,尤其是在控制性治疗的基础上发生的急性发作,应尽早口服激素(泼尼松龙0.5~1.0 mg/kg或等效剂量的其他激素),必要时到医院就诊。

部分中度和所有重度急性发作均应到急诊室或医院治疗。除氧疗外,应重复使用速效β_2受体激动剂,可通过压力定量气雾剂的储雾器给药,也可通过射流雾化装置给药。推荐在初始治疗时连续雾化给药,随后根据需要间断给药(每4小时1次)。目前尚无证据支持常规静脉使用β_2受体激动剂。联合使用β_2受体激动药和抗胆碱能制剂(如异丙托溴铵)能够取得更好的支气管舒张作用。茶碱的支气管舒张作用弱于SABA,不良反应较大应谨慎使用。对规则服用茶碱缓释制剂的患者,静脉使用茶碱应尽可能监测茶碱血药浓度。中重度哮喘急性发作应尽早使用全身激素,特别是对速效β_2受体激动剂初始治疗反应不完全或疗效不能维持及在口服激素基础上仍然出现急性发作的患者。口服激素与静脉给药疗效相当,不良反应小。

推荐用法:泼尼松龙30~50 mg或等效的其他激素,每天单次给药。严重的急性发作或口服激素不能耐受时,可采用静脉注射或滴注,如甲基泼尼松龙80~160 mg,或氢化可的松400~1 000 mg分次给药。地塞米松因半衰期较长,对肾上腺皮质功能抑制作用较强,一般不推荐使用。静脉给药和口服给药的序贯疗法有可能减少激素用量和不良反应,如静脉使用激素2~3天,继之以口服激素3~5天。不推荐常规使用镁制剂,可用于重度急性发作(FEV_1 25%~30%)或对初始治疗反应不良者。

重度和危重哮喘急性发作经过上述药物治疗,临床症状和肺功能无改善甚至继续恶化者,应及时给予机械通气治疗,其指征主要包括:意识改变、呼吸肌疲劳、$PaCO_2$不低于6.0 kPa(45 mmHg)等。可先采用经鼻(面)罩无创机械通气,若无效应及早行气管插管机械通气。哮喘急性发作机械通气需要较高的吸气压,可使用适当水平的呼气末正压(PEEP)治疗。如果需要过高的气道峰压和平台压才能维持正常通气容积,可采用允许性高碳酸血症通气策略以减少呼吸机相关肺损伤。

初始治疗症状显著改善,PEF或FEV_1占预计值的百分比恢复到个人最佳值60%者以上可回家继续治疗,PEF或FEV_1为40%~60%者应在监护下回到家庭或社区继续治疗,治疗前PEF或FEV_1低于25%或治疗后低于40%者应入院治疗。在出院时或近期的随访时,应当为患者制订一个详细的行动计划,审核患者是否正确使用药物、吸入装置和峰流速仪,找到急性发作的诱因并制订避免接触的措施,调整控制性治疗方案。严重的哮喘急性发作意味着哮喘管理的失败,这些患者应当给予密切监护、长期随访,并进行长期哮喘教育。

大多数哮喘急性发作并非由细菌感染引起,应严格控制抗菌药物的使用指征,除非有细菌感染的证据,或属于重度或危重哮喘急性发作。

(四)慢性持续期的治疗

哮喘的治疗应以患者的病情严重程度为基础,根据其控制水平类别选择适当的治疗方案。哮喘药物的选择既要考虑药物的疗效及其安全性,也要考虑患者的实际状况,如经济收入和当地的医疗资源等。要为每个初诊患者制订哮喘防治计划,定期随访、监测,改善患者的依从性,并根据患者病情变化及时修订治疗方案。哮喘患者长期治疗方案分为5级(表4-6)。

表 4-6　根据哮喘病情控制分级制订治疗方案

第 1 级	第 2 级	第 3 级	第 4 级	第 5 级
哮喘教育、环境控制				
按需使用短效β₂ 受体激动剂	按需使用短效 β₂ 受体激动剂			
	选用 1 种	选用 1 种	加用 1 种或以上	加用 1 种或 2 种
控制性药物	低剂量 ICS	低剂量的 ICS 加 LABA	中高剂量的 ICS 加 LABA	口服最小剂量的糖皮质激素
	白三烯调节药	中高剂量的 ICS	白三烯调节药	抗 IgE 治疗
		低剂量的 ICS 加白三烯调节药	缓释茶碱	
		低剂量的 ICS 加缓释茶碱		

ICS:吸入性糖皮质激素

对以往未经规范治疗的初诊哮喘患者可选择第 2 级治疗方案,哮喘患者症状明显,应直接选择第 3 级治疗方案。从第 2 级到第 5 级的治疗方案中都有不同的哮喘控制药物可供选择。而在每一级中都应按需使用缓解药物,以迅速缓解哮喘症状。如果使用含有福莫特罗和布地奈德单一吸入装置进行联合治疗时,可作为控制和缓解药物应用。

如果使用该分级治疗方案不能够使哮喘得到控制,治疗方案应该升级直至达到哮喘控制为止。当哮喘控制并维持至少 3 个月后,治疗方案可考虑降级。建议减量方案:①单独使用中至高剂量吸入激素的患者,将吸入激素剂量减少 50%;②单独使用低剂量激素的患者,可改为每天 1 次用药;③联合吸入激素和 LABA 的患者,将吸入激素剂量减少约 50%,仍继续使用 LABA 联合治疗。当达到低剂量联合治疗时,可选择改为每天 1 次联合用药或停用 LABA,单用吸入激素治疗。若患者使用最低剂量控制药物达到哮喘控制 1 年,并且哮喘症状不再发作,可考虑停用药物治疗。上述减量方案尚待进一步验证。通常情况下,患者在初诊后 2~4 周回访,以后每 1~3 个月随访 1 次。出现哮喘发作时应及时就诊,哮喘发作后 2 周至 1 个月内进行回访。

对于我国贫困地区或低经济收入的哮喘患者,视其病情严重度不同,长期控制哮喘的药物推荐使用:①吸入低剂量激素;②口服缓释茶碱;③吸入激素联合口服缓释茶碱;④口服激素和缓释茶碱。这些治疗方案的疗效与安全性需要进一步临床研究,尤其要监测长期口服激素可能引起的全身不良反应。

八、教育与管理

尽管哮喘尚不能根治,但通过有效的哮喘管理,通常可以实现哮喘控制。成功的哮喘管理目标:①达到并维持症状的控制;②维持正常活动,包括运动能力;③维持肺功能水平尽量接近正常;④预防哮喘急性加重;⑤避免因哮喘药物治疗导致的不良反应;⑥预防哮喘导致的死亡。

建立医患之间的合作关系是实现有效的哮喘管理的首要措施。其目的是指导患者自我管理,对治疗目标达成共识,制订个体化的书面管理计划,包括自我监测、对治疗方案和哮喘控制水平周期性评估、在症状和/或 PEF 提示哮喘控制水平变化的情况下,针对控制水平及时调整治疗以达到并维持哮喘控制。其中对患者进行哮喘教育是最基本的环节。

(一)哮喘教育

哮喘教育必须成为医患之间所有互助关系中的组成部分。对医院、社区、专科医师、全科医师及其他医务人员进行继续教育,通过培训哮喘管理知识,提高与患者沟通技巧,做好患者及家属教育。患者教育的目标是增加理解、增强技能、增加满意度、增强自信心、增加依从性和自我管理能力,增进健康减少卫生保健资源使用。

1.教育内容

(1)通过长期规范治疗能够有效控制哮喘。

(2)避免触发、诱发因素方法。

(3)哮喘的本质、发病机制。

(4)哮喘长期治疗方法。

(5)药物吸入装置及使用方法。

(6)自我监测,即如何测定、记录、解释哮喘日记内容、症状评分、应用药物、PEF,哮喘控制测试(ACT)变化。

(7)哮喘先兆、哮喘发作征象和相应自我处理方法,如何、何时就医。

(8)哮喘防治药物知识。

(9)如何根据自我监测结果判定控制水平,选择治疗。

(10)心理因素在哮喘发病中的作用。

2.教育方式

(1)初诊教育:最重要的基础教育和启蒙教育,是医患合作关系起始的个体化教育,首先应提供患者诊断信息,了解患者对哮喘治疗的期望和可实现的程度,并至少进行以上内容教育,预约复诊时间,提供教育材料。

(2)随访教育和评价:长期管理方法,随访时应回答患者的疑问、评估最初疗效。定期评价、纠正吸入技术和监测技术,评价书面管理计划,理解实施程度,反复提供更新教育材料。

(3)集中教育:定期开办学习班、俱乐部、联谊会进行大课教育和集中答疑。

(4)自学教育:通过阅读报纸、杂志、文章、看电视节目、听广播进行。

(5)网络教育:通过中国哮喘联盟网、全球哮喘防治创议网 GINA 等多媒体技术传播防治信息。

(6)互助学习:举办患者防治哮喘经验交流会。

(7)定点教育:与社区卫生单位合作,有计划开展社区、患者、公众教育。

(8)调动全社会各阶层力量宣传普及哮喘防治知识。

哮喘教育是一个长期、持续过程,需要经常教育,反复强化,不断更新,持之以恒。

(二)哮喘管理

1.确定并减少危险因素接触

尽管对已确诊的哮喘患者应用药物干预,对控制症状和改善生活质量非常有效,但仍应尽可能避免或减少接触危险因素,以预防哮喘发病和症状加重。

许多危险因素可引起哮喘急性加重,被称为"触发因素",包括变应原、病毒感染、污染物、烟草烟雾、药物。减少患者对危险因素的接触,可改善哮喘控制并减少治疗药物需求量。早期确定职业性致敏因素,并防止患者进一步接触,是职业性哮喘管理的重要组成部分。

2.评估、治疗和监测

哮喘治疗的目标是达到并维持哮喘控制。大多数患者或家属通过医患合作制订的药物干预策略,能够达到这一目标,患者的起始治疗及调整是以患者的哮喘控制水平为依据,包括评估哮喘控制、治疗以达到控制及监测以维持控制这样一个持续循环过程(图4-1)。

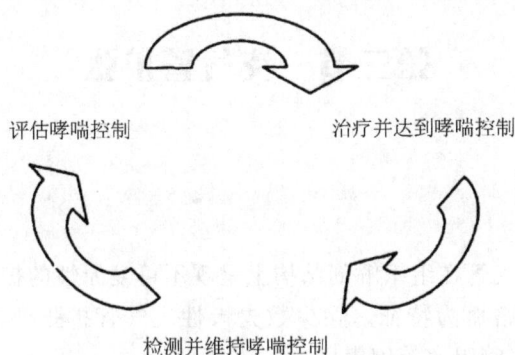

图 4-1　哮喘长期管理的循环模拟图

一些经过临床验证的哮喘控制评估工具如哮喘控制测试(ACT)、哮喘控制问卷(ACQ)、哮喘治疗评估问卷(ATAQ)等,也可用于评估哮喘控制水平。经国内多中心验证表明哮喘评估工具 ACT 不仅易学易用且适合中国国情。ACT 仅通过回答有关哮喘症状和生活质量的 5 个问题的评分进行综合判定,25 分为控制、20～24 分为部分控制、20 分以下为未控制,并不需要患者检查肺功能。这些问卷不仅用于临床研究,还可以在临床工作中评估患者的哮喘控制水平,通过长期连续检测维持哮喘控制,尤其适合在基层医疗机构推广,作为肺功能的补充,既适用于医师,也适用于患者自我评估哮喘控制,患者可以在家庭或医院,就诊前或就诊期间完成哮喘控制水平的自我评估。这些问卷有助于改进哮喘控制的评估方法并增进医患双向交流,提供了反复使用的客观指标,以便长期监测(表4-7)。

表 4-7　哮喘控制测试(ACT)

问题 1	在过去 4 周内,在工作、学习或家庭中,有多少时候哮喘妨碍您进行日常活动				
	所有时间 1	大多数时间 2	有些时候 3	很少时候 4	没有 5	得分
问题 2	在过去 4 周内,您有多少次呼吸困难?				
	每天不止 1 次 1	每天 1 次 2	每周 3 至 6 次 3	每周 1 至 2 次 4	完全没有 5	得分
问题 3	在过去 4 周内,因为哮喘症状(喘息、咳嗽、呼吸困难、胸闷或疼痛),您有多少次在夜间醒来或早上比平时早醒				
	每周 4 晚或更多 1	每周 2 至 3 晚 2	每周 1 次 3	1 至 2 次 4	没有 5	得分
问题 4	在过去 4 周内,您有多少次使用急救药物治疗(如沙丁胺醇)?				
	每天 3 次以上 1	每天 1 至 2 次 2	每周 2 至 3 次 3	每周 1 次或更少 4	没有 5	得分
问题 5	您如何评价过去 4 周内,您的哮喘控制情况?				
	没有控制 1	控制很差 2	有所控制 3	控制很好 4	完全控制 5	得分

第 1 步:请将每个问题的得分写在右侧的框中。请尽可能如实回答,这将有助于与医师讨论您的哮喘;第 2 步:把每一题的分数相加得出总分;第 3 步:寻找总分的含义。25 分:完全控制;20～24 分:部分控制;低于 20 分:未得到控制

在哮喘长期管理治疗过程中,必须采用评估哮喘控制方法,连续监测提供可重复的客观指标,从而调整治疗,确定维持哮喘控制所需的最低治疗级别,以便维持哮喘控制,降低医疗成本。

(张　静)

第二节　支气管扩张

一、概说

支气管扩张症是指支气管在组织解剖结构上呈现不可复原性的扩张和变形。主要以慢性咳嗽、咯大量脓痰和/或反复咯血为特征。除少数先天性支气管扩张外,大多继发于鼻旁窦、支气管、肺部的慢性感染及支气管阻塞等因素所致。

二、诊断

（一）临床表现

1.病史

常有呼吸道慢性感染或支气管阻塞的病史。

2.症状

多数患者有反复咳嗽、咳痰和咯血症状。

（1）化脓性支气管扩张:继发感染时,出现发热、咳嗽加剧、痰量增多、黏脓样痰、有厌氧菌感染时可有恶臭味;痰液收集于玻璃瓶中静置后出现分层的特征:上层为泡沫,下悬脓性成分,中层为混浊黏液,下层为坏死组织沉淀物。反复感染时,往往有呼吸困难和缺氧等表现。

（2）单纯性支气管扩张:患者长期反复咳嗽、咳痰,但无明显继发感染。

（3）干性支气管扩张:患者无咳嗽、咳痰及全身中毒症状,但有反复咯血,血量不等。其病变多位于引流良好的上叶支气管。

（4）先天性支气管扩张:如 Kartagener 综合征,表现为囊状支气管扩张、心脏右位、鼻窦炎和胰腺囊肿性纤维病变。

3.体征

早期或干性支气管扩张可无异常肺部体征,病变重或继发感染时常可闻及下胸部、背部固定而持久的局限性粗湿啰音,有时可闻及哮鸣音,部分慢性患者伴有杵状指（趾）。出现肺气肿、肺心病等并发症时有相应体征。

（二）实验室检查

继发感染时白细胞计数及中性粒细胞比例增加,痰涂片及培养可发现致病菌。结核性支气管扩张时痰结核菌可为阳性。

（三）特殊检查

1.影像学检查

在胸部 X 线平片上患者患侧可有肺部纹理增粗、紊乱,柱状支气管扩张典型表现为轨道征,囊状支气管扩张可见蜂窝状（卷发状）阴影,继发感染时病变区有斑片状炎症阴影,也可以出现液平,且反复在同一部位出现。肺部 CT 检查显示支气管管壁增厚的柱状扩张或成串成簇的囊状改变,已基本取代支气管造影。支气管造影可以明确支气管扩张的部位、形态、范围和病变的严重程度,主要用于准备外科手术的患者。

2.肺功能检查

其变化与病变的范围和性质有一定关系。病变局限,肺功能可无明显改变。一般而言,柱状与梭状扩张,肺功能改变较轻微;囊状扩张对支气管肺组织的破坏较严重,可影响肺功能改变。早期由小支气管阻塞而引起者,往往表现为阻塞性通气功能障碍;随着病变的加剧和小血管的闭塞,可发展至通气/血流比例失调,动静脉分流和弥散功能障碍。对有咯血的患者,肺功能检查应在血止2周以上,病情较为稳定时进行。

3.支气管镜检查

当支气管扩张呈局灶性且位于肺段支气管以上时,支气管镜可发现弹坑样改变,可以发现部分患者的出血部位和阻塞原因。

三、鉴别诊断

(一)慢性支气管炎

本病多发生在中年以上的患者,在气候多变的冬、春季节咳嗽、咳痰明显,多为白色黏液痰,感染急性发作时可出现脓性痰,但无反复咯血史。听诊双肺可闻及散在干湿啰音。

(二)肺脓肿

本病起病急,有高热、咳嗽、大量脓臭痰;X线检查可见局部浓密炎症阴影,内有空腔液平。急性肺脓肿经有效抗生素治疗后,炎症可完全吸收消退。若为慢性肺脓肿则以往多有急性肺脓肿的病史。

(三)肺结核

常有低热、盗汗、乏力、消瘦等结核毒性症状,干湿啰音多位于上肺局部,X线检查和痰结核菌检查可做出诊断。

(四)先天性肺囊肿

X线检查可见多个边界纤细的圆形或椭圆形阴影,壁较薄,周围组织无炎症浸润。胸部CT检查和支气管造影可助诊断。

(五)弥漫性泛细支气管炎

本病多发于40~50岁中年人,有慢性咳嗽、咳痰、活动时呼吸困难,常伴有慢性鼻窦炎,胸部X线检查和胸部CT显示弥漫分布的小结节影,血清冷凝集效价增高64倍以上可确诊,大环内酯类抗生素(红霉素、阿霉素、克拉霉素、罗红霉素)治疗有效。

四、并发症

本病的并发症有肺炎、肺脓疡、肺气肿、肺心病和肺性骨关节病。

五、治疗

(一)控制感染

急性发作阶段应积极使用足量抗生素控制感染,同时应根据革兰氏染色或细菌培养及药敏试验来选择有效抗生素的使用,甚至考虑支气管镜取标本。支气管扩张由于能致病的病原菌种类多、耐药菌的存在、肺结构破坏等因素造成抗生素选择复杂。常见病原菌为流感嗜血杆菌、肺炎链球菌或口腔混合菌群,可选用氨苄西林、羟氨青霉素或复方新诺明。出现金黄色葡萄球菌可选用耐酶青霉素类或头孢菌素类,囊性纤维化或囊状支气管扩张患者急性发作时,铜绿假单胞菌往往是主要致病菌,通常需要联合用药。耐药假单胞菌可使用具抗假单胞菌活性的 3 代头孢菌素如头孢他啶(每次 1～2 g,每天 2～3 次)、头孢哌酮(每次 1 g,每天 2～3 次)等联合具抗假单胞菌的氨基糖苷类,如阿米卡星、妥布霉素或西索米星等,或选用亚胺培南西司他丁(1.0～1.5 g/d,分 2～3 次静脉滴注),或选 β-内酰胺酶抑制剂类抗生素,如替卡西林/克拉维酸、头孢哌酮/舒巴坦(6～9 g/d,分 2～3 次静脉滴注)、哌拉西林/他唑巴坦(9.0～13.5 g/d,分 2～3 次静脉滴注)等。必要时联合具抗假单胞菌的氨基糖苷类。一般持续用至体温正常,痰量明显减少后 1 周左右,缓解期不用抗生素。

对重症患者一般需静脉用药,雾化吸入抗生素如庆大霉素 3 天能减少痰量,使痰液稀释,从而改善肺功能,用大环内酯类药物如阿奇霉素 500 mg,每周 2 次,连用 6 个月能显著减少急性发作次数,改善机体免疫调节能力。而伊曲康唑可用于变应性支气管肺曲霉病(ABPA)的治疗。

(二)促进排脓

1.体位引流

根据病变部位采取不同体位,将患肺位置抬高,使被引流的支气管开口朝下。同时,可嘱患者深呼吸及咳嗽,并帮助拍背,以促使痰液之流出。但对于体质十分虚弱及伴有严重心肺功能不全或大咯血的患者则应慎用。

2.祛痰剂

溴己新 16 mg,每天 3 次,口服;或化痰片 0.5 g,每天 3 次,口服;或氯化铵甘草合剂 10 mL,每天 3 次,口服;或氨溴索片 30 mg,每天 3 次口服;或吉诺通胶囊 300 mg,每天 3 次餐前口服;必要时应用氨溴索注射液静脉注射。

3.支气管扩张剂

部分患者存在支气管反应性增高或炎症的刺激,可出现支气管痉挛,影响痰液排出,故可雾化吸入异丙托溴铵及特布他林等,或口服氨茶碱 0.1 g,3～4 次/日以助化痰。

4.支气管镜吸痰

如果体位引流痰仍难排出,可经支气管镜吸痰,用生理盐水冲洗稀释痰液,也可局部注入抗生素。

(三)咯血的处理

1.中等量至大量咯血者的治疗

立即用垂体后叶素 5～10 U 加入 25%葡萄糖注射液 20～40 mL 中缓慢静脉注射(10～15 分钟注完),注射完毕后则以 10～20 U 加入 10%葡萄糖注射液 250～500 mL 中静脉滴注 10～20 滴/分钟维持。注射本药时,患者宜取卧位,以免引起晕厥;对伴有严重高血压、冠心病、心力衰竭及妊娠的患者,需禁用本药治疗。若在用药过程出现血压升高、胸闷不适等表现时则需同时加用硝酸甘油以控制血压及改善心脏供血。

对垂体后叶素禁忌者,可用 0.5%普鲁卡因溶液 10～20 mL 加 50%葡萄糖注射液 20 mL 缓慢静脉注射或 0.5%普鲁卡因溶液 60 mL 加 5%～10%葡萄糖注射液 500 mL 进行静脉滴注,每天 1～2 次。使用本药止血者宜先做皮试,并须缓慢注射;若注射过快,可致头晕、灼热、全身不适、心悸等不良反应;同时,用量也不宜过大,否则可引起中枢神经系统的毒性反应。

对支气管动脉破坏造成的大咯血经药物治疗无效时可考虑采用支气管动脉栓塞法。

2.少量咯血者的治疗

可选用卡巴克络 5～10 mg 肌内注射,每天 2～3 次,出血缓解后改为口服,每次 2.5～

5.0 mg,每天3次;或酚磺乙胺2～4 g加入5％～10％葡萄糖注射液500 mL静脉注射,每天1～2次;或氨甲苯酸0.1～0.3 g加入5％～10％葡萄糖注射液500 mL静脉注射,每天2～3次;或巴曲酶1 kU静脉注射或皮下注射。

3.窒息的抢救

立即将患者头部后仰,头低脚高,使躯体与床成40°～90°角,拍击背部,并迅速吸出气道内的血块。必要时应及时做气道插管或气管切开,呼吸皮囊或呼吸机辅助通气。

(仲召伟)

第三节　慢性支气管炎

慢性支气管炎是由于感染或非感染因素引起气管、支气管黏膜及其周围组织的慢性非特异性炎症。临床上以慢性咳嗽、咳痰或气喘为主要症状。疾病不断进展,可并发阻塞性肺气肿、肺源性心脏病,严重影响劳动和健康。

一、病因和发病机制

病因尚未完全清楚,一般认为是多种因素长期相互作用的结果,这些因素可分为外因和内因两个方面。

(一)吸烟

大量研究证明吸烟与慢性支气管炎的发生有密切关系。吸烟时间越长,量越多,患病率也越高。戒烟可使症状减轻或消失,病情缓解,甚至痊愈。

(二)理化因素

包括刺激性烟雾、粉尘、大气污染(如二氧化硫、二氧化氮、氯气、臭氧等)的慢性刺激。这些有害气体的接触者慢性支气管炎患病率远较不接触者为高。

(三)感染因素

感染是慢性支气管炎发生、发展的重要因素,病毒感染以鼻病毒、黏液病毒、腺病毒和呼吸道合胞病毒为多见。细菌感染常继发于病毒感染之后,如肺炎链球菌、流感嗜血杆菌等。这些感染因素造成气管、支气管黏膜的损伤和慢性炎症。感染虽与慢性支气管炎的发病有密切关系,但目前尚无足够证据说明为首发病因。只认为是慢性支气管炎的继发感染和加剧病变发展的重要因素。

(四)气候

慢性支气管炎发病及急性加重常见于冬天寒冷季节,尤其是在气候突然变化时。寒冷空气可以刺激腺体,增加黏液分泌,使纤毛运动减弱,黏膜血管收缩,有利于继发感染。

(五)过敏因素

过敏因素主要与喘息性支气管炎的发生有关。在患者痰液中嗜酸性粒细胞数量与组胺含量都有增高倾向,说明部分患者与变应原有关。尘埃、尘螨、细菌、真菌、寄生虫、花粉及化学气体等,都可以成为变应原而致病。

（六）呼吸道局部免疫功能减低及自主神经功能失调

其为慢性支气管炎发病提供内在的条件。老年人常因呼吸道的免疫功能减退,免疫球蛋白的减少,呼吸道防御功能退化等导致患病率较高。副交感神经反应增高时,微弱刺激即可引起支气管收缩痉挛,分泌物增多,而产生咳嗽、咳痰、气喘等症状。

综上所述,当机体抵抗力减弱时,呼吸道在不同程度易感性的基础上,有一种或多种外因的存在,长期反复作用,可发展成为慢性支气管炎。如长期吸烟损害呼吸道黏膜,加上微生物的反复感染,可发生慢性支气管炎。

二、病理

由于炎症反复发作,引起上皮细胞变性、坏死和鳞状上皮化生,纤毛变短,参差不齐或稀疏脱落。黏液腺泡明显增多,腺管扩张,杯状细胞也明显增生。支气管壁有各种炎性细胞浸润、充血、水肿和纤维增生。支气管黏膜发生溃疡,肉芽组织增生,严重者支气管平滑肌和弹性纤维也遭破坏以致机化,引起管腔狭窄。

三、临床表现

（一）症状

起病缓慢,病程长,常反复急性发作而逐渐加重。主要表现为慢性咳嗽、咳痰、喘息。开始症状轻微,气候变冷或感冒时,则引起急性发作,这时患者咳嗽、咳痰、喘息等症状加重。

1.咳嗽

主要由支气管黏膜充血、水肿或分泌物积聚于支气管腔内而引起咳嗽。咳嗽严重程度视病情而定,一般晨间和晚间睡前咳嗽较重,有阵咳或排痰,白天则较轻。

2.咳痰

痰液一般为白色黏液或浆液泡沫性,偶可带血。起床后或体位变动可刺激排痰,因此,常以清晨排痰较多。急性发作伴有细菌感染时,则变为黏液脓性,咳嗽和痰量也随之增加。

3.喘息或气急

喘息性慢性支气管炎可有喘息,常伴有哮鸣音。早期无气急。反复发作数年,并发阻塞性肺气肿时,可伴有轻重程度不等的气急,严重时生活难以自理。

（二）体征

早期可无任何异常体征。急性发作期可有散在的干、湿性啰音,多在背部及肺底部,咳嗽后可减少或消失。喘息型可听到哮鸣音及呼气延长,而且不易完全消失。并发肺气肿时有肺气肿体征。

四、实验室和其他检查

（一）X线检查

早期可无异常。病变反复发作,可见两肺纹理增粗、紊乱,呈网状或条索状、斑点状阴影,以下肺野较明显。

（二）呼吸功能检查

早期常无异常。如有小呼吸道阻塞时,最大呼气流速-容积曲线在 75% 和 50% 肺容量时,流量明显降低,它比 FEV_1 更为敏感。发展到呼吸道狭窄或有阻塞时,常有阻塞性通气功能障碍的肺功能表现,如 FEV_1 占用力肺活量的比值减少($<70\%$),最大通气量减少(低于预计值的 80%);流速-容积曲线减低更为明显。

(三)血液检查

急性发作期或并发肺部感染时,可见白细胞计数及中性粒细胞增多。喘息型者嗜酸性粒细胞可增多。缓解期多无变化。

(四)痰液检查

涂片或培养可见致病菌。涂片中可见大量中性粒细胞,已破坏的杯状细胞,喘息型者常见较多的嗜酸性粒细胞。

五、诊断和鉴别诊断

(一)诊断标准

根据咳嗽、咳痰或伴喘息,每年发病持续 3 个月,连续 2 年或以上,并排除其他引起慢性咳嗽的心、肺疾病,可做出诊断。如每年发病持续不足 3 个月,而有明确的客观检查依据(如 X 线检查、呼吸功能检查等)也可诊断。

(二)分型、分期

1.分型

本病可分为单纯型和喘息型两型。单纯型的主要表现为咳嗽、咳痰;喘息型者除有咳嗽、咳痰外尚有喘息,伴有哮鸣音,喘鸣在阵咳时加剧,睡眠时明显。

2.分期

按病情进展可分为 3 期。急性发作期是指"咳""痰""喘"等症状任何一项明显加剧,痰量明显增加并出现脓性或黏液脓性痰,或伴有发热等炎症表现 1 周之内。慢性迁延期是指有不同程度的"咳""痰""喘"症状迁延 1 个月以上者。临床缓解期是指经治疗或临床缓解,症状基本消失或偶有轻微咳嗽少量痰液,保持 2 个月以上者。

(三)鉴别诊断

慢性支气管炎需与下列疾病相鉴别。

1.支气管哮喘

支气管哮喘常于幼年或青年突然起病,一般无慢性咳嗽、咳痰史,以发作性、呼气性呼吸困难为特征。发作时两肺布满哮鸣音,缓解后可无症状。常有个人或家族过敏性疾病史。喘息型慢性支气管炎多见于中、老年,一般以咳嗽、咳痰伴发喘息及哮鸣音为主要症状,感染控制后症状多可缓解,但肺部可听到哮鸣音。典型病例不难区别,但哮喘并发慢性支气管炎和/或肺气肿则难以区别。

2.咳嗽变异性哮喘

咳嗽变异性哮喘以刺激性咳嗽为特征,常由受到灰尘、油烟、冷空气等刺激而诱发,多有家族史或过敏史。抗生素治疗无效,支气管激发试验阳性。

3.支气管扩张

支气管扩张具有咳嗽、咳痰反复发作的特点,合并感染时有大量脓痰,或反复咯血。肺部以湿啰音为主,可有杵状指(趾)。X 线检查常见下肺纹理粗乱或呈卷发状。支气管造影或 CT 检查可以鉴别。

4.肺结核

肺结核多有发热、乏力、盗汗、消瘦等结核中毒症状,咳嗽、咯血等及局部症状。经 X 线检查和痰结核菌检查可以明确诊断。

5.肺癌

患者年龄常在 40 岁以上,特别是有多年吸烟史,发生刺激性咳嗽,常有反复发生或持续的血痰,或者慢性咳嗽性质发生改变。X 线检查可发现有块状阴影或结节状影或阻塞性肺炎。用抗生素治疗,未能完全消散,应考虑肺癌的可能,痰脱落细胞检查或经纤维支镜活检一般可明确诊断。

6.肺尘埃沉着病

肺尘埃沉着病患者有粉尘等职业接触史。X 线检查肺部可见硅结节,肺门阴影扩大及网状纹理增多,可做出诊断。

六、治疗

在急性发作期和慢性迁延期应以控制感染和祛痰、镇咳为主。伴发喘息时,应予解痉平喘治疗。对临床缓解期宜加强锻炼,增强体质,提高机体抵抗力,预防复发为主。

(一)急性发作期的治疗

1.控制感染

根据致病菌和感染严重程度或药敏试验选择抗生素。轻者可口服,较重患者用肌内注射或静脉滴注抗生素。常用的有喹诺酮类、头孢菌素类、大环内酯类、β 内酰胺类或磺胺类口服,如左氧氟沙星 0.4 g,1 次/天;罗红霉素 0.3 g,2 次/天;阿莫西林 2～4 g/d,分 2～4 次口服;头孢呋辛 1.0 g/d,分 2 次口服;复方磺胺甲噁唑 2 片,2 次/天。能单独应用窄谱抗生素应尽量避免使用广谱抗生素,以免二重感染或产生耐药菌株。

2.祛痰、镇咳

可改善患者症状,迁延期仍应坚持用药。可选用氯化铵合剂 10 mL,3 次/天;也可加用溴己新 8～16 mg,3 次/天;盐酸氨溴索 30 mg,3 次/天。干咳则可选用镇咳药,如右美沙芬、那可丁等。中成药镇咳也有一定效果。对年老体弱无力咳痰者或痰量较多者,更应以祛痰为主,协助排痰,畅通呼吸道。应避免应用强的镇咳药,如可卡因等,以免抑制中枢,加重呼吸道阻塞和炎症,导致病情恶化。

3.解痉、平喘

主要用于喘息明显的患者,常选用氨茶碱 0.1 g,3 次/天,或用茶碱控释药;也可用特布他林、沙丁胺醇等 β_2 激动药加糖皮质激素吸入。

4.气雾疗法

对于痰液黏稠不易咳出的患者,雾化吸入可稀释气管内的分泌物,有利排痰。目前主要用超声雾化吸入,吸入液中可加入抗生素及痰液稀释药。

(二)缓解期治疗

(1)加强锻炼,增强体质,提高免疫功能,加强个人卫生,注意预防呼吸道感染,如感冒流行季节避免到拥挤的公共场所,出门戴口罩等。

(2)避免各种诱发因素的接触和吸入,如戒烟、脱离接触有害气体的工作岗位等。

(3)反复呼吸道感染者可试用免疫调节药或中医中药治疗,如卡介苗、多糖核酸、胸腺素等。

(仲召伟)

第四节　肺　炎

一、概说

肺炎是细菌、病毒、支原体、衣原体、立克次体及真菌等致病微生物的原发性或继发性感染引起的呼吸系统疾病。其临床主要特征为畏寒、高热、咳嗽、胸痛、气急或咯铁锈色痰，甚至出现发绀或休克，多发于冬春两季。

二、诊断

（一）临床表现

1.病史

肺炎球菌性肺炎常有受凉、劳累、雨淋等致病因素。金黄色葡萄球菌性肺炎多见于老人与小儿，常继发于流感、麻疹等呼吸道病毒感染或皮肤疮疖等感染。支原体肺炎以儿童及青年人居多。肺炎衣原体肺炎常在聚居场所的人群中流行，如军队、学校、家庭，通常感染所有的家庭成员，但3岁以下的儿童患病较少。病毒性肺炎多发生于婴幼儿及老年体弱者，常有病毒感染病史。军团菌肺炎主要发生于细胞免疫功能低下，如糖尿病、恶性肿瘤、器官移植、肝肾衰竭者。传染性非典型肺炎人群普遍易感，呈家庭和医院聚集性发病，多见于青壮年，儿童感染率较低。

2.症状

主要表现为畏寒、发热、咳嗽、咳痰、胸痛、气急等。中毒性或休克型肺炎患者可出现烦躁、嗜睡、意识模糊、面色苍白、发绀、四肢厥冷、少尿、无尿及脉速而细弱等神经系统症状及周围循环衰竭危象。典型的肺炎球菌性肺炎痰呈铁锈色；金黄色葡萄球菌性肺炎痰呈脓性或脓血性；肺炎克雷伯杆菌性肺炎痰呈脓性或棕红色胶冻状；铜绿假单胞菌性肺炎痰呈绿色脓痰；支原体性肺炎可有少量黏痰或血痰；病毒性肺炎咯少量黏痰；军团杆菌性肺炎则咯少量黏液痰或有时有血丝。

3.体征

早期肺部体征无明显异常，重症者可有呼吸频率增快，鼻翼翕动，发绀。肺实变时有典型的体征，如叩诊浊音、语颤增强和支气管呼吸音等，也可闻及湿性啰音。并发胸腔积液者，患侧胸部叩诊浊音，语颤减弱，呼吸音减弱。

（二）实验室检查

肺炎球菌性肺炎、金黄色葡萄球菌性肺炎、肺炎杆菌性肺炎等细菌性肺炎血常规检查白细胞总数增加，中性粒细胞比例显著升高，伴核左移或有中毒颗粒。支原体肺炎和病毒性肺炎血检白细胞数正常或略增多。

痰涂片，肺炎球菌革兰氏染色为阳性双球菌；金黄色葡萄球菌亦为革兰氏染色阳性球菌；肺炎克雷伯杆菌及铜绿假单胞菌为革兰氏染色阴性杆菌。痰培养可确定致病菌。支原体肺炎痰培养分离出肺炎支原体则可确诊。病毒性肺炎痰细胞检查胞浆内可出现包涵体，病毒分离有助于明确诊断。

（三）特殊检查

1.X线检查

肺炎球菌性肺炎早期X线胸片可见均匀的淡影,大叶实变为大片均匀致密阴影,多呈叶、段分布。金黄色葡萄球菌性肺炎早期呈大片絮状、密度不均的阴影,呈支气管播散;在短期内变化很快,迅速扩大,呈蜂窝状改变伴空洞,常伴脓胸或气胸。肺炎克雷伯杆菌性肺炎呈大叶性肺炎样实变,以上叶多见,水平叶间隙下坠,有不规则透亮坏死区。铜绿假单胞菌性肺炎病变较多呈两侧中、下肺野散在性结节状阴影。支原体性肺炎多数呈片絮状肺段性浸润,密度淡而均匀,边缘模糊的阴影,往往由肺门向外延伸,以肺下野为多见。病毒性肺炎X线胸片呈斑点状、片状或密度均匀的阴影,也可见有弥漫性结节状浸润,多见于两肺下野。

2.冷凝集试验

约半数支原体性肺炎患者在第1周末或第2周初开始出现冷凝集试验阳性,至第4周达最高峰,滴定效价在1：32以上,有助于诊断,但特异性不强。

3.补体结合试验

70%～80%的支原体性肺炎患者可出现阳性结果(1：40～1：80),第3、4周达高峰,对诊断具有重要价值。

4.酶联免疫吸附法(ELISA夹心法)

支气管肺泡冲洗液或尿液检出军团菌可溶性抗原者,有助于军团杆菌性肺炎的诊断。

三、鉴别诊断

（一）肺结核

肺结核多有全身中毒症状,如午后低热、盗汗、疲乏无力、体重减轻、失眠、心悸,女性患者可有月经失调或闭经等。X线胸片见病变多在肺尖或锁骨上下,密度不匀,消散缓慢,且可形成空洞或肺内播散。痰中可找到结核分枝杆菌。一般抗菌治疗无效。

（二）肺癌

多无急性感染中毒症状,有时痰中带血丝。血白细胞计数不高,若痰中发现癌细胞可以确诊。肺癌可伴发阻塞性肺炎,经抗菌药物治疗后炎症消退,肿瘤阴影渐趋明显,或可见肺门淋巴结肿大,有时出现肺不张。若经过抗菌药物治疗后肺部炎症不消散,或暂时消散后于同一部位再出现肺炎,应密切随访,对有吸烟史及年龄较大的患者,必要时进一步做CT、MRI、纤维支气管镜和痰脱落细胞等检查,以免贻误诊断。

（三）急性肺脓肿

早期临床表现与肺炎链球菌肺炎相似。但随病程进展,咳出大量脓臭痰为肺脓肿的特征。X线显示脓腔及气液平,易与肺炎鉴别。

（四）肺血栓栓塞症

多有静脉血栓的危险因素,如血栓性静脉炎、心肺疾病、创伤、手术和肿瘤等病史,可发生咯血、晕厥,呼吸困难较明显,颈静脉充盈。X线胸片示区域性肺血管纹理减少,有时可见尖端指向肺门的楔形阴影,动脉血气分析常见低氧血症及低碳酸血症。D-二聚体、CT肺动脉造影(CTPA)、放射性核素肺通气/灌注扫描和MRI等检查可帮助鉴别。

（五）非感染性肺部浸润

还需排除非感染性肺部疾病,如肺间质纤维化、肺水肿、肺不张、肺嗜酸性粒细胞增多症和肺血管炎等。

四、并发症

严重败血症或毒血症患者易发生感染性休克,胸膜炎、脓胸、心包炎、脑膜炎和关节炎等。肺脓肿、肺气囊肿和脓胸。心力衰竭、呼吸衰竭、中毒性脑病、感染性休克、败血症、水电解质紊乱等。肺脓肿最常见,其次为脓胸、胸膜肥厚。严重病例可伴发感染性休克,甚至有因脑水肿而发生脑疝者。

五、治疗

(一)抗生素治疗

1.肺炎球菌肺炎

首选青霉素 G,用药途径及剂量视病情轻重及有无并发症而定:对于成年轻症患者,每天可用 240 万~480 万 U,分 3~4 次肌内注射或静脉滴注;对青霉素过敏者,或耐青霉素或多重耐药菌株感染者,可用头孢噻肟 2~4 g/d,每天 2~3 次,或头孢曲松钠 2 g/d;氟喹诺酮类药物亦可选用,如左氧氟沙星 0.4~0.5 g/d,莫西沙星 0.4 g/d。

2.金黄色葡萄球菌肺炎

院外感染轻症患者可以选用青霉素 G,240 万~480 万 U/d,分 3~4 次肌内注射或静脉滴注,病情较重或院内感染者宜选用耐青霉素酶的半合成青霉素或头孢菌素,如苯唑西林钠 6~12 g/d,分次静脉滴注,或 4~8 g/d,分次静脉滴注等,联合氨基糖苷类如阿米卡星 0.4 g/d 等亦有较好疗效。阿莫西林、氨苄西林与酶抑制剂组成的复方制剂对产酶金黄色葡萄球菌有效,亦可选用。对于 MRSA 感染者,则应选用万古霉素 1~2 g/d 分次静脉滴注,或替考拉宁首日 0.4 g静脉滴注,以后 0.2 g/d,或利奈唑胺 0.6 g 每12 小时 1 次静脉滴注或口服。

3.肺炎克雷伯杆菌性肺炎

常选用第 2、第 3 代头孢菌素,如头孢呋辛 3~6 g/d,头孢哌酮 2~4 g/d,分次静脉滴注或肌内注射,病情较重者可联合氨基糖苷类或氟喹诺酮类。但目前随着 3 代头孢的广泛使用,部分地区肺炎克雷伯杆菌产超光谱 B-内酰胺酶(ESBLs)多见,常呈多重耐药,故选择时常选用含 β-内酰胺酶的复合制剂,如头孢哌酮舒巴坦钠 4~6 g/d,分 2~3 次静脉滴注,对于危重症患者可选用碳青霉烯类药物,如亚胺培南西司他丁 1.0~1.5 g/d,分 2~3 次静脉滴注。

4.铜绿假单胞菌性肺炎

哌拉西林 2~3 g,每天 2~3 次肌内注射或静脉滴注,或头孢他啶 1~2 g/d,每天 2~3 次,或庆大霉素 16 万~40 万 U/d,分次肌内注射,或环丙沙星 0.4~0.8 g/d,分 2 次静脉滴注。对于顽固或重症病例,可用哌拉西林舒巴坦钠 9.0~13.5 g/d,分 2~3 次静脉滴注,或头孢哌酮舒巴坦钠6~9 g/d,分 2~3 次静脉滴注。必要时多种抗生素联合应用以增加疗效。

5.军团菌肺炎

阿奇霉素或克拉霉素 500 mg 静脉滴注或口服,或左氧氟沙星 0.5 g 静脉滴注或口服,或莫西沙星0.4 静脉滴注或口服。

6.肺炎衣原体肺炎

首选红霉素,1.0~2.0 g/d,分次口服,亦可选用多西环素或克拉霉素,疗程均为 14~21 天。或阿奇霉素 0.5 g/d,连用 5 天。氟喹诺酮类也可选用。

7.肺炎支原体肺炎

大环内酯类抗菌药物为首选,如红霉素 $1.0\sim2.0$ g/d,分次口服,或罗红霉素 0.15 g,每天 2 次,或阿奇霉素 0.5 g/d。氟喹诺酮类及四环素类也用于肺炎支原体肺炎的治疗。疗程一般 $2\sim3$ 周。

8.病毒性肺炎

(1)利巴韦林:$0.8\sim1.0$ g/d,分 $3\sim4$ 次服用;静脉滴注或肌内注射每天 $10\sim15$ mg/kg,分 2 次。连续 $5\sim7$ 天。

(2)阿昔洛韦:每次 5 mg/kg,静脉滴注,一天 3 次,连续给药 7 天。

(3)更昔洛韦:$7.5\sim15.0$ mg/(kg·d),连用 $10\sim15$ 天。

(4)奥司他韦:75 mg,每天 2 次,连用 5 天。

(5)阿糖腺苷:$5\sim15$ mg/(kg·d),静脉滴注,每 $10\sim14$ 天为 1 个疗程。

9.传染性非典型肺炎

一般性治疗和抗病毒治疗同病毒性肺炎。重症患者可酌情使用糖皮质激素,具体剂量及疗程应根据病情而定,甲泼尼龙一般剂量为 $2\sim4$ mg/(kg·d),连用 $2\sim3$ 周。

(二)抗休克治疗

重症肺炎可以并发感染性休克,此时在应用强有力的抗生素同时还需要尽快进行抗休克治疗,使生命体征恢复正常。

1.液体复苏

补充血容量是抗休克的重要抢救措施,一旦临床诊断感染性休克,应尽快积极液体复苏,可先给予低分子右旋糖苷 $500\sim1\,000$ mL,继而补充各种浓度的葡萄糖注射液、林格液或平衡盐液等。最好监测中心静脉压以指导输液,尽快使中心静脉压达到 $1.1\sim1.6$ kPa($8\sim12$ mmHg);尿量 >0.5 mL/(kg·h)。

2.纠正酸中毒

动脉血 pH<7.25 者,可适当应用 5% 碳酸氢钠溶液静脉滴注处理。所需补碱剂量(mmol)=目标 CO_2 结合力-实测 CO_2 结合力(mmol/L)$\times0.3\times$体重(kg)。

3.糖皮质激素应用

严重感染和感染性休克患者往往存在有相对肾上腺皮质功能不足,应用肾上腺糖皮质激素,可稳定机体受累部分的细胞膜,保护细胞内的线粒体和溶酶体,防止溶酶体破裂等。对于经足够的液体复苏仍需升压药来维持血压的感染性休克患者,推荐静脉使用糖皮质激素,氢化可的松 $200\sim300$ mg/d,分 $3\sim4$ 次或持续给药。因使用大剂量肾上腺皮质激素,常能引起体内感染的扩散及水与电解质的紊乱,故休克一经改善,则应尽快撤除。

4.应用血管活性药物

在补足血容量及纠正酸中毒的基础上,若血压仍不能恢复正常范围,休克症状仍为改善者可以给予血管活性药物。多巴胺作为感染性休克治疗的一线血管活性药物,多巴胺兼具多巴胺能与肾上腺素能 α 和 β 受体的兴奋效应,在不同的剂量下表现出不同的受体效应。一般先用多巴胺 $10\sim20$ μg/(kg·min),静脉滴注;如无效可改用去甲肾上腺素 $0.03\sim1.50$ μg/(kg·min),静脉滴注;如果仍无效则可以考虑加用小剂量血管升压素(0.01~0.04 U/min),无须根据血压调整剂量。必要时,可选用山莨菪碱 $10\sim20$ mg,每 $15\sim30$ 分钟 1 次,静脉注射;待面色转红,眼底血管痉挛和毛细血管血充盈好转,微循环改善,脉差加大,血压回升后,逐渐延长给药间期。但要注意,血管活性药用药时间不宜超过 10 小时,休克控制后,应逐渐减缓滴速,乃至撤除。同时,补液应控制速度,不宜过速,以免引起肺水肿。

5.防治心肺功能不全

心力衰竭者,可用毛花苷 C 0.2～0.4 mg 或毒毛花苷 K 0.125～0.250 mg 加 50％葡萄糖注射液 20～40 mL,缓慢静脉注射,若应用后症状不能改善,可以考虑应用多巴酚丁胺 2～20 μg/(kg·min)增加心排血量;同时应用祛痰剂以保持呼吸道通畅,呼吸困难及发绀明显者应予吸氧,若吸氧后仍不能纠正低氧血症者应当使用呼吸兴奋剂或者机械通气治疗。

(仲召伟)

第五节 慢性阻塞性肺疾病

一、病因与发病机制

（一）病因

本病确切的病因尚不完全清楚,研究认为本病发病与下列因素有关。

1.遗传

COPD 在不同的种族人群有着不同的发病率,但这很难单用生活方式不同加以解释。不同种族人群 COPD 发病率的不同可能是由于某些基因频率的不同所致。有研究通过对 COPD 患者遗传因素的回归分析,证明 COPD 存在遗传效应,且目前多数学者认为 COPD 是一种多基因遗传疾病。

2.吸烟

吸烟是目前公认的已知危险因素中最为重要的。国外的研究结果表明,与不吸烟的人群相比,吸烟人群肺功能异常的发生率明显升高,出现呼吸道症状如咳嗽、咳痰等症状的人数明显增多,肺功能检查中反映气道是否有阻塞的核心指标——FEV_1 的年下降幅度明显增快。而且已经确定,吸烟量与 FEV_1 的下降速率之间存在剂量/效应关系,即吸烟量越大,FEV_1 下降越快。被动吸烟,也就是环境中有他人吸烟,也可能导致呼吸道症状及 COPD 的发生。

吸烟产生的烟雾经过呼吸运动进入肺部,香烟燃烧的烟雾可分为气体和微粒两部分,其中超过 4 000 多种有害物质已被证实,主要的有毒复合物包括 CO、尼古丁和焦油。虽然吸烟导致 COPD 的机制尚未完全明确,但机制的复杂性是肯定的,包括香烟烟雾成分导致直接或间接的肺组织破坏、氧化应激、免疫功能抑制、对病原微生物易感性增高及气流阻塞等。

3.呼吸道感染

对于已经罹患 COPD 者,呼吸道感染,包括病毒、细菌、非典型病原体如支原体、衣原体,是导致本病急性发作的一个重要因素,常可加剧病情,可以是单独感染,也可是混合感染。但是,感染与 COPD 发病机制之间的因果关系尚未被证实,尤其是病毒感染可能影响着 COPD 的发生和发展。

4.空气污染

长期生活在室外空气受到污染的区域也会导致 COPD 发病。对于已经患有 COPD 者,空气污染可以加重病情。有研究证明室内空气污染(如厨房内燃料的烟尘污染或室内取暖用煤产生了大量烟尘)也会引起 COPD。

5.吸入职业粉尘和化学物质

生活和工作环境中有害物质和粉尘也会引起 COPD。较常见的是从事煤矿、开凿硬岩石、隧道施工和水泥生产等职业的人群,他们肺功能的年下降率因其职业粉尘接触而增大,有的粉尘对肺功能的影响甚至超过吸烟。

6.社会经济地位

已有流行病学研究结果表明,社会经济地位与 COPD 的发病之间具有负相关关系,即社会经济地位较低的人群发生 COPD 的概率较大。但参与发病的具体过程尚待阐明,受到重视者包括室内与室外空气污染、居室拥挤、营养较差及其他与社会经济地位较低相联系的因素。

(二)发病机制

COPD 的发病机制尚未完全明了,目前认为其发病机制主要包括三个方面。

1.气道和肺部炎症

目前普遍认为 COPD 以气道、肺实质和肺血管的慢性炎症为特征。当机体受到吸烟、感染及环境污染等因素刺激时,在肺的不同部位有肺泡巨噬细胞、T 淋巴细胞(尤其是 CD8$^+$)和中性粒细胞增加,激活的炎性细胞释放多种炎症介质,包括白三烯 B4(LT-B4),白细胞介素 2、8(IL-2、IL-8),肿瘤坏死因子 α(TNF-α)等炎性介质。其他细胞如上皮细胞、嗜酸性粒细胞、树突状细胞在本病发生发展中可能也有一定的作用。这些炎症介质可诱导血管内皮细胞合成细胞间黏附分子-1(ICAM-1)和血管内皮黏附分子-1(VCAM-1)增加,还可激活白细胞表面的黏附分子(LFA-1、VLA-4 和 MAC-4 等),使其表达上调并与内皮细胞上相应的黏附分子相互作用,导致白细胞快速黏附,跨越内皮移行到炎症部位参与炎症反应,从而破坏肺的结构和/或促进中性粒细胞炎症反应。同时致病因素如吸烟及感染等对肺组织的损伤亦可刺激上皮细胞、巨噬细胞产生 IL-8、巨噬细胞炎症蛋白(MIP)-2,激活并趋化中性粒细胞在靶部位聚集,从而加重炎症反应。此外,活化的中性粒细胞释放的蛋白分解酶和弹性蛋白酶使支气管上皮脱落,纤毛运动减退,黏液分泌亢进导致黏液潴留和细菌繁殖使炎症反复发作并迁延不愈。

2.蛋白酶和抗蛋白酶失衡

蛋白酶-抗蛋白酶失衡在 COPD 特别是肺气肿的发病过程中起着重要的作用。在炎症性肺病中,蛋白酶是引起肺间质破坏的最主要因素之一,参与 COPD 发病过程的蛋白酶有中性粒细胞弹性蛋白酶(NE)、组织蛋白酶、基质金属蛋白酶(MMPs)等。NE 是一种中性粒细胞丝氨酸蛋白水解酶,可消化连接组织和蛋白聚糖,从而造成肺气肿的形成,NE 还可损害支气管上皮,减少纤毛摆动,刺激黏液腺分泌。组织蛋白酶是另一种中性粒细胞丝氨酸蛋白酶,参与了肺组织的降解过程。MMPs 主要由中性粒细胞、肺泡巨噬细胞和气道上皮细胞产生,能够降解肺实质细胞外基质的所有成分,包括弹性蛋白、胶原蛋白、蛋白多糖、层粘连蛋白和纤维连接蛋白。同时体内存在各种抗蛋白酶以消除蛋白酶的蛋白溶解作用。抗蛋白酶有 α1-AT、分泌型白细胞蛋白酶抑制剂(SLPI)、基质金属蛋白酶抑制剂(TIMPs)。其中最主要的是 α1-AT,是肺实质中丝氨酸蛋白酶的主要抑制物,TIMPs 是 MMPS 的内源性抑制剂,由成纤维细胞、上皮细胞、内皮细胞和血管内皮细胞产生,主要与活化的 MMPs 结合并抑制其活性。正常情况下,肺组织含有充分的抗蛋白酶保护肺组织免受蛋白酶的溶解破坏作用。吸烟和吸入其他有害颗粒或有害气体能诱发周围气道和肺实质的炎症反应,蛋白酶的释放增加,但抗蛋白酶足以消除蛋白酶的作用,然而吸烟的 COPD 患者可能由于基因多态性损伤了抗蛋白酶的产生或功能,使其相对缺乏,不足以对抗蛋白酶的作用,引起肺组织破坏,发生肺气肿。

3.氧化和抗氧化失衡

正常人体内存在着氧化-抗氧化平衡,肺部产生一定量的氧化物,同时肺脏具有抗氧化系统,使氧化物的产生和清除处于平衡状态。而吸烟导致肺部氧化应激,氧化应激时氧化剂产生增多,在体内大量聚积和肺内抗氧化剂的不断消耗使肺内出现氧化-抗氧化失衡。活化的炎症细胞也能产生内源性氧化剂,这些炎症细胞包括中性粒细胞和肺泡巨噬细胞。COPD 患者呼出气中的凝集水内的过氧化氢(H_2O_2)增加,在急性加重期尤为明显,可说明内源性氧化剂生成增加。氧化-抗氧化失衡可损害蛋白酶抑制剂,加强弹性酶的活性和增加黏液的分泌。同时氧化剂能活化 NF-κB,NF-κB 可协助转录其他许多炎症因子,包括 IL-8、TNF、诱导型一氧化氮(NO)合成酶和诱导型环氧化酶。另外,氧化剂通过直接氧化作用于花生四烯酸而产生异前列腺素,而异前列腺素对气道可产生多种效应,包括支气管缩窄,增加血浆渗出和黏液过度分泌。

COPD 肺部病理学的改变导致相应的疾病特征性的生理学改变,包括黏液高分泌、纤毛功能失调、气流受限、肺过度充气、气体交换异常、肺动脉高压和肺心病。黏液高分泌和纤毛功能失调导致慢性咳嗽及多痰,这些症状可出现在其他症状和病理生理异常发生之前。呼气气流受限,是 COPD 病理生理改变的标志,是疾病诊断的关键。气流受限原因中不可逆者:气道的纤维化和狭窄、保持小气道开放的肺泡支撑作用的消失、由于肺泡破坏所致肺弹性回缩力的消失;可逆者:支气管内炎症细胞等渗出物的聚积、外周和中央气道平滑肌收缩、运动期间的动态过度充气。气流受限主要是气道固定性阻塞及随之发生的气道阻力的增加所致。肺泡附着的破坏,这使小气道维持开放的能力受损,在气流受限中所起的作用较小。COPD 进展时,外周气道阻塞、肺实质破坏及肺血管的异常减少了肺气体交换容量,产生低氧血症,表现有气短、呼吸困难、喘息等,以后出现高碳酸血症。体重下降、食欲减退等为 COPD 常见的肺外表现,即"COPD 全身反应",与系统性炎症、营养不良、组织缺氧等有关。

综上所述,COPD 是一种在慢性炎症病变基础上,通过蛋白酶-抗蛋白酶失衡及氧化-抗氧化系统失衡造成气道和肺组织损害,从而引起气流阻塞的渐进性发展的疾病。有研究表明,COPD 是多种遗传易感基因与复杂的环境因素相互作用的结果,其发病与空气污染、职业环境及患者的社会经济地位密切相关。近年来,又有学者提出细胞凋亡和免疫失衡可能与 COPD 的发病有关。总之,COPD 是一种发病机制复杂的疾病,对其内在本质尚未完全认识,有关其发病机制的研究有待进一步深入。

二、临床表现

(一)症状

1.咳嗽

咳嗽通常为首发症状。初起咳嗽呈间歇性,早晨较重,以后早晚或整日均有咳嗽,但夜间咳嗽并不显著。少数病例咳嗽不伴咳痰,也有少数病例虽有明显气流受限但无咳嗽症状。

2.咯痰

咳嗽后通常咯少量黏液性痰,部分患者在清晨较多;合并感染时痰量增多,常有脓性痰。

3.气短或呼吸困难

这是 COPD 的标志性症状,是使患者焦虑不安的主要原因,早期仅于劳力时出现,其后逐渐加重,以致日常活动甚至休息时也感气短。

4.喘息和胸闷

喘息和胸闷不是 COPD 的特异性症状。部分患者特别是重度患者有喘息;胸部紧闷感通常于劳力后发生,与呼吸费力、肋间肌等容性收缩有关。

5.其他症状

晚期患者常有体重下降、食欲减退、精神抑郁和/或焦虑等,合并感染时可咯血痰或咯血。

(二)体征

COPD 早期体征可不明显。随疾病进展常有以下体征。

1.视诊及触诊

胸廓形态异常,包括胸部过度膨胀、前后径增大、剑突下胸骨下角(腹上角)增宽及腹部膨凸等;常见呼吸变浅,频率增快,辅助呼吸肌如斜角肌及胸锁乳突肌参加呼吸运动,重症可见胸腹矛盾运动;患者不时采用缩唇呼吸以增加呼出气量;呼吸困难加重时常采取前倾坐位;低氧血症者可出现黏膜及皮肤发绀,伴右心衰者可见下肢水肿,触诊时肝脏增大。

2.叩诊

肺过度充气使心浊音界缩小,肺肝界降低,肺叩诊可呈过清音。

3.听诊

听诊可见两肺呼吸音可减低,呼气延长,平静呼吸时可闻干性啰音,两肺底或其他肺野可闻湿啰音;心音遥远,剑突部心音较清晰响亮。

三、实验室和其他辅助检查

(一)肺功能检查

肺功能检查是判断气流受限且重复性好的客观指标,对 COPD 的诊断、严重度评价、疾病进展、预后及治疗反应等均有重要意义。气流受限是以 FEV_1 和 FEV_1 与 FVC 之比(FEV_1/FVC)降低来确定的。FEV_1/FVC 是 COPD 的一项敏感指标,可检出轻度气流受限。FEV_1 占预计值的百分比是中、重度气流受限的良好指标,它变异性小,易于操作,常作为 COPD 肺功能检查的基本项目。吸入支气管舒张剂后 $FEV_1 < 80\%$ 预计值且 $FEV_1/FVC < 70\%$ 者,可确定为气流受限。PEF 及最大呼气流量-容积曲线(MEFV)也可作为气流受限的参考指标,但 COPD 时 PEF 与 FEV_1 的相关性不够强,PEF 有可能低估气流阻塞的程度。气流受限可导致肺过度充气,使肺总量(TLC)、功能残气量(FRC)和残气容积(RV)增高,肺活量(VC)减低。TLC 增加不及 RV 增加的程度大,故 RV/TLC 增高。肺泡隔破坏及肺毛细血管床丧失可使弥散功能受损,一氧化碳弥散量(DLCO)降低,DLCO 与肺泡通气量(VA)之比(DLCO/VA)比单纯 DLCO 更敏感。

(二)胸部 X 线检查

X 线检查对确定肺部并发症及与其他疾病(如肺间质纤维化、肺结核等)鉴别有重要意义。COPD 早期 X 线胸片可无明显变化,以后出现肺纹理增多、紊乱等非特征性改变;主要 X 线征为肺过度充气:肺容积增大,胸腔前后径增宽,肋骨走向变平,肺野透亮度增高,横膈位置低平,心脏悬垂狭长,肺门血管纹理呈残根状,肺野外周血管纹理纤细稀少等,有时可见肺大疱形成。合并肺动脉高压和肺源性心脏病时,除右心增大的 X 线征外,还可有肺动脉圆锥膨隆、肺门血管影扩大及右下肺动脉增宽等。

（三）胸部 CT 检查

CT 检查一般不作为常规检查，但当诊断有疑问时，高分辨率 CT（HRCT）有助于鉴别诊断。另外，HRCT 对辨别小叶中央型或全小叶型肺气肿及确定肺大疱的大小和数量，有很高的敏感性和特异性，对预计肺大疱切除或外科减容手术等的效果有一定价值。

（四）血气分析

血气分析对晚期患者十分重要。FEV_1＜40％预计值者及具有呼吸衰竭或右心衰竭临床征象者，均应做血气分析。血气异常首先表现为轻、中度低氧血症。随疾病进展，低氧血症逐渐加重，并出现高碳酸血症。呼吸衰竭的血气诊断标准为海平面吸空气时动脉血氧分压（PaO_2）＜8.0 kPa（60 mmHg），伴或不伴动脉血二氧化碳分压（$PaCO_2$）增高［≥6.7 kPa（50 mmHg）］。

（五）其他化验检查

低氧血症，即 PaO_2＜7.3 kPa（55 mmHg）时，血红蛋白及红细胞可增高，血细胞比容＞55％可诊断为红细胞增多症。并发感染时，痰涂片可见大量中性粒细胞，痰培养可检出各种病原菌，常见者为流感嗜血杆菌、肺炎链球菌、卡他摩拉菌、肺炎克雷伯杆菌等。

四、诊断标准

COPD 的诊断应根据病史、危险因素接触史、体征及实验室检查等资料综合分析确定。存在气流受限是诊断 COPD 的必备条件。肺功能检查是诊断 COPD 的金标准。用支气管舒张剂后，FEV_1＜80％预计值及 FEV_1/FVC＜70％可确定为气流受限。

需要说明的是 COPD 与慢性支气管炎和肺气肿密切相关，当慢性支气管炎、肺气肿患者肺功能检查出现气流受限时，则能诊断 COPD，如患者只有慢性支气管炎和/或肺气肿，而无气流受限，则不能诊断为 COPD，故肺功能检查是诊断的关键所在。

COPD 早期轻度气流受限时可有或无临床症状。胸部 X 线检查有助于确定肺过度充气的程度及与其他肺部疾病鉴别。COPD 全球策略 2011 年修订版认为任何患有呼吸困难、慢性咳嗽或多痰的患者，且有暴露于危险因素的病史，临床上需要考虑 COPD 的可能。当吸入支气管扩张药后 FEV_1/FVC＜70％即可诊断 COPD。新修订版不主张应用气流受限的可逆程度鉴别 COPD 和支气管哮喘（简称哮喘）。2011 年 COPD 全球策略修订版指出：虽然 COPD 的诊断和严重程度评估时，需要在应用支气管扩张药后测定肺功能，但已经不再推荐用于判断气流受限的可逆程度。气流受限的可逆程度也没有纳入 COPD 的定义及用于哮喘和 COPD 的鉴别诊断。

五、临床分级与分期

（一）严重程度分级

COPD 严重程度评估需根据患者的症状、肺功能异常、是否存在并发症（呼吸衰竭、心力衰竭）等确定，其中反映气流受限程度的 FEV_1 下降有重要参考意义。根据肺功能把 COPD 严重性分为 4 级（表 4-8）。

由于 COPD 是一个渐进性疾病，早期防范尤为重要。因为目前尚没有充分的证据表明处于"危险期"（慢性咳嗽、咳痰，肺功能正常）的患者必然进展为 Ⅰ 级 COPD。然而，慢性咳嗽、咳痰是不正常的，这一健康信息的重要性并未改变。

Ⅰ级（轻度 COPD）：其特征为轻度气流受限（FEV_1/FVC＜70％但 FEV_1≥80％预计值），通常可伴有或不伴有咳嗽、咳痰。此时患者本人可能还没认识到自己的肺功能是异常的。

表 4-8　慢性阻塞性肺疾病临床严重程度的肺功能分级（吸入支气管舒张剂后）

级别	特征
Ⅰ级（轻度）	$FEV_1/FVC<70\%$，FEV_1占预计值百分比≥80％
Ⅱ级（中度）	$FEV_1/FVC<70\%$，50％≤FEV_1占预计值百分比<80％
Ⅲ级（重度）	$FEV_1/FVC<70\%$，30％≤FEV_1占预计值百分比<50％
Ⅳ级（极重度）	$FEV_1/FVC<70\%$，FEV_1占预计值百分比<30％或FEV_1占预计值百分比<30％，或伴有慢性呼吸衰竭

Ⅱ级（中度 COPD）：其特征为气流受限进一步恶化（50％≤FEV_1<80％预计值）并有症状进展和气短，运动后气短更为明显。此时，由于呼吸困难或疾病的加重，患者常去医院就诊。

Ⅲ级（重度 COPD）：其特征为气流受限进一步恶化（30％≤FEV_1<50％预计值），气短加剧，并且反复出现急性加重，影响患者的生活质量。

Ⅳ级（极重度 COPD）：严重的气流受限（FEV_1<30％预计值）或者合并有慢性呼吸衰竭。此时，患者的生活质量明显下降，如果出现急性加重则可能有生命危险。

虽然 $FEV_1\%$预计值对反映 COPD 严重程度、健康状况及病死率有用，但 FEV_1 并不能完全反映 COPD 复杂的严重情况，除 FEV_1 以外，已证明体重指数（BMI）和呼吸困难分级在预测 COPD 生存率等方面有意义。

BMI 等于体重（kg）除以身高（m）的平方，BMI<$21kg/m^2$ 的 COPD 患者死亡率增加。

功能性呼吸困难分级：可用呼吸困难量表来评价：0 级，除非剧烈活动，无明显呼吸困难；1 级，当快走或上缓坡时有气短；2 级，由于呼吸困难比同龄人步行得慢，或者以自己的速度在平地上行走时需要停下来呼吸；3 级，在平地上步行 100 m 或数分钟后需要停下来呼吸；4 级，明显的呼吸困难而不能离开房屋或者当穿、脱衣服时气短。

如果将 FEV_1 作为反映气流阻塞的指标，呼吸困难分级作为症状的指标，BMI 作为反映营养状况的指标，再加上 6 分钟步行距离作为运动耐力的指标，将这四方面综合起来建立一个多因素分级系统（BODE），被认为可比 FEV_1 更好地反映 COPD 的预后。

生活质量评估：广泛应用于评价 COPD 患者的病情严重程度、药物治疗的疗效、非药物治疗的疗效（如肺康复治疗、手术）和急性发作的影响等。生活质量评估还可用于预测死亡风险，而与年龄、FEV_1 及体重指数无关。常用的生活质量评估方法有圣乔治呼吸问卷（SGRQ）和治疗结果研究（SF-36）等。

此外，COPD 急性加重次数也可作为 COPD 严重程度的一项监测指标。

（二）分期

虽然新版创议摒弃了分期，但从 COPD 的临床实际看，COPD 病程有急性加重与稳定期的过程。COPD 急性加重是指患者出现超越日常状况的持续恶化，并需改变基础 COPD 的常规用药者，通常在疾病过程中，患者短期内咳嗽、咳痰、气短和/或喘息加重，痰量增多，呈脓性或黏脓性，可伴发热等炎症明显加重的表现。稳定期则指患者咳嗽、咳痰、气短等症状稳定或症状轻微。

六、治疗

COPD 是一种可以预防、可以治疗的常见疾病，其特征是持续存在的气流受限。气流受限呈进行性发展，伴有气道和肺对有害颗粒或气体所致慢性炎症反应的增加。急性加重和并发症影响患者整体疾病的严重程度。COPD正日益受到世界各国的重视,包括我国在内的许多国家已制订了COPD诊断和治疗指南,对其治疗日趋规范化。

（一）治疗目标

COPD的基本病理改变包括气道纤维化、气道狭窄,肺泡破坏致弹性回缩力丧失,维持小气道开放的肺泡支撑结构破坏等不可逆性改变,和支气管中炎症细胞、黏液和浆液性渗出物的聚集,外周和中央气道平滑肌收缩及运动时动态肺过度充气等可逆性改变。现有的治疗措施主要是针对这些可逆性的病理改变,是对症性的,并不能有效地延缓COPD患者肺功能长期下降的趋势。因此,COPD的治疗目标有两个方面:①迅速缓解症状和减轻患者的临床表现,包括缓解症状、改善运动耐量和改善健康状态;②降低未来健康恶化的风险,阻止疾病进展,防治急性加重和降低病死率。

（二）治疗思路

COPD是一种复杂的疾病,不同患者之间症状严重程度、对生活质量的影响及预后等方面均有显著不同,即使同一患者在不同时期的病情也有明显差异。随着COPD的研究进展,目前已有不少新的药物和非药物治疗方法应用于临床,治疗手段多种多样。COPD的治疗可视为一项系统工程,即对COPD患者采取包括药物治疗在内的多种处理措施的综合治理。如何面对复杂的病情,在众多的治疗选项中选择合适的措施。将COPD患者分为具有一定共同特征的患者群,针对不同的患者群制订相对统一的治疗方案,是解决这一问题的合理途径,可以避免临床上选择治疗方案时无所适从,达到规范化治疗COPD的目的。因此,在给每一个体COPD患者确定治疗方案前,首先需要对其进行全面评估后分类,以便"对号入座"。

（三）治疗方法

1.COPD的治疗药物

现有的药物虽然不能满意地控制COPD的气道炎症,不能缓解COPD患者肺功能长期下降的趋势,但能够有效地减轻症状,降低急性加重的风险,改善健康状态和运动耐力,药物治疗是COPD处理中的关键措施。常用的治疗COPD药物包括β_2受体激动剂、抗胆碱能药物、甲基黄嘌呤类药物、糖皮质激素和磷酸二酯酶-4抑制剂等。

支气管扩张药和糖皮质激素是控制COPD症状的主要药物,应根据基于COPD患者症状和急性加重风险的分组合理选择。

支气管扩张药的给药途径主要有定量吸入器(MDI)或干粉吸入器(DPI,包括都宝、碟剂等)吸入、雾化吸入、口服和注射给药等,在COPD的治疗中应以吸入给药为主,通常使用MDI或干粉吸入器吸入,急性加重期或肺功能较差者以致装置吸入困难的患者可采用雾化吸入。吸入治疗最大的优点是疗效确切而全身吸入少,因此药物相关的全身不良反应少,安全性好。但大剂量吸入药物时仍须注意观察全身不良反应。

支气管扩张药短期按需使用可缓解症状,长期规律应用可预防和减轻症状。长效β_2激动剂(LABA)和抗胆碱能药物均优于短效支气管扩张药。考虑药物的不良反应,如果患者已规律使用长效支气管扩张药治疗,应尽量避免按需使用高剂量的短效β_2受体激动剂。新型LABA茚达特罗作用时间长达24小时,能显著改善FEV_1,缓解症状和改善生活质量。左旋沙丁胺醇的疗效不优于传统支气管扩张药。

在COPD气流受限的成因中,迷走胆碱能张力是重要的可逆因素。抗胆碱能药物(M受体阻滞剂)可以缓解气道平滑肌痉挛,减少气道黏液过度分泌。因此认为,抗胆碱能药物治疗

COPD 的疗效可能优于 β_2 受体激动剂。长效抗胆碱能药物———噻托溴铵干粉吸入剂用于临床后取得了较好的疗效,能较显著地改善症状和生活质量,减少急性 COPD 的发作次数。有研究表明在已使用 LABA 加吸入激素(ICS)的患者,附加吸入噻托溴铵后还能进一步改善症状和改善生活质量。该药的主要药理特点是作用强、维持时间长,支气管扩张效应超过 24 小时,只需每天给药 1 次。有人设想,口服高选择性的 M_3 受体阻滞剂可能比现有的吸入抗胆碱能制剂疗效更好且更方便使用,但临床研究发现,口服选择性 M3 受体拮抗剂对 COPD 的疗效并不优于异丙托溴铵吸入制剂。

糖皮质激素对于控制 COPD 气道炎症和全身炎症的作用仍有争议。长期吸入糖皮质激素适用于严重和非常严重的 COPD 患者、反复发生急性加重且长效支气管扩张药不能良好控制症状的患者,宜与长效支气管扩张药联合应用。不推荐将全身使用糖皮质激素(包括口服和静脉用药)作为一种常规治疗手段。目前临床常用的吸入激素有倍氯米松、氟替卡松和布地奈德。规律吸入激素治疗可减少 COPD 急性加重的发作次数,改善健康状态和生活质量。循证医学证据表明,LABA 与 ICS 联合使用比一种药物单独使用的疗效更好,而药物相关不良反应并不比单药多。LABA/ICS 复合制剂的疗效优于同时分别吸入 LABA 和 ICS。因为两种药物同在一个吸入装置内,吸入后药物易于沉积在肺内同一个部位而发挥协同作用。目前临床可用的复合制剂有沙美特罗加丙酸氟替卡松和福莫特罗加布地奈德。由于福莫特罗具有剂量依赖性支气管扩张作用,在一定范围内,增加剂量可增加疗效,而沙美特罗的支气管扩张作用无剂量依赖性,而且吸入福莫特罗 5 分钟内即可起效,沙美特罗起效相对较慢,所以福莫特罗加布地奈德的每天剂量可调,在规律用药的基础上可根据病情按需使用。沙美特罗加丙酸氟替卡松不宜按需使用,只适合规律用药。

抗胆碱能药物与 β_2 受体激动剂可能有协同作用。治疗严重 COPD 时,可酌情考虑吸入抗胆碱能药物加 ICS,或 LABA 加 ICS,甚至三者同时使用。选择吸入抗胆碱能药物时,有条件者宜优先考虑长效制剂。

茶碱类药物在我国和其他发展中国家的应用较为广泛,但通常不作为首选。该药可扩张支气管,并能扩张肺血管,增加心肌收缩力,还可能对 COPD 的气道炎症过程起作用,可以明显地减少诱导痰中中性粒细胞的数量和活性。对于稳定期 COPD 患者,可长期口服小剂量缓释或控释茶碱,也可与上述支气管扩张药或 ICS 联合使用;急性加重期患者可静脉给药。茶碱的治疗效果相对较差,且安全范围窄,不良反应较多,生物利用度与消除速率的个体差异较大,影响其代谢的因素也较多。因此使用茶碱时须熟悉茶碱的不良反应,了解影响茶碱代谢的各种因素,监测血浆药物浓度及时调整用量。

罗氟司特是一种磷酸二酯酶-4 抑制剂,可通过抑制细胞内 cAMP 降解而抑制炎症反应,国内尚未上市,常规剂量使用无明显的支气管扩张作用,与糖皮质激素联用可降低 COPD 急性发生率。对于已使用沙美特罗或噻托溴铵治疗的 COPD 患者加用罗氟司特可改善 FEV_1。

COPD 的急性加重往往与感染有关,稳定期 COPD 患者预防感染是防止其急性加重的重要措施。疫苗和免疫调节剂对于减少感染的发生有一定的作用,对老年或严重 COPD 患者更有效。已有多种疫苗可供临床选用,包括肺炎球菌多糖疫苗、流感疫苗等。免疫调节剂的长期效应还需要进一步证实,目前不推荐常规使用。稳定期 COPD 患者不宜使用抗菌药物来预防感染,盲目使用抗菌药物并不能给患者带来益处,只会增加细菌的耐药性,产生药物相关的不良反应。COPD 患者合并感染或发生急性加重时应考虑使用抗菌药物治疗。

因为黏液过度分泌是 COPD/慢性支气管炎的主要特征,痰液潴留易继发感染并加重气流阻塞。所以临床上长期以来使用各种黏液溶解剂,以期增加痰液咳出,从而改善患者的肺功能。但目前所用的药物如羧甲基半胱氨酸(羧甲司坦)、N-乙酰半胱氨酸、溴己新、氨溴索、愈创甘油醚、碘化钾及重组人类 DNAse(α-脱氧核糖核酸酶,DNA 酶)等,对 COPD 的作用尚未得到循证医学证据,不推荐常规使用祛痰药。其实,停止吸烟是减少黏液过度分泌的最有效方法,另外抗胆碱能药物、β_2 受体激动剂和茶碱在一定程度上也能减少黏液过度分泌或改善气道黏液清除。N-乙酰半胱氨酸可能具有抗氧化效应,有证据表明,该药可减少 COPD 急性发作。

白三烯调节剂在 COPD 治疗中的研究尚不充分,亦不推荐常规应用。

2.稳定期 COPD 的处理

针对稳定期 COPD 的治疗既要关注短期治疗效应,又要重视长期效应。单一治疗措施所取得疗效通常有限,而应该进行综合处理。总体而言,稳定期 COPD 的处理包括以下几个方面:健康教育与管理、避免和消除危险因素、药物治疗、非药物治疗等。

健康教育与管理:很大一部分 COPD 患者存在消极、悲观、畏难等不良情绪,或有吸烟、居室不注意通风等不良生活习惯,或盲目锻炼、盲目用药。因此,应对 COPD 患者进行健康教育,帮助患者树立治疗疾病的信心,增强治疗疾病的能力,与患者一道共同设立短期和长远目标,使患者理解治疗目标、治疗方案,指导患者功能锻炼和正确使用药物,特别是正确使用支气管扩张药的吸入制剂。医务人员应对患者定期随访管理,建立必要的医疗档案。

避免和消除危险因素:吸烟、职业粉尘和化学烟雾、燃烧生物燃料、厨房通风不良等所致的室内空气污染是 COPD 的主要危险因素,早期识别、避免和消除危险因素是预防和控制 COPD 的重要措施。在 COPD 的所有危险因素中,吸烟最重要。目前我国的吸烟人群仍占很大比例,尼古丁具有成瘾性,应把烟草依赖视为慢性疾病。一次性戒断比逐渐减量更易获得成功,但即使执行严格的戒烟方案,一年期戒烟成功率仅约 25%。除心理治疗外,某些药物可成倍提高戒烟的成功率,如尼古丁替代品(有口香糖、皮肤贴片、鼻喷雾剂和吸入剂等多种剂型)和安非他酮。后者是一种抗抑郁剂,通过刺激体内去甲肾上腺素活性而起作用。

药物治疗:根据 COPD 综合评估结果来制订治疗策略,选择合适的治疗药物。在选择药物时应首先考虑首选药物,如果受药物来源限制,或首选药物疗效不满意,患者希望获得更佳的疗效时,可应用次选药物。备选药物主要适用于受经济状况或药物来源限制的患者。

运动康复治疗:B、C、D 组患者须接受运动康复训练,能改善运动耐量,改善症状,降低疲劳感。主要的功能锻炼方式是缩唇呼吸和腹式呼吸,旨在锻炼患者的膈肌和辅助呼吸肌。缩唇呼吸时患者用鼻吸气,用嘴呼气同时缩唇做吹口哨状以加大呼气阻力。腹式呼吸时可一手置胸部,另一手置于腹部中央,感受呼吸时手的起伏幅度,应尽可能加大腹部的起伏。缩唇呼吸和腹式呼吸两者结合起来,以深缓的节奏进行,可称之为"呼吸体操"。

外科手术:严重 COPD 患者,可考虑行肺大疱切除术(有巨大肺大疱者)、肺减容术(LVRS)或肺移植术。反复发作气胸的患者可用胸腔镜治疗。肺减容手术对运动耐量差、肺上叶肺气肿明显而其他部位相对正常的 COPD 患者有益,切除两上叶部分肺组织后可增加 6 分钟步行距离、增加 FEV_1、降低 RV、减少氧气的需求、减轻呼吸困难和改善生活质量。FEV_1 预计值 <20% 者,两肺病变弥漫呈均质性或弥散量 <20% 预计值者不宜做此手术。

长期家庭氧疗:长期家庭氧疗(LTOT)可提高 COPD 伴慢性呼吸衰竭患者的生存率,改善生活质量,近年在发达国家应用较为广泛。随着我国人民生活条件的改善,现已有一些城市正在逐步建立 LTOT 的服务体系,家用制氧机也逐步得到患者的认可和普及。应用 LTOT 的指征一般是呼吸衰竭稳定 $3\sim4$ 周,$PaO_2 \leqslant 7.3$ kPa(55 mmHg),或 PaO_2 $7.3\sim7.8$ kPa($55\sim59$ mmHg)伴有肺动脉高压、肺心病、红细胞增多症或严重的夜间低氧血症等,但对继续吸烟的患者,一般不做 LTOT。吸氧持续时间不应少于 15 小时/日,包括睡眠时间,通常采用经鼻导管吸氧,流量 $1.5\sim2.5$ L/min。

营养支持:COPD 患者通常伴有营养不良,营养不良是气流受限的独立预计因素,可加重 COPD,增加病死率,导致健康状况恶化和呼吸衰竭。体重小于理想体重的 90% 者需调整饮食,加强营养,特别是小于 80% 者应采取积极的营养支持治疗。然而,由于 COPD 营养不良的形成机制仍不十分清楚,因此,如何制订适当的营养支持方案尚无一致意见,高蛋白、高脂肪、低碳水化合物的营养配比方案可能对 COPD 有益,尤其适宜于并发 II 型呼吸衰竭的患者。

通气支持治疗:呼吸肌疲劳或伴有慢性呼吸衰竭的患者可考虑长期应用无创机械通气治疗。

3.慢性阻塞性肺疾病急性加重期(AECOPD)的处理

AECOPD 是指患者呼吸系统症状[呼吸困难、咳嗽和/或咳痰]急性恶化,超出日常变异的基线水平,以致患者需要寻求更多的医疗帮助,改变治疗药物。AECOPD 严重时可导致患者死亡,应引起重视。稳定期处理合适、依从性好的患者,急性发作的严重程度和发作频率可明显降低。导致 AECOPD 的常见原因是病毒性上呼吸道感染和气管支气管感染。某些患者因为不遵医嘱自行减少规律吸入支气管扩张药和/或吸入激素的用量而导致症状加重,不能算作严格意义上的 AECOPD,此时,只需调整吸入药物的剂量。AECOPD 的治疗目标是减轻当前急性加重的临床表现,预防以后急性加重发生。

AECOPD 的评估主要包括病史和体征两个方面。①病史:急性加重或新症状出现的时间,以气流受限判断的 COPD 严重程度,稳定期的治疗方案,既往加重次数和应用机械通气的资料,并发症情况。②体征:呼吸运动(辅助呼吸肌参与、胸壁矛盾运动),发绀,外周水肿,血流动力学状况与精神状态。根据病史和体征,结合胸部影像学、血气分析和其他实验室检查结果大致判断病情严重程度,决定患者院外治疗或住院治疗及是否需要入住重症监护病房(ICU)。

AECOPD 的治疗药物主要有支气管扩张药、全身糖皮质激素和抗菌药物三大类。发生 AECOPD 时,可适当增加吸入短效支气管扩张药的剂量和/或用药次数,应考虑联合应用短效 β_2 受体激动剂和抗胆碱能药物,对于较严重的患者雾化吸入与 MDI 和 DPI 等吸入装置相比可能是更好的选择,亦可加用口服茶碱、口服 β_2 受体激动剂,但需注意不良反应。通常需要口服或静脉使用糖皮质激素,推荐口服泼尼松 $30\sim40$ mg/d,使用 $10\sim14$ 天,或静脉使用甲泼尼龙 40 mg/d,$3\sim5$ 天后改口服。雾化吸入布地奈德的全身不良反应相对较少。对于咯脓性痰同时伴有呼吸困难和/或痰量增加的患者需酌情予以抗菌药物治疗,痰液增多者适当予以祛痰药物治疗。选择抗菌药物时应参考当地细菌耐药情况,治疗疗程应避免过长,建议为 $5\sim7$ 天。

氧疗是 AECOPD 患者的重要治疗措施,一般采用低流量给氧,以维持患者的氧饱和度维持在 88%$\sim$92% 为宜。大量临床研究证实,合理使用无创机械通气可改善缺氧和 CO_2 潴留,缓解呼吸肌疲劳,降低呼吸频率和减轻呼吸困难程度,从而缩短住院时间,降低插管与死亡风险。对于无创机械通气不能耐受、治疗失败或有无创机械通气禁忌证的患者应积极采取有创机械通气。在进行氧疗和机械通气时,应监测动脉血气。

在处理 AECOPD 患者时,还需注意水电解质与酸碱平衡,维持血流动力学稳定,酌情抗凝、营养支持及治疗并发症。

4.治疗并发症

COPD 患者无论病情轻重，无论处于稳定期还是急性加重期，均可以有并发症。存在并发症无需改变 COPD 的治疗。

心血管疾病是 COPD 的最主要并发症，包括缺血性心脏病、心力衰竭、心房颤动和高血压。缺血性心脏病在 COPD 患者的诊断常常不足，心力衰竭与 COPD 的鉴别诊断有时十分困难，且两者可互相影响导致病情加重。COPD 合并的心血管疾病应按照相应疾病的治疗原则或指南进行治疗。长期以来对 COPD 患者使用 β 受体阻滞剂持谨慎或反对的态度，目前认为，在 COPD 患者中应用心脏选择性的 β_1 受体阻滞剂(如比索洛尔)是安全的，如果合并的心血管疾病有应用指征且益处大于潜在风险，即使重症的 COPD 患者也可使用 β_1 受体阻滞剂，但应避免高剂量使用。

吸入 β_2 受体激动剂可增加心力衰竭患者住院和死亡的风险，应用于重症心力衰竭患者时需密切随访、监测。心房颤动患者慎用大剂量 β_2 受体激动剂，可致心率难以控制。

COPD 还常伴有骨质疏松、焦虑和抑郁、肺癌、感染、代谢综合征和糖尿病等并发症，须给予相应的治疗。

（袁海涛）

第六节　急性呼吸衰竭

急性呼吸衰竭指的是短时间内(72 小时内，个别情况下在一周内发生)出现的呼吸衰竭，表现为缺氧和/或高碳酸血症。最常见的急性呼吸衰竭包括重症肺炎导致的呼吸衰竭和急性呼吸窘迫综合征及急性气道阻塞。由于急性呼吸衰竭死亡率高，并发症多，是呼吸危重病救治的关键。发病原因包括肺炎、脓毒症、创伤、吸入性肺炎等。急性呼吸衰竭可分为三型，急性肺损伤和急性呼吸窘迫综合征属于 I 型呼吸衰竭。

一、病因

(1)意外事故：电击、溺水及意外事件如塌方、麻醉意外等。

(2)神经中枢及其传导系统的病变：如脑炎、脑外伤、肿瘤、中枢镇静药过量，急性中毒等直接或间接抑制呼吸中枢；脊髓病变如脊髓灰、白质炎、重症肌无力、多发性神经根炎等神经肌肉接头阻滞。

(3)胸廓病变：外伤、手术创伤、大量胸腔积液、气胸等。

(4)急性呼吸窘迫综合征(ARDS)：亦为急性呼衰的一个类型，目前临床上日益增多。

(5)气道阻塞：会厌炎、异物梗阻、广泛细支气管炎、支气管哮喘等。

(6)肺血管病：肺栓塞(血块或脂肪栓塞)。

(7)肺实质浸润性疾病：肺炎、肺免疫学反应。

二、临床表现

因低氧血症和高碳酸血症所引起的症状和体征是急性呼吸衰竭时最主要的临床表现。由于造成呼吸衰竭的基础病因不同,各种基础疾病的临床表现自然十分重要,需要注意。

（一）呼吸困难

呼吸困难是呼吸衰竭最早出现的症状。可表现为频率、节律和幅度的改变。早期表现为呼吸困难,呼吸频率可增加,深大呼吸、鼻翼煽动,进而辅助呼吸肌肉运动增强（三凹征）,呼吸节律紊乱,失去正常规则的节律。呼吸频率增加（30～40 次/分）。中枢性呼吸衰竭,可使呼吸频率改变,如陈-施呼吸、比奥呼吸等。

（二）低氧血症

当动脉血氧饱和度低于 90%,PaO_2 低于 6.7 kPa(50 mmHg)时,可在口唇或指甲出现发绀,这是缺氧的典型表现。但患者的发绀程度与体内血红蛋白含量、皮肤色素和心脏功能相关,所以发绀是一项可靠但不特异的诊断体征。因神经与心肌组织对缺氧均十分敏感,在机体出现低氧血症时常出现中枢神经系统和心血管系统功能异常的临床征象。如判断力障碍、运动功能失常、烦躁不安等中枢神经系统症状。缺氧严重时,可表现为谵妄、癫痫样抽搐、意志丧失以致昏迷、死亡。肺泡缺氧时,肺血管收缩,肺动脉压升高,使肺循环阻力增加,右心负荷增加,乃是低氧血症时血流动力学的一项重要变化。在心血管方面常表现为心率增快、血压升高。缺氧严重时则可出现各种类型的心律失常,进而心率减慢,周围循环衰竭,甚至心搏停止。

（三）高碳酸血症

由于急性呼吸衰竭时,二氧化碳蓄积进展很快,因此产生严重的中枢神经系统和心血管功能障碍。高碳酸血症出现中枢抑制之前的兴奋状态,如失眠,躁动,但禁忌给予镇静或安眠药。严重者可出现肺性脑病（"CO_2 麻醉"）,临床表现为头痛、反应迟钝、嗜睡,以致神志不清、昏迷。急性高碳酸血症主要通过降低脑脊液 pH 而抑制中枢神经系统的活动。扑翼样震颤也是二氧化碳蓄积的一项体征。二氧化碳蓄积引起的心血管系统的临床表现因血管扩张或收缩程度而异。如多汗,球结膜充血水肿,颈静脉充盈,周围血压下降等。

（四）其他重要脏器的功能障碍

严重的缺氧和二氧化碳蓄积损伤肝、肾功能,出现血清转氨酶增高,碳酸酐酶活性增加,胃壁细胞分泌增多,出现消化道溃疡、出血。当 $PaO_2 < 5.3$(40 mmHg)时,肾血流减少,肾功能抑制,尿中可出现蛋白、血细胞或管型,血液中尿素氮、肌酐含量增高。

（五）水、电解质和酸碱平衡的失调

严重低氧血症和高碳酸血症常有酸碱平衡的失调,如缺氧而通气过度可发生急性呼吸性碱中毒;急性二氧化碳潴留可表现为呼吸性酸中毒。严重缺氧时无氧代谢引起乳酸堆积,肾脏功能障碍使酸性物质不能排出体外,二者均可导致代谢性酸中毒。代谢性和呼吸性酸碱失衡又可同时存在,表现为混合性酸碱失衡。

酸碱平衡失调的同时,将会发生体液和电解质的代谢障碍。酸中毒时钾从细胞内逸出,导致高血钾,pH 每降低 0.1 血清钾大约升高 0.7 mmol/L。酸中毒时发生高血钾,如同时伴有肾衰竭（代谢性酸中毒）,易发生致命性高血钾症。在诊断和处理急性呼吸衰竭时均应予以足够的重视。

又如当测得的 PaO_2 的下降明显超过理论上因肺泡通气不足所引起的结果时,则应考虑存着除肺泡通气不足以外的其他病理生理学变化,因在实际临床工作中,单纯因肺泡通气不足引起呼吸衰竭并不多见。

三、诊断

一般说来,根据急慢性呼吸衰竭基础病史,如胸部外伤或手术后、严重肺部感染或重症革兰氏阴性杆菌败血症等,结合其呼吸、循环和中枢神经系统的有关体征及时作出呼吸衰竭的诊断是可能的。但对某些急性呼吸衰竭早期的患者或缺氧、二氧化碳蓄积程度不十分严重时,单依据上述临床表现做出诊断有一定困难。动脉血气分析的结果直接提供动脉血氧和二氧化碳分压水平,可作为诊断呼吸衰竭的直接依据。而且,它还有助于我们了解呼吸衰竭的性质和程度,指导氧疗,呼吸兴奋剂和机械通气的参数调节及纠正电解质、酸碱平衡失调有重要价值故血气分析在呼吸衰竭诊断和治疗上具有重要地位。

急性呼吸衰竭患者,只要动脉血气证实 $PaO_2 < 8.0$ kPa(60 mmHg),常伴 $PaCO_2$ 正常或 < 4.7 kPa(35 mmHg),则诊断为 Ⅰ 型呼吸衰竭,若伴 $PaCO_2 > 6.7$ kPa(50 mmHg),即可诊断为 Ⅱ 型呼吸衰竭。若缺氧程度超过肺泡通气不足所致的高碳酸血症,则诊断为混合型或 Ⅲ 型呼吸衰竭。

应当强调的是不但要诊断呼吸衰竭的存在与否,尚需要判断呼吸衰竭的性质,是急性呼吸衰竭还是慢性呼吸衰竭基础上的急性加重,更应当判别产生呼吸衰竭的病理生理学过程,明确为 Ⅰ 型或 Ⅱ 型呼吸衰竭,以利采取恰当的抢救措施。

此外还应注意在诊治过程中,应当尽快去除产生呼吸衰竭的基础病因,否则患者经氧疗或机械通气后因得到足够的通气量维持氧和二氧化碳分压在相对正常的水平后可再次发生呼吸衰竭。

四、治疗

急性呼吸衰竭其原则是保持呼吸道通畅、吸氧并维持适宜的肺泡通气量,以达到防止和缓解严重缺氧、二氧化碳潴留和酸中毒,为病因治疗赢得时间和条件。

(一)通畅气道

保持呼吸道通畅是治疗低氧血症和高碳酸血症的前提,在氧疗和改善通气之前,必须想尽一切措施,使呼吸道保持通畅,常采用支气管扩张剂治疗和雾化吸入治疗,必要时可采用气管插管或切开以建立人工气道。常采用以下药物治疗气道痰阻及痉挛症状。

1.盐酸氨溴索注射液

每次 30 mg 用 0.9％氯化钠溶液 10 mL 稀释后缓慢静脉推注,亦可雾化吸入,每见 2～3 次,稀释痰液。

2.氨茶碱注射液

每次 0.125～0.250 g 用 50％葡萄糖溶液 20～40 mL 稀释后缓慢静脉推注,或每次 0.25～0.50 g,用 5％葡萄糖溶液 250 mL 稀释后缓慢静脉滴注,每天 1～2 次,为支气管解痉药。

3.沙丁胺醇

选择性 β_2 受体激动剂,扩张支气管平滑肌,其剂型有片剂、胶囊剂、气雾剂及注射剂等。根据剂型确定用法。

4.吸入用异丙托溴铵溶液

每次 1～2 mL,每天 2～3 次雾化吸入,扩张支气管平滑肌。

5.吸入用布地奈德混悬液

每次 0.5～1.0 mg,每天 2～3 次雾化吸入,缓解支气管痉挛。

(二)合理氧疗

氧气治疗是应用氧气纠正缺氧的一种治疗方法,简称氧疗。

1.氧疗适应证

理论上只要 PaO_2 低于正常就可给予氧疗,但实际应用中更严格,应根据患者情况灵活掌握。

2.氧疗方式

临床上最常用、简便的方法是应用鼻导管吸氧,其吸氧浓度(FiO_2)＝21％＋4％×吸入氧流量(L/min)。有条件者亦可用面罩吸氧。

吸氧浓度:Ⅰ型呼吸衰竭者吸氧浓度可适当提高,尽快使 PaO_2 ＞8.0 kPa(60 mmHg),但一般也不超过40％。Ⅱ型呼吸衰竭者宜从低吸氧浓度开始,逐渐加大吸氧浓度,一般不超过33％。

(三)呼吸兴奋剂的应用

缺氧伴有二氧化碳潴留患者若出现神经精神症状时,可以使用呼吸中枢兴奋剂。Ⅱ型呼吸衰竭患者当 $PaCO_2$ ＞10.0 kPa(75 mmHg)时,即使无意识障碍也可酌情使用呼吸兴奋剂,增加通气量,促进二氧化碳排出。目前常用的呼吸兴奋剂有尼可刹米、洛贝林等,尼克刹米常规用量为 0.375～0.750 g 静脉缓慢推注,或 1.125～1.25 g 加入 250 mL 液体中缓慢静脉滴注。

(四)机械通气

机械通气是纠正严重低氧血症或二氧化碳潴留的最有效措施,合理应用机械通气可使呼吸衰竭患者起死回生。

1.机械通气的目的与应用指征

(1)目的:改善肺脏气体交换功能,纠正严重的低氧血症,缓解急性呼吸性酸中毒,以避免即时的生命危险,获得治疗肺、气道疾病及原发病的机会;缓解呼吸窘迫症状,减少呼吸做功和氧耗量,改善呼吸肌疲劳;预防和逆转肺不张,并根据压力-容量的关系改善肺顺应性,预防更进一步的肺损害;避免因呼吸衰竭而致的严重并发症。

(2)应用指征:在出现较为严重的呼吸功能障碍时,应使用机械通气。符合下述条件应实施机械通气:经积极治疗后病情仍继续恶化;意识障碍;呼吸形式严重异常,如呼吸频率每分钟＞35 次或＜8 次,节律异常,自主呼吸微弱或消失;血气分析提示严重通气和氧合障碍:PaO_2 ＜6.7 kPa(50 mmHg),尤其是充分氧疗后仍＜6.7 kPa(50 mmHg);$PaCO_2$ 进行性升高,pH 动态下降。下述情况行机械通气时可能使病情加重:如气胸及纵隔气肿未行引流,肺大泡和肺囊肿,低血容量性休克未补充血容量,严重肺出血,气管食管瘘等。但在出现致命性通气和氧合障碍时,应积极处理原发病(如尽快行胸腔闭式引流,积极补充血容量等),同时不失时机地应用机械通气。

2.无创机械通气(NPPV)

低氧血症在经过氧疗后仍难以纠正,或呼吸困难等症状改善不明显时,NPPV 是一个较好的选择。尤其是 COPD 急性加重期、急性心源性肺水肿所致的呼吸衰竭疗效是较为肯定的。

(1)适应证:患者出现较为严重的呼吸困难,动用辅助呼吸机,常规氧疗方法(鼻导管和面罩)不能维持氧合或氧合障碍,有恶化趋势时,应及时使用无创机械通气。但患者必须具备使用无创的基本条件:如较好的意识状态,咳痰能力,自主呼吸能力,血流动力学稳定,有良好的配合无创通气的能力。

(2)禁忌证:意识障碍,呼吸微弱或停止,无力排痰,严重的器官功能不全(上消化道大出血、血流动力学不稳定等),未经引流的气胸或纵隔气肿,严重腹胀,上气道或颌面部损伤、术后、畸形,不能配合无创或面罩不适等。

(3)呼吸机的选择：要求能提供双水平正压通气（BiPAP）模式，提供的吸气相气道压力（IPAP）可达 20~30 cmH_2O，能满足患者吸气需求的高流量气体（＞每分钟 100 L）；若用于Ⅰ型呼衰，要求能够提供较高的 FiO_2（＞0.50）和更高的流速需求。

(4)通气模式与参数调节：持续气道正压通气（CPAP）和 BiPAP 是最常用的两种通气模式，后者最为常用。BiPAP 有两种工作方式：自主呼吸通气模式［S 模式，相当于压力支持通气（PSV）＋PEEP］和后备控制通气模式（T 模式，相当于 PCV＋PEEP）。急性心源性肺水肿者应首选 CPAP，如果存在高碳酸血症或呼吸困难不缓解时可考虑换用 BiPAP。IPAP/EPAP 均从较低水平开始，患者耐受后再逐渐上调，直到达满意的通气和氧合水平，或调至患者可能耐受的水平。IPAP 10~25 cmH_2O，EPAP 3~5 cmH_2O，吸气时间 0.8~1.2 秒，后备控制通气频率（T 模式）每分钟 10~20 次。

(5)转换时机：应用 NPPV 1~2 小时（短期），动脉血气和病情不能改善应转为有创通气。

3.有创机械通气（IPPV）

在积极药物和 NPPV 治疗后，患者呼吸衰竭仍进行性恶化，出现危及生命的酸碱失衡和/或神志改变时宜用有创机械通气治疗。拔出气管插管后，根据情况可采用无创机械通气进行序贯治疗。

(1)通气模式的选择：使用最广泛的三种通气模式为辅助控制模式（A/C）、同步间歇指令通气（SIMV）与 PSV 联合模式、压力支持通气（PSV）。

(2)通气参数的调节：应采用保护性肺通气策略，包括小潮气量（每千克体重 6~8 mL）、维持气道平台压＜30 cmH_2O 和/或气道峰压（PIP）不超过 40 cmH_2O、允许高碳酸血症并配合最佳PEEP（压力-容量曲线低拐点上 2 cmH_2O）治疗。通气频率一般以每分钟 10~15 次即可，流速设置为每分钟 40~60 L，吸/呼比为 1.0∶1.5~2.0，压力触发常为 -0.5~-1.5 cmH_2O，流速触发常为每分钟 2~5 L。机械通气初始阶段可给予高 FiO_2（100%）以迅速纠正严重缺氧，以后依据目标 PaO_2、PEEP、Pmean 水平和血流动力学状态，酌情降低 FiO_2 至 50% 以下，并设法维持SaO_2＞90%。

(3)IPPV 的撤离：当患者满足以下条件时，可考虑进行撤机：①引起呼衰的诱发因素得到有效控制，这是撤机的先决条件，应仔细分析可能的诱发因素并加以处理；②意识清楚，可主动配合；③自主呼吸能力有所恢复；④通气及氧合功能良好：PaO_2/FiO_2＞33.3 kPa（250 mmHg），PEEP＜8 cmH_2O，pH＞7.35，$PaCO_2$ 达缓解期水平；⑤血流动力学稳定：无活动性心肌缺血，未使用升压药治疗或升压药剂量较小。通常采用 SIMV＋PSV，或者单纯 PSV 模式撤机。正确把握 IPPV 转为 NPPV 的切换点——"肺部感染控制窗"（PIC 窗），临床表现为痰液量减少、黏度变稀、痰色转白、体温下降、白细胞计数降低、X 线胸片上支气管-肺部感染影消退。

(五)抗感染治疗

肺部感染是引起急性呼吸衰竭最常见的原因，应结合患者肺部感染的类型（社区获得性或院内获得性）而选择适当抗生素，以求有效、快速控制感染。要做痰培养及药敏试验，尽量采集深部痰液，避免污染。注意针对药敏试验结果用药和经验用药相结合，注意个体化用药，尽量选用疗效好、毒性低的抗生素。对于严重感染必须联合使用抗生素，兼顾革兰氏阳性、革兰氏阴性和厌氧菌感染。常见的抗生素联合应用为一类杀菌药（β-内酰胺类）加二类杀菌药（氨基苷类）或喹诺酮药物。

（六）纠正酸碱平衡失调和电解质紊乱

1.酸碱平衡的治疗

首先要积极治疗支气管-肺部感染，解痉祛痰、通畅气道，解除二氧化碳潴留。强调尽快地通畅气道，解除二氧化碳潴留，呼酸及低氧血症随之纠正，因此原则上不需要补碱性药物。当pH<7.20时，可以适当补5％碳酸氢钠，一次量为40～60 mL，以后再根据动脉血气分析结果酌情补充。当呼酸并代谢性酸中毒时，补碱量可适当加大。而对于伴有严重低氧血症的呼吸性碱中毒，只要治疗肺部感染、通畅气道、吸氧纠正低氧血症等即可。应注意二氧化碳不要排出过快，特别是机械通气治疗时，避免二氧化碳排出后碱中毒的发生。

2.水电解质紊乱的纠正

患者酸碱失衡常同时存在严重水和电解质紊乱。其中水、钠异常较为常见；血 HCO_3^- 和 Cl^- 变化常与血 CO_2 变化有关；电解质紊乱特别是血 K^+、Cl^- 和酸碱失衡互为因果。注意针对不同情况，进行相应的预防与治疗。

（七）防治消化道出血

严重缺氧和二氧化碳潴留患者，应常规给予西咪替丁、雷尼替丁或奥美拉唑口服，预防消化道出血，出血时采用静脉注入。若出现大量呕血或柏油样大便，视程度予输血治疗。防治消化道出血的关键在于纠正缺氧和二氧化碳潴留。

（八）营养支持

急性呼吸衰竭患者应尽早给予营养支持，首先肠内营养，并采取充分的措施避免反流和误吸的发生，必要时添加促胃肠动力药物。此外，患者应避免过度喂养，特别是过多的碳水化合物补充，将增加二氧化碳的产生，增加呼吸熵，加重呼吸负荷。同时添加含鱼油与抗氧化剂的营养配方，可能成为呼吸衰竭患者更理想的营养支持方式。每天适量补充各种维生素及微量元素，依据临床情况调整电解质用量，特别注意会影响呼吸功能的钾、镁、磷等元素。

（袁海涛）

第七节　肺间质纤维化

一、概述

肺间质纤维化（PIF）是由已明或未明的致病因素通过直接损伤或有免疫系统介入，引起的肺泡壁、肺间质的进行性炎症，最后导致肺间质纤维化。常见的已知病因为有害物质（有机粉尘、无机粉尘）吸入，细菌、病毒、支原体的肺部感染，致肺间质纤维化药物的应用及肺部的化学、放射性损伤等。未明病因则称为特发性间质性肺炎（IIPs），可分6种亚型，其中以特发性肺间质纤维化（IPF）为最常见。此外，还继发于其他疾病，常见的有结缔组织病、结节病、慢性左心衰竭等。

PIF 的临床表现均因病变累及肺泡间质而影响肺换气功能，故引起低氧血症的临床表现，有病因或有原发病的 PIF 应归属原发病中介绍，故本文仅介绍病因未明的 PIF 即 IIPs。

二、诊断

(一)临床表现

1.症状

IIPs 均为病因不明,以进行性呼吸困难,活动后加重为其临床特征。急性型常有发热、干咳、起病后发展迅速的胸闷、气急,类似 ARDS 的病情,1~2 周即发生呼吸衰竭,1~2 个月可致死亡。慢性型隐匿起病,胸闷、气短呈进行性加重,初期劳累时加重,后期则静息时亦然。病程常数年。当继发感染后则咳吐痰液、喘息、发热,或导致呼吸衰竭。

2.体征

呼吸急促、发绀、心率快,两肺底闻及弥漫性密集、高调、爆裂音或有杵状指。慢性型可并发肺心病,可有右心衰竭体征,颈静脉充盈,肝大,下肢水肿。

(二)辅助检查

1.肺活检

可采用纤维支气管镜进行肺活检。本病初期病变主要在肺泡壁,呈稀疏斑点状分布;增生期则肺组织变硬,病变相对广泛;晚期肺组织皱缩实变,可形成大囊泡。

2.胸部 X 线检查

早期可无异常,随病变进展肺野呈磨砂玻璃样,逐渐出现细网影和微小结节,以肺外带为多,病变重时则向中带、内带发展。且细网状发展为粗网状、索条状,甚至形成蜂窝肺,此期肺容积缩小,膈肌上升,可并有肺大疱。

3.肺功能检查

呈限制性通气功能障碍,肺活量下降,弥散功能减退,$P_{(A-a)}O_2$ 增大,低氧血症,运动后加重,早期 $PaCO_2$ 正常或降低,晚期可增加。

4.血气检测

IIPs 主要表现为低氧血症,或并有呼吸性碱中毒,PaO_2、SaO_2‰降低的程度和速度与病情严重程度呈正相关,可作为判断病情严重程度、疗效反映及预后的依据。

(三)临床诊断要点

1.临床表现

(1)发病年龄多在中年以上,男:女≈2:1,儿童罕见。

(2)起病隐袭,主要表现为干咳、进行性呼吸困难,活动后明显。

(3)本病少有肺外器官受累,但可出现全身症状,如疲倦、关节痛及体重下降等,发热少见。

(4)50%左右的患者出现杵状指(趾),多数患者双肺下部可闻及 velcro 音。

(5)晚期出现发绀,偶可发生肺动脉高压、肺心病和右心功能不全等。

2.X 线检查(高千伏摄片)

(1)常表现为网状或网状结节影伴肺容积减小。随着病情进展,可出现直径多在 3~15 mm 大小的多发性囊状透光影(蜂窝肺)。

(2)病变分布多为双侧弥漫性,相对对称,单侧分布少见。病变多分布于基底部、周边部或胸膜下区。

(3)少数患者出现症状时,X 线胸片可无异常改变。

3.高分辨 CT(HRCT)

(1)HRCT 扫描有助于评估肺周边部、膈肌部、纵隔和支气管-血管束周围的异常改变,对 IPF 的诊断有重要价值。

(2)可见次小叶细微结构改变,如线状、网状、磨玻璃状阴影。

(3)病变多见于中下肺野周边部,常表现为网状和蜂窝肺,亦可见新月形影、胸膜下线状影和极少量磨玻璃影。多数患者上述影像混合存在,在纤维化严重区域常有牵引性支气管和细支气管扩张,和/或胸膜下蜂窝肺样改变。

4.肺功能检查

(1)典型肺功能改变为限制性通气功能障碍,表现为肺总量(TLC)、功能残气量(FRC)和残气量(RV)下降。FEV_1/FVC 正常或增加。

(2)单次呼吸法—氧化碳弥散(DLCO)降低,即在通气功能和肺容积正常时,DLCO 也可降低。

(3)通气/血流比例失调,PaO_2、$PaCO_2$ 下降,$P_{(A-a)}O_2$ 增大。

5.血液检查

(1)IPF 的血液检查结果缺乏特异性。

(2)可见红细胞沉降率增快,丙种球蛋白、乳酸脱氢酶(LDH)水平升高。

(3)出现某些抗体阳性或滴度增高,如抗核抗体(ANA)和类风湿因子(RF)等可呈弱阳性反应。

6.组织病理学改变

(1)开胸/胸腔镜肺活检的组织病理学呈 UIP 改变。

(2)病变分布不均匀,以下肺为重,胸膜下、周边部小叶间隔周围的纤维化常见。

(3)低倍显微镜下呈"轻重不一,新老并存"的特点,即病变时相不均一,在广泛纤维化和蜂窝肺组织中常混杂炎性细胞浸润和肺泡间隔增厚等早期病变或正常肺组织。

(4)肺纤维化区主要由致密胶原组织和增殖的成纤维细胞构成。成纤维细胞局灶性增殖构成所谓的"成纤维细胞灶"。蜂窝肺部分由囊性纤维气腔构成,常常内衬以细支气管上皮。另外,在纤维化和蜂窝肺部位可见平滑肌细胞增生。

(5)排除其他已知原因 ILD 和其他类型的 IIP。

三、鉴别诊断

(一)嗜酸性粒细胞性肺疾病(eosinophilic lung disease,ELD)

包括单纯性、慢性、热带型、哮喘性或变应性支气管肺曲霉病、过敏性血管炎性肉芽肿、特发性嗜酸性粒细胞增多综合征等类型,影响多为肺实质嗜酸细胞癌浸润,部分并有肺间质浸润征象,亦常为弥漫性阴影故需鉴别,主要依据 ELD 的临床病情和周围血中嗜酸性粒细胞增加>10%。

(二)外源性过敏性肺泡炎(HP)

HP 的影像亦为弥漫性肺间质炎、纤维化征象,其和 IIPs 影响相似,不能区别,主要依据 IIPs 病因不明,HP 则有变应原(如鸟禽、农民肺等)接触,淋巴细胞增高(常至 0.3～0.7),治疗需脱离变应原接触,否则糖皮质激素治疗不能阻止病情。

(三)郎格罕组织细胞增多症(LCH)

LCH 以往称为肺嗜酸细胞肉芽肿、组织细胞增多症,好发于中青年,累及肺者为 LCH 细胞浸润,发病过程可分为三期:细胞期(细胞浸润)、增殖期(肺间质纤维化)、纤维化期(细支气管阻塞形成囊泡),肺影响呈弥漫性,早期为小结节,继之纤维化和囊泡,胸片特征为常不侵犯肋膈角部位。其和IIPs的鉴别为LCH具有弥漫性囊泡的特征。

（四）肺结节病

肺结节病可分为4期。Ⅰ期肺门、纵隔淋巴结肿大,Ⅱ期淋巴结肿大并间质性肺炎,Ⅲ期肺间质纤维化,Ⅳ期蜂窝肺。Ⅱ、Ⅲ、Ⅳ期时需和IIPs鉴别,常依据结节病有Ⅱ、Ⅲ、Ⅳ期相应的影像发展过程,有时需依据病理。

（五）结缔组织病

类风湿关节炎,进行性系统硬化症、皮肌炎和多发性肌病、干燥综合征等为全身性疾病,可伴有肺间质纤维化。可依据结缔组织病的临床表现如关节畸形、皮肤肌肉炎症、口腔干燥等病情和相应的自身免疫抗体相鉴别。

（六）药物性肺间质病

抗肿瘤化疗与免疫抑制剂如博莱霉素、氮芥类、百消安、环磷酰胺、甲氨蝶呤、巯基嘌呤、丝裂霉素、甲基苄肼等均可引起肺间质病变。苯妥英钠、异烟肼、肼屈嗪当引起不良反应时可伴有肺间质损害。胺碘酮、呋喃妥因、青霉胺等也可引起肺间质病变,可依据有关应用药物史作鉴别。

（七）肺尘埃沉着病

石棉沉着病是因吸入多量石棉粉尘引起广泛弥漫性肺间质纤维化及胸膜增厚。痰内和肺组织中可查到石棉小体。硅沉着病是因吸入多量游离二氧化硅粉尘、煤尘引起,影响以结节性肺纤维化为特征。均有职业接触史为特点。

四、并发症

本病常因呼吸不畅引起阻塞性肺气肿和泡性肺气肿,甚至发生气胸。合并慢性感染时易形成阻塞性肺炎、支气管扩张、慢性肺化脓症。累及胸膜时常有胸膜增厚,随病情进展可导致肺心病。合并肺癌者也不少见,多发于明显纤维化的下叶,多为腺癌、未分化细胞癌及扁平细胞癌。

五、治疗

（一）肾上腺糖皮质激素

IIPs的发病涉及类证和免疫反应所致肺损伤,产生大量促纤维化生长因子导致纤维化,而糖皮质激素对炎性和免疫反应有抑制作用,但对纤维化则失去有效作用,因此要采取早期用药、控制病情最小剂量、长期维持用药的方法,以求有效控制病情的进展。使用该药的依据是患者肺部炎症进展(复查肺部X片炎症进展或者患者呼吸困难明显加重伴剧烈阵发咳嗽或者肺底部爆裂音),这证明患者自身产生肾上腺皮质激素已不能控制肺部非特异性炎症,需要加用外源性药物治疗,但大剂量用药会造成自身肾上腺皮质功能迅速衰退,常对患者病情不利,甚至使部分患者病情加重,笔者看到许多案例都是因为大剂量冲击治疗导致。通过20年临床治疗数百例患者的治疗,摸索出以下用药原则,使患者临床治愈率提高,介绍如下,以供临床参考。

1.剂量

对缓慢隐匿进展(前后肺部CT片对照观察)无显著临床症状者建议给甲泼尼龙片4 mg/d或泼尼松5 mg/d,晨顿服,并按随访病情变化予以调整剂量。对有近期肺部炎症进展者(依据临床表现为阵咳或呼吸困难加剧,近期肺部CT片有病变轻度进展者)根据病情给予甲泼尼龙片

4～8 mg/d,每天 2 次,或泼尼松 5～10 mg/d,每天 2 次。病情较重者(平地走动即感呼吸困难者)则根据病情适当加大剂量,甲泼尼龙片 12 mg/d,每天 2 次,或泼尼松 15 mg/d,每天 2 次,对严重者或 AIP、IPF 急性加重患者采用静脉冲击治疗(甲泼尼龙注射液 40～80 mg/d,每天 2～3 次)。

2.疗程

原则上开始用较大剂量,如中度或较重病情口服泼尼松 15～30 mg/d(其他制剂可折换相应剂量),待病情缓解后则减为维持剂量,连续用药 3 个月至半年,根据患者改善程度持续减药至停用。严重患者或 IPF 急性加重(AE-IPF)患者、AIP 患者静脉给药冲击治疗 5～10 天后,改甲泼尼龙片 12 mg/d,每天 2～3 次或泼尼松 15 mg/d,每天 2～3 次,渐依据病情减至维持量。连续用药 6 个月至 1 年后根据临床肺功能评价、胸部 X 线、肺功能检查明显改善者即可继续减量至停药。部分患者需要用药 2～3 年以上才能随病情改善继续减量至停药。

3.合并用药

(1)百令胶囊 2 g,每天 3 次。

(2)中药辨证用药,参照以上辨证论治方法,每天 1 剂。

(3)假如病情需要静脉给肾上腺糖皮质激素时,需要同时与低分子肝素 5 000 U 皮下注射,每天 1 次,防止激素长期使用导致的动静脉血栓形成,应观察凝血指标。

(4)钙片和止酸剂可防止骨质疏松、胃肠道不良反应等。

(5)对于肺部炎症进展明显者,常同时用 3 组中草药静脉给药——清热剂(苦参碱、穿心莲)、活血剂(丹参、川芎)、益气剂(参麦、参芪),可有效缓解患者病情的进展。

(二)免疫抑制剂

免疫抑制剂仅用于泼尼松疗效差者,可并用环孢素 A、环磷酰胺、硫唑嘌呤等。

(三)抗纤维化药物

纤维化的发生初为炎细胞浸润释放细胞因子和炎性递质及生长因子等而致纤维化细胞增殖,胶原形成及基质沉积,至晚期为纤维化,故治疗应针对发病机制,吡非尼酮能抑制炎细胞因子,因而阻断纤维化的早期阶段,同时能抑制肺成纤维化细胞增殖、减少胶原合成、细胞外基质沉积,还能抑制巨噬细胞产生加重肺组织炎症损伤的血小板衍生生长因子(PDGF),并可能有类似自由基清除作用,故此药具有抗纤维化作用。剂量 20～40 mg/kg,每天 3 次(最大剂量 3 500 mg/d),有改善肺功能、稳定病情、减少急性发作等作用。

1.反应良好或改善

(1)症状减轻,活动能力增强。

(2)X 线胸片或 HRCT 异常影像减少。

(3)肺功能表现 TLC、VC、DLCO、PaO_2 较长时间保持稳定。以下数据供参考:TLC 或 VC 增加≥10%,或至少增加≥200 mL;DLCO 增加≥15%或至少增加 3 mL/(min·mmHg);SaO_2 增加>4%;心肺运动试验中 PaO_2 增加≥0.5 kPa(4 mmHg)(具有 2 项或 2 项以上者认为肺生理功能改善)。

2.反应差或治疗失败

(1)症状加重,特别是呼吸困难和咳嗽。

(2)X 线胸片或 HRCT 上异常影像增多,特别是出现了蜂窝肺或肺动脉高压迹象。

(3)肺功能恶化。以下数据供参考:TLC 或 VC 下降≥10%或下降≥200 mL;DLCO 下降

≥15％或下降≥3 mL/(min·mmHg)；SaO_2下降≥4％,或运动试验中 $P_{(A-a)}O_2$ 增加≥0.5 kPa (4 mmHg)(具有 2 项或 2 项以上者认为肺功能恶化)。

疗效评定多数患者接受治疗 3 个月至半年以上。

(4)疗效尚不能肯定的药物。①N-乙酰半胱氨酸(NAC)和超氧化物歧化酶(SOD)能清除体内氧自由基,作为抗氧化剂用于肺纤维化治疗。NAC 推荐大剂量(1.8 g/d)口服。②γ 干扰素、甲苯吡啶酮、前列腺素 E2 及转化生长因子等细胞因子拮抗剂,对胶原合成有抑制作用。③红霉素具有抗炎和免疫调节功能,对肺纤维化治疗作用是通过抑制中性粒细胞功能来实现的。主张小剂量(0.25 g/d)长期口服,但应观察不良反应。

（袁海涛）

第五章　消化内科常见病的诊疗

第一节　胃食管反流病

一、概说

胃食管反流病(GERD)是指胃内容物反流入食管,引起不适症状和/或并发症的一种疾病。如酸(碱)反流导致的食管黏膜破损称为反流性食管炎(RE)。常见症状有胸骨后疼痛或烧灼感、反酸、胃灼热、恶心、呕吐、咽下困难,甚至吐血等。

本病经常和慢性胃炎,消化性溃疡或食管裂孔疝等病并存,但也可单独存在。广义上讲,凡能引起胃食管反流的情况,如进行性系统性硬化症、妊娠呕吐及任何原因引起的呕吐,或长期放置胃管、三腔管等,均可导致胃食管反流,引起继发性反流性食管炎。长期反复不愈的食管炎可致食管瘢痕形成、食管狭窄,或裂孔疝、慢性局限性穿透性溃疡,甚至发生癌变。

2006年中国胃食管反流病共识意见中提出 GERD 可分为非糜烂性反流病(NERD)、糜烂性食管炎(EE)和 Barrett 食管(BE)三种类型,也可称为 GERD 相关疾病。有人认为 GERD 的三种类型相对独立,相互之间不转化或很少转化,但有些学者则认为这三者之间可能有一定相关性。①NERD 是指存在反流相关的不适症状,但内镜下未见 BE 和食管黏膜破损。②EE 是指内镜下可见食管远端黏膜破损。③BE 是指食管远端的鳞状上皮被柱状上皮所取代。

在 GERD 的三种疾病形式中,NERD 最为常见,EE 可合并食管狭窄、溃疡和消化道出血,BE 有可能发展为食管腺癌。这三种疾病形式之间相互关联和进展的关系需作进一步研究。

蒙特利尔共识意见对 GERD 进行了分类,将 GERD 的表现分为食管综合征和食管外综合征,食管外综合征再分为明确相关和可能相关。食管综合征包括以下两种:①症状综合征:典型反流综合征,反流性胸痛综合征。②伴食管破损的综合征:反流性食管炎,反流性食管狭窄,Barrett 食管,食管腺癌。食管外综合征包括以下两种:①明确相关的:反流性咳嗽综合征,反流性喉炎综合征,反流性哮喘综合征,反流性牙侵蚀综合征。②可能相关的:咽炎,鼻窦炎,特发性肺纤维化,复发性中耳炎。广泛使用 GERD 蒙特利尔定义中公认的名词将会使 GERD 的研究更加全球化。

在正常情况下,食管下端与胃交界线上 3～5 cm 范围内,有一高压带(LES)构成一个压力屏障,能防止胃内容物反流入食管。当食管下端括约肌关闭不全时,或食管黏膜防御功能破坏时,不能防止胃十二指肠内容物反流到食管,以致胃酸、胃蛋白酶、胆盐和胰酶等损伤食管黏膜,均可促使发生胃食管反流病。其中尤以 LES 功能失调引起的反流性食管炎为主要机制。

二、诊断

(一)临床表现

本病初起,可不出现症状,但有胃食管明显反流者,常出现下列自觉症状。

1.胸骨后烧灼感或疼痛

此为最早最常见的症状,表现为在胸骨后感到烧灼样不适,并向胸骨上切迹、肩胛部或颈部放射,在餐后 1 小时躺卧或增高腹内压时出现,严重者可使患者于夜间醒来,口服抗酸剂后迅速缓解,但一部分长期有反流症状的患者,亦可伴有挤压性疼痛,与体位或进食无关,抗酸剂不能使之缓解,进酸性或热性液体时,则反使疼痛加重。

但胃灼热亦可在食管运动障碍或心、胆囊及胃十二指肠疾病中出现,确诊仍有赖于其他客观检查。

2.胃、食管反流

胃、食管反流表现为酸性或苦味液体反流到口腔,偶尔有食物从胃反流到口内,若严重者夜间出现反酸,可将液体或食物吸入肺内,引起阵发性咳嗽、呼吸困难及非季节性哮喘等。

3.咽下困难

初期多因炎症而有咽下轻度疼痛和阻塞不顺之感觉,进而食管痉挛,多有间歇性咽下梗阻,后期食管狭窄则咽下困难,甚至有进食后不能咽下的间断反吐现象,严重病例可呈间歇性咽下困难,伴有咽下疼痛,此时,不一定有食管狭窄,可能为食管远端的运动功能障碍,继发食管痉挛所致。慢性患者由于持续的咽下困难,饮食减少,摄取营养不足,体重明显下降。

4.出血

严重的活动性炎症,由于黏膜糜烂出血,可出现大便潜血阳性,或吐出物带血,或引起轻度缺铁性贫血,饮酒后,出血更重。

5.消化道外症状

Delahuntg 综合征即发生慢性咽炎,慢性声带炎和气管炎等综合征。这是由于胃食管的经常性反流,对咽部和声带产生损伤性炎症,引起咽部灼酸苦辣感觉;还可以并发 Zenker 憩室和"唇烧灼"综合征,即发生口腔黏膜糜烂和舌、唇、口腔的烧灼感;反流性食管炎还可导致反复发作的咳嗽、哮喘、夜间呼吸暂停、心绞痛样胸痛。

反流性食管炎出现症状的轻重,与反流量,伴发裂孔疝的大小及内镜所见的组织病变程度均无明显的正相关,而与反流物质和食管黏膜接触时间有密切关系。症状严重者,反流时食管 pH 在 4.0 以下,而且酸清除时间明显延长。

(二)辅助检查

1.上消化道内镜检查

上消化道内镜检查有助于确定有无反流性食管炎及有无并发症,如食管裂孔疝、食管炎性狭窄、食管癌等,结合病理活检有利于明确病变性质。但内镜下的食管炎不一定均有反流所致,还有其他病因如吞服药物、真菌感染、腐蚀剂等,需除外。一般来说,远端食管炎常常由反流引起。

2.钡餐检查

反流性食管炎患者的食管钡餐检查可显示下段食管黏膜皱襞增粗、不光滑，可见浅龛影或伴有狭窄等，食管蠕动可减弱。有时可显示食管裂孔疝，表现为贲门增宽，胃黏膜疝入食管内，尤其在头低位时，钡剂可向食管反流。卧位时如吞咽小剂量的硫酸钡，则显示多数 GERD 患者的食管体部和 LES 排钡延缓。一般来说，此项检查阳性率不高，有时难以判断病变性质。

3.食管 pH 监测

24 小时食管 pH 监测能详细显示酸反流、昼夜酸反流规律、酸反流与症状的关系及患者对治疗的反应，使治疗个体化。其对 EE 的阳性率＞80％，对 NERD 的阳性率为 50％～75％。此项检查虽能显示过多的酸反流，也是迄今为止公认的金标准，但也有假阴性。

4.食管测压

食管测压能显示 LESP 低下，一过性 LES 松弛情况。尤其是松弛后蠕动压低及食管蠕动收缩波幅低下或消失，这些正是胃食管反流的运动病理基础。在 GERD 的诊断中，食管测压除帮助食管 pH 电极定位、术前评估食管功能和预测手术外，还能预测抗反流治疗的疗效和是否需长期维持治疗。

5.食管胆汁反流监测

其方法是将光纤导管的探头放置 LES 上缘之上 5 cm 处，以分光光度法监测食管反流物内的胆红素含量，并将结果输回光电子系统。胆汁是十二指肠内容物的重要成分。其中含有的胆红素是胆汁中的主要的色素成分，在 453 nm 处有特殊的吸收高峰，可间接表明食管暴露于十二指肠内容物的情况。此项检查虽能间接反映十二指肠胃食管的反流情况，但有其局限性，一是胆红素不是唯一的有害物质，二是反流物中的黏液、食物颗粒、血红蛋白等的影响可出现假阳性的结果。

6.其他

对食管黏膜超微结构的研究可了解反流存在的病理生理学基础；无线食管 pH 测定可提供更长时间的酸反流检测；腔内阻抗技术的应用可监测所有反流事件，明确反流物的性质（气体、液体或气体液体混合物），与食管 pH 监测联合应用可明确反流物为酸性或非酸性及反流物与反流症状的关系。

三、临床诊断

（一）GERD 诊断

1.临床诊断

（1）有典型的胃灼热和反流症状，且无幽门梗阻或消化道梗阻的证据，临床上可考虑为GERD。

（2）有食管外症状，又有反流症状，可考虑是反流相关或可能相关的食管外症状，如反流相关的咳嗽、哮喘。

（3）如仅有食管外症状，但无典型的胃灼热和反流症状，尚不能诊断为 GERD。宜进一步了解食管外症状发生的时间、与进餐和体位的关系及其他诱因。需注意有无重叠症状（如同时有GERD 和肠易激综合征或功能性消化不良）、焦虑、抑郁状态、睡眠障碍等。

2.上消化道内镜检查

由于我国是胃癌、食管癌的高发国家，内镜检查已广泛开展，因此，对于拟诊患者一般先进行内镜检查,特别是症状发生频繁、程度严重,伴有报警征象,或有肿瘤家族史,或患者很希望内镜检查时。上消化道内镜检查有助于确定有无反流性食管炎及有无并发症,如食管裂孔疝、食管炎性狭窄及食管癌等;有助于 NERD 的诊断;先行内镜检查比先行诊断性治疗,能够有效地缩短诊断时间。对食管黏膜破损者,可按 1994 年洛杉矶会议提出的分级标准,将内镜下食管病变严重程度分为 A~D 级。A 级:食管黏膜有一个或几个<5 mm 的黏膜损伤。B 级:同 A 级外,连续病变黏膜损伤>5 mm。C 级:非环形的超过两个皱襞以上的黏膜融合性损伤(范围<75%食管周径)。D 级:广泛黏膜损伤,病灶融合,损伤范围>75%食管周径或全周性损伤。

3.诊断性治疗

对拟诊患者或疑有反流相关食管外症状的患者,尤其是上消化道内镜检查阴性时,可采用诊断性治疗。

质子泵抑制剂(PPI)诊断性治疗(PPI 试验)已被证实是行之有效的方法。建议服用标准剂量 PPI 一天 2 次,疗程为 1~2 周。服药后如症状明显改善,则支持酸相关 GERD 的诊断;如症状改善不明显,则可能有酸以外的因素参与或不支持诊断。

PPI 试验不仅有助于诊断 GERD,同时还启动了治疗。其本质在于 PPI 阳性与否充分强调了症状与酸之间的关系,是反流相关的检查。PPI 阴性有以下几种可能:①抑酸不充分;②存在酸以外因素诱发的症状;③症状不是反流引起的。

PPI 试验具有方便、可行、无创和敏感性高的优点,缺点是特异性较低。

(二)NERD 诊断

1.临床诊断

NERD 主要依赖症状学特点进行诊断,典型的症状为胃灼热和反流。患者以胃灼热症状为主诉时,如能排除可能引起胃灼热症状的其他疾病,且内镜检查未见食管黏膜破损,可作出 NERD 的诊断。

2.相关检查

内镜检查对 NERD 的诊断价值在于可排除 EE 或 BE 及其他上消化道疾病,如溃疡或胃癌。

3.诊断性治疗

PPI 试验是目前临床诊断 NERD 最为实用的方法。PPI 治疗后,胃灼热等典型反流症状消失或明显缓解提示症状与酸反流相关,如内镜检查无食管黏膜破损的证据,临床可诊断为 NERD。

(三)BE 诊断

1.临床诊断

BE 本身通常不引起症状,临床主要表现为 GERD 的症状,如胃灼热、反流、胸骨后疼痛、吞咽困难等。但约 25%的患者无 GERD 症状,因此在筛选 BE 时不应仅局限于有反流相关症状的人群,行常规胃镜检查时,对无反流症状的患者也应注意有无 BE 存在。

2.内镜诊断

BE 的诊断主要根据内镜检查和食管黏膜活检结果。如内镜检查发现食管远端有明显的柱状上皮化生并得到病理学检查证实时,即可诊断为 BE。按内镜下表现分型如下。①全周型:红色黏膜向食管延伸,累及全周,与胃黏膜无明显界限,游离缘距 LES 在 3 cm 以上。②岛型:齿状线 1 cm 以上出现斑片状红色黏膜。舌型:与齿状线相连,伸向食管呈火舌状。

按柱状上皮化生长度分为以下 2 种:①长段 BE。上皮化生累及食管全周,且长度≥3 cm。

②短段 BE。柱状上皮化生未累及食管全周,或虽累及全周,但长度<3 cm。

内镜表现:①SCJ 内镜标志,食管鳞状上皮表现为淡粉色光滑上皮,胃柱状上皮表现为橘红色,鳞、柱状上皮交界处构成的齿状 Z 线,即为 SCJ。②EGJ 内镜标志,管状食管与囊状胃的交界处,其内镜下定位的标志为最小充气状态下胃黏膜皱襞的近侧缘和/或食管下端纵行栅栏样血管末梢。③明确区分 SCJ 及 EGJ,这对于识别 BE 十分重要,因为在解剖学上 EGJ 与内镜观察到的 SCJ 并不一致,且反流性食管炎黏膜在外观上可与 BE 混淆,所以确诊 BE 需病理活检证实。④BE 内镜下典型表现,EGJ 近端出现橘红色柱状上皮,即 SCJ 与 EGJ 分离。BE 的长度测量应从 EGJ 开始向上至 SCJ。内镜下亚甲蓝染色有助于对灶状肠化生的定位,并能指导活检。

3.病理学诊断

(1)活检取材:推荐使用四象限活检法,即常规从 EGJ 开始向上以 2 cm 的间隔分别在 4 个象限取活检;对疑有 BE 癌变者应向上每隔 1 cm 在 4 个象限取活检对有溃疡、糜烂、斑块、小结节狭窄和其他腔内异常者,均应取活检行病理学检查。

(2)组织分型。①贲门腺型:与贲门上皮相似,有胃小凹和黏液腺,但无主细胞和壁细胞。②胃底腺型:与胃底上皮相似,可见主细胞和壁细胞,但 BE 上皮萎缩较明显,腺体较少且短小,此型多分布于 BE 远端近贲门处。③特殊肠化生型:又称Ⅲ型肠化生或不完全小肠化生型,分布于鳞状细胞和柱状细胞交界处,化生的柱状上皮中可见杯状细胞为其特征性改变。

(3)BE 的异型增生。①低度异型增生(LGD):由较多小而圆的腺管组成,腺上皮细胞拉长,细胞核染色质浓染,核呈假复层排列,黏液分泌很少或不分泌,增生的细胞可扩展至黏膜表面。②高度异型增生(HGD):腺管形态不规则,呈分支或折叠状,有些区域失去极性。与 LGD 相比,HGD 细胞核更大、形态不规则且呈簇状排列,核膜增厚,核仁呈明显双嗜性,间质无浸润。

四、鉴别诊断

(一)反流性食管炎

两病可合并存在,在临床上,两者均可出现反流性症状,如胃灼热感、反酸、咽下困难及出血等。也可因腹内压或胃内压增高而加重症状。但反流性食管炎症状仅限于胃食管反流现象。而食管裂孔疝不但影响食管,也侵及附近神经,甚至影响心肺功能,故其反流症状较重,胸骨后可出现明显疼痛,也可出现咽部异物感和阵发性心律不齐。而在诊断上,食管裂孔疝主要依靠 X 线钡餐,而反流性食管炎主要依靠内镜。

(二)食管贲门黏膜撕裂综合征

前者最典型的病史是先有干呕或呕吐正常胃内容物一次或多次,随后呕吐新鲜血液,诊断主要靠内镜。由于浅表的撕裂病损,在出血后48～72小时内多数已愈合,因此应及时做内镜检查。

(三)食管贲门失弛缓症

这是一种食管的神经肌肉功能障碍性疾病,也可出现如反流性食管炎样的食物反流、吞咽困难及胸骨后疼痛等症状。但本症多见于20～40岁的年轻患者,发病常与情绪波动及冷饮有关。X 线钡餐检查,可见鸟嘴状及钡液平面等特征性改变。食管压力测定可观察到食管下端2/3无蠕动,吞咽时 LES 压力比静止压升高 1.3 kPa,并松弛不完全,必要时可做内镜检查,以排除其他疾病。

(四)弥漫性食管痉挛

弥漫性食管痉挛也可伴有吞咽困难和胸骨后疼痛,是一种食管下端2/3无蠕动而又强烈收缩的疾病,一般不常见,可发生在任何年龄。食管钡餐检查可见"螺旋状食管",即食管收缩时食管外观呈锯齿状。食管测压试验可观察到反复非蠕动性高幅度持久的食管收缩。

（五）食管癌

食管癌以进行性咽下困难为典型症状,出现胃灼热和反酸的症状较少,但若由于癌瘤的糜烂及溃疡形成或伴有食管炎症,亦可见到胸骨后烧灼痛,一般进行食管X线钡餐检查,或食管镜检查,不难与反流性食管炎作出鉴别。

五、并发症

（一）食管并发症

1.反流性食管炎

反流性食管炎是内镜下可见远段食管黏膜的破损,甚至出现溃疡,是胃食管反流病食管损伤的最常见后果和表现。

2.Barrett 食管

Barrett 食管多发生于鳞状上皮与柱状上皮交界处。蒙特利尔定义认为,当内镜疑似食管化生活检发现柱状上皮时,应诊断为 Barrett 食管,并具体说明是否存在肠型化生。

3.食管狭窄和出血

反流性食管狭窄是严重反流性疾病的结果。长期食管炎症由于瘢痕形成而致食管狭窄,表现为吞咽困难,反胃和胸骨后疼痛,狭窄多发生于食管下段。GERD 引起的出血罕见,主要见于食管溃疡者。

4.食管腺癌

蒙特利尔共识意见明确指出食管腺癌是 GERD 的并发症,食管腺癌的危险性与胃灼热的频率和时间成正比,慢性 GERD 症状增加食管腺癌的危险性。长节段 Barrett 食管伴化生是食管腺癌最重要的、明确的危险因素。

（二）食管外并发症

反流性食管炎由于反流的胃液侵袭咽部、声带和气管,引起慢性咽炎、声带炎和气管炎,甚至吸入性肺炎。

六、治疗

参照 2006 年"中国胃食管反流病治疗共识意见"进行治疗。

（一）改变生活方式

抬高床头、睡前 3 小时不再进食、避免高脂肪食物、戒烟酒、减少摄入可以降低食管下段括约肌(LES)压力的食物(如巧克力、薄荷、咖啡、洋葱、大蒜等)。减轻体质量可减少 GERD 患者反流症状。

（二）抑制胃酸分泌

抑制胃酸的药物包括 H_2 受体阻滞剂(H_2-RA)和质子泵抑制剂(PPI)等。

1.初始治疗的目的是尽快缓解症状,治愈食管炎

(1)H_2-RA 仅适用于轻至中度 GERD 治疗。H_2-RA(西咪替丁、雷尼替丁、法莫替丁等)治疗反流性 GERD 的食管炎愈合率为 50%～60%,胃灼热症状缓解率为 50%。

(2)PPI 是 GERD 治疗中最常用的药物,伴有食管炎的 GERD 治疗首选。临床奥美拉唑、兰

索拉唑、泮托拉唑、雷贝拉唑和埃索美拉唑可供选用。在标准剂量下，新一代PPI具有更强的抑酸作用。

PPI治疗糜烂性食管炎的内镜下4周、8周愈合率分别为80%和90%左右，PPI推荐采用标准剂量，疗程8周。部分患者症状控制不满意时可加大剂量或换一种PPI。

（3）非糜烂性反流病（NERD）治疗的主要药物是PPI。由于NERD发病机制复杂，PPI对其症状疗效不如糜烂性食管炎，但PPI是治疗NERD的主要药物，治疗的疗程应不少于8周。

2.维持治疗是巩固疗效、预防复发的重要措施

GERD是一种慢性疾病，停药后半年的食管炎与症状复发率分别为80%和90%，故经初始治疗后，为控制症状、预防并发症，通常需采取维持治疗。

目前维持治疗的方法有3种：维持原剂量或减量、间歇用药、按需治疗。采取哪一种维持治疗方法，主要根据患者症状及食管炎分级来选择药物与剂量，通常严重的糜烂性食管炎（LAC-D级）需足量维持治疗，NERD可采用按需治疗。H_2-RA长期使用会产生耐受性，一般不适合作为长期维持治疗的药物。

（1）原剂量或减量维持：维持原剂量或减量使用PPI，每天1次，长期使用以维持症状持久缓解，预防食管炎复发。

（2）间歇治疗：PPI剂量不变，但延长用药周期，最常用的是隔天疗法。3天1次或周末疗法因间隔太长，不符合PPI的药代动力学，抑酸效果较差，不提倡使用。在维持治疗过程中，若症状出现反复，应增至足量PPI维持。

（3）按需治疗：按需治疗仅在出现症状时用药，症状缓解后即停药。按需治疗建议在医师指导下，由患者自己控制用药，没有固定的治疗时间，治疗费用低于维持治疗。

3.Barrett食管（BE）治疗

虽有文献报道PPI能延缓BE的进程，尚无足够的循证依据证实其能逆转BE。BE伴有糜烂性食管炎及反流症状者，采用大剂量PPI治疗，并长期维持治疗。

4.控制夜间酸突破（NAB）

NAB指在每天早、晚餐前服用PPI治疗的情况下，夜间胃内pH<4持续时间>1小时。控制NAB是治疗GERD的措施之一。治疗方法包括调整PPI用量、睡前加用H_2-RA、应用血浆半衰期更长的PPI等。

（三）对GERD可选择性使用促动力药物

在GERD的治疗中，抑酸药物治疗效果不佳时，考虑联合应用促动力药物，特别是对于伴有胃排空延迟的患者。

（四）手术与内镜治疗应综合考虑，慎重决定

GERD手术与内镜治疗的目的是增强LES抗反流作用，缓解症状，减少抑酸剂的使用，提高患者的生活质量。

BE伴高度不典型增生、食管严重狭窄等并发症，可考虑内镜或手术治疗。

（杨　涛）

第二节 贲门失弛缓症

贲门失弛缓症是一种食管运动障碍性疾病,以食管缺乏蠕动和食管下括约肌(LES)松弛不良为特征。临床上贲门失弛缓症表现为患者对液体和固体食物均有吞咽困难、体重减轻、餐后反食、夜间呛咳及胸骨后不适或疼痛。本病曾称为贲门痉挛。

一、流行病学

贲门失弛缓症是一种少见疾病。欧美国家较多,发病率每年为$(0.5\sim8)/10$ 万,男女发病率接近,约为 $1:1.15$。本病多见于 $30\sim40$ 岁的成年人,其他年龄亦可发病。

二、病因和发病机制

病因可能与基因遗传、病毒感染、自身免疫及心理-社会因素有关。贲门失弛缓症的发病机制有先天性、肌源性和神经源性学说。先天性学说认为本病是常染色体隐性遗传;肌源性学说认为贲门失弛缓症 LES 压力升高是由 LES 本身病变引起,但最近的研究表明,贲门失弛缓症患者的病理改变主要在神经而不在肌肉,目前人们广泛接受的是神经源性学说。

三、临床表现

患者主要症状为吞咽困难、反食、胸痛,也可有呼吸道感染、贫血、体重减轻等表现。

(一)吞咽困难

几乎所有的患者均有程度不同的吞咽困难。起病多较缓慢,病初吞咽困难时有时无,时轻时重,后期则转为持续性。吞咽困难多呈间歇性发作,常与人共餐、情绪波动、发怒、忧虑、惊骇或进食过冷和辛辣等刺激性食物而诱发。大多数患者吞咽固体和液体食物同样困难,少部分患者吞咽液体食物较固体食物更困难,故以此征象与其他食管器质性狭窄所产生的吞咽困难相鉴别。

(二)反食

多数患者合并反食症状。随着咽下困难的加重,食管的进一步扩张,相当量的内容物可潴留在食管内达数小时或数天之久,而在体位改变时反流出来。尤其是在夜间平卧位更易发生。从食管反流出来的内容物因未进入过胃腔,故无酸臭的特点,但可混有大量黏液和唾液。

(三)胸痛

胸痛是发病早期的主要症状之一,发生率为 $40\%\sim90\%$,性质不一,可为闷痛、灼痛或针刺痛。疼痛部位多在胸骨后及中上腹,疼痛发作有时酷似心绞痛,甚至舌下含化硝酸甘油片后可获缓解。疼痛发生的原因可能是食管平滑肌强烈收缩,或食物滞留性食管炎所致。随着吞咽困难的逐渐加剧,梗阻以上食管的进一步扩张,疼痛反而逐渐减轻。

(四)体重减轻

此症与吞咽困难的程度相关。严重吞咽困难可有明显的体重下降,但很少有恶病质样变。

（五）呼吸道症状

由于食物反流，尤其是夜间反流，误入呼吸道引起吸入性感染。出现刺激性咳嗽、咳痰、气喘等症状。

（六）出血和贫血

患者可有贫血表现。偶有出血，多为食管炎所致。

（七）其他

在后期病例，极度扩张的食管可压迫胸腔内器官而产生干咳、气急、发绀和声音嘶哑等。患者很少发生呃逆，为本病的重要特征。

（八）并发症

本病可继发食管炎、食管溃疡、巨食管症、自发性食管破裂、食管癌等。贲门失弛缓症患者患食管癌的风险为正常人的 14～140 倍。有研究报道，贲门失弛缓症治疗 30 年后，19％的患者死于食管癌。因其合并食管癌时，临床症状可无任何变化，临床诊断比较困难，容易漏诊。

四、实验室及其他检查

（一）X 线检查

X 线检查是诊断本病的首选方法。

1.胸部平片检查

本病初期，胸片可无异常。随着食管扩张，可在后前位胸片见到纵隔右上边缘膨出。在食管高度扩张、伸延与弯曲时，可见纵隔增宽而超过心脏右缘，有时可被误诊为纵隔肿瘤。当食管内潴留大量食物和气体时，食管内可见液平面。大部分病例可见胃泡消失。

2.食管钡餐检查

动态造影可见食管的收缩具有紊乱和非蠕动性质，吞咽时 LES 不松弛，钡餐常难以通过贲门部而潴留于食管下端，并显示远端食管扩张、黏膜光滑，末端变细呈鸟嘴形或漏斗形。

（二）内镜检查

内镜下可见食管体部扩张呈憩室样膨出，无张力，蠕动差。食管内见大量食物和液体潴留，贲门口紧闭，内镜通过有阻力，但均能通过。若不能通过则要考虑有无其他器质性原因所致狭窄。

（三）食管测压

本病最重要的特点是吞咽后 LES 松弛障碍，食管体部无蠕动收缩，LES 压力升高 [＞4.0 kPa(30 mmHg)]，不能松弛、松弛不完全或短暂松弛(＜6 秒)，食管内压高于胃内压。

（四）放射性核素检查

用 ^{99m}Tc 标记液体后吞服，显示食管通过时间和节段性食管通过时间，同时也显示食管影像。立位时，食管通过时间平均为 7 秒，最长不超过 15 秒。卧位时比立位时要慢。

五、诊断

根据病史有典型的吞咽困难、反食、胸痛等临床表现，结合典型的食管钡餐影像及食管测压结果即可确诊本病。

六、鉴别诊断

(一)反流性食管炎伴食管狭窄

本病反流物有酸臭味,或混有胆汁,胃灼热症状明显,应用质子泵抑制剂治疗有效。食管钡餐检查无典型的"鸟嘴样"改变,LES压力降低,且低于胃内压力。

(二)恶性肿瘤

恶性肿瘤细胞侵犯肌间神经丛,或肿瘤环绕食管远端压迫食管,可见与贲门失弛缓症相似的临床表现,包括食管钡餐影像。常见的肿瘤有食管癌、贲门胃底癌等,内镜下活检具有重要的鉴别作用。如果内镜不能达到病变处则应行扩张后取活检,或行 CT 检查以明确诊断。

(三)弥漫性食管痉挛

本病亦为食管动力障碍性疾病,与贲门失弛缓症有相同的症状。但食管钡餐显示为强烈的不协调的非推进型收缩,呈现串珠样或螺旋状改变。食管测压显示为吞咽时食管各段同期收缩,重复收缩,LES压力大部分是正常的。

(四)继发性贲门失弛缓症

锥虫病、淀粉样变性、特发性假性肠梗阻、迷走神经切断术后等也可以引起类似贲门失弛缓症的表现,食管测压无法区别病变是原发性或继发性。但这些疾病均累及食管以外的消化道或其他器官,借此与本病鉴别。

七、治疗

目前尚无有效的方法恢复受损的肌间神经丛功能,主要是针对 LES,不同程度解除 LES 的松弛障碍,降低 LES 压力,预防并发症。主要治疗手段有药物治疗、内镜下治疗和手术治疗。

(一)药物治疗

目前可用的药物有硝酸甘油类和钙通道阻滞剂,如硝酸甘油 0.6 mg,每天 3 次,餐前 15 分钟舌下含化,或硝酸异山梨酯 10 mg,每天 3 次,或硝苯地平 10 mg,每天 3 次。由于药物治疗的效果并不完全,且作用时间较短,一般仅用于贲门失弛缓症的早期、老年高危患者或拒绝其他治疗的患者。

(二)内镜治疗

1.内镜下 LES 内注射肉毒毒素

肉毒毒素是肉毒梭状杆菌产生的外毒素,是一种神经肌肉胆碱能阻断剂。它能与神经肌肉接头处突触前胆碱能末梢快速而强烈地结合,阻断神经冲动的传导而使骨骼肌麻痹,还可抑制平滑肌的活动,抑制胃肠道平滑肌的收缩。内镜下注射肉毒毒素是一种简单、安全且有效的治疗手段,但由于肉毒毒素在几天后降解,其对神经肌肉接头处突触前胆碱能末梢的作用减弱或消失,因此,若要维持疗效,需要反复注射。

2.食管扩张

球囊扩张术是目前治疗贲门失弛缓症最为有效的非手术疗法,它的近期及远期疗效明显优于其他非手术治疗,但并发症发生率较高,尤以穿孔最为严重,发生率为 1%～5%。球囊扩张的原理主要是通过强力作用,使 LES 发生部分撕裂,解除食管远端梗阻,缓解临床症状。

3.手术治疗

Heller 肌切开术是迄今治疗贲门失弛缓症的标准手术,其目的是降低 LES 压力,缓解吞咽困难。同时保持一定的 LES 压力,防止食管反流的发生。手术方式分为开放性手术和微创性手术两种,开放性手术术后症状缓解率可达 80%～90%,但 10%～46% 的患者可能发生食管反流。因此大多数学者主张加做防反流手术。尽管开放性手术的远期效果是肯定的,但是由于其创伤大、术后恢复时间长、费用昂贵,一般不作为贲门失弛缓症的一线治疗手段,仅在其他治疗方法失败,且患者适合手术时才选用开放性手术。

(杨　涛)

第三节　急性胃炎

急性胃炎是由多种不同的病因引起的急性胃黏膜炎症,包括急性单纯性胃炎、急性糜烂出血性胃炎和吞服腐蚀物引起的急性腐蚀性胃炎与胃壁细菌感染所致的急性化脓性胃炎。其中,临床意义最大和发病率最高的是以胃黏膜糜烂、出血为主要表现的急性糜烂出血性胃炎。

一、流行病学

迄今为止,目前国内外尚缺乏有关急性胃炎的流行病学调查。

二、病因

急性胃炎的病因众多,大致有外源性和内源性两大类,包括急性应激、化学性损伤(如药物、酒精、胆汁、胰液)和急性细菌感染等。

(一)外源性因素

1.药物

各种非甾体抗炎药(NSAIDs),包括阿司匹林、吲哚美辛、吡罗昔康和多种含有该类成分复方药物。另外,糖皮质激素和某些抗生素及氯化钾等均可导致胃黏膜损伤。

2.酒精

主要是大量酗酒可致急性胃黏膜胃糜烂甚至出血。

3.生物性因素

沙门菌、嗜盐菌和葡萄球菌等细菌或其毒素可使胃黏膜充血水肿和糜烂。Hp 感染可引起急、慢性胃炎,发病机制类似,将在慢性胃炎节中叙述。

4.其他

某些机械性损伤(包括胃内异物或胃柿石等)可损伤胃黏膜。放射疗法可致胃黏膜受损。偶可见因吞服腐蚀性化学物质(强酸或强碱或甲酚及氯化汞、砷、磷等)引起的腐蚀性胃炎。

(二)内源性因素

1.应激因素

多种严重疾病如严重创伤、烧伤或大手术及颅脑病变和重要脏器功能衰竭等可导致胃黏膜缺血、缺氧而损伤。通常称为应激性胃炎,如果是脑血管病变、头颅部外伤和脑手术后引起的胃十二指肠急性溃疡称为 Cushing 溃疡,而大面积烧灼伤所致溃疡称为 Curling 溃疡。

2.局部血供缺乏

局部血供缺乏主要是腹腔动脉栓塞治疗后或少数因动脉硬化致胃动脉的血栓形成或栓塞引起供血不足。另外,还可见于肝硬化门静脉高压并发上消化道出血者。

3.急性蜂窝织炎或化脓性胃炎

此两者甚少见。

三、病理生理学和病理组织学

（一）病理生理学

胃黏膜防御机制包括黏膜屏障、黏液屏障、黏膜上皮修复、黏膜和黏膜下层丰富的血流、前列腺素和肽类物质(表皮生长因子等)和自由基清除系统。上述结果破坏或保护因素减少,使胃腔中的 H^+ 逆弥散至胃壁,肥大细胞释放组胺,则血管充血甚或出血、黏膜水肿及间质液渗出,同时可刺激壁细胞分泌盐酸、主细胞分泌胃蛋白酶原。若致病因子损及腺颈部细胞,则胃黏膜修复延迟、更新受阻而出现糜烂。

严重创伤、大手术、大面积烧伤、脑血管意外和严重脏器功能衰竭及休克或者败血症等所致的急性应激的发生机制:急性应激→皮质-垂体前叶-肾上腺皮质轴活动亢进、交感-副交感神经系统失衡→机体的代偿功能不足→不能维持胃黏膜微循环的正常运行→黏膜缺血、缺氧→黏液和碳酸氢盐分泌减少及内源性前列腺素合成不足→黏膜屏障破坏和氢离子反弥散→降低黏膜内 pH→进一步损伤血管与黏膜→糜烂和出血。

NSAIDs 所引起者则为抑制环加氧酶(COX)致使前列腺素产生减少,黏膜缺血缺氧。氯化钾和某些抗生素或抗肿瘤药等则可直接刺激胃黏膜引起浅表损伤。

乙醇可致上皮细胞损伤和破坏,黏膜水肿、糜烂和出血。另外,幽门关闭不全、胃切除(主要是 Billroth Ⅱ式)术后可引起十二指肠-胃反流,则此时由胆汁和胰液等组成的碱性肠液中的胆盐、溶血磷脂酰胆碱、磷脂酶 A 和其他胰酶可破坏胃黏膜屏障,引起急性炎症。

门静脉高压可致胃黏膜毛细血管和小静脉扩张及黏膜水肿,组织学表现为只有轻度或无炎症细胞浸润,可有显性或非显性出血。

（二）病理学改变

急性胃炎主要病理和组织学表现以胃黏膜充血、水肿,表面有片状渗出物或黏液覆盖为主。黏膜皱襞上可见局限性或弥漫性陈旧性或新鲜出血与糜烂,糜烂加深可累及胃腺体。

显微镜下则可见黏膜固有层多少不等的中性粒细胞、淋巴细胞、浆细胞和少量嗜酸性粒细胞浸润,可有水肿。表面的单层柱状上皮细胞和固有腺体细胞出现变性与坏死。重者黏膜下层亦有水肿和充血。

对于腐蚀性胃炎若接触了高浓度的腐蚀物质且长时间,则胃黏膜出现凝固性坏死、糜烂和溃疡,重者穿孔或出血甚至腹膜炎。

另外少见的化脓性胃炎可表现为整个胃壁(主要是黏膜下层)炎性增厚,大量中性粒细胞浸润,黏膜坏死。可有胃壁脓性蜂窝织炎或胃壁脓肿。

四、临床表现

（一）症状

部分患者可有上腹痛、腹胀、恶心、呕吐和嗳气及食欲缺乏等。如伴胃黏膜糜烂出血,则有呕血和/或黑便,大量出血可引起出血性休克。有时上腹胀气明显。细菌感染导致者可出现腹泻等。并有疼痛、吞咽困难和呼吸困难(由于喉头水肿)。腐蚀性胃炎可吐出血性黏液,严重者可发生食管或胃穿孔,引起胸膜炎或弥漫性腹膜炎。化脓性胃炎起病常较急,有上腹剧痛、恶心和呕吐、寒战和高热,血压可下降,出现中毒性休克。

(二)体征

上腹部压痛是常见体征,尤其多见于严重疾病引起的急性胃炎出血者。腐蚀性胃炎因口腔黏膜、食管黏膜和胃黏膜都有损害,口腔、咽喉黏膜充血、水肿和糜烂。化脓性胃炎有时体征酷似急腹症。

五、辅助检查

急性糜烂出血性胃炎的确诊有赖于急诊胃镜检查,一般应在出血后24～48小时内进行,可见到以多发性糜烂、浅表溃疡和出血灶为特征的急性胃黏膜病损。黏液糊或者可有新鲜或陈旧血液。一般急性应激所致的胃黏膜病损以胃体、胃底部为主,而NSAIDs或酒精所致的则以胃窦部为主。注意X线钡剂检查并无诊断价值。出血者做呕吐物或大便隐血试验,红细胞计数和血红蛋白测定。感染因素引起者,做白细胞计数和分类检查、大便常规检查和培养。

六、诊断和鉴别诊断

主要由病史和症状做出拟诊,经胃镜检查可得以确诊。但吞服腐蚀物质者禁忌胃镜检查。有长期服用NSAIDs、酗酒及临床重危者,均应想到急性胃炎的可能。对于鉴别诊断,腹痛为主者,应通过反复询问病史与急性胰腺炎、胆囊炎和急性阑尾炎等急腹症甚至急性心肌梗死相鉴别。

七、治疗

(一)基础治疗

基础治疗包括给予镇静、禁食、补液、解痉、止吐等对症支持治疗。此后给予流质或半流质饮食。

(二)针对病因治疗

针对病因治疗包括根除Hp、去除NSAIDs或乙醇等诱因。

(三)对症处理

表现为反酸、上腹隐痛、烧灼感和嘈杂者,给予H_2受体拮抗药或质子泵抑制剂。以恶心、呕吐或上腹胀闷为主者可选用甲氧氯普胺、多潘立酮或莫沙必利等促动力药。以痉挛性疼痛为主者,可给予莨菪碱等药物进行对症处理。

有胃黏膜糜烂、出血者,可用抑制胃酸分泌的H_2受体阻滞剂或质子泵抑制剂外,还可同时应用胃黏膜保护药如硫糖铝或铝碳酸镁等。

对于较大量的出血则应采取综合措施进行抢救。当并发大量出血时,可以冰水洗胃或在冰水中加去甲肾上腺素(每200 mL冰水中加8 mL),或同管内滴注碳酸氢钠,浓度为1 000 mmol/L,24小时滴1 L,使胃内pH保持在5以上。凝血酶是有效的局部止血药,并有促进创面愈合作用,大剂量时止血作用显著。常规的止血药,如卡巴克络、抗血栓溶芳酸和酚磺乙胺等可静脉应用,但效果一般。内镜下止血往往可收到较好效果。

其他具体的药物请参照"慢性胃炎"和"消化性溃疡"的部分章节。

八、并发症的诊断、预防和治疗

急性胃炎的并发症包括穿孔、腹膜炎、水、电解质紊乱和酸碱失衡等。为预防细菌感染者选用抗生素治疗,因过度呕吐致脱水者及时补充水和电解质,并适时检测血气分析,必要时纠正酸碱平衡紊乱。对于穿孔或腹膜炎者,则必要时行外科治疗。

九、预后

病因去除后,急性胃炎多在短期内恢复正常。相反病因长期持续存在,则可转为慢性胃炎。由于绝大多数慢性胃炎的发生与 Hp 感染有关,而 Hp 自发清除少见,故慢性胃炎可持续存在,但多数患者无症状。流行病学研究显示,部分 Hp 相关性胃窦炎(<20%)可发生十二指肠溃疡。

(杨 涛)

第四节 慢 性 胃 炎

慢性胃炎是由各种病因引起的胃黏膜慢性炎症。根据新悉尼胃炎系统和我国 2006 年颁布的《中国慢性胃炎共识意见》标准,由内镜及病理组织学变化,将慢性胃炎分为非萎缩性(浅表性)胃炎及萎缩性胃炎两大基本类型和一些特殊类型胃炎。

一、流行病学

幽门螺杆菌(Hp)感染为慢性非萎缩性胃炎的主要病因。大致上说来,慢性非萎缩性胃炎发病率与 Hp 感染情况相平行,慢性非萎缩性胃炎流行情况因不同国家、不同地区 Hp 感染情况而异。一般 Hp 感染率发展中国家高于发达国家,感染率随年龄增加而升高。我国属 Hp 高感染率国家,估计人群中 Hp 感染率为 40%～70%。慢性萎缩性胃炎是原因不明的慢性胃炎,在我国是一种常见病、多发病,在慢性胃炎中占 10%～20%。

二、病因

(一)慢性非萎缩性胃炎的常见病因

1.Hp 感染

Hp 感染是慢性非萎缩性胃炎最主要的病因,两者的关系符合 Koch 提出的确定病原体为感染性疾病病因的 4 项基本要求,即该病原体存在于该病的患者中,病原体的分布与体内病变分布一致,清除病原体后疾病可好转,在动物模型中该病原体可诱发与人相似的疾病。

研究表明,80%～95%的慢性活动性胃炎患者胃黏膜中有 Hp 感染,5%～20%的 Hp 阴性率反映了慢性胃炎病因的多样性;Hp 相关胃炎者,Hp 胃内分布与炎症分布一致;根除 Hp 可使胃黏膜炎症消退,一般中性粒细胞消退较快,但淋巴细胞、浆细胞消退需要较长时间;志愿者和动物模型中已证实 Hp 感染可引起胃炎。

Hp 感染引起的慢性非萎缩性胃炎中,胃窦为主全胃炎患者胃酸分泌可增加,十二指肠溃疡发生的危险度较高;而胃体为主全胃炎患者胃溃疡和胃癌发生的危险性增加。

2.胆汁和其他碱性肠液反流

幽门括约肌功能不全时含胆汁和胰液的十二指肠液反流入胃,可削弱胃黏膜屏障功能,使胃黏膜遭到消化液的刺激作用,产生炎症、糜烂、出血和上皮化生等病变。

3.其他外源性因素

酗酒、服用 NSAIDs 等药物、某些刺激性食物等均可反复损伤胃黏膜。这类因素均可各自或与 Hp 感染协同作用而引起或加重胃黏膜慢性炎症。

(二)慢性萎缩性胃炎的主要病因

1973 年,Strickland 将慢性萎缩性胃炎分为 A、B 两型,A 型是胃体弥漫性萎缩,导致胃酸分泌下降,影响维生素 B_{12} 及内因子的吸收,因此常合并恶性贫血,与自身免疫有关;B 型在胃窦部,少数人可发展成胃癌,与幽门螺杆菌、化学损伤(胆汁反流、非皮质激素消炎药、吸烟、酗酒等)有关,在我国,80% 以上的属于第二类。

胃内攻击因子与防御修复因子失衡是慢性萎缩性胃炎发生的根本原因。具体病因与慢性非萎缩性胃炎相似。包括 Hp 感染;长期饮浓茶、烈酒、咖啡,食用过热、过冷、过于粗糙的食物,可导致胃黏膜的反复损伤;长期大量服用非甾体抗炎药如阿司匹林、吲哚美辛等可抑制胃黏膜前列腺素的合成,破坏黏膜屏障;烟草中的尼古丁不仅影响胃黏膜的血液循环,还可导致幽门括约肌功能紊乱,造成胆汁反流;各种原因的胆汁反流均可破坏黏膜屏障造成胃黏膜慢性炎症改变。比较特殊的是壁细胞抗原和抗体结合形成免疫复合体在补体参与下,破坏壁细胞;胃黏膜营养因子(如胃泌素、表皮生长因子等)缺乏;心力衰竭、动脉粥样硬化、肝硬化合并门脉高压、糖尿病、甲状腺病、慢性肾上腺皮质功能减退、尿毒症、干燥综合征、胃血流量不足及精神因素等均可导致胃黏膜萎缩。

三、病理生理学和病理学

(一)病理生理学

1.Hp 感染

Hp 感染途径为粪-口或口-口途径,其外壁靠黏附素而紧贴胃上皮细胞。

Hp 感染的持续存在,致使腺体破坏,最终发展成为萎缩性胃炎。而感染 Hp 后胃炎的严重程度则除了与细菌本身有关外,还决定与患者机体情况和外界环境。如带有空泡毒素(VacA)和细胞毒相关基因(CagA)者,胃黏膜损伤明显较重。患者的免疫应答反应强弱、其胃酸的分泌情况、血型、民族和年龄差异等也影响胃黏膜炎症程度。此外,患者饮食情况也有一定作用。

2.自身免疫机制

研究早已证明,以胃体萎缩为主的 A 型萎缩性胃炎患者血清中,存在壁细胞抗体(PCA)和内因子抗体(IFA)。前者的抗原是壁细胞分泌小管微绒毛膜上的质子泵 H^+/K^+-ATP 酶,它破坏壁细胞而使胃酸分泌减少。而 IFA 则对抗内因子(壁细胞分泌的一种糖蛋白),使食物中的维生素 B_{12} 无法与后者结合被末端回肠吸收,最后引起维生素 B_{12} 吸收不良,甚至导致恶性贫血。IFA 具有特异性,几乎仅见于胃萎缩伴恶性贫血者。

造成胃酸和内因子分泌减少或丧失,恶性贫血是 A 型萎缩性胃炎的终末阶段,是自身免疫性胃炎最严重的标志。当泌酸腺完全萎缩时称为胃萎缩。

另外,近年发现 Hp 感染者中也存在着自身免疫反应,其血清抗体能与宿主胃黏膜上皮及黏液起交叉反应,如菌体 LewisX 和 LewisY 抗原。

3.外源性损伤因素破坏胃黏膜屏障

碱性十二指肠液反流等,可减弱胃黏膜屏障功能。致使胃腔内 H^+ 通过损害的屏障,反弥散入胃黏膜内,使炎症不易消散。长期慢性炎症,又加重屏障功能的减退,如此恶性循环使慢性胃炎久治不愈。

4.生理因素和胃黏膜营养因子缺乏

萎缩性变化和肠化生等皆与衰老相关,而炎症细胞浸润程度与年龄关系不大。这主要是老龄者的退行性变-胃黏膜小血管扭曲,小动脉壁玻璃样变性,管腔狭窄导致黏膜营养不良、分泌功能下降引起的。

新近研究证明,某些胃黏膜营养因子(胃泌素、表皮生长因子等)缺乏或胃黏膜感觉神经终器对这些因子不敏感可引起胃黏膜萎缩。如手术后残胃炎原因之一是 G 细胞数量减少,而引起胃泌素营养作用减弱。

5.遗传因素

萎缩性胃炎、维生素 B_{12} 吸收不良的患病率和 PCA、IFA 的阳性率很高,提示可能有遗传因素的影响。

(二)病理学

慢性胃炎病理变化是由胃黏膜损伤和修复过程所引起。病理组织学的描述包括活动性慢性炎症、萎缩和化生及异型增生等。此外,在慢性炎症过程中,胃黏膜也有反应性增生变化,如胃小凹上皮形成、黏膜肌增厚、淋巴滤泡形成、纤维组织和腺管增生等。

近几年对于慢性胃炎尤其是慢性萎缩性胃炎的病理组织学,有不少新的进展。以下结合2006 年9月中华医学会消化病学分会的"全国第二届慢性胃炎共识会议"中制订的慢性胃炎诊治的共识意见,论述以下关键进展问题。

1.萎缩的定义

1996 年,新悉尼系统把萎缩定义为"腺体的丧失",这是模糊而易产生歧义的定义,反映了当时肠化是否属于萎缩,病理学家有不同认识。其后国际上一个病理学家的自由组织——萎缩联谊会(Atrophy Club 2000)进行了 3 次研讨会,并在 2002 年发表了对萎缩的新分类,12 位学者中有 8 位也曾是悉尼系统的执笔者,故此意见可认为是悉尼系统的补充和发展,有很高的权威性。

萎缩联谊会把萎缩新定义为"萎缩是胃固有腺体的丧失",将萎缩分为 3 种情况:无萎缩、未确定萎缩和萎缩,进而将萎缩分两个类型:非化生性萎缩和化生性萎缩。前者特点是腺体丧失伴有黏膜固有层中的纤维化或纤维肌增生;后者是胃黏膜腺体被化生的腺体所替换。这两类萎缩的程度分级仍用最初悉尼系统标准和新悉尼系统的模拟评分图,分为 4 级,即无、轻度、中度和重度萎缩。国际的萎缩新定义对我国来说不是新的,我国学者早年就认为"肠化或假幽门腺化生不是胃固有腺体,因此尽管胃腺体数量未减少,但也属萎缩",并在"全国第一届慢性胃炎共识会议"中做了说明。

对于上述第 2 个问题,答案显然是肯定的。这是因为多灶性萎缩性胃炎的胃黏膜萎缩呈灶状分布,即使活检块数少,只要病理活检发现有萎缩,就可诊断为萎缩性胃炎。在此次全国慢性胃炎共识意见中强调,需注意取材于糜烂或溃疡边缘的组织易存在萎缩,但不能简单地视为萎缩性胃炎。此外,活检组织太浅、组织包埋方向不当等因素均可影响萎缩的判断。

"未确定萎缩"是国际新提出的观点,其认为黏膜层炎症很明显时,单核细胞密集浸润造成腺体被取代、移置或隐匿,以致难以判断这些"看来似乎丧失"的腺体是否真正丧失,此时暂先诊断为"未确定萎缩",最后诊断延期到炎症明显消退(大部分在 Hp 根除治疗 3～6 个月后),再取活检时做出。对萎缩的诊断采取了比较谨慎的态度。

目前,我国共识意见并未采用此概念。因为:①炎症明显时腺体被破坏、数量减少,在这个时候,按照病理可以诊断为萎缩,非病理不能。②一般临床希望活检后有病理结论,病理如不做诊断,会出现临床难做出诊断、对治疗效果无法评价的情况。尤其是在临床研究上,设立此诊断项会使治疗前或后失去相当一部分统计资料。慢性胃炎是个动态过程,炎症可以有两个结局:完全修复和不完全修复(纤维化和肠化),炎症明显期病理无责任预言今后趋向哪个结局。可以预料对萎缩采用的诊断标准不一,治疗有效率也不一,采用"未确定萎缩"的研究课题,因为事先去除了一部分可逆的萎缩,萎缩的可逆性就低。

2.肠化分型的临床意义与价值

用 AB-PAS 和 HID-AB 黏液染色能区分肠化亚型,然而,肠化分型的意义并未明了。传统观念认为,肠化亚型中的小肠型和完全型肠化无明显癌前病变意义,而大肠型肠化的胃癌发生危险性增高,从而引起临床的重视。支持肠化分型有意义的学者认为化生是细胞表型的一种非肿瘤性改变,通常在长期不利环境作用下出现。这种表型改变可以是干细胞内出现体细胞突变的结果,或是表现遗传修饰的变化导致后代细胞向不同方向分化的结果。胃内肠化生部位发现很多遗传改变,这些改变甚至可出现在异型增生前。他们认为肠化生中不完全型结肠型者,具有大多数遗传学改变,有发生胃癌的危险性。但近年,越来越多的临床资料显示其预测胃癌价值有限而更强调重视肠化范围,肠化分布范围越广,其发生胃癌的危险性越高。10 多年来罕有从大肠型肠化随访发展成癌的报道。另一方面,从病理检测的实际情况看,肠化以混合型多见,大肠型肠化的检出率与活检块数有密切关系,即活检块数越多,大肠型肠化检出率越高。客观地讲,该型肠化生的遗传学改变和胃不典型增生(上皮内瘤)的改变相似。因此,对肠化分型的临床意义和价值的争论仍未有定论。

3.关于异型增生

异型增生(上皮内瘤变)是重要的胃癌癌前病变,分为轻度和重度(或低级别和高级别)两级。异型增生和上皮内瘤变是同义词,后者是 WHO 国际癌症研究协会推荐使用的术语。

4.萎缩和肠化发生过程是否存在不可逆转点

胃黏膜萎缩的产生主要有两种途径:一是干细胞区室和/或腺体被破坏;二是选择性破坏特定的上皮细胞而保留干细胞。这两种途径在慢性 Hp 感染中均可发生。

萎缩与肠化的逆转报道已经不在少数,但是否所有病患均有逆转可能,是否在萎缩的发生与发展过程中存在某一不可逆转点。这一转折点是否可能为肠化生,已明确 Hp 感染可诱发慢性胃炎,经历慢性炎症→萎缩→肠化→异型增生等多个步骤最终发展至胃癌(Correa 模式)。可否通过根除 Hp 来降低胃癌发生危险性始终是近年来关注的热点。多数研究表明,根除 Hp 可防止胃黏膜萎缩和肠化的进一步发展,但萎缩、肠化是否能得到逆转尚待更多研究证实。

Mera 和 Correa 等最新报道了一项长达 12 年的大型前瞻性随机对照研究,纳入 795 例具有胃癌前病变的成人患者,随机给予他们抗 Hp 治疗和/或抗氧化治疗。他们观察到萎缩黏膜在 Hp 根除后持续保持阴性 12 年后可以完全消退,而肠化黏膜也有逐渐消退的趋向,但可能需要随访更长时间。他们认为通过抗 Hp 治疗来进行胃癌的化学预防是可行的策略。

但是,部分学者认为在考虑萎缩的可逆性时,需区分缺失腺体的恢复和腺体内特定细胞的再生。在后一种情况下,干细胞区室被保留,去除有害因素可使壁细胞和主细胞再生,并完全恢复腺体功能。当腺体及干细胞被完全破坏后,腺体的恢复只能由周围未被破坏的腺窝单元来完成。

当萎缩伴有肠化生时,逆转机会进一步减小。如果肠化生是对不利因素的适应性反应,而且不利因素可以被确定和去除,此时肠化生有可能逆转。但是,肠化生还有很多其他原因,如胆汁反流、高盐饮食、乙醇。这意味着即使在 Hp 感染个体,感染以外的其他因素亦可以引发或加速化生的发生。如果肠化生是稳定的干细胞内体细胞突变的结果,则改变黏膜的环境也许不能使肠化生逆转。

1992—2002 年的 34 篇文献里,根治 Hp 后萎缩可逆和无好转的基本各占一半,主要由于萎缩诊断标准、随访时间和间隔长短、活检取材部位和数量不统一所造成。建议今后制订统一随访方案,联合各医疗单位合作研究,使能得到大宗病例的统计资料。根治 Hp 可以产生某些有益效应,如消除炎症,消除活性氧所致的 DNA 损伤,缩短细胞更新周期,提高低胃酸者的泌酸量,并逐步恢复胃液维生素 C 的分泌。在预防胃癌方面,这些已被证实的结果可能比希望萎缩和肠化生逆转重要得多。

实际上,国际著名学者对有否此不可逆转点也有争论。如美国的 Correa 教授并不认同它的存在,而英国 Aberdeen 大学的 Emad Munir El-Omar 教授则强烈认为在异型增生发展至胃癌的过程中有某个节点,越过此则基本处于不可逆转阶段,但至今为止尚未明确此点的确切位置。

四、临床表现

流行病学研究表明,多数慢性非萎缩性胃炎患者无任何症状。少数患者可有上腹痛或不适、上腹胀、早饱、嗳气、恶心等非特异性消化不良症状。某些慢性萎缩性胃炎患者可有上腹部灼痛、胀痛、钝痛或胀闷且以餐后为著,食欲缺乏、恶心、嗳气、便秘或腹泻等症状。内镜检查和胃黏膜组织学检查结果与慢性胃炎患者症状的相关分析表明,患者的症状缺乏特异性,且症状之有无及严重程度与内镜所见及组织学分级并无肯定的相关性。

伴有胃黏膜糜烂者,可有少量或大量上消化道出血,长期少量出血可引起缺铁性贫血。胃体萎缩性胃炎可出现恶性贫血,常有全身衰弱、疲软、神情淡漠、隐性黄疸,消化道症状一般较少。

体征多不明显,有时上腹轻压痛,胃体胃炎严重时可有舌炎和贫血。

慢性萎缩性胃炎的临床表现不仅缺乏特异性,而且与病变程度并不完全一致。

五、辅助检查

(一)胃镜及活组织检查

1.胃镜检查

随着内镜器械的长足发展,内镜观察更加清晰。内镜下慢性非萎缩性胃炎可见红斑(点状、片状、条状),黏膜粗糙不平,出血点(斑),黏膜水肿及渗出等基本表现,尚可见糜烂及胆汁反流。萎缩性胃炎则主要表现为黏膜色泽白,不同程度的皱襞变平或消失。在不过度充气状态下,可透见血管纹,轻度萎缩时见到模糊的血管,重度时看到明显血管分支。内镜下肠化黏膜呈灰白色颗粒状小隆起,重者贴近观察有绒毛状变化。肠化也可以呈平坦或凹陷外观的。如果喷撒亚甲蓝色素,肠化区可能被染上蓝色,非肠化黏膜不着色。

胃黏膜血管脆性增加可致黏膜下出血,谓之壁内出血,表现为水肿或充血胃黏膜上见点状、斑状或线状出血,可多发、新鲜和陈旧性出血相混杂。如观察到黑色附着物常提示糜烂等致出血。

值得注意的是,少数 Hp 感染性胃炎可有胃体部皱襞肥厚,甚至宽度达到 5 mm 以上,且在适当充气后皱襞不能展平,用活检钳将黏膜提起时,可见帐篷征,这是和恶性浸润性病变鉴别点之一。

2.病理组织学检查

萎缩的确诊依赖于病理组织学检查。萎缩的肉眼与病理之符合率仅为 38%～78%,这与萎缩或肠化甚至 Hp 的分布都是非均匀的,或者说多灶性萎缩性胃炎的胃黏膜萎缩呈灶状分布有关。当然,只要病理活检发现有萎缩,就可诊断为萎缩性胃炎。但如果未能发现萎缩,却不能轻易排除之。如果不取足够多的标本或者内镜医师并未在病变最重部位(这也需要内镜医师的经验)活检,则势必可能遗漏病灶。反之,当在糜烂或溃疡边缘的组织活检时,即使病理发现了萎缩,却不能简单地视为萎缩性胃炎,这是因为活检组织太浅、组织包埋方向不当等因素均可影响萎缩的判断。还有,根除 Hp 可使胃黏膜活动性炎症消退,慢性炎症程度减轻。一些因素可影响结果的判断,如①活检部位的差异。②Hp 感染时胃黏膜大量炎症细胞浸润,形如萎缩;但根除 Hp 后胃黏膜炎症细胞消退,黏膜萎缩、肠化可望恢复。然而在胃镜活检取材多少问题上,病理学家的要求与内镜医师出现了矛盾。从病理组织学观点来看,5 块或更多则有利于组织学的准确判断,然而,就内镜医师而言,考虑到患者的医疗费用,主张 2～3 块即可。

(二)Hp 检测

活组织病理学检查时可同时检测 Hp,并可在内镜检查时多取 1 块组织做快呋塞米素酶检查以增加诊断的可靠性。其他检查 Hp 的方法包括:①胃黏膜直接涂片或组织切片,然后以 Gram 或 Giemsa 或 Warthin-Starry 染色(经典方法),甚至 HE 染色,免疫组化染色则有助于检测球形 Hp。②细菌培养:金标准;需特殊培养基和微需氧环境,培养时间 3～7 天,阳性率可能不高但特异性高,且可做药物敏感试验。③血清 Hp 抗体测定:多在流行病学调查时用。④尿素呼吸试验:一种非侵入性诊断法,口服 ^{13}C 或 ^{14}C 标记的尿素后,检测患者呼气中的 $^{13}CO_2$ 或 $^{14}CO_2$ 量,结果准确。⑤聚合酶联反应法(PCR 法):能特异地检出不同来源标本中的 Hp。

根除 Hp 治疗后,可在胃镜复查时重复上述检查,亦可采用非侵入性检查手段,如 ^{13}C 或 ^{14}C 尿素呼气试验、粪便 Hp 抗原检测及血清学检查。应注意,近期使用抗生素、质子泵抑制剂、铋剂等药物,因有暂时抑制 Hp 作用,会使上述检查(血清学检查除外)呈假阴性。

(三)X 线钡剂检查

X 线钡剂检查主要是很好地显示胃黏膜相的气钡双重造影。对于萎缩性胃炎,常常可见胃皱襞相对平坦和减少。但依靠 X 线诊断慢性胃炎价值不如胃镜和病理组织学。

(四)实验室检查

1.胃酸分泌功能测定

非萎缩性胃炎胃酸分泌常正常,有时可以增高。萎缩性胃炎病变局限于胃窦时,胃酸可正常或低酸,低酸是由于泌酸细胞数量减少和 H^+ 向胃壁反弥散所致。测定基础胃液分泌量(BAO)及注射组胺或五肽胃泌素后测定最大泌酸量(MAO)和高峰泌酸量(PAO)以判断胃泌酸功能,有助于萎缩性胃炎的诊断及指导临床治疗。A 型慢性萎缩性胃炎患者多无酸或低酸,B 型慢性萎缩性胃炎患者可正常或低酸,往往在给予酸分泌刺激药后,亦不见胃液和胃酸分泌。

2.胃蛋白酶原(PG)测定

胃体黏膜萎缩时血清 PGⅠ水平及 PGⅠ/Ⅱ比例下降,严重者可伴餐后血清 G-17 水平升高;胃窦黏膜萎缩时餐后血清 G-17 水平下降,严重者可伴 PGⅠ水平及 PGⅠ/Ⅱ比例下降。然而,这主要是一种统计学上的差异。

日本学者发现无症状胃癌患者,本法 85%阳性,PGⅠ或比值降低者,推荐进一步胃镜检查,以检出伴有萎缩性胃炎的胃癌。该试剂盒用于诊断萎缩性胃炎和判断胃癌倾向在欧洲国家应用要多于我国。

3.血清胃泌素测定

如果以放射免疫法检测血清胃泌素,则正常值应低于 100 pg/mL。慢性萎缩性胃炎胃体为主者,因壁细胞分泌胃酸缺乏、反馈性地 G 细胞分泌胃泌素增多,致胃泌素中度升高。特别是当伴有恶性贫血时,该值可达 1 000 pg/mL 或更高。注意此时要与胃泌素瘤相鉴别,后者是高胃酸分泌。慢性萎缩性胃炎以胃窦为主时,空腹血清胃泌素正常或降低。

4.自身抗体

血清 PCA 和 IFA 阳性对诊断慢性胃体萎缩性胃炎有帮助,尽管血清 IFA 阳性率较低,但胃液中 IFA 的阳性,则十分有助于恶性贫血的诊断。

5.血清维生素 B_{12} 浓度和维生素 B_{12} 吸收试验

慢性胃体萎缩性胃炎时,维生素 B_{12} 缺乏,常低于 200 ng/L。维生素 B_{12} 吸收试验(Schilling 试验)能检测维生素 B_{12} 在末端回肠吸收情况且可与回盲部疾病和严重肾功能障碍相鉴别。同时服用 ^{58}Co 和 ^{57}Co(加有内因子)标记的氰钴素胶囊。此后收集 24 小时尿液。如两者排出率均 >10% 则正常,若尿中 ^{58}Co 排出率低于 10%,而 ^{57}Co 的排出率正常则常提示恶性贫血;而两者均降低的常常是回盲部疾病或者肾衰竭者。

六、诊断和鉴别诊断

(一)诊断

鉴于多数慢性胃炎患者无任何症状,或即使有症状也缺乏特异性体征,因此根据症状和体征难以做出慢性胃炎的正确诊断。慢性胃炎的确诊主要依赖于内镜检查和胃黏膜活检组织学检查,尤其是后者的诊断价值更大。

按照悉尼胃炎标准要求,完整的诊断应包括病因、部位和形态学三方面。例如,诊断为"胃窦为主慢性活动性 Hp 胃炎"和"NSAIDs 相关性胃炎"。当胃窦和胃体炎症程度相差 2 级或以上时,加上"为主"修饰词,如"慢性(活动性)胃炎,胃窦显著"。当然这些诊断结论最好是在病理报告后给出,实际的临床工作中,胃镜医师可根据胃镜下表现给予初步诊断。病理诊断则主要依据新悉尼胃炎系统,如图 5-1 所示。

对于自身免疫性胃炎诊断,要予以足够的重视。因为胃体活检者甚少,或者很少开展 PCA 和 IFA 的检测,诊断该病者很少。为此,如果遇到以全身衰弱和贫血为主要表现,而上消化道症状往往不明显者,应做血清胃泌素测定和/或胃液分析,异常者进一步做维生素 B_{12} 吸收试验,血清维生素 B_{12} 浓度测定可获确诊。注意不能仅仅凭活检组织学诊断本病,特别标本数少时,这是因为 Hp 感染性胃炎后期,胃窦肠化,Hp 上移,胃体炎症变得显著,可与自身免疫性胃炎表现相重叠,但后者胃窦黏膜的变化很轻微。另外,淋巴细胞性胃炎也可出现类似情况,而其并无泌酸腺萎缩。

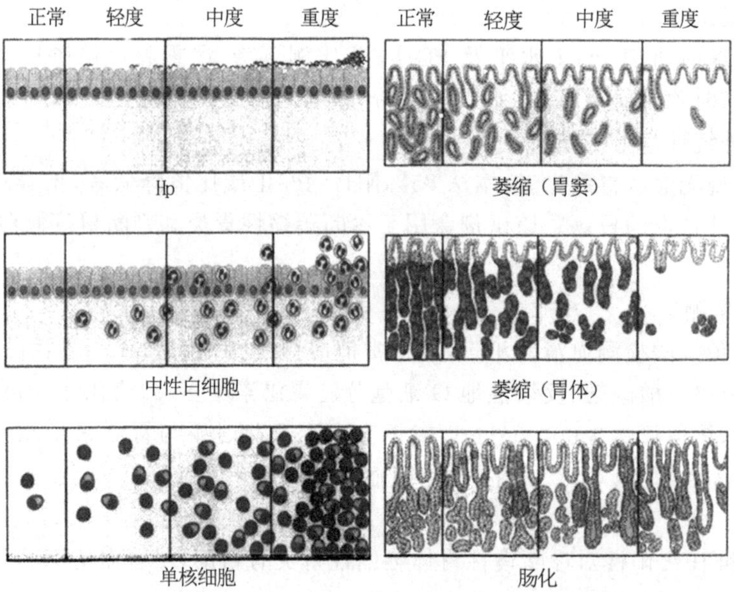

图 5-1　新悉尼胃炎系统

A 型、B 型萎缩性胃炎特点见表 5-1。

表 5-1　A 型和 B 型慢性萎缩性胃炎的鉴别

项目		A 型慢性萎缩性胃炎	B 型慢性萎缩性胃炎
部位	胃窦	正常	萎缩
	胃体	弥漫性萎缩	多然性
血清胃泌素		明显升高	不定,可以降低或不变
胃酸分泌		降低	降低或正常
自身免疫抗体(内因子抗体和壁细胞抗体)阳性率		90%	10%
恶性贫血发生率		90%	10%
可能的病因		自身免疫,遗传因素	幽门螺杆菌、化学损伤

（二）鉴别诊断

1.功能性消化不良

2006 年,《中国慢性胃炎共识意见》将消化不良症状与慢性胃炎做了对比:一方面慢性胃炎患者可有消化不良的各种症状;另一方面,一部分有消化不良症状者如果胃镜和病理检查无明显阳性发现,可能仅仅为功能性消化不良。当然,少数功能性消化不良患者可同时伴有慢性胃炎。这样在慢性胃炎与消化不良症状功能性消化不良之间形成较为错综复杂的关系。但一般说来,消化不良症状的有无和严重程度与慢性胃炎的内镜所见或组织学分级并无明显相关性。

2.早期胃癌和胃溃疡

几种疾病的症状有重叠或类似,但胃镜及病理检查可鉴别。重要的是,如遇到黏膜糜烂,尤其是隆起性糜烂,要多取活检和及时复查,以排除早期胃癌。这是因为即使是病理组织学诊断,也有一定局限性。原因主要:①胃黏膜组织学变化易受胃镜检查前夜的食物(如某些刺激性食物加重黏膜充血)性质、被检查者近日是否吸烟、胃镜操作者手法的熟练程度、患者恶心反应等诸种因素影响。②活检是点的调查,而慢性胃炎病变程度在整个黏膜面上并非一致,要多点活检才能做出全面估计,判断治疗效果时,尽量在黏膜病变较重的区域或部位活检,如为治疗前后比较,则应在相同或相近部位活检。③病理诊断易受病理医师主观经验的影响。

3.慢性胆囊炎与胆石症

其与慢性胃炎症状十分相似,同时并存者也较多。对于中年女性诊断慢性胃炎时,要仔细询问病史,必要时行胆囊 B 超检查,以了解胆囊情况。

4.其他

慢性肝炎和慢性胰腺疾病等,也可出现与慢性胃炎类似症状,在详询病史后,行必要的影像学检查和特异的实验室检查。

七、预后

慢性萎缩性胃炎常合并肠上皮化生。慢性萎缩性胃炎绝大多数预后良好,少数可癌变,其癌变率为 1%～3%。目前认为慢性萎缩性胃炎若早期发现及时积极治疗,病变部位萎缩的腺体是可以恢复的,其可转化为非萎缩性胃炎或被治愈,改变了以往人们对慢性萎缩性胃炎不可逆转的认识。根据萎缩性胃炎每年的癌变率为 0.5%～1.0%,那么,胃镜和病理检查的随访间期定位多既提高早期胃癌的诊断率,又方便患者和符合医药经济学要求。这也一直是不同地区和不同学者分歧较大的问题。在我国,城市和乡村由不同胃癌发生率和医疗条件差异。如果纯粹从疾病进展和预防角度考虑,一般认为,不伴有肠化和异型增生的萎缩性胃炎可 1～2 年做内镜和病理随访 1 次;活检有中重度萎缩伴有肠化的萎缩性胃炎 1 年左右随访 1 次;伴有轻度异型增生并剔除取于癌旁者,根据内镜和临床情况缩短至 6～12 个月随访 1 次;而重度异型增生者需立即复查胃镜和病理,必要时手术治疗或内镜下局部治疗。

八、治疗

慢性非萎缩性胃炎的治疗目的是缓解消化不良症状和改善胃黏膜炎症。治疗应尽可能针对病因,遵循个体化原则。消化不良症状的处理与功能性消化不良相同。无症状、Hp 阴性的非萎缩性胃炎无须特殊治疗。

(一)一般治疗

慢性萎缩性胃炎患者,不论其病因如何,均应戒烟、忌酒,避免使用损害胃黏膜的药物,如NSAIDs 等及避免对胃黏膜有刺激性的食物和饮品,如过于酸、甜、咸、辛辣和过热、过冷食物,浓茶、咖啡等,饮食宜规律,少吃油炸、烟熏、腌制食物,不食腐烂变质的食物,多吃新鲜蔬菜和水果,所食食品要新鲜并富于营养,保证有足够的蛋白质、维生素(如维生素 C 和叶酸等)及铁质摄入,精神上乐观,生活要规律。

(二)针对病因或发病机制的治疗

1.根除 Hp

慢性非萎缩性胃炎的主要症状为消化不良,其症状应归属于功能性消化不良范畴。目前,国内外均推荐对 Hp 阳性的功能性消化不良行根除治疗。因此,有消化不良症状的 Hp 阳性慢性非萎缩性胃炎患者均应根除 Hp。另外,如果伴有胃黏膜糜烂,也该根除 Hp。大量研究结果表明,根除 Hp 可使胃黏膜组织学得到改善;对预防消化性溃疡和胃癌等有重要意义;对改善或消除消化不良症状具有费用-疗效比优势。

2.保护胃黏膜

关于胃黏膜屏障功能的研究由来已久。1964 年，美国密歇根大学 Horace Willard Davenport 博士首次提出"胃黏膜具有阻止 H^+ 自胃腔向黏膜内扩散的屏障作用"。1975 年，美国密歇根州 Upjohn 公司的A.Robert博士发现前列腺素可明显防止或减轻 NSAIDs 和应激等对胃黏膜的损伤，其效果呈剂量依赖性。从而提出细胞保护的概念。1996 年，加拿大的 Wallace 教授较全面阐述胃黏膜屏障，根据解剖和功能将胃黏膜的防御修复分为 5 个层次——黏液-HCO_3^- 屏障、单层柱状上皮屏障、胃黏膜血流量、免疫细胞-炎症反应和修复重建因子作用等。至关重要的上皮屏障主要包括胃上皮细胞顶膜能抵御高浓度酸、胃上皮细胞之间紧密连接、胃上皮抗原呈递，免疫探及并限制潜在有害物质，并且它们大约每 72 小时完全更新一次。这说明它起着关键作用。

近年来，有关前列腺素和胃黏膜血流量等成为胃黏膜保护领域的研究热点。这与 NSAIDs 药物的广泛应用带来的不良反应日益引起学者的重视有关。美国加州大学戴维斯分校的 Tarnawski教授的研究显示，前列腺素保护胃黏膜抵抗致溃疡及致坏死因素损害的机制不仅是抑制胃酸分泌。当然表皮生长因子（EGF）、成纤维生长因子（bFGF）和血管内皮生长因子（VEGF）及热休克蛋白等都是重要的黏膜保护因子，在抵御黏膜损害中起重要作用。

然而，当机体遇到有害因素强烈攻击时，仅依靠自身的防御修复能力是不够的，强化黏膜防卫能力，促进黏膜的修复是治疗胃黏膜损伤的重要环节之一。具有保护和增强胃黏膜防御功能或者防止胃黏膜屏障受到损害的一类药物统称为胃黏膜保护药。包括铝碳酸镁、硫糖铝、胶体铋剂、地诺前列酮、替普瑞酮、吉法酯、谷氨酰胺类、瑞巴派特等药物。另外，吉法酯能增加胃黏膜更新，提高细胞再生能力，增强胃黏膜对胃酸的抵抗能力，达到保护胃黏膜作用。

3.抑制胆汁反流

促动力药如多潘立酮可防止或减少胆汁反流；胃黏膜保护药，特别是有结合胆酸作用的铝碳酸镁制剂，可增强胃黏膜屏障、结合胆酸，从而减轻或消除胆汁反流所致的胃黏膜损害。考来烯胺可络合反流至胃内的胆盐，防止胆汁酸破坏胃黏膜屏障，方法为每次 3～4 g，每天 3～4 次。

（三）对症处理

消化不良症状的治疗由于临床症状与慢性非萎缩性胃炎之间并不存在明确关系，因此症状治疗事实上属于功能性消化不良的经验性治疗。慢性胃炎伴胆汁反流者可应用促动力药（如多潘立酮）和/或有结合胆酸作用的胃黏膜保护药（如铝碳酸镁制剂）。

（1）有胃黏膜糜烂和/或以反酸、上腹痛等症状为主者，可根据病情或症状严重程度选用抗酸药、H_2 受体拮抗药或质子泵抑制剂（PPI）。

（2）促动力药如多潘立酮、马来酸曲美布汀、莫沙必利、盐酸伊托必利主要用于上腹饱胀、恶心或呕吐等为主要症状者。

（3）胃黏膜保护药如硫糖铝、瑞巴派特、替普瑞酮、吉法酯、依卡倍特适用于有胆汁反流、胃黏膜损害和/或症状明显者。

（4）抗抑郁药或抗焦虑治疗：可用于有明显精神因素的慢性胃炎伴消化不良症状患者，同时应予耐心解释或心理治疗。

（5）助消化治疗：对于伴有腹胀、食欲缺乏等消化不良症状而无明显上述胃灼热、反酸、上腹饥饿痛症状者，可选含有胃酶、胰酶和肠酶等复合酶制剂治疗。

（6）其他对症治疗：包括解痉止痛、止吐、改善贫血等。

(7)对于贫血,若为缺铁,应补充铁剂。大细胞贫血者根据维生素 B_{12} 或叶酸缺乏分别给予补充。

(杨　涛)

第五节　消化性溃疡

消化性溃疡主要指发生在胃和十二指肠的慢性溃疡,即胃溃疡(GU)和十二指肠溃疡(DU),因溃疡形成与胃酸/胃蛋白酶的消化作用有关而得名。溃疡的黏膜缺损超过黏膜肌层,不同于糜烂。

一、流行病学

消化性溃疡是全球性常见病。西方国家资料显示,自 20 世纪 50 年代以后,消化性溃疡发病率呈下降趋势。我国临床统计资料提示,消化性溃疡患病率在近十多年来亦开始呈下降趋势。本病可发生于任何年龄,但中年最为常见,DU 多见于青壮年,而 GU 多见于中老年,后者发病高峰比前者约迟 10 年。男性患病比女性较多。临床上,DU 比 GU 为多见,两者之比为(2~3):1,但有地区差异,在胃癌高发区 GU 所占的比例有所增加。

二、病因和发病机制

在正常生理情况下,胃十二指肠黏膜经常接触有强侵蚀力的胃酸和在酸性环境下被激活、能水解蛋白质的胃蛋白酶。此外,还经常受摄入的各种有害物质的侵袭,但却能抵御这些侵袭因素的损害,维持黏膜的完整性,这是因为胃十二指肠黏膜具有一系列防御和修复机制。目前认为,胃十二指肠黏膜的这一完善而有效的防御和修复机制,足以抵抗胃酸/胃蛋白酶的侵蚀。一般而言,只有当某些因素损害了这一机制才可能发生胃酸/胃蛋白酶侵蚀黏膜而导致溃疡形成。近年的研究已经明确,幽门螺杆菌和非甾体抗炎药是损害胃十二指肠黏膜屏障从而导致消化性溃疡发病的最常见病因。少见的特殊情况,当过度胃酸分泌远远超过黏膜的防御和修复作用也可能导致消化性溃疡发生。现将这些病因及其导致溃疡发生的机制分述如下。

(一)幽门螺杆菌

确认幽门螺杆菌为消化性溃疡的重要病因主要基于两方面的证据:①消化性溃疡患者的幽门螺杆菌检出率显著高于对照组的普通人群,在 DU 的检出率约为 90%、GU 为 70%~80%(幽门螺杆菌阴性的消化性溃疡患者往往能找到 NSAIDs 服用史等其他原因);②大量临床研究肯定,成功根除幽门螺杆菌后溃疡复发率明显下降,用常规抑酸治疗后愈合的溃疡年复发率为50%~70%,而根除幽门螺杆菌可使溃疡复发率降至 5% 以下,这就表明去除病因后消化性溃疡可获治愈。至于何以在感染幽门螺杆菌的人群中仅有少部分人(约 15%)发生消化性溃疡,一般认为,这是幽门螺杆菌、宿主和环境因素三者相互作用的不同结果。

幽门螺杆菌感染导致消化性溃疡发病的确切机制尚未阐明。目前比较普遍接受的一种假说试图将幽门螺杆菌、宿主和环境 3 个因素在 DU 发病中的作用统一起来。该假说认为,胆酸对幽门螺杆菌生长具有强烈的抑制作用,因此正常情况下幽门螺杆菌无法在十二指肠生存,十二指肠球部酸负荷增加是 DU 发病的重要环节,因为酸可使结合胆酸沉淀,从而有利于幽门螺杆菌在十二指肠球部生长。幽门螺杆菌只能在胃上皮组织定植,因此在十二指肠球部存活的幽门螺杆菌只有当十二指肠球部发生胃上皮化生才能定植下来,而据认为十二指肠球部的胃上皮化生是十二指肠对酸负荷的一种代偿反应。十二指肠球部酸负荷增加的原因,一方面与幽门螺杆菌感染引起慢性胃窦炎有关,幽门螺杆菌感染直接或间接作用于胃窦 D、G 细胞,削弱了胃酸分泌的负反馈调节,从而导致餐后胃酸分泌增加;另一方面,吸烟、应激和遗传等因素均与胃酸分泌增加有关。定植在十二指肠球部的幽门螺杆菌引起十二指肠炎症,炎症削弱了十二指肠黏膜的防御和修复功能,在胃酸/胃蛋白酶的侵蚀下最终导致 DU 发生。十二指肠炎症同时导致十二指肠黏膜分泌碳酸氢盐减少,间接增加十二指肠的酸负荷,进一步促进 DU 的发生和发展过程。

对幽门螺杆菌引起 GU 的发病机制研究较少,一般认为是幽门螺杆菌感染引起的胃黏膜炎症削弱了胃黏膜的屏障功能,胃溃疡好发于非泌酸区与泌酸区交界处的非泌酸区侧,反映了胃酸对屏障受损的胃黏膜的侵蚀作用。

（二）非甾体抗炎药（NSAIDs）

NSAIDs 是引起消化性溃疡的另一个常见病因。大量研究资料显示,服用 NSAIDs 患者发生消化性溃疡及其并发症的危险性显著高于普通人群。临床研究报道,在长期服用 NSAIDs 患者中 $10\%\sim25\%$ 可发现胃或十二指肠溃疡,有 $1\%\sim4\%$ 的患者发生出血、穿孔等溃疡并发症。NSAIDs 引起的溃疡以 GU 较 DU 多见。溃疡形成及其并发症发生的危险性除与服用 NSAIDs 种类、剂量、疗程有关外,尚与高龄、同时服用抗凝血药、糖皮质激素等因素有关。

NSAIDs 通过削弱黏膜的防御和修复功能而导致消化性溃疡发病,损害作用包括局部作用和系统作用两方面,系统作用是主要致溃疡机制,主要是通过抑制环加氧酶（COX）而起作用。COX 是花生四烯酸合成前列腺素的关键限速酶,COX 有两种异构体,即结构型 COX-1 和诱生型 COX-2。COX-1 在组织细胞中恒量表达,催化生理性前列腺素合成而参与机体生理功能调节;COX-2 主要在病理情况下由炎症刺激诱导产生,促进炎症部位前列腺素的合成。传统的 NSAIDs 如阿司匹林、吲哚美辛等旨在抑制COX-2而减轻炎症反应,但特异性差,同时抑制了COX-1,导致胃肠黏膜生理性前列腺素 E 合成不足。后者通过增加黏液和碳酸氢盐分泌、促进黏膜血流增加、细胞保护等作用在维持黏膜防御和修复功能中起重要作用。

NSAIDs 和幽门螺杆菌是引起消化性溃疡发病的两个独立因素,至于两者是否有协同作用则尚无定论。

（三）胃酸/胃蛋白酶

消化性溃疡的最终形成是由于胃酸/胃蛋白酶对黏膜自身消化所致。因胃蛋白酶活性是 pH 依赖性的,在 pH>4 时便失去活性,因此,在探讨消化性溃疡发病机制和治疗措施时主要考虑胃酸。无酸情况下罕有溃疡发生及抑制胃酸分泌药物能促进溃疡愈合的事实均确证胃酸在溃疡形成过程中的决定性作用,是溃疡形成的直接原因。胃酸的这一损害作用一般只有在正常黏膜防御和修复功能遭受破坏时才能发生。

DU 患者中约有 1/3 存在五肽胃泌素刺激的最大酸排量（MAO）增高,其余患者 MAO 多在正常高值,DU 患者胃酸分泌增高的可能因素及其在 DU 发病中的间接及直接作用已如前述。GU 患者基础酸排量（BAO）及 MAO 多属正常或偏低。对此,可能解释为 GU 患者多伴多灶萎缩性胃炎,因而胃体壁细胞泌酸功能已受影响,而 DU 患者多为慢性胃窦炎,胃体黏膜未受损或受损轻微因而仍能保持旺盛的泌酸能力。少见的特殊情况如胃泌素瘤患者,极度增加的胃酸分泌的攻击作用远远超过黏膜的防御作用,而成为溃疡形成的起始因素。近年来,非幽门螺杆菌、非 NSAIDs(也非胃泌素瘤)相关的消化性溃疡报道有所增加,这类患者病因未明,是否与高酸分泌有关尚有待研究。

（四）其他因素

下列因素与消化性溃疡发病有不同程度的关系。

1.吸烟

吸烟者消化性溃疡发生率比不吸烟者高,吸烟影响溃疡愈合和促进溃疡复发。吸烟影响溃疡形成和愈合的确切机制未明,可能与吸烟增加胃酸分泌、减少十二指肠及胰腺碳酸氢盐分泌、影响胃十二指肠协调运动、黏膜损害性氧自由基增加等因素有关。

2.遗传

遗传因素曾一度被认为是消化性溃疡发病的重要因素,但随着幽门螺杆菌在消化性溃疡发病中的重要作用得到认识,遗传因素的重要性受到挑战。例如,消化性溃疡的家族史可能是幽门螺杆菌感染的"家庭聚集"现象;O 型血胃上皮细胞表面表达更多黏附受体而有利于幽门螺杆菌定植。因此,遗传因素的作用尚有待进一步研究。

3.情绪应激

急性应激可引起应激性溃疡已是共识。但在慢性溃疡患者,情绪应激和心理障碍的致病作用却无定论。临床观察发现长期精神紧张、过劳,确实易使溃疡发作或加重,但这多在慢性溃疡已经存在时发生,因此情绪应激可能主要起诱因作用,可能通过神经内分泌途径影响胃十二指肠分泌、运动和黏膜血流的调节。

4.胃十二指肠运动异常

研究发现部分 DU 患者胃排空增快,这可使十二指肠球部酸负荷增大;部分 GU 患者有胃排空延迟,这可增加十二指肠液反流入胃,加重胃黏膜屏障损害。但目前认为,胃肠运动障碍不大可能是原发病因,但可加重幽门螺杆菌或 NSAIDs 对黏膜的损害。

概言之,消化性溃疡是一种多因素疾病,其中幽门螺杆菌感染和服用 NSAIDs 是已知的主要病因,溃疡发生是黏膜侵袭因素和防御因素失平衡的结果,胃酸在溃疡形成中起关键作用。

三、病理

DU 发生在球部,前壁比较常见;GU 多在胃角和胃窦小弯。组织学上,GU 大多发生在幽门腺区(胃窦)与泌酸腺区(胃体)交界处的幽门腺区一侧。幽门腺区黏膜可随年龄增长而扩大[假幽门腺化生和/或肠化生],使其与泌酸腺区之交界线上移,故老年患者 GU 的部位多较高。溃疡一般为单个,也可多个,呈圆形或椭圆形。DU 直径多＜10 mm,GU 要比 DU 稍大。亦可见到直径＞2 cm 的巨大溃疡。溃疡边缘光整、底部洁净,由肉芽组织构成,上面覆盖有灰白色或灰黄色纤维渗出物。活动性溃疡周围黏膜常有炎症水肿。溃疡浅者累及黏膜肌层,深者达肌层甚至浆膜层,溃破血管时引起出血,穿破浆膜层时引起穿孔。溃疡愈合时周围黏膜炎症、水肿消退,边缘上皮细胞增生覆盖溃疡面,其下的肉芽组织纤维转化,变为瘢痕,瘢痕收缩使周围黏膜皱襞向其集中。

四、临床表现

上腹痛是消化性溃疡的主要症状,但部分患者可无症状或症状较轻以致不为患者所注意,而以出血、穿孔等并发症为首发症状。典型的消化性溃疡有如下临床特点：①慢性过程，病史可达数年至数十年；②周期性发作，发作与自发缓解相交替，发作期可为数周或数月，缓解期亦长短不一，短者数周、长者数年；发作常有季节性，多在秋冬或冬春之交发病，可因精神情绪不良或过劳而诱发；③发作时上腹痛呈节律性，表现为空腹痛即餐后 2～4 小时或/及午夜痛，腹痛多为进食或服用抗酸药所缓解，典型节律性表现在 DU 多见。

（一）症状

上腹痛为主要症状，性质多为灼痛，亦可为钝痛、胀痛、剧痛或饥饿样不适感。多位于中上腹，可偏右或偏左。一般为轻至中度持续性痛。疼痛常有典型的节律性如上述。腹痛多在进食或服用抗酸药后缓解。

部分患者无上述典型表现的疼痛，而仅表现为无规律性的上腹隐痛或不适。具或不具典型疼痛者均可伴有反酸、嗳气、上腹胀等症状。

（二）体征

溃疡活动时上腹部可有局限性轻压痛，缓解期无明显体征。

五、特殊类型的消化性溃疡

（一）复合溃疡

复合溃疡指胃和十二指肠同时发生的溃疡。DU 往往先于 GU 出现。幽门梗阻发生率较高。

（二）幽门管溃疡

幽门管位于胃远端，与十二指肠交界，长约 2 cm。幽门管溃疡与 DU 相似，胃酸分泌一般较高。幽门管溃疡上腹痛的节律性不明显，对药物治疗反应较差，呕吐较多见，较易发生幽门梗阻、出血和穿孔等并发症。

（三）球后溃疡

DU 大多发生在十二指肠球部，发生在球部远段十二指肠的溃疡称球后溃疡。多发生在十二指肠乳头的近端。具 DU 的临床特点，但午夜痛及背部放射痛多见，对药物治疗反应较差，较易并发出血。

（四）巨大溃疡

巨大溃疡指直径＞2 cm 的溃疡。对药物治疗反应较差、愈合时间较慢，易发生慢性穿透或穿孔。胃的巨大溃疡注意与恶性溃疡鉴别。

（五）老年人消化性溃疡

近年，老年人发生消化性溃疡的报道增多。临床表现多不典型，GU 多位于胃体上部甚至胃底部，溃疡常较大，易误诊为胃癌。

（六）无症状性溃疡

约 15% 消化性溃疡患者可无症状，而以出血、穿孔等并发症为首发症状。可见于任何年龄，以老年人较多见；NSAIDs 引起的溃疡近半数无症状。

六、实验室和其他检查

（一）胃镜检查

胃镜检查是确诊消化性溃疡首选的检查方法。胃镜检查不仅可对胃十二指肠黏膜直接观察、摄像,还可在直视下取活组织作病理学检查及幽门螺杆菌检测,因此胃镜检查对消化性溃疡的诊断及胃良、恶性溃疡鉴别诊断的准确性高于 X 线钡餐检查。例如,在溃疡较小或较浅时钡餐检查有可能漏诊;钡餐检查发现十二指肠球部畸形可有多种解释;活动性上消化道出血是钡餐检查的禁忌证;胃的良、恶性溃疡鉴别必须由活组织检查来确定。

内镜下消化性溃疡多呈圆形或椭圆形,也有呈线形,边缘光整,底部覆有灰黄色或灰白色渗出物,周围黏膜可有充血、水肿,可见皱襞向溃疡集中。内镜下溃疡可分为活动期(A)、愈合期(H)和瘢痕期(S)3 个病期,其中每个病期又可分为 1 和 2 两个阶段。

（二）X 线钡餐检查

X 线钡餐检查适用于对胃镜检查有禁忌或不愿接受胃镜检查者。溃疡的 X 线征象有直接和间接两种:龛影是直接征象,对溃疡有确诊价值;局部压痛、十二指肠球部激惹和球部畸形、胃大弯侧痉挛性切迹均为间接征象,仅提示可能有溃疡。

（三）幽门螺杆菌检测

幽门螺杆菌检测应列为消化性溃疡诊断的常规检查项目,因为有无幽门螺杆菌感染决定治疗方案的选择。检测方法分为侵入性和非侵入性两大类。前者需通过胃镜检查取胃黏膜活组织进行检测,主要包括快呋塞米素酶试验、组织学检查和幽门螺杆菌培养;后者主要有 ^{13}C 或 ^{14}C 尿素呼气试验、粪便幽门螺杆菌抗原检测及血清学检查(定性检测血清抗幽门螺杆菌 IgG 抗体)。

快呋塞米素酶试验是侵入性检查的首选方法,操作简便、费用低。组织学检查可直接观察幽门螺杆菌,与快呋塞米素酶试验结合,可提高诊断准确率。幽门螺杆菌培养技术要求高,主要用于科研。^{13}C 或 ^{14}C 尿素呼气试验检测幽门螺杆菌敏感性及特异性高而无须胃镜检查,可作为根除治疗后复查的首选方法。

应注意,近期应用抗生素、质子泵抑制剂、铋剂等药物,因有暂时抑制幽门螺杆菌作用,会使上述检查(血清学检查除外)呈假阴性。

（四）胃液分析和血清胃泌素测定

胃液分析和血清胃泌素测定一般仅在疑有胃泌素瘤时做鉴别诊断之用。

七、诊断和鉴别诊断

慢性病程、周期性发作的节律性上腹疼痛,且上腹痛可为进食或抗酸药所缓解的临床表现是诊断消化性溃疡的重要临床线索。但应注意,一方面有典型溃疡样上腹痛症状者不一定是消化性溃疡,另一方面部分消化性溃疡患者症状可不典型甚至无症状。因此,单纯依靠病史难以做出可靠诊断。确诊有赖胃镜检查。X 线钡餐检查发现龛影亦有确诊价值。

鉴别诊断本病主要临床表现为慢性上腹痛,当仅有病史和体检资料时,需与其他有上腹痛症状的疾病如肝、胆、胰、肠疾病和胃的其他疾病相鉴别。功能性消化不良临床常见且临床表现与消化性溃疡相似,应注意鉴别。如做胃镜检查,可确定有无胃十二指肠溃疡存在。

胃镜检查如见胃十二指肠溃疡,应注意与引起胃十二指肠溃疡的少见特殊病因或以溃疡为主要表现的胃十二指肠肿瘤鉴别。其中,与胃癌、胃泌素瘤的鉴别要点如下。

（一）胃癌

内镜或 X 线检查见到胃的溃疡,必须进行良性溃疡(胃溃疡)与恶性溃疡(胃癌)的鉴别。Ⅲ型(溃疡型)早期胃癌单凭内镜所见与良性溃疡鉴别有困难,放大内镜和染色内镜对鉴别有帮助,但最终必须依靠直视下取活组织检查鉴别。恶性溃疡的内镜特点:①溃疡形状不规则,一般较大；②底凹凸不平、苔污秽；③边缘呈结节状隆起；④周围皱襞中断；⑤胃壁僵硬、蠕动减弱（X线钡餐检查亦可见上述相应的X线征）。活组织检查可以确诊，但必须强调，对于怀疑胃癌而一次活检阴性者，必须在短期内复查胃镜进行再次活检；即使内镜下诊断为良性溃疡且活检阴性，仍有漏诊胃癌的可能，因此对初诊为胃溃疡者，必须在完成正规治疗的疗程后进行胃镜复查，胃镜复查溃疡缩小或愈合不是鉴别良、恶性溃疡的最终依据，必须重复活检加以证实。

（二）胃泌素瘤

胃泌素瘤亦称 Zollinger-Ellison 综合征，是胰腺非β细胞瘤分泌大量胃泌素所致。肿瘤往往很小（直径＜1 cm），生长缓慢，半数为恶性。大量胃泌素可刺激壁细胞增生，分泌大量胃酸，使上消化道经常处于高酸环境，导致胃十二指肠球部和不典型部位（十二指肠降段、横段，甚或空肠近端）发生多发性溃疡。胃泌素瘤与普通消化性溃疡的鉴别要点是该病溃疡发生于不典型部位，具难治性特点，有过高胃酸分泌（BAO 和 MAO 均明显升高，且 BAO/MAO＞60％）及高空腹血清胃泌素（＞200 pg/mL，常＞500 pg/mL）。

八、并发症

（一）出血

溃疡侵蚀周围血管可引起出血。出血是消化性溃疡最常见的并发症，也是上消化道大出血最常见的病因（约占所有病因的50％）。

（二）穿孔

溃疡病灶向深部发展穿透浆膜层则并发穿孔。溃疡穿孔临床上可分为急性、亚急性和慢性3种类型，以第一种常见。急性穿孔的溃疡常位于十二指肠前壁或胃前壁，发生穿孔后胃肠的内容物漏入腹腔而引起急性腹膜炎。十二指肠或胃后壁的溃疡深至浆膜层时已与邻近的组织或器官发生粘连，穿孔时胃肠内容物不流入腹腔，称为慢性穿孔，又称为穿透性溃疡。这种穿透性溃疡改变了腹痛规律，变得顽固而持续，疼痛常放射至背部。邻近后壁的穿孔或游离穿孔较小，只引起局限性腹膜炎时称亚急性穿孔，症状较急性穿孔轻而体征较局限，且易漏诊。

（三）幽门梗阻

幽门梗阻主要是由 DU 或幽门管溃疡引起。溃疡急性发作时可因炎症水肿和幽门部痉挛而引起暂时性梗阻，可随炎症的好转而缓解；慢性梗阻主要由于瘢痕收缩而呈持久性。幽门梗阻临床表现为餐后上腹饱胀、上腹疼痛加重，伴有恶心、呕吐，大量呕吐后症状可以改善，呕吐物含发酵酸性宿食。严重呕吐可致失水和低氯低钾性碱中毒。可发生营养不良和体重减轻。体检可见胃型和胃蠕动波，清晨空腹时检查胃内有振水声。进一步做胃镜或X线钡剂检查可确诊。

（四）癌变

少数 GU 可发生癌变，DU 则否。GU 癌变发生于溃疡边缘，据报道癌变率在1％左右。长期慢性GU病史、年龄在45岁以上、溃疡顽固不愈者应提高警惕。对可疑癌变者，在胃镜下取多点活检做病理检查；在积极治疗后复查胃镜，直到溃疡完全愈合；必要时定期随访复查。

九、治疗

治疗的目的是消除病因、缓解症状、愈合溃疡、防止复发和防治并发症。针对病因的治疗如根除幽门螺杆菌，有可能彻底治愈溃疡病，是近年消化性溃疡治疗的一大进展。

（一）一般治疗

生活要有规律，避免过度劳累和精神紧张。注意饮食规律，戒烟、酒。服用 NSAIDs 者尽可能停用，即使未用亦要告诫患者今后慎用。

（二）治疗消化性溃疡的药物及其应用

治疗消化性溃疡的药物可分为抑制胃酸分泌的药物和保护胃黏膜的药物两大类，主要起缓解症状和促进溃疡愈合的作用，常与根除幽门螺杆菌治疗配合使用。现就这些药物的作用机制及临床应用分别简述如下。

1.抑制胃酸药物

溃疡的愈合与抑酸治疗的强度和时间成正比。抗酸药具中和胃酸作用，可迅速缓解疼痛症状，但一般剂量难以促进溃疡愈合，故目前多作为加强止痛的辅助治疗。H_2 受体阻滞剂（H_2RA）可抑制基础及刺激的胃酸分泌，以前一作用为主，而后一作用不如 PPI 充分。使用推荐剂量各种 H_2RA 溃疡愈合率相近，不良反应发生率均低。西咪替丁可通过血-脑屏障，偶有精神异常不良反应；与雄激素受体结合而影响性功能；经肝细胞色素 P450 代谢而延长华法林、苯妥英钠、茶碱等药物的肝内代谢。雷尼替丁、法莫替丁和尼扎替丁上述不良反应较少。已证明 H_2RA 全天剂量于睡前顿服的疗效与 1 天 2 次分服相仿。由于该类药物价格较 PPI 便宜，临床上特别适用于根除幽门螺杆菌疗程完成后的后续治疗及某些情况下预防溃疡复发的长程维持治疗。质子泵抑制剂（PPI）作用于壁细胞胃酸分泌终末步骤中的关键酶 H^+/K^+-ATP酶，使其不可逆失活，因此抑酸作用比 H_2RA 更强且作用持久。与 H_2RA 相比，PPI 促进溃疡愈合的速度较快、溃疡愈合率较高，因此特别适用于难治性溃疡或 NSAIDs 溃疡患者不能停用 NSAIDs 时的治疗。对根除幽门螺杆菌治疗，PPI 与抗生素的协同作用较 H_2RA 好，因此是根除幽门螺杆菌治疗方案中最常用的基础药物。使用推荐剂量的各种 PPI，对消化性溃疡的疗效相仿，不良反应均少。

2.保护胃黏膜药物

硫糖铝和胶体铋目前已少用作治疗消化性溃疡的一线药物。枸橼酸铋钾（胶体次枸橼酸铋）因兼有较强抑制幽门螺杆菌作用，可作为根除幽门螺杆菌联合治疗方案的组分，但要注意此药不能长期服用，因会过量蓄积而引起神经毒性。米索前列醇具有抑制胃酸分泌、增加胃十二指肠黏膜的黏液及碳酸氢盐分泌和增加黏膜血流等作用，主要用于 NSAIDs 溃疡的预防，腹泻是常见不良反应，因会引起子宫收缩，故孕妇忌服。

（三）根除幽门螺杆菌治疗

对幽门螺杆菌感染引起的消化性溃疡，根除幽门螺杆菌不但可促进溃疡愈合，而且可预防溃疡复发，从而彻底治愈溃疡。因此，凡有幽门螺杆菌感染的消化性溃疡，无论初发或复发、活动或静止、有无并发症，均应予以根除幽门螺杆菌治疗。

1.根除幽门螺杆菌的治疗方案

已证明在体内具有杀灭幽门螺杆菌作用的抗生素有克拉霉素、阿莫西林、甲硝唑（或替硝唑）、四环素、呋喃唑酮、某些喹诺酮类如左氧氟沙星等。PPI 及胶体铋体内能抑制幽门螺杆菌，与上述抗生素有协同杀菌作用。目前尚无单一药物可有效根除幽门螺杆菌，因此必须联合用药。应选择幽门螺杆菌根除率高的治疗方案力求一次根除成功。研究证明以 PPI 或胶体铋为基础加上两种抗生素的三联治疗方案有较高根除率。这些方案中，以 PPI 为基础的方案所含 PPI 能通过抑制胃酸分泌提高口服抗生素的抗菌活性从而提高根除率，再者 PPI 本身具有快速缓解症状和促进溃疡愈合作用,因此是临床中最常用的方案。而其中,又以 PPI 加克拉霉素再加阿莫西林或甲硝唑的方案根除率最高。幽门螺杆菌根除失败的主要原因是患者的服药依从性问题和幽门螺杆菌对治疗方案中抗生素的耐药性。因此,在选择治疗方案时要了解所在地区的耐药情况,近年世界不少国家和我国一些地区幽门螺杆菌对甲硝唑和克拉霉素的耐药率在增加,应引起注意。呋喃唑酮(200 mg/d,分 2 次)耐药性少见、价廉,国内报道用呋喃唑酮代替克拉霉素或甲硝唑的三联疗法亦可取得较高的根除率,但要注意呋喃唑酮引起的周围神经炎和溶血性贫血等不良反应。治疗失败后地再治疗比较困难,可换用另外两种抗生素(阿莫西林原发和继发耐药均极少见,可以不换)如 PPI 加左氧氟沙星(500 mg/d,每天1 次)和阿莫西林,或采用 PPI 和胶体铋合用再加四环素(1 500 mg/d,每天 2 次)和甲硝唑的四联疗法。

2.根除幽门螺杆菌治疗结束后的抗溃疡治疗

在根除幽门螺杆菌疗程结束后,继续给予一个常规疗程的抗溃疡治疗(如 DU 患者予 PPI 常规剂量、每天 1 次、总疗程 2～4 周,或 H_2RA 常规剂量、疗程 4～6 周;GU 患者 PPI 常规剂量、每天1 次、总疗程4～6周,或 H_2RA 常规剂量、疗程 6～8 周)是最理想的。这在有并发症或溃疡面积大的患者尤为必要,但对无并发症且根除治疗结束时症状已得到完全缓解者,也可考虑停药以节省药物费用。

3.根除幽门螺杆菌治疗后复查

治疗后应常规复查幽门螺杆菌是否已被根除,复查应在根除幽门螺杆菌治疗结束至少 4 周后进行,且在检查前停用 PPI 或铋剂 2 周,否则会出现假阴性。可采用非侵入性的^{13}C或^{14}C尿素呼气试验,也可通过胃镜在检查溃疡是否愈合的同时取活检做尿素酶及(或)组织学检查。对未排除胃恶性溃疡或有并发症的消化性溃疡应常规进行胃镜复查。

(四)NSAIDs 溃疡的治疗、复发预防及初始预防

对服用 NSAIDs 后出现的溃疡,如情况允许应立即停用 NSAIDs,如病情不允许可换用对黏膜损伤少的 NSAIDs 如特异性 COX-2 抑制剂(如塞来昔布)。对停用 NSAIDs 者,可予常规剂量常规疗程的 H_2RA 或 PPI 治疗;对不能停用 NSAIDs 者,应选用 PPI 治疗(H_2RA 疗效差)。因幽门螺杆菌和 NSAIDs 是引起溃疡的两个独立因素,因此应同时检测幽门螺杆菌,如有幽门螺杆菌感染应同时根除幽门螺杆菌。溃疡愈合后,如不能停用 NSAIDs,无论幽门螺杆菌阳性还是阴性都必须继续 PPI 或米索前列醇长程维持治疗以预防溃疡复发。对初始使用 NSAIDs 的患者是否应常规给药预防溃疡的发生仍有争论。已明确的是,对于发生 NSAIDs 溃疡并发症的高危患者,如既往有溃疡病史、高龄、同时应用抗凝血药(包括低剂量的阿司匹林)或糖皮质激素者,应常规予抗溃疡药物预防,目前认为 PPI 或米索前列醇预防效果较好。

(五)溃疡复发的预防

有效根除幽门螺杆菌及彻底停服 NSAIDs,可消除消化性溃疡的两大常见病因,因而能大大减少溃疡复发。对溃疡复发同时伴有幽门螺杆菌感染复发(再感染或复燃)者,可予根除幽门螺杆菌再治疗。下列情况则需用长程维持治疗来预防溃疡复发:①不能停用 NSAIDs 的溃疡患者,无论幽门螺杆菌阳性还是阴性(如前述);②幽门螺杆菌相关溃疡,幽门螺杆菌感染未能被根除;③幽门螺杆菌阴性的溃疡(非幽门螺杆菌、非 NSAIDs 溃疡);④幽门螺杆菌相关溃疡,幽门螺杆菌虽已被根除,但曾有严重并发症的高龄或有严重伴随病患者。长程维持治疗一般以 H_2RA 或 PPI 常规剂量的半量维持,而 NSAIDs 溃疡复发的预防多用 PPI 或米索前列醇,已如前述。

（六）外科手术指征

由于内科治疗的进展，目前外科手术主要限于少数有并发症者，包括：①大量出血经内科治疗无效；②急性穿孔；③瘢痕性幽门梗阻；④胃溃疡癌变；⑤严格内科治疗无效的顽固性溃疡。

十、预后

由于内科有效治疗的发展，预后远较过去为佳，病死率显著下降。死亡主要见于高龄患者，死亡的主要原因是并发症，特别是大出血和急性穿孔。

（杨　涛）

第六节　溃疡性结肠炎

一、病因和发病机制

（一）病因

溃疡性结肠炎的病因尚不十分明确，可能与基因因素、心理因素、自身免疫因素、感染因素等有关。

（二）发病机制

肠道菌群失调后，一些肠道有害菌或致病菌分泌的毒素、脂多糖等激活了肠黏膜免疫和肠道产酪酸菌减少，引起易感患者肠免疫功能紊乱造成的肠黏膜损伤。

二、临床表现

（一）临床症状

本病多发病缓慢，偶有急性发作者，病程多呈迁延发作与缓解期交替发作。

1.消化系统表现

腹泻、腹痛和便血为最常见症状。初期症状较轻，粪便表面有黏液，以后大便次数增多，粪中常混有脓血和黏液，可呈糊状软便。重者腹胀、食欲缺乏、恶心、呕吐，体检可发现左下腹压痛，可有腹肌紧张、反跳痛等。

2.全身表现

全身表现可有发热、贫血、消瘦和低蛋白血症、精神焦虑等。急性暴发型重症患者，出现发热，水、电解质失衡，维生素和蛋白质从肠道丢失，贫血，体重下降等。

3.肠外表现

肠外表现可有关节炎、结节性红斑、口腔黏膜复发性溃疡、巩膜外层炎、前葡萄膜炎等。这些肠外表现在结肠炎控制或结肠切除后可以缓解和恢复；强直性脊柱炎、原发性硬化性胆管炎及少见的淀粉样变性等可与溃疡性结肠炎共存，但与溃疡性结肠炎本身的病情变化无关。

（二）体征

轻型患者除左下腹有轻压痛外，无其他阳性体征。重症和暴发型患者，可有明显鼓肠、腹肌紧张、腹部压痛和反跳痛。有些患者可触及痉挛或肠壁增厚的乙状结肠和降结肠,肠鸣音亢进,肝脏可因脂肪浸润或并发慢性肝炎而肿大。直肠指检常有触痛,肛门括约肌常痉挛,但在急性中毒症状较重的患者可松弛,指套染血。

（三）并发症

并发症主要包括中毒性巨结肠、大出血、穿孔、癌变等。

三、诊断要点

（一）症状

有持续或反复发作的腹痛、腹泻,排黏液血便,伴里急后重,重者伴有恶心、呕吐等症状,病程多在4周以上。可有关节、皮肤、眼、口及肝胆等肠外表现。需再根据全身表现来综合判断。

（二）体征

轻型患者常有左下腹或全腹压痛伴肠鸣音亢进。重型和暴发型患者可有腹肌紧张、反跳痛,或可触及痉挛或肠壁增厚的乙状结肠和降结肠。直肠指检常有压痛。

（三）实验室检查

血常规示小细胞性贫血,中性粒细胞增高。血沉增快。血清蛋白降低,球蛋白升高。严重者可出现电解质紊乱,低血钾。大便外观有黏液脓血,镜下见红细胞、白细胞及脓细胞。

（四）放射学钡剂检查

急性期一般不宜做钡剂检查。特别注意的是重度溃疡性结肠炎在做钡灌肠时,有诱发肠扩张与穿孔的可能性。钡灌肠对本病的诊断和鉴别诊断有重要价值。尤其是对克罗恩病、结肠恶变有意义。临床静止期可做钡灌肠检查,以判断近端结肠病变,排除克罗恩病者宜再做全消化道钡餐检查。钡剂灌肠检查可见黏膜粗糙水肿、多发性细小充盈缺损、肠管短缩、袋囊变浅或消失呈铅管状等。

（五）内镜检查

临床上多数病变在直肠和乙状结肠,采用乙状结肠镜检查很有价值,对于慢性或疑为全结肠患者,宜行纤维结肠镜检查。内镜检查有确诊价值,通过直视下反复观察结肠的肉眼变化及组织学改变,既能了解炎症的性质和动态变化,又可早期发现恶变前病变,能在镜下准确地采集病变组织和分泌物以利排除特异肠道感染性疾病。检查可见病变,病变多从直肠开始呈连续性、弥漫性分布,黏膜血管纹理模糊、紊乱或消失、充血、水肿、质脆、出血、脓性分泌物附着,亦常见黏膜粗糙,呈细颗粒状等炎症表现。病变明显处可见弥漫性、多发性糜烂或溃疡。重者有多发性糜烂或溃疡,缓解期患者结肠袋囊变浅或消失,可有假息肉或桥形黏膜等。肠镜图片见图5-2、图5-3。

（六）黏膜活检和手术取标本

1.黏膜组织学检查

本病活动期和缓解期有不同表现。

（1）活动期表现:①固有膜内有弥漫性慢性炎性细胞、中性粒细胞、嗜酸性粒细胞浸润。②隐窝有急性炎性细胞浸润,尤其是上皮细胞间有中性粒细胞浸润及隐窝炎,甚至形成隐窝脓肿,脓肿可溃入固有膜。③隐窝上皮增生,杯状细胞减少。④可见黏膜表层糜烂、溃疡形成和肉芽组织增生。

（2）缓解期表现:①中性粒细胞消失,慢性炎性细胞减少。②隐窝大小、形态不规则,排列紊乱。③腺上皮与黏膜肌层间隙增宽。④潘氏细胞化生。

2.手术切除标本病理检查

手术切除标本病理检查可根据黏膜组织学特点进行。

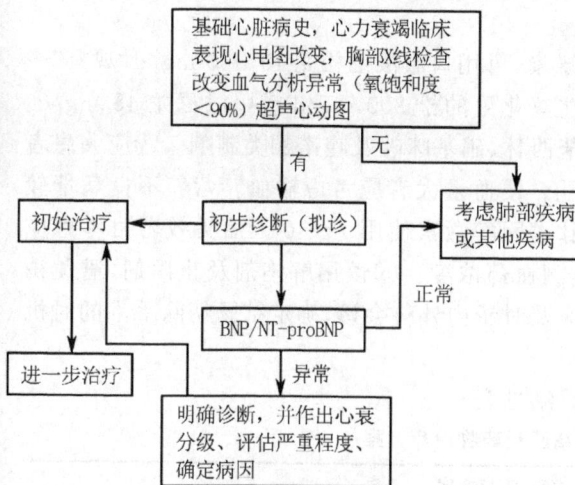

图 5-2　溃疡性结肠炎肠镜所见

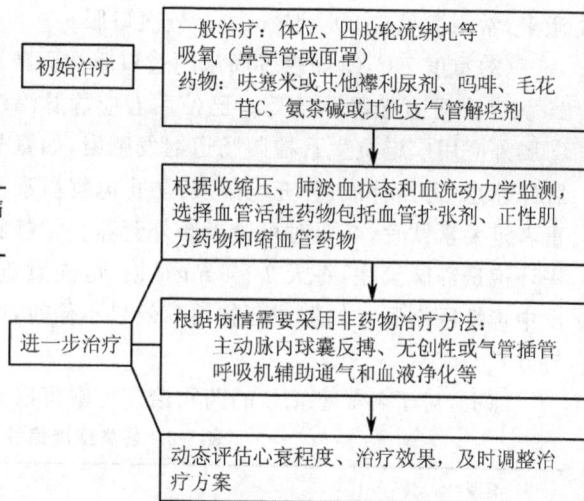

图 5-3　溃疡性结肠炎肠镜所见

（七）诊断方法

在排除细菌性痢疾、阿米巴痢疾、慢性血吸虫病、肠结核等感染性结肠炎及结肠 CD、缺血性结肠炎、放射性结肠炎等疾病基础上，具体诊断方法如下。

（1）具有临床表现、肠镜检查及放射学钡剂检查三者之一者可拟诊。

（2）如果加上黏膜活检或手术取标本做病理者可确诊。

（3）初发病例、临床表现和结肠镜改变均不典型者，暂不诊断为 UC，但需随访 3～6 个月，观察发作情况。

（4）结肠镜检查发现的轻度慢性直肠炎、乙状结肠炎不能与 UC 等同，应观察病情变化，认真寻找病因。

四、治疗原则

UC 的治疗应掌握好分级、分期、分段治疗的原则。分级指按疾病的严重程度，采用不同药物和不同治疗方法；分期指疾病分为活动期和缓解期，活动期以控制炎症及缓解症状为主要目标，缓解期应继续维持缓解，预防复发；分段治疗指确定病变范围以选择不同给药方法，远段结肠炎可采用局部治疗，广泛性结肠炎或有肠外症状者则以系统性治疗为主。溃疡性直肠炎治疗原则和方法与远段结肠炎相同，局部治疗更为重要，优于口服用药。

（一）一般治疗

休息，进柔软、易消化、富含营养的食物，补充多种维生素。贫血严重者可输血，腹泻严重者应补液，纠正电解质紊乱。

（二）药物治疗

1.活动期的治疗

（1）轻度 UC：可选用柳氮磺吡啶（SASP）制剂，每天 3～4 g，分次口服；或用相当剂量的 5-氨基水杨酸（5-ASA）制剂。病变分布于远端结肠者可酌用 SASP 栓剂 0.5～1.0 g，2 次/天。氢化可的松琥珀酸钠盐100～200 mg保留灌肠,每晚1次。亦可用中药保留灌肠治疗。

(2)中度UC:可用上述剂量水杨酸类制剂治疗,疗效不佳者,适当加量或改口服类固醇皮质激素,常用泼尼松 30～40 mg/d,分次口服。

(3)重度UC:①如患者尚未用过口服类固醇激素,可用口服泼尼松龙40～60 mg/d,观察7～10 天。亦可直接静脉给药。已使用者应静脉滴注氢化可的松 300 mg/d 或甲泼尼龙 48 mg/d。②肠外应用广谱抗生素控制肠道继发感染,如氨苄西林、硝基咪唑及喹诺酮类制剂。③应嘱患者卧床休息,适当补液、补充电解质,防止电解质紊乱。便血量大者应考虑输血。营养不良病情较重者进要素饮食,必要时可给予肠外营养。④静脉类固醇激素使用 7～10 天后无效者可考虑应用环孢素静脉滴注,每天 2～4 mg/kg。应注意监测血药浓度。⑤慎用解痉剂及止泻剂,避免诱发中毒性巨结肠。如上述药物治疗效果不佳时,应及时予内外科会诊,确定结肠切除手术的时机与方式。

综上,对于各类型 UC 的药物治疗方案可以总结见表5-2。

表 5-2　各类型溃疡性结肠炎药物治疗方案

类型	药物治疗方案
轻度 UC	柳氮磺吡啶片 1.0 g,口服,1 次/天或相当 5-美沙拉泰(5-ASA)
中度 UC	柳氮磺吡啶片 1.0 g,口服,1 次/天或相当 5-ASA 醋酸泼尼松片 10 mg,口服,2 次/天
重度 UC	甲泼尼龙 48 mg/d(或者氢化可的松 300 mg/d)静脉滴注广谱抗生素(喹诺酮或头孢类＋硝基咪唑类)

2.缓解期的治疗

症状缓解后,维持治疗的时间至少 1 年,一般认为类固醇类无维持治疗效果,在症状缓解后逐渐减量,应尽可能过渡到用 SASP 维持治疗。维持治疗剂量一般为口服每天 1.0～3.0 g,亦可用相当剂量的 5-氨基水杨酸类药物。6-巯基嘌呤(6-MP)或硫唑嘌呤等用于对上述药物不能维持或对类固醇激素依赖者。

3.手术治疗

大出血、穿孔、明确的或高度怀疑癌变者;重度 UC 伴中毒性巨结肠,静脉用药无效者;内科治疗症状顽固、体能下降、对类固醇类药物耐药或依赖者应考虑手术治疗。

(杨　涛)

第七节　功能性消化不良

一、概述

功能性消化不良(FD)为一组持续或反复发作的上腹部疼痛或不适的消化不良症状,包括上腹胀痛、餐后饱胀、嗳气、早饱、腹痛、厌食、恶心呕吐等,经生化、内镜和影像检查排除了器质性疾病的临床综合征,是临床上最常见的一种功能性胃肠病,几乎每个人一生中都有过消化不良症状,只是持续时间长短和对生活质量影响的程度不同而已。国内最新资料表明,采用罗马Ⅲ诊断标准对消化专科门诊连续就诊消化不良的患者进行问卷调查,发现符合罗马Ⅲ诊断标准者占就诊患者的 28.52%，占接受胃镜检查患者的 7.2%。FD 的病因及发病机制尚未完全阐明，可能是多种因素综合作用的结果。目前认为其发病机制与胃肠运动功能障碍、内脏高敏感性、胃酸分泌、幽门螺杆菌感染、精神心理因素等有关，而内脏运动及感觉异常可能起主导作用，是 FD 的主要病理生理学基础。

二、诊断

(一)临床表现

FD 的临床症状无特异性，主要有上消化道症状，包括上腹痛、腹胀、早饱、嗳气、恶心、呕吐、反酸、胃灼热、厌食等，以上症状多因人而异，常以其中某一种或一组症状为主，在病程中这些症状及其严重程度多发生改变。起病缓慢，病程长短不一，症状常呈持续或反复发作，也可相当一段时间无任何症状，可因饮食精神因素和应激等诱发，多数无明显诱因。腹胀为 FD 最常见的症状，多数患者发生于餐后或进餐加重腹胀程度，早饱、嗳气也较常见。上腹痛也是 FD 的常见症状，上腹痛无规律性，可表现为弥漫或烧灼样疼痛。少数可伴胃灼热反酸症状，但经内镜及 24 小时食管 pH 检测，不能诊断为胃食管反流病。恶心呕吐不常见，一般见于胃排空明显延迟的患者，呕吐多为干呕或呕出当餐胃内食物。有的还可伴有腹泻等下消化道症状。还有不少患者同时合并精神症状如焦虑、抑郁、失眠、注意力不集中等。

(二)诊断标准

依据 FD 罗马Ⅲ诊断标准，FD 患者临床表现个体差异大，罗马Ⅲ标准根据患者的主要症状特点及其与症状相关的病理生理学机制及症状的模式将 FD 分为两个亚型，即餐后不适综合征(PDS)和上腹痛综合征(EPS)，临床上两个亚型常有重叠，有时难以区分，但通过分型对不同亚型的病理生理机制的理解对选择治疗将有一定的帮助，在 FD 诊断中，还要注意 FD 与胃食管反流病和肠易激综合征等其他功能性胃肠病的重叠。

FD 的罗马Ⅲ诊断标准：①以下 1 项或多项。餐后饱胀，早饱感，上腹痛，上腹烧灼感。②无可以解释上述症状的结构性疾病的证据(包括胃镜检查)，诊断前症状出现至少 6 个月，且近 3 个月符合以上诊断标准。

PDS 诊断标准必须符合以下 1 项或 2 项：①正常进食后出现餐后饱胀不适，每周至少发生数次。②早饱阻碍正常进食，每周至少发生数次。诊断前症状出现至少 6 个月，近 3 个月症状符合以上标准。支持诊断标准是可能存在上腹胀气或餐后恶心或过度嗳气。可能同时存在 EPS。

EPS 诊断标准必须符合以下所有条件：①至少中等程度的上腹部疼痛或烧灼感，每周至少发生 1 次。②疼痛呈间断性。③疼痛非全腹性，不位于腹部其他部位或胸部。④排便或排气不能缓解症状。⑤不符合胆囊或 Oddi 括约肌功能障碍的诊断标准。诊断前症状出现至少 6 个月，近 3 个月症状符合以上标准。支持诊断标准是疼痛可以烧灼样，但无胸骨后痛。疼痛可由进餐诱发或缓解，但可能发生于禁食期间。可能同时存在 PDS。

三、鉴别诊断

鉴别诊断如图 5-4 所示。

四、治疗

FD 的治疗以对症治疗为主，目的是在于缓解或消除症状，改善患者的生活质量。

```
            ┌─────────────────────────┐
            │ 上腹胀痛、餐后饱胀、嗳气、早饱、 │
            │  腹痛、厌食、恶心呕吐等       │
            └─────────────────────────┘
```

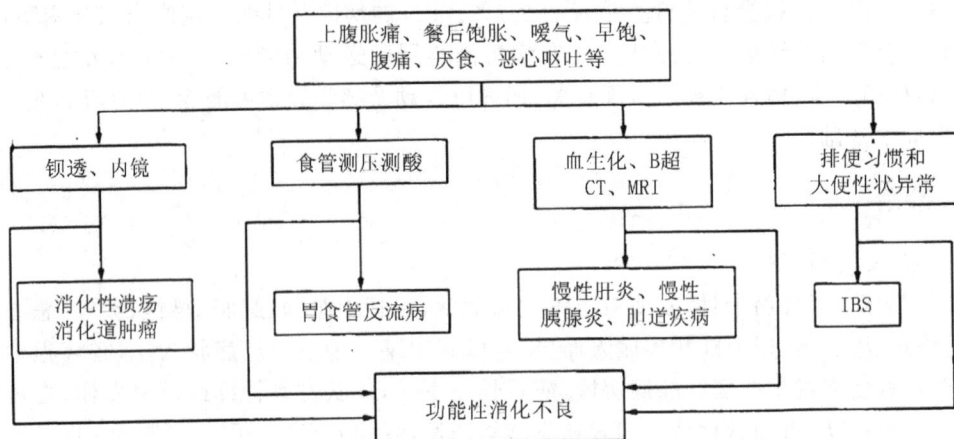

图 5-4　功能性消化不良鉴别诊断

2007 年指南对 FD 治疗提出规范化治疗意见,指出 FD 的治疗策略应是依据其可能存在的病理生理学异常进行整体调节,选择个体化的治疗方案。

经验治疗适用于 40 岁以下,无报警征象,无明显精神心理障碍的患者。与进餐相关的消化不良(即 PDS)者可首先用促动力药或合用抑酸药;与进餐无关的消化不良/酸相关性消化不良(即 EPS)者可选用抑酸药或合用促动力药。经验治疗时间一般为 2～4 周。无效者应行进一步检查,明确诊断后有针对性进行治疗。

（一）药物治疗

1.抗酸药

抗酸剂如氢氧化铝、铝碳酸镁等可减轻症状,但疗效不及抑酸药,铝碳酸镁除抗酸外,还能吸附胆汁,伴有胆汁反流患者可选用。

2.抑酸药

目前广泛应用于 FD 的治疗,适用于非进餐相关的消化不良中以上腹痛、烧灼感为主要症状者。常用抑酸药包括 H_2 受体阻滞剂(H_2RA)和质子泵抑制剂(PPI)两大类。H_2RA 常用药物有西咪替丁 400 mg,每天 2～3 次;雷尼替丁 150 mg,每天 2 次;法莫替丁 20 mg,每天 2 次,早、晚餐后服,或 40 mg 每晚睡前服;罗沙替丁 75 mg,每天 2 次;尼扎替丁 300 mg 睡前服。不同的 H_2 受体阻滞剂抑制胃酸的强度各不相同,西咪替丁最弱,雷尼替丁和罗沙替丁比西咪替丁强 5～10 倍,法莫替丁较雷尼替丁强 7.5 倍。这类药主要经肝脏代谢,肾脏排出,因此肝肾功能损害者应减量,75 岁以上老人服用药物剂量应减少。PPI 常用药物有奥美拉唑 20 mg,每天 2 次;兰索拉唑 30 mg,每天 1 次;雷贝拉唑 10 mg,每天 1 次;泮托拉唑 40 mg,每天 1 次;埃索美拉唑 20 mg,每天 1 次。

3.促动力药

促动力药可明显改善与进餐相关的上腹症状,如上腹饱胀、早饱等。常用的促动力剂包括多巴胺受体阻滞剂、5-HT_4 受体激动药及多离子通道调节剂等。多巴胺受体阻滞剂常用药物有甲氧氯普胺 5～10 mg,每天 3 次,饭前半小时服;多潘立酮 10 mg,每天 3 次,饭前半小时服;伊托必利 50 mg,每天 3 次,口服。甲氧氯普胺可阻断延髓催吐化学敏感区的多巴胺受体而具有强大的中枢镇吐作用,还可以增加胃肠道平滑肌对乙酰胆碱的敏感性,从而促进胃运动功能,提高静止状态时胃肠道括约肌的张力,增加食管下端括约肌张力,防止胃内容物反流,增强胃和食管的蠕动,促进胃排空及幽门和十二指肠的扩张,加速食物通过。主要的不良反应见于中枢神经系统,如头晕、嗜睡、倦怠、泌乳等,用量过大时,会出现锥体外系反应,表现为肌肉震颤、斜颈、发音困难、共济失调等。多潘立酮为选择性外周多巴胺 D_2 受体阻滞剂,可增加食管下端括约肌的张力,增加胃运动,促进胃排空、止吐。不良反应轻,不引起锥体外系症状,偶有流涎、惊厥、平衡失调、泌乳现象。伊托必利通过拮抗多巴胺 D_2 受体和抑制乙酰胆碱酯酶活性起作用,增加胃的内源性乙酰胆碱,促进胃排空。5-HT$_4$ 受体激动药常用药物为莫沙必利 5 mg,每天 3 次,口服。莫沙必利选择性作用于上消化道,促进胃排空,目前未见心脏严重不良反应的报道,但对 5-HT$_4$ 受体激动药的心血管不良反应仍应引起重视。多离子通道调节剂药物为马来酸曲美布汀,常用量100～200 mg,每天 3 次口服。该药对消化道运动的兴奋和抑制具有双向调节作用,不良反应轻微。红霉素具有胃动素作用,静脉给药可促进胃排空,主要用于胃轻瘫的治疗,不推荐作为 FD治疗的首选药物。

4.助消化药

消化酶和微生态制剂可作为治疗消化不良的辅助用药。复方消化酶、益生菌制剂可改善与进餐相关的腹胀、食欲缺乏等症状。

5.根除幽门螺杆菌治疗

根除 Hp 可使部分 FD 患者症状得以长期改善,对合并 Hp 感染的 FD 患者,应用抑酸、促动力剂治疗无效时,建议向患者充分解释根除治疗的利弊,征得患者同意后给予根除 Hp 治疗。根除 Hp 治疗可使部分 FD 患者的症状得到长期改善,使胃黏膜炎症得到消退,而长期胃黏膜炎症则是消化性溃疡、胃黏膜萎缩/肠化生和胃癌发生的基础病变,根除 Hp 可预防胃癌前病变进一步发展。

根据 2005 年欧洲幽门螺杆菌小组召开的第 3 次 Maastricht Ⅲ 共识会议意见,推荐在初级医疗中实施"检测和治疗"策略,即对年龄小于 45 岁,有持续消化不良症状的成人患者应用非侵入性试验(尿素呼气试验、粪便抗原试验)检测 Hp,对 Hp 阳性者进行根除治疗。包含 PPI、阿莫西林、克拉霉素或甲硝唑,每天2 次给药的三联疗法仍推荐作为首选疗法。铋剂的四联疗法也被推荐作为首选治疗选择。补救治疗应结合药敏试验结果。

对 PPI(标准剂量,每天 2 次),克拉霉素(500 mg,每天 2 次),阿莫西林(1 000 mg,每天2 次)或甲硝唑400 mg或500 mg,每天 2 次,组成的方案,疗程 14 天比 7 天更有效,在克拉霉素耐药率小于15%的地区,仍推荐 PPI 联合应用克拉霉素、阿莫西林/甲硝唑的三联短程疗法作为一线治疗方案。其中 PPI 联合克拉霉素和甲硝唑方案应当在人群甲硝唑耐药率小于40%时才可应用,含铋剂四联治疗除了作为二线方案使用外,还可作为可供选择的一线方案。除了药敏感试验外,对于三线治疗不做特别推荐。喹诺酮类(左氧氟沙星、利福霉素、利福布汀)抗生素与 PPI 和阿莫西林合用作为一线疗法,而不是作为补救的治疗,被评估认为有较高的根除率,但利福布汀是一种选择分枝杆菌耐药的抗生素,必须谨慎使用。

6.黏膜保护药

FD 发病原因中可能涉及胃黏膜防御功能减弱,作为辅助治疗,常用的胃黏膜保护药有硫糖铝、胶体铋、前列腺素 E,复方谷氨酰胺等,联合抑酸药可提高疗效。硫糖铝餐前 1 小时和睡前各服1.0 g,肾功不全者不宜久服。枸橼酸铋钾一次剂量 5 mL 加水至 20 mL 或胶囊 120 mg,每天 4 次,于每餐前半小时和睡前一次口服,不宜久服,最长 8 周,老年人及肾功能障碍者慎用。

已用于临床的人工合成的前列腺素为米索前列醇（喜克溃），常用剂量 200 mg，每天 4 次，主要不良反应为腹泻和子宫收缩，孕妇忌服。复方谷氨酰胺，常用量 0.67 g，每天 3 次，剂量可随年龄与症状适当增减。

（二）精神心理治疗

抗焦虑、抑郁药对 FD 有一定的疗效，对抑酸和促动力药治疗无效，且伴有明显精神心理障碍的患者，可选用三环类抗抑郁药或 5-HT$_4$ 再摄取抑制剂；除药物治疗外，行为治疗、认知疗法及心理干预等可能对这类患者也有益。精神心理治疗不但可以缓解症状还可提高患者的生活质量。

（三）外科手术

经过长期内科治疗无效的严重患者，可考虑外科手术。一般采用胃大部切除术、幽门成形术和胃空肠吻合术。

（杨　涛）

第八节　功能性便秘

功能性便秘（FC）是临床常见的功能性胃肠病之一，主要表现为持续性排便困难，排便次数减少或排便不尽感。严重便秘者可伴有烦躁、易怒、失眠、抑郁等心理障碍。

一、病因和发病机制

FC 的发病往往是多因素的综合效应。

正常的排便生理包括产生便意和排便动作两个过程。直肠壁受压力刺激并超过阈值时引起便意，这种冲动沿盆神经、腹下神经传至腰骶部脊髓的排便中枢，再上升至丘脑达大脑皮层。若环境允许排便，则耻骨直肠肌和肛门内括约肌及肛门外括约肌松弛，两侧肛提肌收缩，盆底下降，腹肌和膈肌也协调收缩，腹压增高，促使粪便排出。正常排便生理过程中出现某一环节的障碍都可能引起便秘。研究发现 FC 患者可有直肠黏膜感觉减弱、排便动作不协调，从而发生排便出口梗阻。

相当多的 FC 患者有全胃肠或结肠通过时间延缓，低下的结肠动力无法将大便及时地推送至直肠，从而产生便秘。食物纤维不足，水分保留少，较少的容量难以有效地刺激肠道运动，肠内容物转运减慢，而结肠细菌消化食用纤维形成的挥发性脂肪酸和胆盐衍化的脱氧胆酸减少，它们刺激结肠的分泌、抑制水与电解质的吸收的作用降低，从而引起便秘。

排便习惯不良是便秘产生的重要原因。排便动作受意识控制，反复多次的抑制排便将可能导致胃肠通过时间延长、排便次数减少、直肠感觉减退。

长期便秘会产生顽固的精神心理异常，从而加重便秘。

二、临床表现

功能性便秘患者主要表现为排便次数减少（＜3 次/周）、粪便干硬（指 Bristol 粪便性状量表的 1 型和 2 型粪便）；由于粪便干结，患者可出现排便费力，也可以有排便时肛门直肠堵塞感、排便不尽感,甚至需要手法辅助排便等。粪便性状与全胃肠传输时间具有一定相关性,提示结肠传输时间延缓;在诸多的便秘症状中,排便次数减少、粪便干硬常提示为结肠传输延缓所致的便秘,如排便费力突出、排便时肛门直肠堵塞感、排便不尽感、需要手法辅助排便则提示排便障碍的可能性更大。

部分便秘患者有缺乏便意、定时排便、想排便而排不出(空排)、排便急迫感、每次排便量少、大便失禁等现象,这些症状更可能与肛门直肠功能异常有关。功能性便秘常见的伴随症状有腹胀及腹部不适、黏液便等。辛海威等在全国进行的多中心分层调查发现,15.1%慢性便秘患者有肛门直肠疼痛,尚不清楚慢性便秘与肛门直肠疼痛的内在联系。

老年患者对便秘症状的感受和描述可能不准确,自行服用通便药或采用灌肠也会影响患者的症状。在老年人,功能性排便障碍症状更常见。需要注意的是,不少老年人,便秘症状并不明显,他们仍坚持使用泻剂或灌肠。

功能性便秘患者病程较长,患者便秘表现多为持续性,也可表现为间歇性或时轻时重,与情绪、生活习惯改变、出差或季节有关。对长期功能性便秘患者,如排便习惯和粪便性状发生改变,需警惕新近发生器质性疾病的可能性。

便秘通常不会对营养状况造成影响。功能性便秘患者在体格检查多无明显腹部体征,在部分患者可触及乙状结肠襻和盲肠襻,肠鸣音正常。出现肠型、肠蠕动波和肠鸣音改变需要与机械性和假性肠梗阻鉴别。肛门直肠指诊可触及直肠内多量干硬粪块,缩肛无力、力排时肛门括约肌不能松弛提示患者存在肛门直肠功能异常。

此外,慢性便秘患者常伴睡眠障碍、紧张沮丧情绪,或表现为焦虑、惊恐、抑郁、强迫等,伴有自主神经功能紊乱的症状。精神心理因素是引起或加重便秘的因素,使患者对便秘的感受、便秘对生活的影响放大,也影响治疗效果。

三、诊断原则及流程

(一)诊断标准

功能性便秘罗马Ⅲ诊断标准如下。

(1)必须包括下列2个或2个以上的症状:①至少有25%的排便感到费力。②至少25%的排便为块状便或硬便。③至少25%的排便有排便不尽感。④至少25%的排便有肛门直肠的阻塞感。⑤至少有25%的排便需要人工方法辅助(如指抠、盆底支持)。⑥每周少于3次排便。

(2)如果不使用泻药,松散便很少见到。

(3)诊断肠易激综合征依据不充分。患者须在诊断前6个月出现症状,在最近的3个月满足诊断标准。

(二)鉴别诊断

需要鉴别的主要是继发性便秘,主要包括以下几种因素:①肠道疾病。结直肠肿瘤、肛管狭窄、直肠黏膜脱垂、Hirschsprung病。②代谢或内分泌紊乱。糖尿病、甲状腺功能减退、高钙血症、垂体功能低下、卟啉病。③神经源性疾病。脑卒中、帕金森病、多发性硬化、脊髓病变、自主神经病及某些精神疾病。④系统性疾病。系统性硬化、皮肌炎、淀粉样变。⑤药物。麻醉剂、抗胆碱能药物、含阳离子类药物(铁剂、铝剂、含钙剂、钡剂)、阿片类制剂、神经节阻断药、长春碱类、抗惊厥药物、钙通道阻滞剂等。

（三）诊断流程

引起慢性便秘的原因很多，通过详细的病史采集、体格检查，结合适当的辅助检查，大多可以鉴别。诊断为功能性便秘者，如能区分其属于慢性传输性便秘或出口梗阻性便秘，对治疗有重要指导意义。

1.病史采集

询问患者病程及大便的频率、形状、便意、排便是否费力、有无不尽感、是否需要手法排便、用药史及盆腹腔手术史等，同时注意询问与便秘相关器质性疾病情况。

2.体格检查

注意患者全身状况，有无贫血；腹部检查有无包块或胃肠型；肛门视诊及指诊注意有无表皮脱落、皮赘、肛裂、脓肿、痔疮、直肠脱垂、肛门狭窄、直肠及肛管占位性病变、有无指套染血，指检时可让患者做排便动作，注意肛门外括约肌有无松弛或矛盾运动。还需进行神经系统相关检查，如会阴部感觉及肛门反射，如有异常注意有无神经系统病变；对男性患者，尚需注意前列腺及膀胱。

3.辅助检查

患者一般常规进行粪常规及潜血检查，对疑有器质性病变患者应进行相应检查。特别是有报警体征者，如年龄超过 40 岁、贫血、便血、潜血阳性、消瘦、腹块、明显腹痛、有肿瘤家族史等，应进行内镜和必要的实验室检查。

腹部平片：对于疑似肠梗阻患者，需进行腹平片检查。

钡剂灌肠：可以发现乙状结肠冗长、巨结肠、巨直肠、狭窄及占位病变。

肠功能检查：包括结肠动力检查、结肠传输实验、肛管直肠测压、直肠气囊排出试验等，非临床诊断必需，但对于科学评估肠功能、便秘分类、药物评估、治疗方法选择及科学研究是必要的。

排粪造影：可发现肛管直肠的功能及形态变化。

肌电图：可以区分盆底随意肌群肌肉和神经功能异常，对出口梗阻型便秘的诊断具有重要意义。

四、治疗

由于各型便秘的发病机制不同，临床应综合患者对便秘的自我感受特点及相关检查结果，仔细分析并进行分型后采取相应的治疗措施，对于部分同时伴焦虑和抑郁的 FC 患者，应详细调查，判断精神因素和便秘的因果关系，必要时采取心理行为干预治疗。

（一）一般疗法

采取合理的饮食习惯，增加膳食纤维及水分的摄入量。另外，需保持健康心理状态，养成良好的排便习惯，同时进行适当有规律的运动及腹部按摩。

（二）药物治疗

经高纤维素饮食、训练排便习惯仍无效者或顽固性便秘者可考虑给予药物治疗。

1.泻剂

主要通过刺激肠道分泌、减少肠道吸收、提高肠腔内渗透压促进排便。容积性泻剂、刺激性泻剂及润滑性泻剂短时疗效理想，但长期服用不良反应大，停药后可加重便秘。渗透性泻剂不良反应相对较小，近年来，高效安全的新一代缓泻剂聚乙二醇（PEG）备受青睐，是一种长链高分子聚合物，口服后通过分子中氢键固定肠腔内水分子而增加粪便含水量，使粪便体积及重量增加，从而软化粪便,因肠道内缺乏降解 PEG 的酶,故其在肠道不被分解,相对分子量超过 3 000 则不被肠道吸收,还不影响脂溶性维生素吸收和电解质代谢,对慢传输型便秘和出口梗阻性便秘患者均有效。

2.促动力药物

西沙比利选择性促乙酰胆碱释放,从而加速胃肠蠕动,使粪便易排出,文献报道其治疗便秘的有效率为 50%～95%,但少数患者服药后可发生尖端扭转型室性心动过速伴 QT 间期延长,故已在多数国家中被撤出。莫沙比利、普芦卡必利为新型促动力药,是强效选择性 5-HT$_4$ 受体激动剂,通过兴奋胃肠道胆碱能中间神经元及肌间神经丛运动神经元的 5-HT$_4$ 受体,使神经末梢乙酰胆碱释放增加及肠肌神经对胆碱能刺激活性增高,从而促进胃肠运动,同时还增加肛管括约肌的正性促动力效应和促肛管自发性松弛。

3.微生态制剂

通过肠道繁殖并产生大量乳酸和醋酸而促进肠蠕动,有文献报道其近期疗有一定的疗效,但尚需进一步临床观察验证。

(三)清洁灌肠

对有粪便嵌塞或严重出口梗阻的患者需采用清洁灌肠帮助排便。一般采用甘油栓剂或开塞露灌肠。

(四)生物反馈疗法

该疗法借助声音和图像反馈刺激大脑,训练患者正确控制肛门外括约肌舒缩,从而阻止便秘发生。具有无痛苦、无创伤性、无药物不良反应的特点。生物反馈治疗 FC 的机制尚不十分明确。经过 12～24 个月随访观察后发现,便秘症状缓解率达 62.5%,出口梗阻性便秘有效率达72.2%。生物反馈治疗不仅是一种物理治疗方法,且有一定的心理治疗作用,其症状的改善与心理状态水平相关联。目前,生物反馈疗法多用于出口梗阻性便秘患者的治疗。

(杨　涛)

第六章　风湿内科常见病的诊疗

第一节　类风湿关节炎

类风湿关节炎(rheumatoid arthritis,RA)是一种原因不明的,以慢性、进行性、侵袭性关节炎为主要表现的全身性自身免疫性疾病。炎症性疾病,主要病变部位在关节滑膜,也可累及关节外的其他器官和系统。它可发生在任何年龄,发病高峰年龄为30~50岁。其患病率随年龄的增加而增加,随着人口老龄化,老年RA越来越受到人们的关注。

通常人们把60岁以上的RA患者称为老年RA,这其中又分两种情况:一种是60岁以后发病的RA,称为老年发病的类风湿关节炎(elderly-onset rheumatoid arthritis,EORA);另一种是60岁以前发病,携带疾病进入老年,即非老年发病的类风湿关节炎(NEORA)。老年类风湿关节炎在临床表现、诊断和治疗等方面都有与非老年类风湿关节炎不同的特点,尤其EORA更是如此(表6-1)。

表 6-1　EORA 与 NEORA 临床特点的比较

	EORA	NEORA
发病年龄	>60岁	30~50
受累关节数	寡关节	多关节
受累部位	大中关节为主	小关节
关节炎发作类型	急起发作常见	缓慢发作
RF	少见	多见
性别差异	1:1~1:2	1:2~1:4
ESR(CRP)升高	++	+
HLA 分型	DRB1 * 01	DRB1 * 04
糖皮质激素疗效	++	+

一、流行病学

RA是全球性疾病,发病率在0.01%~0.05%,患病率为0.18%~1.07%。不同地区和人群之间,其发病率和患病率存在着人种和地区差异。发病率和患病率的种族差异表现为印第安人高于白种人,白种人高于亚洲黄种人;发达国家较高,发展中国家较低。中国 RA 患病率为 $0.32\%\sim0.36\%$。

本病可发生于任何年龄,发病高峰在 $30\sim50$ 岁之间。女性多发,男女之比约为 $1:3$。

RA 的发病率随年龄增长而增加,老年发病的 RA 约占老年人群的 2%,占 RA 患者的 $10\%\sim33\%$。与 60 岁前发病的 RA 相比,老年发病的 RA 性别差异变小,男女之比为 $1:1.5\sim1:2$。

二、病因

RA 的病因目前尚不明确,有研究认为遗传易感者在反复感染诱导下,发生自身免疫反应,内分泌和环境因素则增加了这种易感性。

(一)感染因素

包括多种致病微生物,如病毒、细菌、支原体和寄生虫等。有研究显示,EB 病毒和结核分枝杆菌的某些蛋白结构均与 HLA-DR1 * 0404 等亚型有共同的氨基酸序列,可能通过"分子模拟",引发机体的自身免疫反应,诱发 RA 的发生。此外,77% 的 RA 患者滑膜中有细小病毒 B19 基因,活动性滑膜炎患者的滑膜组织大多表达 B19 抗原 VP-1,而骨关节炎及健康对照组无 VP-1 表达。近来有人用 B19 病毒成分直接免疫小鼠,诱导了小鼠关节炎的发生,这为 B19 病毒感染与 RA 发病的关系提供了佐证。其他与 RA 有关联的病毒包括巨细胞病毒、肝炎病毒及多种逆转录病毒如慢病毒、Ⅰ型人 T 细胞病毒(HTLA-1)、Ⅰ型和Ⅱ型人类免疫缺陷病毒(HIV-1)等。

(二)遗传因素

单卵双生子同患 RA 的概率为 27%,而在异卵双生子则为 13%,均远高于普通人群。显示遗传因素在本病的发生当中具有重要作用。大量研究显示,人类白细胞抗原(HLA)表型与 RA 发病有着密切关系,在白种人,近 80% 的 RA 患者表达 HLA-DR1 和 HLA-DR4 亚型。此外,某些 HLADR1、HLAⅢ类抗原及 T 细胞受体基因均可能与 RA 的免疫学异常有关。

老年发病的 RA 的易感 HLA 表型可能有所不同。有研究显示老年发病的 RA 与 HLA-DRB1 * 01关联度更大,而非青年发病的 RA 常见的 HLADRB1 * 04。

(三)内分泌因素

本病男女发病比率 $1:3$,更年期女性的发病率明显高于同龄男性及老年女性,80 岁后男女发病率相似。显示性激素参与了 RA 的发生、发展。除性激素外,泌乳素、下丘脑-垂体-肾上腺轴和皮质醇均可能对 RA 的发生和演变产生影响。

(四)其他因素

寒冷、潮湿、疲劳、外伤、吸烟及精神刺激等因素均可诱导 RA 的发病。

三、临床表现

RA 作为一种全身性自身免疫性疾病,临床表现虽然以关节症状为主,但全身表现及脏器受累亦不少见。大多数 RA 隐匿起病,即起病缓慢,发病初期症状不典型,可表现为一个或几个关节的僵硬、肿胀或疼痛。有 $8\%\sim15\%$ 的 RA 呈快速起病,几天或数周内出现典型的关节症状。这种起病方式虽然可见于各个年龄段人群的患者,但以老年人为主。有 $15\%\sim20\%$ 的患者起病介于前两者之间称为亚急性起病。RA 的病程大致可分为三类,第一类为进展型,最常见,占 $65\%\sim70\%$,自发病以后,临床表现没有明显的自发缓解征象,病情持续发展;除关节症状外,部分患者可伴有乏力、体重下降、低热、肌肉酸痛等全身症状,需要长期持续治疗。第二类为间歇型,即病情呈间歇性发作,两次发作之间可有数个月的缓解期,占 15%～20%。第三类则为长期临床缓解,两次急性发作之间病情缓解可长达数年甚至数十年之久,约占 10%。

(一)关节表现

RA 的关节症状表现多样,早期主要表现为关节的滑膜炎症,因此与其他关节病相比均具有炎症性(红、肿、热、痛)关节病的共同点。主要受累关节为有滑膜的可动关节,以手、腕、足小关节受累多见,也可出现肩、肘、膝、髋等大关节炎症。各关节受累频率从高到低依次为掌指、腕、近端指间关节、跖趾、肩、膝、踝、肘、颈及下颌关节。

典型关节表现为缓慢起病的对称性、多小关节炎症。而在老年起病的 RA 患者中,急起、单关节或少关节炎更为常见。RA 的关节症状通常有以下几种表现形式。

1.晨僵

是指患者清晨出现关节部位的发紧和僵硬感,这种感觉在活动后可明显改善。晨僵是许多关节炎的表现之一。但在 RA 最为突出,可持续 1 个小时以上。晨僵时间和程度可作为评价病情活动和观察病情变化的指标。

2.关节痛及压痛

关节痛及压痛常常是 RA 发病的最早症状。多呈持续性、对称性,常见部位是近端指间关节、掌指关节、腕关节,也可累及肘、膝、足等。

3.关节肿胀

关节肿常呈对称性,可见于任何关节,但以双手近端指间关节、掌指关节及腕关节受累最为常见。主要是由于关节腔积液、滑膜增生及组织水肿而致。

4.关节畸形

常出现于病程中晚期,由于滑膜增生、软骨破坏,或关节周围肌肉萎缩及韧带牵拉的综合作用引起关节半脱位或脱位。关节畸形最常见于近端指间关节、掌指关节及腕关节,如屈曲畸形、强直、天鹅颈样畸形及钮孔花畸形等。

5.骨质疏松

骨质疏松在本病非常常见,并随病程迁延而增多。其原因可能与失用、成骨细胞功能降低、溶骨作用增强有关。

6.关节功能障碍

由于关节炎症的持续存在,导致受累关节局部的损害和修复反复进行,最终使增生的滑膜发生纤维化及钙化,导致关节强直,初期以纤维化强直为主,晚期则为骨性强直,关节功能完全丧失。

RA 最常侵袭四肢远端小关节。90% 的 RA 患者有手关节受累,并为本病的首发症状。手关节炎多累及近端指间关节,呈现为近端指间关节的梭形肿胀,而远端指间关节较少受累(<5%)。脊柱除颈椎受累多见外,其余胸、腰及骶髂关节极少受累;关节症状多呈对称性,也可表现为不对称。不同关节的表现如下。

(1)手的关节:绝大部分 RA 患者以手部关节病变为首发症状。典型表现为掌指关节、近端指间关节对称性肿胀,半数以上患者出现近端指间关节、掌指关节和腕关节受累。近端指间关节软组织梭形肿胀最为常见,发病 2 年内出现概率高达 99%;掌指关节,特别是第二、三掌指关节长期肿胀十分常见。远端指间关节很少受累。指关节病变易造成各种畸形,如鹅颈指、掌指关节向掌侧半脱位和尺偏移。手的屈肌腱鞘炎亦十分常见，约可累及半数 RA 患者，炎症和周围粘连均可限制近端指间关节的活动，使握力大为减退。少数患者可有雷诺现象，一些患者有掌红斑，手指及甲皱可见血管炎。

（2）腕关节：几乎所有的 RA 患者都有腕关节受累。最早受累的部位多为尺骨远端的滑囊，出现局部软组织肿胀和压痛；腕背侧由于尺侧伸肌腱和指总伸肌腱鞘炎或腕关节的滑膜炎引起的弥漫性软组织肿胀和压痛是 RA 的特征性表现。掌侧滑膜肥厚和腱鞘炎可压迫腕横韧带下的正中神经，引起腕管综合征，表现为拇指，第二、三指及第四指桡侧感觉异常和迟钝，并有手部刺痛和灼痛。在病变晚期，由于桡腕、腕间和/或腕掌关节的强直，整个腕关节僵硬强直，活动受限。

（3）肘关节：20%～60% 的 RA 患者可有肘关节受累。疾病早期肘关节仅占 15%～20%，且多为缓慢起病，表现为关节自发痛和活动痛，持物时加重，程度多不严重；渐出现关节肿胀，中后期出现关节活动受限。伸展受限是早期表现，但肘的功能基本正常。随疾病进展，屈曲功能也受损，这时患者的自理能力将受很大影响。有时在鹰嘴和桡骨头之间的陷窝处可看到和触摸到肘关节积液，同时可有关节周围囊肿，囊肿破裂可引起前臂炎性反应。如滑膜炎持续存在，肱尺关节将首先出现侵蚀性改变，继而桡骨头移向肱骨小头，表现为桡肱关节和尺肱关节有压痛和活动障碍，肘屈曲挛缩十分常见。

（4）肩关节：也常受到累及，受累关节无明显肿胀，多表现为肩关节疼痛，尤其是夜间痛。发病初期多为间断性，随疾病进展而转为持续性，并逐渐出现关节运动障碍。由于手、腕、肘的适应机制，在很长时期内患者的自理能力不受影响。所以肩关节受累的症状只有到疾病晚期才显现出来。肩关节是由盂肱关节、肩锁关节及喙锁关节构成，各关节均可发生炎症。盂肱关节炎症可引起喙突外侧肿胀，当邻近的肩峰下滑囊也发生炎症时，全肩肿大。由于疼痛迫使关节活动减少，导致肌群虚弱无力及萎缩。

（5）膝关节：膝关节是较易受累的大关节，少部分患者以膝关节炎为首发症状。由于膝关节是负重关节，所以受累早期即有明显疼痛和肿胀，出现股四头肌萎缩，关节伸屈困难，而迅速影响功能，后期关节固定屈曲挛缩。通常膝关节皮肤温度较低，如发现膝关节皮肤温度与大小腿处皮温相等，说明膝关节有炎症存在。膝关节滑膜渗出液多于 5 mL 就可出现膝关节积液如关节积液量大，屈膝时腔内压力增高，迫使滑液后移，形成腘窝囊肿，引起膝后部疼痛和发胀，并可触及有弹性的软组织肿块；当压力继续增大，腘窝囊肿破裂，滑液沿腓肠肌下流，可产生膝后部及小腿肚的突然疼痛，伴局部红肿、热、痛。B 超检查及关节造影可证实腘窝囊肿及破裂的诊断。

（6）足和踝：踝关节受累在疾病早期或轻型 RA 患者中少见，多见于严重进展型 RA。表现为踝前后囊性肿胀。踝关节的稳定依靠韧带的完整，当连接胫骨、腓骨和距骨的韧带被侵蚀而变得松弛时，可出现足内翻和足外翻。偶有跟腱类风湿结节，并可引起跟腱断裂。约 1/3 RA 患者发生足关节病变，其中跖趾关节的滑膜炎最为常见，早期表现为肿胀压痛，随病情进展可出现跖骨头半脱位，趾外翻及足趾外侧偏移和爪样足变形。

（7）颈椎：RA 对脊柱的影响，几乎均局限于颈椎，且发病率很高，有人报道早期大约为 25%，随着病情的发展最终可有 60%～70% 患者出现颈椎受累的症状。主要的常见症状为颈项痛，头向肩部旋转活动时疼痛加重，肩或臂部感觉异常。X 线检查可见颈椎间盘关节骨和软骨被破坏，关节间隙狭窄。寰枢关节为最易受累的颈椎关节，可发生向前、向后及竖直方向的半脱位。发生半脱位时，患者常感从颈部向枕部的放射性疼痛，手部感觉减退，转头时症状加重。查体可见枕颈椎前凸消失，颈部被动活动受限。脊髓受压是半脱位的严重并发症，其受压程度与脊髓腔的容积有关。脊髓受压的表现：①严重颈部疼痛，常向枕部放射；②括约肌失控，如尿失禁或尿潴留；臂和腿活动能力减退；③手或脚刺痛和/或麻木；④腿不自主跳动；⑤吞咽困难、眩晕、抽搐、构音障碍、眼球震颤或半身不遂等。偶有突发死亡。

(二)关节外表现

RA虽以关节受累为特征，但关节外表现也是RA全身表现的一部分。某些全身表现如乏力、发热、消瘦、贫血等可先于关节表现出现于发病的早期。同时，关节外表现往往与关节症状伴发，有些关节外受累会导致严重的后果，甚至危及患者的生命。

1.类风湿结节

有15%～20%的类风湿因子阳性的RA患者有类风湿结节，类风湿因子阴性的患者很少有类风湿结节。结节呈圆形或椭圆形，质地较硬，直径自数毫米至数厘米不等，一个或数个位于皮下，常附着于骨膜上。多见于关节隆突部及经常受压处，如前臂尺侧及鹰嘴突处，亦可见于枕部及前额。腱鞘结节也较常见，可发生在踝周围腱鞘，足跟腱鞘及掌屈肌腱鞘，严重时可妨碍腱鞘内肌腱的活动。偶见于胸膜、脑膜、鼻梁、耳部、巩膜、肺和心脏等处。经治疗病情缓解后，结节可软化、缩小乃至消失。

2.血管炎

类风湿血管炎的发生率低于1%，是重症RA的表现之一，患者多伴有淋巴结病变及骨质破坏。常见于病情严重，有类风湿结节、高滴度类风湿因子、血沉快、贫血、血小板增多、补体低的患者。病理改变是坏死性血管炎，主要累及病变组织的小动脉，亦可侵犯微静脉。皮肤表现是血管炎最常见的关节外表现。主要包括下肢皮肤溃疡、瘀点或紫癜、指(趾)端梗死、坏疽，其次为非特异性斑丘疹或结节红斑等。血管炎也可累及内脏，如心、肺、肠道、肾、胰、脾、淋巴结及睾丸等，导致相应器官动脉炎。

3.血液系统表现

贫血是RA关节外表现较为常见的症状，大多为轻度、正细胞正色素性贫血。贫血与RA的活动性，特别与关节炎的严重程度有关。部分患者可出现血小板、嗜酸性粒细胞增多，可能与疾病活动有关。

活动期RA患者可有淋巴结肿大，肿大淋巴结可活动，常无压痛，常见于腋窝、腹股沟和滑车上，随疾病控制，淋巴结可缩小。

4.肺及胸膜表现

10%～30%的本病患者可出现肺部病变，较常见的有肺间质纤维化、胸膜炎，也可见结节性肺病、肺血管炎和肺动脉高压。

5.心脏病变

心血管疾病是RA患者的主要死因之一，约占50%。急慢性RA炎症均可引起心脏损害。心脏病变可分为心包炎、偶见传导障碍。心包炎最常见，发生率可达10%。心肌炎、心内膜炎及心脏瓣膜病变也不少见，但多无临床表现。另外，本病也是早发动脉粥样硬化和心血管疾病的独立危险因素。

6.肾脏病变

肾脏损害少见，而且相对轻微，进展缓慢，常表现为单纯镜下血尿或蛋白尿或两者兼有，偶见肾病综合征。病变中系膜增生性肾小球肾炎最常见，占25%～50%，淀粉样变占5%～15%。

7.眼部干燥性角结膜炎

眼部干燥性角结膜炎是最常见的眼部受累表现,见于 $10\%\sim35\%$ 的 RA 患者,其严重程度不一定与 RA 相平行。需要注意是否有继发性干燥综合征发生。眼部其他病变有巩膜炎和浅层巩膜炎,与血管炎、关节炎活动相关,需要积极救治。

8.其他

本病也可因血管炎、淀粉样变而引起消化系统、肝脏、脾脏、胰腺等损害。

9.几个特殊类型的 RA

(1)Felty 综合征:指 RA 伴有脾大及粒细胞减少的三联征。见于 1% 的 RA 患者,多伴有贫血、血小板减少、血沉增快、RF 及 HLA-DR4 阳性。部分病例可为 ANA 或抗组蛋白抗体阳性。

(2)反复型风湿症:一种反复急性发作的关节炎。以单个或少数关节起病,可在几小时内达高峰,持续数小时至数天,发作间期关节完全正常。部分 RF、ACPA 阳性,血沉增快。HLA-DR4阳性者的患者可转变成典型 RA。

(3)缓解型血清阴性对称性滑膜炎伴凹陷性水肿综合征(syndrome of remitting seronegative symmetric synovitis with pitting edema,RS3PE):该病多见于老年人,其特征是突发的对称性手背凹陷性水肿、腕关节滑囊炎及手指屈肌腱鞘炎。病变亦可累及足和踝关节。RS3PE 患者的 RF 多为阴性,亦无X线片可见的关节破坏。部分病例表达 HLA-B7。

四、诊断

RA 诊断主要根据病史及典型的临床表现,对中晚期患者,诊断一般不难。2010 年美国风湿病学会及欧洲抗风湿病联盟(EULAR)共同推出的新的 RA 分类标准(表 6-2)。

表 6-2 2010 年 ACR/EULAR 标准

2010 年 ACR/EULAR 标准
关节受累(0~5分)
1 个大中关节(0 分)
2~10 个大中关节(1 分)
1~3 个小关节(2 分)
4~10 个小关节(3 分)
>10 个关节且至少有 1 个小关节(5 分)
自身抗体(0~3 分)
RF 和 ACPA 均阴性(0 分)
RF 和 ACPA 阳性(2 分)
RF 和 ACPA 强阳性(3 分)
急性相反应物(0~1 分)
ESR 和 CRP 均正常(0 分)
ESR 和 CRP 增高(1 分)
病程(0~1 分)
<6 周(0 分)

≥6 周(1 分)

总积分达到或超过 6 分,诊断为 RA

当 1 个或 1 个以上关节肿胀,排除其他疾病所致,摄影学有典型的 RA 侵蚀可诊断为 RA,无须采用本分类标准

注:关节受累:评估时关节肿胀和压痛,不包括远端指关节、拇腕掌关节和第 1 跖趾关节小关节,包括掌指关节、近端指关节、第 2～5 跖趾关节、拇指掌关节和腕关节

中、大关节:指肩、肘、髋、膝、踝关节

ACPA:抗环瓜氨酸肽抗体;阳性:超过正常值 3 倍以内;强阳性:超过正常值 3 倍以上

五、鉴别诊断

(一)强直性脊柱炎

本病主要侵犯脊柱、骶髂关节。以周围关节受累为首发症状者,需与 RA 相鉴别。其特点:①青年男性较为多见;②主要侵犯骶髂关节及脊柱,外周关节受累多以下肢关节为主,常有跟腱炎;③90％以上患者 HLA-B27 阳性;④类风湿因子阴性;⑤骶髂关节及脊柱的 X 线改变有助于鉴别。

(二)骨性关节炎

该病为退行性骨关节病,中老年人多发,主要累及膝、脊柱等负重关节,近端指间关节和腕关节受累较少,手部可见 Heberden 结节和 Bouchard 结节。血沉、类风湿因子、ACPA 均为正常,X 线可见到关节间隙狭窄、关节边缘呈唇样增生或骨疣形成。

(三)银屑病关节炎

多关节炎型常有手关节受累,与 RA 相似。银屑病关节炎以手指远端指间关节受累为主,有特征性皮疹和指甲病变,类风湿因子阴性,可有 HLA-B27 阳性。

(四)痛风

痛风性关节炎有时与 RA 相似,如关节炎反复发作,有皮下结节(痛风石)。但痛风性关节炎多见于男性,好发部位为第一跖趾关节或跗关节,也可侵犯踝、膝、肘、腕及手关节。发病急骤,在数小时内出现红、肿、热、痛。伴有高尿酸血症。

(五)系统性红斑狼疮

少数以双手或腕关节炎为首发症状,并可出现近端指间关节肿胀和晨僵。但这些患者多伴有发热、光过敏、面部蝶形红斑等症状,检查可发现血细胞减少、蛋白尿、抗核抗体、抗 ENA 抗体阳性等。

六、治疗

RA 目前尚无法根治,发病初期 2～3 年的致残率较高,如不及早合理治疗,3 年内关节破坏达 70％。因此积极治疗关节炎症,控制临床症状,防止关节破坏,保护关节功能,最大限度地提高患者的生活质量,是现阶段 RA 的治疗目标。及早、联合应用改善病情的抗风湿药物,控制RA 病变的进展,根据患者的病情特点、对药物的反应及不良反应等选择个体化治疗方案,并适时开展功能锻炼,保护关节功能是 RA 治疗的基本原则。

RA 的治疗主要包括一般治疗,药物和外科治疗等。

（一）一般治疗

在关节肿痛明显者应强调休息及关节制动，而在关节肿痛缓解后应注意关节的功能锻炼。此外，理疗、外用药对缓解关节症状有一定作用。

（二）药物治疗

治疗 RA 的常用药物分为五大类，即非甾体抗炎药（nonsteroid antiinflammatory drugs，NSAIDs）、改善病情的抗风湿药（disease modifying antirheumatic drugs，DMARDs）、糖皮质激素、生物制剂和植物药。

1.NSAIDs

主要通过抑制环氧化酶活性，减少炎症性前列腺素合成而具有抗炎、止痛、退热、消肿作用。由于其同时对生理性前列腺素的抑制，故可出现相应的不良反应。其中胃肠道不良反应最常见，如恶心、呕吐、腹痛、腹泻、腹胀、食欲不佳，严重者有消化道溃疡、出血、穿孔等；其他不良反应如肝肾损害、骨髓造血障碍也不罕见，少数患者可发生变态反应（皮疹、哮喘）及耳鸣、听力下降、无菌性脑膜炎等。使用时应避免两种或以上的 NSAIDs 联合应用，因为联用不会增加药效，但不良反应增加；如因疗效不佳更换品种时，应至少观察两周以上；用药时应严密监测不良反应的发生，即采取相应措施。

老年患者由于脏器功能减退，或者罹患其他慢性疾病，长期应用 NSAIDs 更易引起严重消化系统不良反应，肾脏损害发生率较高；此外，还可能诱发和加重心力衰竭。因此，使用时更应慎重选择。开始用药后，应定期监测血象、肝肾功能等指标，发现不良反应及时调整用药。在老年患者合用胃黏膜保护剂，如 H_2 受体阻断剂、质子泵抑制剂或前列腺素制剂等是较好的选择。另外，选用环氧合酶-2 选择性抑制剂，如美洛昔康、塞来昔布等，可明显减少消化道不良反应，对老年患者较为适用。如果患者存在需抗血小板治疗的基础疾病如心脑血管病时，必要时应合用小剂量阿司匹林。以下是常用的几种非甾体抗炎药。

（1）布洛芬：布洛芬有较强的解热镇痛和抗炎作用，胃肠道的不良反应少。治疗剂量为 1.2～2.4 g/d，分次服用。

（2）双氯芬酸：其解热镇痛和抗炎作用比吲哚美辛强 2.5 倍，是阿司匹林的 30～50 倍。口服剂量为 75～150 mg/d，分次服用。

（3）萘丁美酮：一种长效抗风湿药物。萘丁美酮具有 COX-2 倾向性抑制的特性，胃肠不良反应较轻。每天用量 1 000 mg。

（4）美洛昔康：该药是一种与吡罗昔康类似的烯醇氨基甲酰。本药有明显的 COX-2 选择性，为 COX-2 倾向性抑制剂。其用法为每天 7.5～22.5 mg。该药的胃肠道不良反应较少。

（5）依托度酸：另一种倾向性 COX2 抑制剂，胃肠道不良反应较少，每天剂量 200～400 mg，分 2 次口服。

（6）塞来昔布：以 1,5-双吡醇为基础结构的化合物，为选择性 COX2 抑制剂。胃肠道不良反应较轻，每天剂量 200～400 mg。

2.DMARDs

该类药物起效较 NSAID 慢，对疼痛的缓解作用较差。临床症状的明显改善大约需 1～6 个月，故又称慢作用药。它虽不具备即刻止痛和抗炎作用，但起效后抗炎效果持久，有减缓关节的侵蚀、破坏、改善和延缓病情进展的作用。

该类药物多为免疫抑制剂或免疫调节剂，临床多主张尽早采用几种药物联合治疗的方案，以达到增加疗效,减少不良反应,早期达到缓解病情发展的目的。一般首选甲氨蝶呤,并且将它作为联合治疗的基本药物。以下为几种常用药物。

(1)甲氨蝶呤(methotrexate,MTX):目前国内外治疗 RA 的首选药物之一。可减少核蛋白合成,从而抑制细胞增殖和复制;另外可抑制白细胞的趋向性,有直接的抗炎作用。口服 60% 吸收,每天给药可导致明显的骨髓抑制和毒性作用,故多采用每周 1 次给药。常用剂量为每周 7.5～25.0 mg。甲氨蝶呤的不良反应有恶心、口炎、腹泻、脱发、皮疹、肝酶升高,少数出现骨髓抑制,听力损害和肺间质变。也可引起流产、畸胎和影响生育力。服药期间,应定期查血常规和肝功能。

老年患者,由于肾小球清除率下降,药物从肾脏清除延缓,用药剂量过大易引起药物不良反应,如胃肠道症状、肝损害、骨髓抑制等。因此,有人推荐先予较小剂量每周 5 mg,随访 2 个月,如无不良反应,再增加剂量至每周 7.5 mg。长期应用较大剂量的 MTX 易导致肺间质纤维化,在老年患者尤为常见,选用前及服药过程中应注意肺部变化。

(2)柳氮磺吡啶(sulfasalazine,SSZ):该药能减轻关节局部炎症和晨僵,可使血沉和 C 反应蛋白下降,并可减缓滑膜的破坏。本品一般从小剂量开始,逐渐递增至每天 2～3 g。用药 4～8 周后起效,如 4 个月内无明显疗效,应改变治疗方案。柳氮磺吡啶的不良反应有恶心、腹泻、皮疹、肝酶升高;偶有白细胞、血小板减少,对磺胺过敏者禁用。

老年患者易发生胃肠道反应,可同时加服碳酸氢钠,可碱化尿液,促进药物排泄;合并营养不良者易出现叶酸缺乏,应适当补充。

(3)羟氯喹(hydroxychloroquine,HCQ):治疗早期 RA 的首选药物之一。该药起效慢,服用后3～4 个月疗效达高峰,至少连服 6 个月后才能宣布无效,有效后可减量维持。常用剂量为羟氯喹 0.2～0.4 g/d。可由小剂量开始,1～2 周后增至足量。不良反应有恶心、呕吐,头痛、肌无力、皮疹及白细胞减少,偶有视网膜病变,本药有蓄积作用。

老年患者羟氯喹的剂量不超过 6 mg/(kg·d)时不良反应较少,为一种较安全的药物,但其视网膜毒性有待进一步研究,建议服药半年左右复查眼底;为防止心肌损害,用药前后应查心电图;对于有窦房结功能不全、心率缓慢、传导阻滞等心脏病患者应禁用。

(4)来氟米特(leflunomide,LEF):一种新的抗代谢性免疫抑制剂,可明显减轻关节肿痛、晨僵并增加握力,且可使血沉及 C 反应蛋白水平下降。其用量为 10～20 mg/d。主要不良反应有腹泻、瘙痒、高血压、肝酶增高、皮疹、脱发和一过性白细胞下降等,服药初期应定期查肝功能和白细胞计数。因有致畸作用,故孕妇禁服。

(5)青霉胺(D-penicillamine):一般每天口服 125～250 mg,然后增加至每天 250～500 mg。一般用药 2～3 个月左右见效,见效后可逐渐减至维持量 250 mg/d。青霉胺不良反应较多,长期大剂量应用可出现肾损害和骨髓抑制等,如及时停药多数能恢复。其他不良反应有恶心、呕吐、厌食、皮疹、口腔溃疡、嗅觉丧失、淋巴结肿大、关节痛,偶可引起自身免疫性疾病,如重症肌无力、多发性肌炎、系统性红斑狼疮及天疱疮等。治疗期间应定期查血、尿常规和肝肾功能。

老年患者服用青霉胺后皮疹及味觉障碍发生率较高,应予注意;适当减小剂量,250 mg/d 可有效减少不良反应,而疗效相当。

(6)环孢素 A(cyclosporin A,CsA):主要优点为无骨髓抑制作用,用于重症 RA。常用剂量为2.5～5.0 mg/(kg·d),维持量为 2～3 mg/(kg·d)。主要不良反应有高血压、肝肾毒性、神经系统损害、继发感染、肿瘤及胃肠道反应、齿龈增生、多毛等。不良反应的严重程度、持续时间均与剂量和血药浓度有关。服药期间应查血常规、血肌酐和血压等。

环孢素因可有明显肾毒性，且单一用药效果欠佳而不推荐用于老年患者。

(7)金制剂：早期 RA 治疗效果较好。国内只有口服金制剂，初始剂量为 3 mg/d，2 周后增至 6 mg/d 维持治疗。常见的不良反应有皮疹、瘙痒、腹泻和口炎，个别患者可见肝、肾损伤，白细胞减少、嗜酸性粒细胞增多、血小板减少或全血细胞减少，再生障碍性贫血等。为避免不良反应，应定期查血、尿常规及肝、肾功能。孕妇、哺乳期妇女不宜使用。

3.糖皮质激素(glucocorticoid，简称激素)

一般不作为治疗 RA 的首选药物。使用糖皮质激素的原则是小剂量、短疗程，同时应用 DMARDs 治疗。小剂量糖皮质激素(每天泼尼松 10 mg 或等效其他激素)能迅速减轻关节疼痛、肿胀，缓解多数患者的症状，并作为 DMARDs 起效前的"桥梁"作用；此外，近期的许多研究显示，小剂量(≤10 mg/d)泼尼松可明显延缓 RA 患者的病情进展和骨侵蚀，改善关节的影像学表现。但一般认为在下述四种情况可选用激素：①类风湿血管炎，包括多发性单神经炎、类风湿肺及浆膜炎等；②过渡治疗，在重症 RA 患者，可用小量激素缓解病情；③经正规 DMARDs 治疗无效的患者；④局部应用，如关节腔内注射可有效缓解关节的炎症。

对于起病较急，关节外表现较多或合并风湿性多肌痛的老年 RA 患者，激素可做为首选，以便迅速控制症状，随病情改善可将激素逐渐减量或停用。对于因为不良反应等原因不宜使用 NSAIDs 的老年患者，小剂量激素是一种较安全的一线药物。需要注意的是，应用激素的同时需要合用 DMARDs，以达到完全控制病情的目的。此外，激素可导致骨量减少，增加骨折的危险性，建议同时补钙剂及维生素 D 预防骨质疏松及缺血性骨坏死。

4.生物制剂

20 世纪 90 年代末开始在 RA 治疗中应用具有明确靶点的新型药物。其药物靶点主要集中在与 RA 发病、发展相关的细胞因子和 T、B 免疫细胞上。与传统 DMARDs 相比，生物制剂具有起效快、患者总体耐受性好、延缓、抑制骨破坏效果显著，亦称为生物 DMARDs。与传统 DMARDs 联用，疗效优于单用传统或生物 DMARDs。

目前，生物制剂的适应证国内外并无统一标准。一般常用于传统 DMARDs 无效、相对禁忌或者早期出现进行性关节破坏的患者，目前应用较多的是 TNFα 拮抗剂。

TNFα 拮抗剂应用的禁忌证包括各种活动感染、最近 12 月内的假体关节关节炎、NYHA 分级Ⅲ级以上的充血性心力衰竭、恶性肿瘤、既往脱髓鞘综合征或多发性硬化病史、妊娠或哺乳期妇女。

5.植物药

植物药在国内 RA 治疗上的应用比较广泛，对减轻关节症状，改善生存质量有其独特作用。由于缺乏科学的、大样本的对照研究，其远期效果及不良作用亟待进一步研究。目前，临床应用的从植物药提取的多种药物，如雷公藤、白芍总苷、青藤碱等，对 RA 有肯定的疗效。

(1)青藤碱：口服，每次 20~80 mg，每天 2~3 次。主要不良反应为皮疹、皮肤瘙痒，少数患者可有白血病、血小板减少，偶见胃肠不适、恶心、头痛、多汗等。孕妇、哺乳期妇女及哮喘患者禁用。

(2)白芍总苷：口服，每次 600 mg，每天 2~3 次。可引起大便次数增多及轻度腹痛、腹胀，偶见皮疹。

(3)雷公藤总苷：口服，每次 10~20 mg，每天 2~3 次。主要不良反应有白细胞、血小板减少,可引起月经紊乱、精子减少,可导致肝损害和消化道症状。孕妇、育龄及儿童患者忌用。

老年 RA 患者肝脏代谢功能及肾小球清除率降低,导致药物代谢动力学改变;出现关节外脏器受累的比例较青年人增多,如肺间质病变;罹患老年人常见疾病如心血管、肝肾疾病、眼部疾病、骨质疏松、糖尿病等的机会大大增加,存在和多种伴随药物相互作用等因素的影响,药物治疗的不良反应明显增加。而目前的治疗方案均来自青壮年 RA 患者的治疗。因此,在选择联合用药方案及确定药物剂量时,应充分考虑到上述影响因素,对老年患者用药,特别要注意个体化。给药时要注意治疗方案和药物品种的选择、适当调整剂量,并进行密切的临床观察。

（徐素粉）

第二节 系统性红斑狼疮

系统性红斑狼疮(systemic lupus erylhematosus,SLE)是一种累及多系统、多器官的自身免疫性炎症性结缔组织病,临床表现复杂多样,病程迁延反复及早诊断和治疗可改善本病的预后。本病发作时期以青壮年为多见,20～40 岁发病者约占半数,女性明显多于男性,更年期前男女之比为 1：9。

一、病因及发病机制

（一）病因

1.遗传

流行病学调查资料表明:SLE 患者第 1 代亲属中患 SLE 的风险是无 SLE 患者家庭的 8 倍,单卵孪生发病率为 14％～57％,而异卵孪生发病率为 3％,近亲发病率为 5％～12％,不同人种发病率有差异。这些均表明本病与遗传有关。

2.环境

约 1/3 SLE 患者对日光过敏。某些药物可引发狼疮样综合征,这些药物按化学结构可以分为以下四类。①芳香胺类:普鲁卡因胺、磺胺嘧啶和 β 受体阻断剂等。②肼类:肼屈嗪和异烟肼等。③巯基化合物:卡托普利、青霉胺、丙硫氧嘧啶及甲硫氧嘧啶等。④苯类:氯丙嗪、苯妥英钠等。某些食物成分(如苜蓿芽)可诱发 SLE。

3.性激素

提示本病与雌激素有关的理由:①本病育龄期女性的发病率比同龄男性的高 9～15 倍。②青春期前和绝经期后的女性发病率显著减少,略高于男性。③SLE 患者不论男女,体内雌二醇的代谢产物 16α 羟基雌酮显著增高。④女性避孕药有时可诱发狼疮样综合征。⑤雌性 NZB-SLE模型小鼠阉割可使病情缓解,而雄性 SLE 模型小鼠阉割可使病情加重。

4.感染

近年来引起关注的逆转录病毒被认为是 SLE 的可能病因。已发现 SLE 小鼠和患者体内存在多种抗逆转录病毒抗体。SLE 易感染鼠能够自发产生抗逆转录病毒 gp70 糖蛋白抗体,形成 gp70-抗 gp70 免疫复合物,参与 SLE 肾炎的发生。

（二）发病机制

（1）致病性自身抗体：①以 IgG 型为主，与自身抗原有很高的亲和力。②抗血小板抗体及抗红细胞抗体导致血小板和红细胞破坏，临床出现血小板减少和溶血性贫血。③抗 SSA 抗体经胎盘进入胎儿心脏引起新生儿心脏传导阻滞。④抗磷脂抗体引起抗磷脂抗体综合征（血栓形成、血小板减少、习惯性自发性流产），抗核糖体抗体又与 NP-SLE 相关。

（2）致病性免疫复合物：SLE 是一个免疫复合物病。免疫复合物（IC）由自身抗体和相应自身抗原相结合而成，IC 能够沉积在组织造成组织的损伤。

（3）T 细胞和 NK 细胞功能失调：SLE 患者的 CD8$^+$T 细胞和 NK 细胞功能失调，不能产生抑制 CD4$^+$T 细胞的作用，因此，在 CD4$^+$T 细胞的刺激下，B 细胞持续活化而产生自身抗体。T 细胞的功能异常以致新抗原不断出现，使自身免疫持续存在。

二、病理

光镜下的病理变化：①结缔组织的纤维蛋白样变性，由免疫复合物和纤维蛋白构成沉积于结缔组织所致。②结缔组织的基质发生黏液性水肿。③坏死性血管炎。疣状心内膜炎是心瓣膜的结缔组织反复发生纤维蛋白样变性，而形成的疣状赘生物，是 SLE 特征性的病理表现之一。

其他特征性病理表现：①苏小紫小体。由抗核抗体与细胞核结合，使之变性形成嗜酸性团块。②"洋葱皮样"病变。小动脉周围出现向心性的纤维组织增生。但是上述特征性的病理表现阳性率不高。SLE 免疫病理包括皮肤狼疮带试验，表现为皮肤的表真皮交界处有连续的免疫球蛋白 IgG 和补体（C$_{3c}$·C$_{1q}$等）沉积，对 SLE 具有一定的特异性。狼疮性肾炎的肾脏免疫荧光亦多呈现多种免疫球蛋白和补体成分沉积，被称为"满堂亮"。

三、临床表现

（一）一般表现

系统性红斑狼疮的临床表现一般无特异性，常易与感染、劳累、精神因素等原因引起疾病的临床表现相混淆。应特别注意的是，系统性红斑狼疮发病或复发常存在某些诱因（如感染、药物、日晒、劳累、心理压力、创伤及妊娠、分娩等），这些因素本身引起的临床表现常与系统性红斑狼疮的早期表现相互交织在一起，往往需借助有关实验室检查才能加以鉴别。

1.起病

多数患者起病隐匿，一般先累及一个系统或器官，以后逐渐扩展到多个系统。约 50% 的患者以关节痛为首发症状，20%～40% 患者首先出现皮肤表现，16%～20% 患者以浮肿、蛋白尿为首发症状；约 10% 的患者起病急，发病前常有感染、用药不当、妊娠、分娩、应激状态及精神创伤等诱因；少数患者起病急骤，可在数天内迅速出现少尿、无尿等急性肾衰竭体征，也可出现抽搐、昏迷、精神失常等狼疮脑病表现及心力衰竭、多器官出血等临床危急情况。

2.发热

绝大多数系统性红斑狼疮患者病程中有发热表现，各种热型均可见到，其中以不规则热与间歇热常见。发热患者中约 40% 表现为高热，40% 为中度发热，20% 为长期低热。起病初期的发热大多数和病情活动性有关。系统性红斑狼疮病情活动性引起的发热一般不伴有寒战，而感染（特别是细菌感染）常伴有寒战，因此寒战是鉴别发热原因最有价值的临床表现，同时周围血象中中性粒细胞增多也是判断感染发生的重要线索。由系统性红斑狼疮病情活动性引起的发热常伴有皮疹、关节炎、浆膜炎及血象减低、血沉增快、蛋白尿和低补体血症等表现。在发热原因未确定之前,应该谨慎使用甾体抗炎药、糖皮质激素等来退热,以不影响病情判断为度。

3.食欲下降及消瘦

50％～70％的系统性红斑狼疮患者在发病前数月出现食欲下降、厌食等症状,常发生隐匿,缓慢加重,容易误诊为功能性消化不良或慢性胃炎等消化系统疾病。

4.全身不适与疲乏

全身不适与疲乏是系统性红斑狼疮患者常见的非特异性主观症状,尤其是在病情活动期更为常见,可达80％。但疾病早期出现的周身不适与疲乏往往与劳累、感染、精神因素、低热、贫血及慢性炎症等因素有关。

(二)肌肉骨骼系统表现

肌肉骨骼系统是系统性红斑狼疮最常累及的部位,半数左右的患者以关节肌肉症状为首发表现,整个病程中常累及90％以上的患者。肌肉骨骼系统表现往往与病情活动性有关。

1.关节病变

主要表现为关节疼痛、肿胀与僵硬。最常受累的关节包括近端指间关节、腕关节、膝关节,其次是踝关节、肘关节与肩关节,少数患者可累及远端指间关节、下颌关节、跖趾关节、髋关节及脊柱关节。起病初期可不对称性累及单个关节,随着病情的发展,可逐渐对称性累及多个关节。46％～73％患者伴有不同程度的晨僵,常反复发作。如不及时治疗,关节病变可进行性加重。关节病变根据性质不同可分为炎症性关节病变、晶体性关节病变与感染性关节病变,其中以炎症性关节病变最为常见,但确切机制尚不清楚。

(1)炎症性关节病变。①临床表现:22％～35％患者出现近端指间关节肥厚并向尺侧偏斜,部分关节可出现半脱位,拇指指间关节可出现过度伸展畸形,类似于类风湿性关节炎表现。关节畸形一般不伴有疼痛,也无明显活动性炎症存在。畸形发生可能为关节囊、韧带和肌腱发生病变使关节的稳定性受到破坏所致。3％～14％患者的关节表现类似于慢性风湿热患者发生的Jaccoud关节炎,称为Jaccoud征。②X线检查:多显示为对称性周围关节炎,其特征性表现为软组织肿胀和非侵袭性轴线异常,一般无关节间隙狭窄及骨质侵蚀性变化,偶见呈“虫蚀样”改变的轻度骨质侵蚀、关节狭窄、囊性样变及缺血性骨病表现。

(2)晶体性关节病变:部分老年系统性红斑狼疮患者可发生急性痛风性关节炎,这些患者通常无明显的病情活动,但常伴有狼疮肾炎或糖尿病肾病。痛风发作的主要表现与一般痛风相似,糖皮质激素治疗不能防止痛风发作。利尿剂可能为诱发因素,亦有报道二氢焦磷酸钙和羟磷灰石为致病因素。

(3)感染性关节病变:系统性红斑狼疮患者皮肤黏膜的屏障功能下降,非特异性细胞免疫功能亦有不同程度的减低,加上长期应用糖皮质激素及细胞毒免疫抑制剂,抗感染能力进一步下降,故容易发生细菌、真菌和病毒感染而引起感染性关节病变。病变以化脓性多见,常由局部感染蔓延所致,亦可发生于全身感染之后,少数患者伴发髋关节结核、脊椎结核。有狼疮性关节滑膜炎、骨坏死及进行关节内注射药物的患者容易发生感染性关节病变,故进行关节腔穿刺时应特别注意无菌操作。其临床表现较一般感染性关节炎轻微,易与原发性感染混淆。X线检查可见关节积液,关节软骨及骨组织可有不同程度的破坏。关节液的病原生物学检查是可靠的确诊依据,必要时可作关节镜活检。

(4)其他类型关节病变:少数患者可发生吸收性关节病变,组织病理学检查常可见到关节结构内有脂肪和纤维组织增生,一般无炎症细胞浸润。临床一般表现为受累关节程度不等的疼痛,可伴有晨僵,严重者可出现关节活动受限,少数患者可无症状。

2.皮下结节

系统性红斑狼疮患者亦可出现皮下结节,其发生率为 5%～12%。多数发生在手关节,但直径在20 mm以上的较大结节则多出现在手和肘关节的伸侧,一般无明显压痛,多附于骨膜上。组织病理学检查可见其中心为坏死组织,周围包绕大量上皮细胞,与类风湿结节相似。皮下结节的发生与发展常与类风湿性关节炎样表现、血清类风湿因子滴度及系统性红斑狼疮的病情活动性有关,常随病情的缓解而消失。

3.肌腱病变

约 10%患者可出现肌腱附着点炎,主要表现为附着于骨部位的肌腱、韧带或关节囊的炎症,如跟腱炎、跖筋膜炎、上髁炎、坐骨结节炎及颈、胸、腰椎棘突等部位肌腱附着点炎症,少数患者可发生髌下韧带、股四头肌腱及跟腱等部位的肌腱自发性断裂。这些部位的肌腱自发性断裂好发于男性,其发生与长期口服糖皮质激素、关节腔局部用药、Jaccoud 综合征及病程较长有一定关系。肌腱断裂可在轻微活动之后发生,常表现为局部突发疼痛和活动困难或活动时突然跌倒,几乎都发生在负重部位的肌腱,以单侧多见,亦可双侧同时发生,多见于病情缓解期。组织病理学表现为慢性退行性改变,血管周围有单核细胞浸润,肌肉内有空泡形成,部分病程长的患者可见新生血管,可用磁共振成像协助诊断。少数系统性红斑狼疮患者的滑膜炎可诱发腕管综合征,可出现桡侧三个半手指的感觉异常,常有刺痛、麻木和局部肿胀,多有进行性肌力减退,可伴有大鱼际肌萎缩和拇指无力,屈腕及伸腕时疼痛加剧,指压试验阳性。

4.肌肉病变

40%～80%患者有肌肉疼痛、无力和肌肉压痛,以三角肌、股四头肌等四肢大肌群的症状较为突出,但有些患者的肌痛是由附近关节病变的牵涉痛所致,应注意识别。肌肉病变一般可分为炎症性肌病和药物相关性肌炎两种情况。

(1)炎症性肌病:发生率为 5%～11%,其临床表现与多发性肌炎相似,但一般仅有轻度或中度炎症表现。血清肌酸磷酸激酶、门冬氨酸氨基转移酶、乳酸脱氢酶、醛缩酶等多有轻、中度增高,血肌红蛋白水平也可增高。肌电图可有肌原性改变。肌肉活检可见肌束及其血管周围有单核细胞浸润,但肌束萎缩少见。免疫组化研究发现,肌纤维膜和血管基底膜上有免疫球蛋白和补体沉积,炎性渗出物中血管黏附分子-1 水平增高。一般而言,糖皮质激素对炎症性肌病治疗效果较好。

(2)药物相关性肌炎:发生率约为 8%,常见诱发药物为糖皮质激素和抗疟药,尤以前者多见。一般发生在药物治疗过程中,多数起病隐匿,但也可急性起病。主要表现为肌痛、肌无力,常由近端肌群开始,渐累及远端肌群,部分患者最终可累及全身肌肉。患者血清肌酶一般无改变,肌电图亦表现为肌原性损害,肌肉活检显示肌纤维肿胀,可有空泡出现、肌纤维变细等变化。一般而言,糖皮质激素对药物相关性肌炎治疗无效。

5.软组织钙化

临床上偶尔可见到系统性红斑狼疮患者的软组织有钙化现象,多发生于皮下、关节周围、血管壁和肌肉,皮下及其深部软组织可出现线状、片层状或结节样钙化,尤以下肢为多见,关节周围组织钙化可单发或多发,可伴有邻近皮肤炎症、溃疡与坏死。系统性红斑狼疮患者膝关节周围肌腱上可见羟基磷灰石、尿酸盐沉积。这种软组织钙化可能与局部组织酸碱度改变和碱性磷酸酶水平的增高有关,但其确切机制尚不清楚,部分患者软组织钙化可能与合并甲状旁腺功能亢进有关。

6.骨骼病变

5%～10%患者出现有临床症状的无菌性骨坏死,此为系统性红斑狼疮致残的主要原因之一,放射学检查阳性而无临床症状的骨坏死发生率可高达25%。骨坏死好发于负重部位,如股骨头、股骨髁、胫骨平台、距骨,也可发生于肱骨头、舟状骨、掌骨等部位。常见临床表现为受累关节的疼痛,通常发生隐匿,逐渐加重,可伴有关节僵硬和活动受限。

系统性红斑狼疮患者发生的骨坏死与原发病有关,中小血管炎可累及骨骼,引起骨的血供减少或中断,继而导致邻近的骨组织充血,骨矿物质丢失,骨小梁变细,若受压力影响可出现骨萎缩。长期应用糖皮质激素可能是引起骨坏死的另一个重要原因,多数患者在出现骨坏死前两年内都有大剂量应用糖皮质激素史,长期应用糖皮质激素可引起骨质疏松,骨骼强度下降而易发生微小骨折,同时药物可直接作用于成骨细胞,使其修复能力下降。此外,糖皮质激素还可作用于骨髓内脂肪细胞,引起细胞肥大,使骨髓内压增高,造成骨血流障碍,从而发生局部缺血,骨细胞受损,最终发生骨坏死。

骨坏死最早的X线表现是受累部位的斑点样改变,病变可逐渐增大、融合,继而发生软骨下骨的萎陷,在X线片上可见典型半月征;如果病变继续发展,X线片则可呈现出关节腔狭窄、关节面变平,骨赘形成等;在病变的终末期,X线片上可见整个关节的退化性改变。若作CT检查,除可更清晰显示和准确定位上述病变之外,还可发现部分患者病变的股骨头有星号征,可能系坏死区有新骨形成,引起局灶部位的均匀性或不均匀性信号强度减弱所致。磁共振成像检查可清晰显示病变关节周围的软组织、关节软骨、纤维软骨及关节滑膜病变的范围、关节纤维化的程度等表现。

(三)心、肺表现

1.心脏病变

心脏病变的发生率为50%～74%,可累及心包、心肌、瓣膜等,少数患者甚至发生全心炎症。有研究表明随着患者生存期的延长,以前不太常见的心脏病变(如动脉粥样硬化和随之发生的冠状动脉疾病)将逐渐成为患者主要死亡原因之一。

(1)心包病变:最常见的心脏病变。其主要临床表现有发热、心前区疼痛、心包摩擦音、心电图ST段弓背向下型抬高及T波变化,但发生大量心包积液而出现心脏压塞征者较为少见。系统性红斑狼疮引起的心包积液外观通常呈草绿色或血清样渗出液,心包穿刺液亦可呈血性,白细胞计数显著增多,其中以多形核白细胞为多见。如果在心包积液离心沉淀物中找到狼疮细胞将有助于系统性红斑狼疮的诊断。

(2)心肌病变:既往尸检资料显示,40%～50%患者存在心肌病变,但生前仅7.8%～14.0%被查知,大多数患者则无任何心肌炎表现。当系统性红斑狼疮患者出现与体征不相符的心悸、胸闷、心动过速、心脏浊音界扩大、心功能不全、室性心律失常及传导阻滞等表现时,要考虑到系统性红斑狼疮累及心肌的可能。结合胸部X线片、心电图、超声心动图及心肌酶谱检查结果,一般不难做出诊断。若有心力衰竭表现,需与肾脏损害引起的继发性高血压所导致的心力衰竭相鉴别。

(3)瓣膜病变:Libman-Sacks心内膜炎是系统性红斑狼疮的特征性瓣膜病变,其发生机制目前仍不清楚。尸检发现,Libman-Sacks心内膜炎的疣状赘生物直径多在1～4 mm,单个似豌豆状或多个聚集成球状,有时呈桑葚状紧密黏附于心内膜下,赘生物黏着的部位通常在心脏瓣膜的边缘,瓣膜的两面均可有赘生物粘着,但在腱索、乳头肌、心室壁及心房内膜较少发现。Libman-Sacks 心内膜炎的赘生物一般变化不大,仅有小部分继续发展成需进行瓣膜置换术的反流性损伤。

(4)心律失常:普通心电图检查的检出率约 25%。各种心律失常均可发生,其中以窦性心动过速、窦性心动过缓最为常见,其次是房性期前收缩、室性期前收缩,亦有发生阵发性室上性心动过速、心房颤动、一度和二度房室传导阻滞、左束支和/或右束支传导阻滞,但高度房室传导阻滞者并不多见。系统性红斑狼疮患者分娩的新生儿可发生先天性完全性心脏传导阻滞。

系统性红斑狼疮引起的心律失常多为暂时性,随着病情的缓解自行消失,其发生原因可能与冠脉血管炎症引起的暂时性心脏传导系统血液供应不足有关,此外心包病变、心肌病变和心内膜病变均可累及心脏的传导系统而引起心律失常。组织病理学检查发现系统性红斑狼疮的心脏传导系统可发生纤维素样变性和纤维素性瘢痕,亦可见炎性淋巴细胞浸润。

(5)冠状动脉病变:随着患者生存时间的延长,冠心病的发生率也相应增高,由冠状动脉病变引起的心肌梗死、严重心律失常等心血管并发症已成为影响系统性红斑狼疮患者生存质量的重要原因之一。系统性红斑狼疮患者发生冠心病可能与系统性红斑狼疮本身及其所引起的肾损害和血脂异常、长期应用糖皮质激素引起的脂质代谢紊乱等有一定关系。

(6)高血压:大约 25% 的患者有程度不等的高血压,尤以动脉血压增高为著。肾脏病变是系统性红斑狼疮患者发生高血压的主要原因,此外糖皮质激素的应用也是重要危险因素之一。长期高血压可引起心肌肥厚,诱发心力衰竭。

(7)充血性心力衰竭:Badui 等报道,10% 患者可发生充血性心力衰竭,通常与高血压及糖皮质激素的应用有关,此外发热、感染、贫血、尿毒症和过早发生的冠心病、心包病变、心脏瓣膜病变及肺动脉高压等因素在其发生、发展过程中也起到一定的作用。Crozier 等应用超声心动图检查发现,多数系统性红斑狼疮患者心脏收缩期与舒张期功能均有程度不等的减退,即使无心脏肥大、心肌肥厚和心力衰竭表现,因心脏的冠脉储备下降亦可出现心脏舒张功能障碍。心脏舒张功能受损,特别是等容舒张期显著延长在病情处于活动期的系统性红斑狼疮患者中更为常见,并且这种心脏舒张功能的异常经治疗后可以恢复正常。有学者发现,心肌功能障碍更常见于血清中有高滴度抗心磷脂抗体的系统性红斑狼疮患者。

(8)心脏病变对预后的影响:系统性红斑狼疮心脏病变已成为危及患者生存的重要原因之一,15% 的死亡患者与心脏病变有关,主要原因有冠心病猝死、心内膜病变和/或心律失常引起的顽固性心力衰竭、心包炎继发感染等。

2.肺部病变

前瞻性研究结果显示,系统性红斑狼疮发病时仅 3% 的患者累及肺部,但随着病程发展,50%～60% 的患者可出现肺部受累,其病变包括胸膜病变、肺实质浸润性病变与肺间质纤维化、肺出血、阻塞性毛细支气管炎、肺不张、肺栓塞、肺动脉高压、呼吸肌及膈肌功能失调等。

(1)胸膜病变:系统性红斑狼疮患者最常见的肺部病变,17% 的初发患者胸膜受累,处于病程中的患者可上升为 50%,发生于病程各个阶段。双侧胸膜同时受累多见,亦可为单侧病变。主要表现为病变侧胸痛,常伴有发热,胸痛常随呼吸运动或体位的变化而加重。体检及胸片或B超检查可发现有少量或中等量积液征象,少数患者表现为大量积液。

系统性红斑狼疮病变本身引起的胸腔积液多为渗出液,外观透明、微黄,有时为浑浊液或血性液,有核细胞数为$(0.23\sim15.0)\times10^9/L$,急性期以中性粒细胞占优势,随病情进展渐变为淋巴细胞为主,积液沉渣涂片有时可见狼疮细胞,具有诊断价值。胸腔积液中抗核抗体(anti-nucleus antigen,ANA)可为阳性,其效价与血抗核抗体效价之比≥1∶9,补体C_3、C_4可减低,并可检出免疫复合物。积液的葡萄糖含量可略低于血糖,细菌学检查为阴性。

除系统性红斑狼疮本身引起胸膜炎外,狼疮累及肾脏及其他脏器及继发感染等情况也可出现胸腔积液,但无狼疮性胸膜病变的表现。系统性红斑狼疮引起的胸膜病变通常对非甾体抗炎药或小剂量糖皮质激素敏感,积液多可自行吸收;大量胸腔积液引起呼吸困难或积液性质不明者,可行穿刺抽液以确定积液的性质,解除呼吸困难。

(2)肺实质浸润性病变。①急性狼疮性肺炎发病较急,绝大多数患者伴有病情活动性表现,主要为咳嗽、胸闷、呼吸急促、发热,严重者可出现呼吸困难、低氧血症甚至急性呼吸窘迫综合征。体检时在双肺底部都可闻及湿啰音,胸部X线检查可见双肺弥漫性病变,肺底尤为显著,部分患者肺部病变表现为节段性、游走性的特点。肺组织病理检查可见肺泡内透明膜形成,间质水肿并有淋巴细胞浸润,有时可见到苏木素小体,部分患者可见有肺泡水肿、肺泡内出血。电镜下可见肺间质内和毛细血管壁内有致密物沉积。急性狼疮性肺炎不易与系统性红斑狼疮继发细菌性肺炎相鉴别,如无确切证据排除感染,应同时进行抗感染治疗。②慢性狼疮性肺炎可由急性狼疮性肺炎演变而来,亦可发生于病程较长、治疗不当的系统性红斑狼疮患者,有症状的慢性狼疮性肺炎并不常见,主要表现为活动后胸闷、气喘、呼吸困难及呼吸音减低与肺部细湿啰音。胸部X线检查可见肺部呈弥漫性颗粒状、网状或网状结节样改变,两下肺较为显著;对于病程较长和肺部病变发展迅速的患者可出现双肺蜂窝状改变,并常有肺底部盘状不张与膈肌上抬。患者肺功能检查均有限制性通气障碍和肺弥散功能减低。若行肺部高吸收薄层计算机扫描(HRCT)可发现无症状的慢性肺间质性肺病患者。肺活检显示肺泡壁增厚、水肿,肺间质有单个核细胞浸润。慢性狼疮性肺炎患者容易发生肺部感染,并反复、迁延、难以治愈,常死于肺部感染诱发的呼吸衰竭。

(3)肺出血:较少见,其发生率为1.6%,一旦发生,其病死率高达90%。当病情急性发作时,患者可突然出现咳嗽、痰中带血和胸闷、心悸、气急与呼吸困难,有些患者可突发大咯血。实验室检查可有血红蛋白与血细胞比容下降等,血气分析可有低氧血症。胸片显示双肺野有浸润性病变。肺活检可见弥漫性肺泡出血,肺泡内有完整的红细胞及含有含铁血黄素的巨噬细胞,少数患者还可见有肺泡隔增厚、透明膜形成及肺泡内有纤维素沉着,但通常无明显血管炎表现。若对肺活检组织进行免疫荧光检查则可发现肺泡隔和肺泡壁内有免疫球蛋白及补体沉积。电镜下可见肺泡毛细血管内有电子致密物沉积。

(4)肺动脉高压症:好发于18~49岁的年轻女性,男女性别比为1∶10。肺动脉高压一般在系统性红斑狼疮确诊后2~5年发生,其临床表现与原发性肺动脉高压基本相似。①临床表现:多数患者病情出现隐匿,进展缓慢。常见的临床表现为活动后气急、胸闷、胸痛、呼吸困难及慢性干咳。体检常见肺动脉瓣第二心音亢进、三尖瓣听诊区有收缩期杂音。严重患者可有肝大、下肢浮肿、腹水征阳性等右心衰竭表现。心电图有右心室肥大伴劳损的表现。胸片示有肺动脉段明显突出、右下肺动脉干扩张、右心室扩大而肺野异常清晰。肺功能检查常呈限制性通气功能障碍,但与肺动脉高压的严重程度不成比例。肺血管造影可见中心肺动脉干呈对称性扩张,外周血管远端呈剪枝样改变。超声心动图及右心导管检查显示,多数患者为轻度肺动脉高压症。发生肺动脉高压的系统性红斑狼疮患者中63%合并肾脏病变,63%~75%存在雷诺征,80%类风湿因子阳性,25％以上患者抗核糖核蛋白抗体阳性,血液中狼疮抗凝物与抗心磷脂抗体的阳性率亦高于无肺动脉高压症的系统性红斑狼疮患者。②组织病理变化:与原发性肺动脉高压症相似。镜下可见肺动脉平滑肌细胞中度肥大和内膜纤维化,少数患者可见有血管炎与血栓形成。免疫病理学检测可见肺动脉壁有 IgG、IgM 与补体 C_3 沉积,用酸性缓冲液洗脱出的免疫球蛋白沉积物中含有 DNA 与抗 DNA 复合物。

(5)肺栓塞:有报道系统性红斑狼疮患者肺栓塞发生率为 6％～9％。如患者突然发生气急、胸痛和呼吸困难时除应怀疑发生了胸膜炎或肺炎外,还应考虑肺栓塞,可行血管造影术以确诊并确定栓塞部位、范围,但确定栓子性质较困难。

(6)膈肌功能失调:系统性红斑狼疮患者可出现呼吸困难、肺活量降低,同时伴有膈肌抬高和膈肌运动减弱,Hoffbrand 等将之命名为肺减缩综合征。本病一般发展缓慢,常于肺功能检查时发现,部分患者的表现是可逆的。

(7)其他肺部表现:少数无明显肺实质病变的急性系统性红斑狼疮患者可出现可逆性的低氧血症,部分患者中可出现轻度胸膜症状,以应用糖皮质激素治疗者多见。此外少数系统性红斑狼疮患者还可能发生气道阻塞,肺活检表明小支气管与细支气管发生急性炎症,终末支气管黏膜上皮细胞增生,支气管周围有淋巴细胞浸润。由坏死组织碎屑、少量纤维蛋白和支气管分泌物组成的黏稠栓子可导致细支气管部分或完全阻塞,患者可发生机化性肺炎。

(四)皮肤和皮下血管表现

皮肤、黏膜及皮下血管病变是系统性红斑狼疮最常见的临床表现之一,其发生率为55％～85％,仅次于关节病变。系统性红斑狼疮引起的皮肤、黏膜及皮下血管病变多种多样,病变涉及的范围可局限于某一局部,也可侵及全身,颊部红斑、盘状红斑、光过敏及口腔溃疡等是诊断系统性红斑狼疮的重要依据之一。25％～40％患者可首先出现皮肤病变,多数患者在起病时出现,少数患者可发生于其他系统病变出现数月至数年后。系统性红斑狼疮的皮肤表现往往与其他系统、器官病变存在一定相关性,皮肤病变的加重往往提示病情活动性增加或恶化。

1.皮肤表现

(1)颊部红斑:22％～68％的系统性红斑狼疮患者在其病程中可出现颊部红斑,其中 40％患者可为首发表现。本症的基本表现形式可为颊部毛细血管扩张、水肿性红斑、散在分布的斑点状皮疹及盘状红斑。颊部红斑可突然出现,多先在颊部出现小片状水肿性淡红色、鲜红色或紫色斑疹,逐渐增大,并可延及鼻梁,典型者与鼻根部红斑相连,形成蝴蝶状红斑,称之为"蝶形红斑",可见于 1/3～1/2 患者。部分患者颊部红斑形状不规则,边缘模糊,皮疹表面可有糜烂、渗出并有鳞屑和痂附着,类似于湿疹;皮损处可严重水肿,出现类似于皮肌炎的眶周水肿和蜂窝织炎样表现;少数患者皮疹类似于药物诱发的变应性皮疹;长期应用糖皮质激素治疗者可出现痤疮和酒渣鼻样表现。多数皮疹可持续数天、数周,随病情缓解而逐渐消退,愈后一般不留瘢痕,但病情复发时可再次出现。部分患者出现色素沉着,少数患者出现局部皮肤萎缩、变薄。

(2)盘状红斑:盘状红斑可先于或与其他临床表现同时出现,多发生于面颊部,亦可发生于颈部、耳轮、手背及前胸部等暴露区域,呈片状或散在分布。初发时多为绿豆至黄豆大小的圆形、类圆形丘疹,亦可呈环形,上覆少量鳞屑,病情进展后皮疹可增多、扩大,上覆增厚的鳞屑并黏附于皮疹基底部,不易脱落,若用力撕脱则可见皮损基底部的扩张毛孔,鳞屑背面也可见有突起的角质栓。皮损外周稍高于中心,周边色素较深而中心色素减退或缺失,基底部萎缩伴毛细血管扩张。皮损呈向心性扩展,边缘融合成不规则的形状。多数患者无明显感觉,少数可有不同程度的瘙痒或烧灼感,日晒后皮损加重,愈后常遗留有瘢痕及色素沉着。皮损活检可见角化过度,毛囊角栓,基底细胞水肿伴空泡形成。盘状红斑的出现常与病情活动性有关,但一般认为伴有盘状红斑的系统性红斑狼疮患者病情较轻,肾脏受累者较少,预后较好。

(3)脱发:脱发是系统性红斑狼疮患者常见的临床表现之一,发生率为24%~70%。系统性红斑狼疮引起的脱发不仅可发生于头发,亦可见于眉毛、睫毛和阴毛。大致可分为下列几种形式。①斑片状脱发:继发于头皮斑丘疹后的脱发可为一过性,但若继发于盘状红斑,则可因瘢痕破坏毛囊导致永久性斑秃。②弥漫性稀发:常在梳发时发现有大量头发脱落,是最常见的形式,可继发于各种刺激,亦可发生于病情活动期或糖皮质激素与细胞毒药物治疗过程中。诱因去除或病情稳定后可重新长出新发。③狼疮发:特征性的表现之一,常发生于病情活动期。表现为头发干枯、无光泽,脆性增加而易折断,头发通常只有数厘米长,尤以前额部和顶部头发较为明显。④全秃:少数患者可出现全秃或仅留有发际,其病因不明,但需排除环磷酰胺等细胞毒药物引起的脱发。

(4)光过敏:对日光或紫外线过敏是系统性红斑狼疮患者常见的临床表现,也是系统性红斑狼疮诊断的主要依据之一,其发生率为11%~58%。

有研究发现引起系统性红斑狼疮患者光过敏的主要是波长为290~320 nm的紫外线B,有些患者对波长为320~400 nm的紫外线A也过敏。光过敏常发生于暴露部位,部分患者可向非暴露部位蔓延。皮疹多为红色斑疹、丘疹,部分皮疹融合成片,有时出现多形红斑、荨麻疹样皮损,少数患者还可出现大疱性皮疹;局部可有灼热感、瘙痒或刺痛;皮损的严重程度与日光或紫外线照射的强度、距离、照射时间及处理是否及时有关。

(5)紫癜:9%~21%的系统性红斑狼疮患者可出现瘀斑、出血点等皮肤出血表现。皮肤出血性损害最常见的原因是使用了糖皮质激素,因为糖皮质激素可引起皮肤萎缩及增加皮肤血管的脆性;非甾体抗炎镇痛药可影响血小板的功能,也可诱发皮肤出血;少数未经治疗的患者出现皮肤瘀点、瘀斑和血肿可能与疾病本身引起的血小板减少或皮肤血管炎有关;发生于下肢的紫癜应与长期应用抗疟药物引起的皮肤色素变化进行鉴别。此外还应排除血栓性血小板减少性紫癜(thromotic thrombocytopenic purpura,TTP)、抗磷脂综合征、特发性血小板减少性紫癜(idiopathic thrombocytopenic purpura,ITP)、冷球蛋白血症等疾病。

(6)色素变化:Dubois等报道8%的系统性红斑狼疮患者存在弥漫性色素沉着,5%患者存在局限性色素沉着,5%患者存在皮肤色素减退,多为继发性,好发于各种原发皮损所在部位,并在原有皮损消退后数月内逐渐出现,常为持续性,部分局限性色素增加可在数年内缓慢消退。患者在其他皮损出现之前,偶尔会出现原发性皮肤色素减退。此外长期应用抗疟药物和糖皮质激素治疗的患者亦可引起皮肤色素的变化,应予以鉴别。

(7)亚急性皮肤型红斑狼疮:约10%的系统性红斑狼疮患者伴有亚急性皮肤型红斑狼疮皮损,半数左右亚急性皮肤型红斑狼疮患者表现以皮损和关节症状为主、内脏病变较轻,较少累及肾脏。亚急性皮肤型红斑狼疮皮肤损害多分布在面颊部、鼻、耳轮、上胸、前臂伸侧、手背等暴露部位,腰以下皮肤罕有皮损,偶见唇和颊部黏膜受累。其基本表现为水肿性红斑,可分为两种类型,即环形红斑型和丘疹鳞屑型,多数患者以一种类型皮损为主,可扩大成形状不规则的斑片,上覆鳞屑,类似于异常型银屑病样皮损,皮损处无毛囊栓塞、角化过度,也无皮肤萎缩与瘢痕形成,可持续数周或数月后消退,留有暂时性色素沉着和毛细血管扩张。

(8)狼疮性脂膜炎:又称深部红斑狼疮,是系统性红斑狼疮的少见皮损,见于2%~3%的系统性红斑狼疮患者。局部外伤与药物注射可能与这种皮损的发生有关。好发于中青年女性患者,可在系统性红斑狼疮的其他系统表现出现前发生;皮损好发于面部、臀部和臂部,亦可见于颈部、肩部、上肢、胸部、背部、小腿和大腿,偶见于乳房;分布多不对称,数目不定,大小不等,小者如蚕豆大小,大者直径可达10 cm;皮损部位皮肤可呈红色或淡红色,有时病变上方有色素沉着;病变位于真皮深层或皮下脂肪组织,呈结节或斑块,质地坚实,一般无明显移动性,多数有触痛;一般呈慢性经过,有的结节持续不变,而在其他部位发生新的皮损,有的结节逐渐扩大,或与邻近结节融合形成斑块,有的结节上方皮肤可发生萎缩、角化过度、毛细血管扩张或演变成典型的盘状红斑皮损,有的结节坏死吸收而使其上面的组织塌陷形成萎缩性瘢痕;较少发生皮肤溃疡。病变组织活检可见脂肪小叶或小叶间隔脂膜炎和钙质沉积,以脂肪玻璃样坏死为主,常伴有结节状或片状淋巴细胞浸润,皮肤血管内皮细胞肿胀,血管周围亦有玻璃样变性与淋巴细胞浸润。

(9)大疱性红斑狼疮:大疱性皮损仅见于0.2%～0.4%的系统性红斑狼疮患者。其基本病变为大小不等的水疱样皮损,疱液起初清亮,渐变为浑浊,少数可为血性。皮损好发于暴露部位,如面部、颈部、上肢等,也可蔓及全身。有时皮损可集中于某一部位形成类似于疱疹性皮炎,但并无明显瘙痒。皮肤活检可见表皮下囊泡内含有细胞核碎片、中性粒细胞和微小脓肿及皮乳头顶端的纤维蛋白,类似于疱疹样皮炎的病理变化。本症需与寻常性天疱疮、疱疹性皮炎、大疱性类天疱疮、大疱性表皮松解症、大疱性多形红斑等大疱性皮肤病及血卟啉症、皮肤迟发性超敏反应、严重感染等疾病进行鉴别。

(10)红斑性天疱疮:1926年Senear等报道了一组同时具有红斑狼疮和天疱疮两种疾病特征的患者,其面部皮损类似红斑狼疮,而胸部、背上部等处皮损则类似于天疱疮,组织病理表现类似于天疱疮(棘层松解)。后经免疫病理研究证实此类患者在真皮-表皮连接处有免疫球蛋白与补体沉积,并检出循环抗核抗体与抗细胞间成分抗体,对未受累的非暴露部位皮肤进行皮肤狼疮带试验亦获得阳性结果。

(11)其他皮肤病变:系统性红斑狼疮还可出现其他一些皮肤病变,如关节周围或上肢伸侧面的类风湿结节样疼痛性皮下结节,后者常与骨膜相连而固定。皮肤萎缩与瘢痕形成常与慢性皮损及长期应用糖皮质激素治疗有关。皮肤黏蛋白沉积症是一种较为罕见的结节性皮肤病变,可能与患者皮肤内粘蛋白增多形成结节样病变有关,分布于躯干及四肢皮肤,质地坚实,局部无压痛,其上方皮肤正常,与病情活动性有关,病情缓解后部分可自行消退。多形性红斑常发生于寒冷季节,好发于手、足和面部皮肤,初为圆形或类圆形鲜红色丘疹,直径数毫米,后逐渐扩大、融合成轻度压痛的斑块,顶端可出现水疱、瘀点,消退后可遗留有色素沉着。红斑肢痛症表现为患肢皮肤充血,皮温增高,环境温度增高后肢痛加重,降低患肢皮温后肢痛减轻。少数患者还可出现指甲的片状出血、指甲远端明显增厚,有的还可有杵状指等表现。亦有报道系统性红斑狼疮患者可出现上皮细胞瘤、皮肤纤维瘤等病变,并认为与长期应用糖皮质激素有关。患者皮肤易受各种细菌、真菌、病毒及昆虫感染,这与患者免疫力下降有关。此外,系统性红斑狼疮患者还可合并有脂溢性皮炎、湿疹、玫瑰糠疹、鱼鳞病、扁平苔藓、红斑痤疮等皮肤病,这些皮肤病的发生与系统性红斑狼疮的关系尚不清楚。

2.血管性病变

约有半数系统性红斑狼疮患者可出现血管性病变,大部分是由与病情活动性密切相关的小血管和毛细血管炎症所致,亦可由血管痉挛引起。常见血管性病变有血管炎性皮损、雷诺现象、甲周红斑、网状青斑、冻疮样皮损和毛细血管扩张。

(1)血管炎性皮损：Grigor等报道其发生率为18%～70%，其表现多种多样，可为出血点、瘀斑，亦可为隆起性紫癜、无瘙痒性荨麻疹，有时还可出现大疱性皮损、结节性红斑、瘀血疼痛性荨麻疹、肢体溃疡和网状青斑等表现，发生于肢端者可表现为手掌和指(趾)端的红色压痛性坚实的斑片。血管炎性皮损与其他病情活动性表现(如低补体血症、血沉增快、蛋白尿等)有关，是病情活动性的重要标志之一。

(2)网状青斑：发生率约为10%，常由于真皮乳头层下的小动脉升支痉挛，使皮肤血流紊乱，浅层水平静脉血管丛血流增多，引起皮肤表面出现特征性的网状紫红色斑影。多分布在大腿、上肢及关节附近，以膝、踝和肘关节处多见，常于受寒后出现或加重。

(3)萎缩性白斑：少见血管性病变，常由严重的皮肤血管病变所致。表现为皮肤青斑伴有痛性溃疡，溃疡愈合后病变处色素减退、局部毛细血管扩张，并有萎缩性瘢痕形成。

(4)雷诺现象：发生率为10%～45%，其中约2%患者为首发表现。典型的雷诺现象可分为缺血、缺氧淤血与充血3个时相。①缺血相由小至中等大小的动脉痉挛引起，可见甲床、手指、足趾苍白，并伴有局部的疼痛。②缺氧淤血相由局部组织缺血缺氧，局部代谢产物积聚，静脉血管有不同程度的扩张引起，上述部位皮肤变为紫色。③充血相是当局部二氧化碳等代谢产物蓄积到一定程度时，引起痉挛的动脉血管扩张，局部供血、供氧增加，原呈紫色的皮肤变为鲜红色，并伴有肢端疼痛。雷诺现象可由寒冷、感染、吸烟及情绪变化等因素诱发，持续数分钟至数小时不等，如持续时间较长可引起肢端皮肤坏死甚至肢体坏疽。

(5)毛细血管扩张：系统性红斑狼疮患者常并发有局部毛细血管扩张，多见于颊部、大小鱼际、甲周及指(趾)末端。发生于指甲皱襞后部及相邻皮肤的毛细血管扩张常伴有甲周红斑，指尖则多为扁平或多角形的丛状毛细血管扩张，手掌常表现为丘疹性毛细血管扩张。皮肌炎、硬皮病与类风湿性关节炎等自身免疫性疾病亦可引起毛细血管扩张，毛细血管扩张还需与肝硬化引起的面部毛细血管扩张及肝掌进行鉴别。

(6)甲周红斑：甲周红斑为具有一定特异性的系统性红斑狼疮急性皮损，常与病情活动性有关，发生率为10%～50%，是由甲基底部的血管扩张及血管炎所致。甲床微血管显微镜检查可发现患者的毛细血管襻迂曲、扩张、血流缓慢，部分可有瘀血和出血。

(7)冻疮样皮损：发生率为10%左右，多分布于四肢末端、面部及耳郭等部位，亦可发生于肘、膝关节、小腿。常表现紫红色或暗红色结节或丘疹，边缘不清，部分皮损可融合成斑块，局部水肿使皮肤绷紧发亮，有压痛，并可伴有毛细血管扩张。有的皮损可发生溃疡，愈后遗留有萎缩性瘢痕。

(8)皮肤溃疡与坏疽：与严重的皮肤血管炎有关，常发生于四肢末端、踝关节及小腿。这些患者血清中抗核抗体、抗DNA及IgG的滴度较高而补体水平下降。直接免疫荧光法可在受累组织周围的血管壁中检出IgG、补体、纤维蛋白原与纤维蛋白，提示免疫病理损伤参与病变的发生过程。

3.黏膜病变

7%～40%的系统性红斑狼疮患者可出现黏膜病变，可累及全身各处黏膜，但以口腔和鼻腔黏膜溃疡多见。黏膜病变通常与病情活动性有关，是系统性红斑狼疮诊断的主要依据之一。

(1)口腔溃疡：系统性红斑狼疮引起的口腔溃疡以颊部与硬腭黏膜受累最为明显，其次是唇部黏膜。损害初发为小瘀点，逐渐发展成一个直径10～20 mm的溃疡，单纯由系统性红斑狼疮引起者一般无明显疼痛,如继发感染,则可出现灰白色分泌物附着,周围有红晕,受刺激后常有明显疼痛。口腔溃疡有时可累及咽部与口唇,引起咽痛、吞咽困难和唇炎。

(2)鼻腔溃疡:约20%患者发生,溃疡常位于鼻中隔前部,多为双侧性,偶可引起鼻腔出血和鼻中隔穿孔,患者可无症状。

(3)其他黏膜病变:系统性红斑狼疮偶可引起处女膜、外阴部及阴道溃疡,但通常与口腔溃疡同时存在,亦有系统性红斑狼疮患者并发有肛周溃疡、结肠溃疡与上消化道溃疡的报道,但难以排除是否与应用糖皮质激素和非甾体抗炎镇痛药有关。

(五)头颈部表现

1.口腔

干燥综合征(sjögren's syndrome,SS)是一种慢性、伴有淋巴细胞增生的自身免疫性疾病,以唾液腺、泪腺中淋巴细胞和浆细胞进行性浸润为特征,可引起口腔干燥、唾液腺肿大及眼干燥等临床表现。干燥综合征常伴有自身抗体产生(如抗核抗体、类风湿因子、抗 Ro/SSA 抗体及抗 La/SSB 抗体),可引起多系统损害从而发生肺脏、肾脏、神经系统等表现。约20%的系统性红斑狼疮患者并发干燥综合征,一般发生于系统性红斑狼疮晚期,但也有患者先出现原发性干燥综合征,若干年以后才发生系统性红斑狼疮。

原发性干燥综合征(primary sjögren's syndrome,PSS)与系统性红斑狼疮继发干燥综合征有时很难区别,特别是轻型及早期患者,其起病常隐匿,合并有口、眼干燥症状出现,很少累及肾脏、中枢神经及血液系统,补体水平正常,具有低水平的抗 dsDNA 及抗 Sm 抗体,预后通常较好。抗 Ro/SSA 抗体、抗La/SSB抗体的阳性率在系统性红斑狼疮患者为15%～35%,而在原发性干燥综合征患者中可在40%～90%。α-Fordin抗原在原发性干燥综合征患者中阳性率为60%～70%,而在系统性红斑狼疮中阳性率很低,此抗体的检测可能为两者的鉴别提供一定的帮助。

2.眼

系统性红斑狼疮患者眼部表现多种多样,轻重程度不等。结膜炎发生率为10%,可出现在疾病的不同时期,球结膜组织中免疫荧光染色阳性有助于诊断。1%～2%患者并发虹膜炎,儿童常见,还可出现脉络膜及视网膜血管炎,表现为视力下降,眼底检查可发现视网膜血管周围有渗出物,其中视网膜血管炎的发生可能与免疫复合物介导的炎症反应(通常是急性病变)有关,还可能与抗磷脂抗体有关。应该指出的是某些用于治疗红斑狼疮的药物也可引起眼部病变,如抗疟药可导致黄斑变性,糖皮质激素可引起青光眼或白内障。

3.耳

系统性红斑狼疮很少累及听觉器官。

4.喉

系统性红斑狼疮极少累及喉部,其临床表现差异较大,可仅表现为声带轻度溃疡和水肿,但亦可能因为坏死性血管炎而导致上呼吸道严重损害甚至危及生命。某些表现如声音嘶哑、呼吸困难及声带麻痹,用糖皮质激素治疗有效。

(六)免疫器官和血液学表现

1.淋巴结肿大

系统性红斑狼疮患者淋巴结肿大发生率约为50%,儿童比成人更常见。淋巴结肿大以颈部及腋窝多见,亦可见全身性淋巴结肿大,肺门淋巴结肿大少见。肿大的淋巴结常质地柔软、无粘连、无压痛,可从米粒大小到3～4 cm。组织病理学检查可发现肿大淋巴结呈弥漫性反应性增生,并可见淋巴滤泡增生及程度不同的坏死区,偶见苏木素小体,免疫组织学特征为淋巴结呈滤泡和类皮质样增殖并伴有坏死区,坏死区内以 $CD11b^+$、$CD15^+$ 组织细胞和 $CD8^+$、$CD3^+$ 淋巴细胞为主,无坏死的滤泡间区以 T 细胞为主,而淋巴滤泡内以 B 细胞为主。

2.脾脏

10%～20%的系统性红斑狼疮患者有脾大,常伴有肝大。特征性组织病理学改变是脾滤泡动脉出现同心状胶原纤维硬化环,形成洋葱皮样改变,有时还可见脾梗死和血栓形成。约 5%的系统性红斑狼疮患者伴脾功能低下,可发生肺炎球菌和沙门菌败血症,其机制不清,尸检显示脾脏萎缩,没有血管炎证据。

3.胸腺

纵隔充气造影术显示系统性红斑狼疮患者胸腺萎缩。活动期系统性红斑狼疮患者胸腺激素活性降低。

4.血液学变化

系统性红斑狼疮患者血液学改变常是首发的主要临床表现。

(1)贫血:发生率约为 50%,有报道可达 78%。大多为轻至中等程度的贫血,其轻重、病程长短和病情严重程度有关,通常是正细胞正色素性贫血。系统性红斑狼疮患者的贫血根据其发生机制分为非免疫性贫血和免疫性贫血,以前者常见。①非免疫性贫血:包括慢性病性贫血、缺铁性贫血、铁粒幼细胞性贫血、肾性贫血及药物性贫血等。其中慢性病性贫血最常见,通常进展缓慢,多为正细胞正色素性贫血,血清铁浓度下降,总铁结合力正常或降低,运铁蛋白饱和度减少,骨髓象正常,骨髓铁贮存正常,网织红细胞计数偏低。其发生机制仍不清楚,可能与单核巨噬细胞系统铁释放障碍、对促红细胞生成素反应性降低、铁利用障碍及白介素对红细胞生成的抑制作用有关。系统性红斑狼疮患者还可并发缺铁性贫血,主要原因是服用非甾体抗炎药及月经量过多。②免疫性贫血:包括自身免疫性溶血性贫血(autoimmune hemolytic anemia,AIHA)、药物引起的溶血性贫血和再生障碍性贫血等,由细胞和血清因素引起的红细胞生成障碍是其最重要的发病机制。自身免疫性溶血性贫血发生率为 7%～15%,可为系统性红斑狼疮首发表现,也可出现在系统性红斑狼疮诊断前几个月或更长时间。自身免疫性溶血性贫血的发生是由于自身抗体和/或补体结合患者红细胞,导致后者被脾脏巨噬细胞识别、吞噬及破坏。根据自身抗体作用于红细胞所需温度不同分为温抗体型(37 ℃)和冷抗体型(4 ℃),前者较常见,其抗体主要为IgG。临床表现除有头晕、乏力发热外,还有溶血的证据(包括黄疸和酱油色尿),多进展缓慢,偶见进展迅速发生溶血危象。外周血检查可见红细胞大小不一,严重时可见有核红细胞、多染性红细胞、点彩红细胞和 Howell-Jolly 小体。骨髓增生活跃,网织红细胞计数增加,而血清结合珠蛋白水平下降,Coombs 试验阳性。糖皮质激素治疗常有较好疗效。

(2)血小板异常:系统性红斑狼疮并发血小板减少并不少见,发生率报道不一,为 7%～52%。多为轻度减少,可能是系统性红斑狼疮病情活动的一个指标。一般无明显出血症状,当血小板≤$50×10^9$/L 时可有自发性出血,表现为皮肤瘀点瘀斑、鼻衄、牙龈出血,女性还可有月经量过多,严重时可发生颅内出血危及生命。实验室检查除血小板减少外,还可有出血时间延长、血块退缩不良、束臂试验阳性。

约 3%的系统性红斑狼疮患者是以特发性血小板减少性紫癜为首发表现。系统性红斑狼疮合并血小板减少常伴有抗 Ro/SSA 阳性,因此对于特发性血小板减少性紫癜伴有高滴度抗核抗体和抗 Ro/SSA 阳性患者应警惕进展为系统性红斑狼疮的可能。免疫性血小板减少的治疗仍主要采用糖皮质激素。极少数系统性红斑狼疮患者可在其病程不同阶段合并血栓性血小板减少性紫癜，其临床特征为发热、肾功能减退、微血管病性溶血性贫血、血小板减少和神经系统异常，常可危及生命。其发病机制不清，主要组织病理学基础是微血管血栓形成，可能与外周血中存在血小板聚集因子、循环免疫复合物、血管内皮损伤、纤溶系统功能障碍等因素有关。另外有学者认为抗血小板抗体及抗磷脂抗体的存在也可能是重要发病机制。治疗方法主要是糖皮质激素和血浆置换。

部分系统性红斑狼疮患者可能存在血小板功能异常，包括血小板黏附、聚集和释放功能的异常。最常见的血小板功能异常是对低浓度胶原无聚集反应，对腺苷二磷酸、肾上腺素则缺乏第二相聚集波，可能与抗血小板抗体或某些药物有关。

（3）白细胞异常：白细胞减少在系统性红斑狼疮患者较常见，发生率可达 50%。一般为轻度减少，白细胞计数常在 $(2.5\sim3.5)\times10^9/L$，少于 $2.0\times10^9/L$ 者少见。白细胞减少多发生在病情活动期，常伴有皮疹、抗 DNA 抗体滴度增高、贫血、乏力、关节炎和血沉增快等表现。外周血白细胞减少的原因较为复杂，可能与药物、骨髓增生减低、抗核抗体及抗中性粒细胞抗体有关。

系统性红斑狼疮伴淋巴细胞减少是最常见的血液学改变，外周淋巴细胞绝对值减少的发生率为 70%～90%，比白细胞减少更常见。其发生机制不清，可能与抗淋巴细胞抗体、淋巴细胞分布及功能异常有关。系统性红斑狼疮伴中性粒细胞减少不如淋巴细胞减少常见，但可有中性粒细胞功能异常，可能有体液和细胞因素参与。

对于外周血白细胞减少的患者，糖皮质激素治疗有效，白细胞多能恢复正常。对于白细胞极度减少的患者，用甲泼尼松静脉注射并皮下注射重组人粒细胞集落刺激因子，可获得满意的疗效。

（4）骨髓异常：系统性红斑狼疮患者骨髓涂片检查常正常。但骨髓在系统性红斑狼疮的发病中也是靶器官，自身抗体和细胞因子对骨髓前体细胞存在抑制作用。系统性红斑狼疮患者极少合并骨髓纤维化。糖皮质激素和免疫抑制剂治疗对部分患者有效，但只有极少数患者纤维化被逆转。

（七）消化系统表现

系统性红斑狼疮患者消化系统表现很常见，既可以是首发表现，也可以出现于疾病进展过程中。此外几乎所有治疗狼疮的药物都存在胃肠道不良反应。

1.口腔

Bazin 于 1861 年首次描述了红斑狼疮的口腔症状，系统性红斑狼疮患者中，7%～52% 有口腔疾病。口腔溃疡是美国风湿病学会建议修订后的系统性红斑狼疮诊断标准之一。口腔病损大体分为红斑型、铁饼状和溃疡型。口腔黏膜、硬腭及朱红线是最易受累的部位。铁饼状病灶发生在红斑中央，并有被放射状条纹和体表毛细血管围绕的白斑存在。红斑病灶常伴有硬腭水肿和瘀斑。溃疡易发生于病灶，且不明显，直径通常有 1～2 cm，1/3 的患者可蔓延至咽部。三种病灶都可以共存或彼此融合，从而导致水肿和瘀斑。

2.食管

持续性咽喉炎很常见，吞咽困难发生率为 1%～6%，尤其多见于伴有雷诺现象者。雷诺现象与食管蠕动迟缓明显相关，在混合性结缔组织病中，食管蠕动迟缓更常见，系统性红斑狼疮组仅有轻度的食管下端括约肌压力下降。食管运动功能障碍可引起弥漫性痉挛，导致胸痛，食管蠕动停止的患者上消化道X摄片可见食管张力缺乏和食管扩张。食管蠕动迟缓或蠕动停止的发生可能与食管肌肉炎症、缺血或是血管炎有关。采用少食多餐、避免饭后平卧、服用抗酸药物及 H_2 受体拮抗剂可缓解症状。

3.胃及肠道

胃肠道症状在系统性红斑狼疮患者中比较常见。

系统性红斑狼疮患者可出现厌食、恶心、呕吐、腹痛,常与服用水杨酸类药物、非甾体抗炎药、抗疟药、糖皮质激素及细胞毒药物有关。消化性溃疡的发生率为 0.5%～4.0%,严重者可并发出血和穿孔。肠梗阻可能由于抗磷脂综合征引发的潜在脉管炎和高凝性疾病所致。少数系统性红斑狼疮患者合并溃疡性结肠炎,临床表现为持续性腹泻、腹痛和血便,常出现在系统性红斑狼疮确诊前,糖皮质激素治疗有效。极少数患者可出现胶原性肠炎,患者有水样腹泻,但内镜检查及 X 线摄片均正常,组织病理学特征是结肠表面上皮有淋巴细胞浸润。

患者若出现严重腹泻和明显的低蛋白血症(<0.8 g/dL)而不伴有蛋白尿,应警惕蛋白丢失性肠病的可能性。本病多见于年轻女性患者,可能为系统性红斑狼疮首发表现。钡剂灌肠可见钡剂呈毛刺样、团块状和节段性分布。组织病理学检查可见明显的绒毛萎缩、炎性细胞浸润及不伴血管炎的黏膜下水肿。血液检查可见淋巴细胞计数正常,血清胆固醇水平增高,血清补体水平下降,抗 RNP 抗体阳性。粪便中标记的清蛋白排泄量增加是诊断本病最佳指标。蛋白丢失性肠病发病机制不明,可能与血管损伤、细菌过度增殖、脂肪吸收不良、胆盐代谢异常、血栓形成、肠系膜血管炎等有关。

4.腹水和腹膜炎

8%～11% 的系统性红斑狼疮患者出现腹水,可能是系统性红斑狼疮的首发表现。Schousboe等人将系统性红斑狼疮患者的腹水分为急性和慢性两类,引起急性腹水的原因有狼疮性腹膜炎、梗死、内脏穿孔、胰腺炎和肠系膜血管炎,导致慢性腹水的原因有狼疮性腹膜炎、充血性心力衰竭、心包炎、肾病综合征、肝静脉闭塞综合征、蛋白丢失性肠病、肝硬化和结核等。多数患者腹水量较少,常为渗出性,腹膜组织可有免疫复合物沉积及炎性细胞浸润,腹水检查可出现抗核抗体、抗 DNA 抗体及补体水平降低。糖皮质激素治疗有效,若合并感染则应使用大剂量抗生素。

5.胰腺炎

胰腺炎是系统性红斑狼疮的一种严重并发症,发生于极少数患者,是病情活动性表现。表现为剧烈上腹疼痛并可放射至背部、恶心呕吐、血淀粉酶水平增高。其原因可能为胰腺血管炎,但也有人认为与噻嗪类利尿药和硫唑嘌呤的联合使用有关。应立即停用可疑药物、禁食、静脉水化疗法,必要时使用抗生素。

6.肠系膜炎和肠血管炎

肠系膜炎或肠血管炎是系统性红斑狼疮最严重的并发症之一,发生率不高但可危及生命,常见于病情活动期。表现为持续性腹部绞痛、呕吐和发热,腹部有广泛性压痛和反跳痛,严重者可出现肠梗阻和/或肠穿孔。实验室检查无特异性。肠系膜血管炎组织病理学改变与结节性多动脉炎相似,最常累及结肠和小肠黏膜下血管,可引起组织缺血、肠黏膜糜烂、溃疡或穿孔。治疗宜选用甲泼尼龙,肠穿孔或肠段坏死者需手术治疗。

7.肝脏

系统性红斑狼疮常累及肝脏,肝大发生率为 10%～31%,尸检发现肝大可达 50%。1%～4%患者可见黄疸,常与溶血性贫血、病毒性肝炎、肝硬化、胆道梗阻和胰腺疾病等有关。肝血管炎罕见,但抗磷脂抗体阳性的患者可有肝静脉血栓形成,发生 Budd-Chiari 综合征。肝功能试验多异常,肝酶水平升高的发生率为 30%～60%。

少数患者可出现自身免疫性肝炎,其组织病理学改变包括门静脉周围组织坏死及大量淋巴细胞和浆细胞浸润,类似于慢性活动性肝炎。通常见于年轻和中年妇女,起病隐匿,开始仅有乏力、厌食、低热,随着病情进展出现肝大、脾大、黄疸、肝硬化和肝功能衰竭,实验室检查可发现肝脏酶学指标增高、γ-球蛋白增加、胆红素增加、清蛋白下降、凝血酶原时间延长,而肝炎病毒检测呈阴性,血清中出现狼疮细胞及抗核抗体,30%患者出现抗线粒体抗体及抗平滑肌抗体。糖皮质激素是治疗免疫性肝炎的主要药物,目前免疫性肝炎的预后已大为改观,但也有进展为肝癌的报道。

8.其他

(1)脂肪吸收不良:系统性红斑狼疮患者常因固体脂肪吸收不良导致腹泻,同时可伴有碳水化合物吸收不良。患者会出现水样便,体重减轻,粪便脂肪含量持续升高,病理学检查可发现免疫复合物。对于此类患者,除使用抗生素、类固醇激素治疗外,还需要低脂、低胆固醇、高脂溶性维生素膳食。

(2)结肠受累:主要特征是厌食、恶心、呕吐、发热、心动过速及下腹部柔韧。腹痛不易定位,肠道穿孔患者中部分可闻及肠鸣音。治疗与处理对那些有肠内脉管炎患者有用。

(3)感染性腹泻:感染已成为导致系统性红斑狼疮患者死亡主要因素,细菌感染是最主要形式之一。早期内镜与典型样品的收集在诊断中有重要意义。放射学对结肠扩充症无特征性诊断意义,区分由系统性红斑狼疮引起的局部缺血性大肠炎和由阿米巴引起的急性大肠炎很重要,以便采取不同的治疗方法。

(4)恶性肿瘤:系统性红斑狼疮会使恶性肿瘤的危险性增加,包括乳腺癌、子宫颈癌和淋巴瘤,在女性人群中乳腺癌的发生率占主要地位。

(5)其他自身免疫性疾病:与正常人群比较,系统性红斑狼疮患者的器官特异性自身免疫性疾病的发生率更高,如自身免疫性甲状腺疾病、1 型糖尿病。

(八)内分泌系统与泌尿生殖系统表现

性激素紊乱在系统性红斑狼疮的发生过程中的作用很大。雌激素参与发病,而雄激素则为一种保护性因子。此外甲状腺功能紊乱、肾上腺皮质功能不全、糖尿病、泌尿生殖系统异常在系统性红斑狼疮中均可出现。

1.性激素异常

雌激素对免疫系统的作用是多方面的,雌激素可以抑制细胞介导的免疫、NK 细胞的功能及肿瘤细胞的免疫监视,也可抑制 Ts 细胞。理论上 Ts 细胞可提高 Th 细胞的活性、也可促进B细胞的成熟,导致免疫球蛋白产生增加。因此性激素紊乱可引起临床多种异常表现。

(1)月经紊乱:系统性红斑狼疮性激素含量的变化表现为睾酮(testosterone,T)降低,卵泡刺激素(follicle-stimulating hormone,FSH)、促黄体生成素(luteinzing Hormone,LH)升高,雌二醇(estradiol,E_2)水平变化不确定,但 E_2/T 比值升高,且活动期患者升高更为明显。卵巢功能紊乱引起 E_2 水平升高,可出现月经紊乱等症状。卵巢功能早衰,则 E_2 水平下降,可出现闭经。

(2)妊娠与疾病活动性:多数研究表明性激素对自身免疫的影响对系统性红斑狼疮患者的妊娠不利。但对妊娠与非妊娠的系统性红斑狼疮患者的疾病严重度、临床表现类型进行对照研究的结果不多见。目前建议处于疾病活动期系统性红斑狼疮患者不宜妊娠。

(3)外源性性激素与血栓形成:外源性性激素与血液高凝状态有关,在口服某些孕激素的患者中并发症增加。明确的高凝状态增加仅见于第三代孕激素如去氧孕烯或孕二烯酮。服用复合剂型口服避孕药(oral contraceptives,OCs)可增加静脉血栓的危险,但静脉血栓的发作类型与心肌梗死发作不相关可能与抗磷脂抗体相关。雌激素和抗磷脂抗体的某些生物学特性与血栓形成相关。动脉系统血栓形成与血小板有关,凝血系统功能紊乱则与静脉系统血栓形成相关。雌激素可以增加凝血因子Ⅶ、Ⅸ、Ⅹ、Ⅻ及凝血酶原的浓度,降低纤维蛋白原的浓度,雌激素及抗磷脂抗体均可抑制内皮细胞前列环素的形成。合成的雌激素比天然的雌激素更具有促凝活性的作用。雌激素对凝血系统的影响是剂量依赖性的,如低于50 μg/d的雌二醇几乎不影响凝血活性。尽管有报道称低剂量复合剂型口服避孕药不增加血栓形成危险,但抗磷脂抗体阳性的患者应尽可能避免使用含雌激素复合剂型口服避孕药。

2.高泌乳素血症

20%以上的系统性红斑狼疮患者有高泌乳素血症。许多研究证实活动期系统性红斑狼疮患者血清泌乳素(prolactin,PRL)水平高于静止期,高水平的泌乳素可能是系统性红斑狼疮的活动性指标之一,与疾病的严重程度相关。动物实验表明,给一组雌性 B/W 鼠注射溴隐亭,使泌乳素降低,导致发病延迟,存活时间明显延长;另一组动物植入同基因型的垂体腺组织,使血清泌乳素升高,结果病情较重,病死率增高。系统性红斑狼疮患者泌乳素升高的机制不清,可能与炎症反应对垂体的分泌影响有关。多种细胞因子可以影响垂体激素的释放,也可发现脑脊液中泌乳素与一些细胞因子平行升高。此外部分高泌乳素患者血清中可发现抗泌乳素的自身抗体,且与泌乳素的水平相关,但其致病机理尚待进一步研究。

3.甲状腺疾病

系统性红斑狼疮患者中出现甲状腺功能异常者并不少见。据统计甲状腺功能亢进者占0.9%~2.8%,而甲状腺功能减退者更多见,为0.9%~23.6%,均远远高于自然人群的发病率。系统性红斑狼疮的免疫功能紊乱导致大量自身抗体,包括抗甲状腺球蛋白抗体、抗甲状腺微粒体抗体,相关抗体作用于甲状腺滤泡细胞引发甲亢或甲减。

系统性红斑狼疮与甲状腺疾病伴发的特点如下:①甲状腺功能亢进可先于系统性红斑狼疮出现,系统性红斑狼疮可由抗甲状腺药物引发,也可有系统性红斑狼疮先于甲状腺疾病出现,疾病进展最终大多表现为甲减。②系统性红斑狼疮患者甲状腺疾病发生率高于普通人群。③甲状腺疾病症状可被红斑狼疮症状所掩盖或混淆。④临床上常忽视甲状腺疾病存在的情况,由于没有检测,实际上促甲状腺激素升高及甲减的情况可能更多。⑤血清甲状腺素水平的降低程度与系统性红斑狼疮疾病严重程度有一定相关性。⑥随着疾病的进展及治疗,系统性红斑狼疮伴发的甲状腺功能异常也随之变化。

4.糖尿病

部分 1 型糖尿病和胰岛素受体抗体阳性者有非典型的无脏器损害的系统性红斑狼疮。

5.肾上腺皮质功能不全

主要因为突然停止了糖皮质激素治疗。另外继发于皮质梗死的肾上腺皮质功能不全也可发生,有时甚至可在抗凝治疗的过程中发生。淀粉样变及肾上腺出血引发的皮质功能不全罕见。未见自身免疫性肾上腺炎合并系统性红斑狼疮的报道。

6.泌尿生殖道

(1)狼疮性膀胱炎:间质性膀胱炎在系统性红斑狼疮中并不常见,可能与免疫复合物介导的膀胱血管炎有关,常伴有吸收不良性腹泻和高滴度的抗核抗体。系统性红斑狼疮膀胱病变常由脊髓病变、炎症性多发性神经病变、使用环磷酰胺等所致。大剂量皮质激素膀胱内滴入疗法可治疗患者单纯性膀胱炎。

(2)不孕和男性性功能障碍:不同种类的抗精子抗体可不同程度地影响女性受孕,在男性输精管结扎术后此类抗体滴度较高。另外也有关于系统性红斑狼疮可出现睾丸或阴茎血管炎的报道。

四、实验室检查及其他检查

（一）一般检查

血沉增快,血清蛋白降低,α_2 球蛋白和 γ 球蛋白增高,纤维蛋白原增高,冷球蛋白和冷凝集素可增高。

（二）免疫球蛋白检查

活动期 IgG、IgA 和 IgM 均增高,尤以 IgG 增高显著。

（三）狼疮细胞检查

在患者血液、骨髓、浆膜腔积液和脑脊液中可检出狼疮细胞,约80％活动性 SLE 患者狼疮细胞呈阳性。其他疾病如约 10％硬皮病、RA 等也可查见该细胞。

（四）自身抗体检查

(1)抗核抗体:一组对细胞或细胞质内核酸和核蛋白的自身抗体。95％以上的病例呈阳性反应,但特异性差,仅为 65％。其他结缔组织病也可出现。鉴于正常人和某些疾病中也可能出现低滴度的抗核抗体。因此血清效价≥1∶80 意义较大。

(2)抗 dsDNA 抗体:特异性高达 95％,阳性率约为 70％。其是诊断 SLE 的标记抗体之一,本抗体滴定度高者常有肾损害,预后差。

(3)抗 Sm 抗体:特异性高达 99％,阳性率约为 30％。其是诊断 SLE 的标记抗体之一。

(4)抗核蛋白抗体、抗蛋白抗体、抗 SSA 抗体、抗 SSB 抗体:均可在 SLE 患者体内出现。

(5)抗磷脂抗体:包括抗心磷脂抗体、狼疮抗凝物等,阳性率为 50％～60％。

(6)类风湿因子:20％～40％的病例呈阳性。

（五）补体检查

CH_{50}(总补体)、C_3、C_4 减低,尤其在活动期,以 C_3、C_4 减低明显,阳性率为 75％～90％。

（六）皮肤狼疮带试验

用免疫荧光法检测皮肤真皮和表皮交界处是否有免疫球蛋白沉积带。SLE 约 50％病例的皮肤狼疮带试验呈阳性。

（七）肾活检

对狼疮肾炎的诊断、治疗和估计预后均有价值,尤其对狼疮肾炎的治疗具有重要指导意义。

五、诊断与鉴别诊断

（一）诊断

1.系统性红斑狼疮的诊断标准

系统性红斑狼疮是一种多系统受累的全身性疾病,临床表现复杂,临床诊断较为困难,由于临床医师认识不足造成的误诊现象十分常见。本病的诊断强调对病史、临床表现及实验室检查进行综合分析,分类标准的应用对系统性红斑狼疮的诊断起到了很大的帮助。目前广泛采用美国风湿病学会1997年推荐的分类标准,其敏感性及特异性均在96%左右,对指导临床诊断有较大实用价值。患者出现或先后出现11项中的4项或4项以上者可诊断为系统性红斑狼疮,且特异性随着阳性项目的增加而增大。国内有学者建议低补体血症、狼疮带试验阳性也应作为阳性项目计入。尽管如此仍有少数系统性红斑狼疮患者不能满足此分类标准,反之少数其他非系统性红斑狼者也可满足此分类标准,因此临床应用分类标准时,仍需结合具体情况综合分析,减少漏诊与误诊。

2.病情活动性评估

系统性红斑狼疮是一种慢性疾病,随着早期诊断及治疗手段的不断改善,10年存活率患者已超过80%,在病程中常存在病情活动与缓解交替的情况,因此如何正确评估系统性红斑狼疮病情活动性,选择合适的时机给予适当的治疗,对控制病情、改善预后十分重要。目前有多种判断系统性红斑狼疮病情活动性的标准,具体应用时应结合情况进行全面综合评估。

3.抗核抗体阴性的系统性红斑狼疮

抗核抗体阳性是系统性红斑狼疮分类标准项中的一项,系统性红斑狼疮患者抗核抗体阳性率可达90%,对系统性红斑狼疮的诊断价值较高,但某些系统性红斑狼疮患者的抗核抗体阳性可延迟出现,少数确诊的系统性红斑狼疮患者也可出现抗核抗体阴性。

抗核抗体阴性的患者可归于以下几类:①疾病早期。②以前抗核抗体阳性治疗后转阴。③抗磷脂抗体综合征。④真正的抗核抗体阴性,这一部分系统性红斑狼疮病例不足2%。

(二)鉴别诊断

1.混合性结缔组织病

混合性结缔组织病被定义为具有硬皮病、系统性红斑狼疮和皮肌炎相交叉的特征,但又不能独立诊断为上述各个疾病。大多数情况下混合性结缔组织病的临床表现介于系统性红斑狼疮与弥散性硬皮病之间,100%患者抗核抗体阳性,肌炎与雷诺征表现较多,儿童混合性结缔组织病肾炎及关节畸形多见,中枢神经系统累及时预后较差。多数人支持混合性结缔组织病为独立的疾病,其与系统性红斑狼疮的鉴别要点如下。

(1)皮肤:多数患者可见手部皮肤硬化,但很少累及腕以上。50%的患者存在狼疮样皮肤改变,包括脱发、色素沉着、毛细血管扩张和皮肤血管炎,85%的患者有雷诺征。70%混合性结缔组织病患者和28%系统性红斑狼疮患者皮损可见细胞核斑点型IgG沉积。

(2)关节肌肉:炎性关节多见,约25%的患者可有关节侵蚀的X线表现,45%～88%的患者可见晨起弥漫性手指软组织肿胀。多数患者发病时有类风湿性关节炎样表现,畸形性关节炎比系统性红斑狼疮多见。50%的患者肌酶升高,肌电图及肌活检发现介于系统性红斑狼疮与多发性肌炎之间。

(3)心、肺系统:约1/3的患者存在心包炎,儿童多见,心肌炎在成人患者少见。80%患者肺部受累,间质纤维化、呼吸困难、弥散功能下降常见。

(4)胃肠系统:食管蠕动能力下降常见,有时有吞咽困难。

(5)神经系统:神经系统损害常轻微,发生率为10%～15%,常见三叉神经痛、血管性头痛,部分患者中枢神经系统表现类似于系统性红斑狼疮。

(6)血液系统:中度贫血,白细胞下降常见,血小板下降少见,约10%的患者抗磷脂抗体阳性,溶血性贫血少见。

(7)肾脏:10%～40%成人患者及40%儿童患者存在免疫复合物介导的肾炎,成人患者多为膜型、系膜型。

(8)组织病理学:炎症较系统性红斑狼疮轻,动脉及小动脉内膜增殖,中层肥厚明显。

(9)血清学及免疫学指标:大部分患者抗核抗体为斑点型(抗RNP阳性),如抗Sm阳性应考虑为系统性红斑狼疮,22%～93%患者类风湿因子阳性、12%～100%患者抗dsDNA抗体阳性、3%～39%患者存在低补体血症。

大多数混合性结缔组织病患者对非甾体抗炎药、抗疟药、柳氮磺吡啶等反应较好,但多系统受累时仍需激素治疗。混合性结缔组织病是一个变化的动态综合征,盘状狼疮或特发性雷诺征进展为混合性结缔组织病并不少见。

2.类风湿性关节炎

类风湿性关节炎与系统性红斑狼疮两者有许多共同的临床及血清学指标重叠。当类风湿性关节炎仅有骨破坏、抗核抗体阴性时易于鉴别,而当出现关节外表现、抗核抗体阳性时则难以与系统性红斑狼疮进行鉴别。类风湿性关节炎的关节外表现包括浆膜炎、皮肤血管炎、皮下结节、贫血、干燥综合征等及其他可见于系统性红斑狼疮的表现。Felty综合征患者抗核抗体阳性、肝大、脾大、关节炎、白细胞下降、皮肤血管炎多见,易误诊为系统性红斑狼疮,鉴别要点为前者常见于中年男性、抗粒细胞抗体阳性、补体升高、抗dsDNA抗体阴性、循环冷球蛋白多阳性,无中枢神经系统及肾脏损害。

3.其他自身免疫性疾病

(1)硬皮病:与系统性红斑狼疮相比,硬皮病家族发病率比较低,临床上多见指端硬化、毛细血管扩张、钙化及伴急性肾衰竭的恶性高血压,多数患者对激素及细胞毒药物反应很差。系统性红斑狼疮与硬皮病较少有同一的表现,两者并存少见,但少数系统性红斑狼疮患者可合并局限性硬皮病、线状硬皮病,少数硬皮病患者可以演变为系统性红斑狼疮。硬皮病伴自身免疫性溶血性贫血、高水平的抗dsDNA抗体、狼疮肾炎及盘状狼疮均有报道。

(2)多发性肌炎、皮肌炎:与系统性红斑狼疮相比,女性患者较少(66%),多发性皮肌炎患者很少有自身免疫性疾病家族史。临床表现可有特征性皮损(如Gottron征),可合并恶性病变,浆膜炎少见,肾炎、肝炎及血液系统异常常阙如。部分系统性红斑狼疮患者可存在轻度皮肌炎和高于正常2～3倍的肌酶水平,其对低剂量激素有效(狼疮肌病)。

(3)系统性血管炎。①结节性多动脉炎:较少见,少数误诊为系统性红斑狼疮。结节性多动脉炎多见于男性,各年龄段发病率相近,皮肤血管炎更突出,存在神经系统病变与肠受累、哮喘等。实验室检查有嗜酸性粒细胞增多、抗核抗体阴性、狼疮细胞少见等特点。②变应性血管炎:与早期系统性红斑狼疮很相似,但是病程常有自限过程,抗核抗体阴性,少有严重的内脏受累。③白塞病:常表现为葡萄膜炎、口腔、外阴溃疡、中枢神经系统受累,其滑膜炎表现与系统性红斑狼疮相似,但抗核抗体阴性,有种族差异,有HLA相关性。有人认为抗核抗体阴性的系统性红斑狼疮即为白塞病。④大血管炎:系统性红斑狼疮一般不累及大血管。大动脉炎多见于年轻女性,日本人多见,也见于其他亚裔妇女。

(4)结晶性关节病:29%系统性红斑狼疮患者存在高尿酸血症,且常伴发于肾炎尿毒症、化疗后,但临床痛风少见。

(5)纤维肌痛综合征:约22%的系统性红斑狼疮患者存在纤维肌痛综合征,精神紧张、身体创伤、激素剂量突然改变、疲劳均可诱发,其压痛点疼痛、非恢复性睡眠与狼疮早期发病时的表现很难鉴别,实验室检查无异常发现。

(6)硬化症:系统性红斑狼疮与硬化症都存在高球蛋白血症、皮肤试验反应下降、淋巴细胞反应上升、淋巴细胞数下降、抗体依赖的细胞毒反应缺损、循环免疫复合物上升、冷球蛋白血症及抗淋巴细胞抗体等表现。52%的硬化症患者可有抗核抗体阳性,但很少有两者并存的报道。

(7)淀粉样变:系统性红斑狼疮伴淀粉样变的报道有所增多,两者可并存。

(8)强直性脊柱炎:有强直性脊柱炎和系统性红斑狼疮合并的病例,由于部分系统性红斑狼疮患者也可有骶髂关节炎及 HLA-B27 阳性,所以两者鉴别有时相当困难。

4.感染性疾病

(1)麻风:系统性红斑狼疮患者很少发生,但本病可引起破坏性关节炎、皮疹、神经病变、脱发,使诊断混淆。3%~36%患者可出现抗核抗体阳性或类风湿因子阳性,但未发现其他抗体阳性。

(2)结核:系统性红斑狼疮与结核在肺及中枢神经系统的表现有重叠,均可有发热、失重、不适等症状。约5%的系统性红斑狼疮患者可伴发结核。

(3)病毒感染:病毒感染表现可以与狼疮的极度疲劳、发热等初发症状相似,而系统性红斑狼疮患者也易罹患病毒感染,因此两者可同时存在。病毒感染可引起低滴度的抗核抗体阳性,某些病毒感染常引起一过性亚临床异常自身免疫状态,而出现抗 DNA 抗体、抗淋巴细胞抗体,易与系统性红斑狼疮混淆。

5.其他

(1)吡咯紫质沉着症:与系统性红斑狼疮均可有发热、皮疹、光敏感、白细胞下降、贫血、关节痛、中枢神经系统症状等表现。

(2)血管免疫性母细胞淋巴结病:属一种病因未明的高免疫状态,其 T 淋巴细胞调控失常、T 抑制细胞减少导致 B 淋巴细胞经抗原刺激启动后过度增殖,表现为发热、皮疹、多克隆高球蛋白血症、Coombs 试验阳性的自身免疫性溶血性贫血、肝大、脾大、淋巴结大、药物过敏,可出现干燥综合征、多关节炎、类似系统性红斑狼疮的多种抗核抗体阳性。

(3)肾上腺皮质瘤:可表现为坏死性血管炎、雷诺征、冷球蛋白血症、抗核抗体阳性、梅毒血清学试验假阳性、循环免疫复合物水平上升等,肿瘤切除后病变可逆转。

此外,雷诺症、原发性胆汁性肝硬化、炎性肠病、梅毒、镰状细胞贫血、自身免疫性溶血性贫血、干燥综合征、血栓性血小板减少性紫癜、慢性活动性肝炎、甲状腺炎、重症肌无力、克兰费尔特综合征、天疱疮等也需与系统性红斑狼疮鉴别。慢性肉芽肿性疾病的皮肤损害与盘状损害很相似,也可伴发系统性红斑狼疮;金属铊中毒可导致抗核抗体形成,临床表现很类似于系统性红斑狼疮;唐氏综合征的炎性关节病与系统性红斑狼疮相似;肌萎缩侧索硬化、Hunter 综合征、Osler-Weber-Pendu 及 Werner's 综合征伴系统性红斑狼疮也均有报道。

六、治疗

系统性红斑狼疮(systemic lupus erythematosus,SLE)具有多种临床表现,治疗方法因此较为复杂和灵活。为了使治疗更有效,应该掌握一些治疗方法如非甾体抗炎免疫药、抗疟药、糖皮质激素、免疫抑制剂和抗风湿植物药在治疗系统性红斑狼疮中的作用机制、药理效应、临床应用及不良反应;同时要了解该病新的治疗方法和非药物治疗。临床试验证明非甾体抗炎免疫药对系统性红斑狼疮患者的发热、关节痛、浆膜炎有一定疗效;抗疟药对无器官损伤的狼疮患者有较好的疗效；当活动性系统性红斑狼疮累及心脏、肾脏、血液系统和中枢神经系统时需全身性应用糖皮质激素；免疫抑制剂对重症活动性狼疮肾炎有较好疗效。此外治疗系统性红斑狼疮还应遵循个体化原则、标本兼顾原则、早期彻底治疗原则、权衡利弊等原则。

(一)治疗原则

用药应个体化。迄今为止，SLE 的治疗尚无固定模式，治疗方案的选定要因人、因何脏器损害、因病变程度而定，SLE 治疗的目的主要是维持器官功能，防止脏器损伤。或使脏器的损伤减轻到最小限度，同时预防或延缓活动期的发生。对于无主要器官受累的轻度 SLE，常用非甾体抗炎药、抗疟药、糖皮质激素治疗。对于中重度 SLE，大部分临床专家认为应先给予一段时间的强化免疫抑制剂诱导治疗，通过抑制免疫反应来终止损伤，恢复脏器功能，缓解病情；再进行长期的低强度维持治疗，采用不良反应小、使用方便的药物巩固疗效，防止复发。

(二)一般疗法和局部处理

临床医师必须对刚确诊为系统性红斑狼疮患者的配偶和家庭成员进行必要的指导。有研究表明，不同的环境会导致系统性红斑狼疮患者不同的治疗结果。患者与医师间要保持长久的联系，定期复诊，按医嘱服药，医师应给予患者及时的医疗服务。对系统性红斑狼疮患者的治疗应制定一项长期个体化的治疗计划，患者如有新的症状或疗效不满意应及时向医师说明，不要轻信广告宣传，随意终止治疗，以免造成疾病复发。

1.一般性治疗

(1)休息和疲倦：至少一半 SLE 患者表现为疲倦，且其可为最顽固的症状。首先应排除疲倦的可逆因素，如贫血、发热、感染、甲状腺功能低下、激素缺乏、高糖血症和药物并发症等。SLE 的疲倦可能与细胞因子功能障碍和炎症有关。过分卧床休息可加重疲倦和骨质疏松与肌肉萎缩的发生。患者应保持一定的活动，也应避免过度活动。

疲倦的治疗：应仔细寻找疲倦的原因。因为食欲低下、月经量增多和使用水杨酸制剂、非类固醇抗炎药(NSAIDs)所致的出血，患者常表现有缺铁性贫血。如疲倦由肺实质病变所致，则可予以吸氧；如继发于炎症，可予以消炎药。除皮质类固醇之外，抗疟药阿的平(Atabrine)、氯喹(Plaquenil)也可刺激皮质分泌和减轻轻度狼疮患者的疲倦症状。许多患者虽然 SLE 活动性得以控制和血液检查正常(除 ANA 阳性之外)，但仍诉很疲倦，应排除抑郁、纤维肌痛、情感压力等原因。

(2)运动、物理治疗和康复：患者应保持体力活动而避免过度卧床休息。运动的目的是强化肌肉、改善耐力。可鼓励患者作游泳、行走、骑车运动。约 10% 患者有关节变形，可予以运动治疗，以尽可能抑制其加重；与 SLE 相关的腕管综合征可使用夹板治疗。晚期患者可行外科矫正。

(3)吸烟：吸烟可升高血压和加重雷诺(Raynauds)现象。据报道，吸烟可促使 SLE 的发生和加重皮肤狼疮活动。因此，患者应禁烟。

(4)天气：大气压力会加重患者有炎症的关节硬化和疼痛。

(5)疼痛处理：SLE 患者中，疼痛的处理日趋需要。使用抗炎药物(如水杨酸制剂、NSAIDs、皮质类固醇)处理疼痛较为有效。对无效的某些长期疼痛患者，可采用针刺、经皮电神经刺激、生物反馈、心理咨询、身体治疗等。

(6)压力和创伤作用：许多研究表明，情感压力和创伤会影响免疫系统，如引起淋巴细胞有丝分裂反应、淋巴细胞细胞毒性降低，自然杀伤细胞活性、皮肤同种移植排斥、移植物抗宿主反应增强和超敏反应推迟。研究表明，压力可促使 SLE 的发病和加重 SLE 的活动性，但尚有争议，一般认为,减轻情感压力,对 SLE 的处理有帮助。目前尚没有证据表明,身体创伤与 SLE 发病和加重有关。但许多研究认为,DLE 发病部位与既往创伤史有关。

(7)饮食和维生素:SLE 患者饮食应富有营养,每天三餐。有报道,酒和牛奶摄入可降低 SLE 的发病率。服用大量皮质类固醇和血压升高的患者,应限制盐摄入。有肾脏损害的某些患者,应限盐、钾和蛋白质。利尿患者要注意补钾,贫血患者应补铁。服用皮质类固醇能增加血脂水平和诱导药物性糖尿病,如发生这些情况,应考虑低脂肪或糖尿病饮食。可适当补充维生素,但不要过量。维生素 B_{12} 和叶酸能用于治疗特异类型贫血;维生素 E 可改善伤口愈合;维生素 B_6 有利尿作用,并可作为腕管综合征的辅助治疗。对皮质类固醇诱导的骨质疏松症,可补充维生素 D 和钙。

(8)避光和防晒剂:SLE 患者,有一半以上为光敏感。其发生机制尚有争议,可能与紫外线(UV)光对皮肤 DNA 的作用有关,其可增强抗原性,UV 光由三个光谱组成,其中两个光谱与 SLE 有关。UVA 光(320～400 nm)和药物诱导的光敏反应(光敏作用)与推迟晒黑有关,该光谱在白天是恒定的。UVB 光(290～320 nm)在 SLE 中最为重要,其在中午(10:00～15:00)更为明显和易于引起光毒作用。

数百种药物能引起光敏和/或光毒作用,这些药物最常见为吩噻嗪、四环素、磺胺类、甲氨蝶呤、补骨脂素、苯妥英钠等。某些香水、汞蒸气灯、氙弧光灯、钙碘化物光源、彩色电视机、卤素灯和复印机含有光的化学物质有时亦可引起光敏感或光毒作用。穿长袖和厚质衣服,对防止 UV 放射是可行办法。

虽然 UV 光对狼疮皮损最具损害,但是热度和红外线也可加重狼疮皮损。红外线诱导狼疮活动,表现为短期红斑的显著增加,工作在热炉、烘箱或熔炉附近的一些患者中可观察到。DLE 和 SLE 的一个特征是,皮肤烧伤和烫伤部位常常是 DLE 的定位损伤。

防晒剂能吸收 UV 光的化学试剂,其为乳膏、油、洗剂、酒精或凝胶。这些化学试剂(如氨基苯甲酸酯)能阻滞 UVA 和/或 UVB 的吸收。门诊患者应使用高 SPF 值(至少 15)的防晒剂。在狼疮皮损部位和可能引起烧伤的部位使用防晒剂,并在暴露阳光前 30 分钟使用。美容剂亦可应用于防晒剂表面。司机应注意保护左侧面颊和左臂外侧,可通过保护窗户关闭或有色窗户而得以保护。海拔高度越高,则 UV 放射强度越高,如海拔 5 000 米高度的 UV 强度较海平面高出 20%,值得患者注意。多云天气只减弱 UV 强度 20%～40%。

防晒剂阻滞皮肤维生素 D 激活,而需要口服补充。UV 光眼过敏者,可佩戴具保护作用的特别镜片。对 UV 光肯定敏感的红斑患者,出外可戴宽边帽子或遮伞和穿长袖衣服。蝶形红斑常由阳光所加重,可使用防晒剂和抗疟药保护之。

只是短暂暴露阳光,并不一定会加重病损。对限制阳光暴露问题,应因人而异。临床医师应对之作出判断,使患者的生活方式尽可能少被打扰。

抗疟药治疗可增强患者对阳光暴露的耐受性,疾病缓解(自发或药物诱导)也可使患者对阳光敏感得以耐受。因此,须对限制阳光暴露的程度经常重新评估。NSAIDs 甚至也有光保护作用。

2.盘状红斑狼疮和系统性红斑狼疮的局部处理

盘状红斑狼疮或系统性红斑狼疮患者的皮肤病损或顽固性皮损,可采用局部治疗。最有效、安全和瘢痕最少的局部治疗方式,是使用各种类固醇制剂,其可为氟化或非氟化的制剂,分为低、中、高效力。大多数非氟化类固醇包括氢化可的松乳膏或软膏,应用时其含量少于 1%。该类制剂较氟化制剂便宜和效力弱。而氟化制剂刺激性强,可引起皮肤萎缩、色素脱落、条纹、痤疮、毛囊炎和念珠菌双重感染。氟化类固醇一次用于皮肤表面 2 周以上,常会有不良反应。研究发现,0.05％倍他米松乳膏或软膏,是治疗盘状红斑的最有效试剂,与抗疟药合用疗效更佳。这些软膏直接用于皮损之处,每天 3～4 次,通常几天内即有效,但停药后数天至数周可复发。如皮损为老化、硬化和慢性瘢痕,则须合用封闭疗法或皮内注射。对顽固性皮损,开始以中效,而逐步用高效类固醇乳膏或软膏。软膏一般用于干性皮肤,而乳膏用于油性皮肤。对狼疮黏膜损害可使用丙酮曲安西龙软膏,睡前使用,2～3 次/天,可有效。全身性抗疟药对狼疮黏膜损害更为有效。

（三）药物治疗

目前还没有根治的办法,但恰当的治疗可以使大多数患者病情缓解。强调早期诊断和早期治疗,以避免或延缓不可逆的组织脏器的病理损害。SLE 是一种高度异质性的疾病,临床医师应根据病情的轻重程度,掌握好治疗的风险与效益之比。既要清楚药物的不良反应,又要明白药物给患者带来的生机。

1.轻型 SLE 的药物治疗

患者虽有疾病活动,但症状轻微,仅表现为光过敏、皮疹、关节炎或轻度浆膜炎,而无明显内脏损害。药物治疗包括以下几种。

（1）非甾体抗炎药（NSAIDs）:可用于控制关节炎。应注意消化道溃疡、出血,肾和肝功能等方面的不良反应。

（2）抗疟药:可控制皮疹和减轻光过敏,常用氯喹 0.25 g,每天 1 次,或羟氯喹 0.2～0.4 g/d。主要不良反应是眼底病变。用药超过 6 个月者,应每半年检查眼底。有心动过缓或有传导阻滞者禁用抗疟药。

（3）沙利度胺:对抗疟药不敏感的顽固性皮损可选择,常用量 50～100 mg/d,1 年内有生育意向的患者忌用。

（4）小剂量激素:控制关节炎、皮疹、几腔溃疡等,脸部应尽量避免使用强效激素类外用药。

（5）权衡利弊,必要时可用硫唑嘌呤、甲氨蝶呤等免疫抑制剂。应注意轻型 SLE 可因过敏、感染、妊娠生育、治疗不当等而加重病情。

2.对中度活动型 SLE 的治疗

个体化糖皮质激素治疗是必要的,通常泼尼松剂量 0.5～1.0 mg/(kg·d)。需要联用其他免疫抑制剂。

（1）甲氨蝶呤（MTX）:二氢叶酸还原酶拮抗剂,通过抑制核酸的合成发挥细胞毒作用。剂量 7.5～15.0 mg,每周 1 次。主要用于关节炎、肌炎、浆膜炎和皮肤损害为主的 SLE。其不良反应有胃肠道反应、口腔黏膜糜烂、肝功能损害、骨髓抑制,偶见甲氨蝶呤导致的肺炎和肺纤维化。

（2）硫唑嘌呤:嘌呤类似物,可通过抑制 DNA 合成发挥淋巴细胞的细胞毒作用。用量:1～2.5 mg/(kg·d),常用剂量 50～100 mg/d。不良反应包括骨髓抑制、胃肠道反应、肝功能损害等。少数对硫唑嘌呤极敏感者短期用药就可出现严重脱发和造血危象、引起严重粒细胞和血小板缺乏症,轻者停药后血常规多在 2～3 周内回复正常,重者则需按粒细胞缺乏或急性再生障碍性贫血处理,以后不宜再用。

3.重型 SLE 及狼疮性肾炎（LN）的治疗

治疗主要分 2 个阶段,即诱导缓解和巩固治疗。诱导缓解目的在于迅速控制病情,阻止或逆转内脏损害,力求疾病完全缓解,但应注意过分免疫抑制诱发的并发症,尤其是感染。常用药物包括以下几种。

(1)糖皮质激素:通常是泼尼松 1 mg/kg,每天 1 次,病情稳定后 2 周或疗程 8 周内,开始以每 1~2 周减 10%的速度缓慢减量,减至泼尼松 0.5 mg/(kg·d)后,减药速度按病情适当调慢;如果病情允许,泼尼松维持治疗的剂量尽量<10 mg。在减药过程中,如果病情不稳定,可暂时维持原剂量不变或酌情增加剂量或加用免疫抑制剂联合治疗。可选用的免疫抑制剂如环磷酰胺、硫唑嘌呤、吗替麦考酚酯、甲氨蝶呤等,联合应用以便更快地诱导病情缓解和巩固疗效,并避免长期使用较大剂量激素导致的严重不良反应。SLE 的激素疗程长,避免使用对该病影响较大的地塞米松等长效和超长效激素。激素的不良反应除感染外,还包括高血压、高血糖、高血脂、低钾血症、骨质疏松、无菌性骨坏死、白内障、体重增加、水钠潴留等。

(2)环磷酰胺(CTX):主要作用于 S 期的细胞周期非特异性烷化剂,通过影响 DNA 合成发挥细胞毒作用。其对体液免疫的抑制作用较强,能抑制 B 细胞增殖和抗体生成,且抑制作用较持久,是治疗重症 SLE 的有效药物之一,尤其是在 LN 和血管炎的患者中,环磷酰胺与激素联合治疗能有效地诱导疾病缓解,阻止和逆转病变的发展,改善远期预后。

目前采用美国国立卫生院(NIH)经典的激素联合 CTX 方案:0.5~1.0 g/m² 体表面积,加入生理盐水 250 mL 中静脉滴注,每 3~4 周 1 次。多数患者 6~12 个月后病情缓解,而在巩固治疗阶段,常需要继续 CTX 冲击治疗,延长用药间歇期至约 3 个月 1 次,维持 1~2 年。欧洲抗风湿病联盟推出的 CTX 小剂量、短程(0.5 g,2 周 1 次)诱导方案,疗效与大剂量冲击相似,但不良反应较少,主要有白细胞减少、性腺抑制(尤其是女性的卵巢功能衰竭)、胃肠道反应、脱发、肝功能损害,少见远期致癌作用(主要是淋巴瘤等血液系统肿瘤)、出血性膀胱炎等。

(3)霉酚酸酯(MMF):次黄嘌呤单核苷酸脱氢酶抑制剂,可抑制嘌呤从头合成途径,从而抑制淋巴细胞活化。激素联合 MMF 成为常用的诱导方案之一,治疗 LN 有效。能够有效地控制 Ⅳ 型 LN 活动;其不良反应总体低于 CTX,但尚不能替代 CTX。其常用剂量为 1~2 g/d,分 2 次口服,也有感染风险。

(4)环孢素:可特异性抑制 T 淋巴细胞产生白细胞介素-2(IL-2),发挥选择性的细胞免疫抑制作用。是一种非细胞毒免疫抑制剂。对 LN(特别是 V 型 LN)有效,环孢素剂量 3~5 mg/(kg·d),分 2 次口服。用药期间注意肝肾功能及高血压、高尿酸血症、高血钾等,有条件应监测血药浓度,调整剂量,血肌酐较用药前升高 30%时,需要减药或停药。环孢素对 LN 的总体疗效不如 CTX 冲击疗法,对血液系统累及的治疗有其优势。

LN 诱导缓解的标志:在治疗 6 个月内尿蛋白定量(24 小时)<1 g 和血清肌酐水平下降至正常;并可预示较好的预后。如诱导治疗效果不理想,应及时调整方案。在维持治疗阶段,有证据显示,由 CTX 换为 MMF 或硫唑嘌呤的序贯治疗方案,在保证巩固疗效的基础上安全性更好,值得推荐。

4.SLE 合并血小板减少性紫癜的治疗

血小板<50×10⁹/L 通常是判定轻重的临界线,血小板>50×10⁹/L 也成为可以接受的治疗目标;临床不宜过分追求血小板的完全正常化。血小板<20×10⁹/L 有自发出血倾向,需要积极治疗。常用激素剂量:1~2 mg/(kg·d)。静脉输注大剂量人静脉用免疫球蛋白(IVIG)对重症血小板减少性紫癜有效,可按 0.4 g/(kg·d)。静脉滴注。连续 3~5 天为 1 个疗程。值得一提的是,IVIG 一方面对 SLE 本身具有免疫治疗作用,另一方面具有非特异性的抗感染作用,可以对大剂量免疫抑制所致的免疫力挫伤起到一定的保护作用,成为重症狼疮治疗的重要组成部

分。长春新碱(VCR)每周 1~2 mg,静脉滴注,总量一般不超过 6 mg。环孢素由于无明显骨髓抑制作用,是常用的联合治疗药物。无骨髓增生低下者,还可试用 CTX、硫唑嘌呤等其他免疫抑制剂。内科保守治疗无效,可考虑脾切除。

5.SLE 合并肺动脉高压的治疗

SLE 合并肺动脉高压发生率为 5％~14％,是 SLE 严重的并发症。应根据心脏彩色多普勒超声和/或右心导管肺动脉测压,并结合心功能分级(参照纽约心脏协会的心功能评定标准)和 6 分钟步行距离进行评估。肺动脉高压的定义为平均肺动脉压静息状态>3.3 kPa(25 mmHg)或运动状态>4.0 kPa(30 mmHg),重度肺动脉高压压力>9.3 kPa(70 mmHg)。如合并有明确的其他引起肺动脉高压的疾病,应给予相应处理(改善左心功能、瓣膜手术、氧疗、抗凝、抗感染)。对 SLE 引起的肺动脉高压,除了前述的激素、CTX 等基础治疗外,还可选择使用钙通道阻滞剂、前列环素类似物、内皮素受体阻滞剂、5-磷酸二酯酶抑制剂治疗。

6.狼疮危象的治疗

治疗的目的在于挽救生命、保护受累脏器、防止后遗症。通常需要大剂量甲泼尼龙冲击治疗,针对受累脏器的对症治疗和支持治疗,以帮助患者渡过危象。后续治疗可按照重型 SLE 的原则,继续诱导缓解和维持巩固治疗。大剂量甲泼尼龙冲击治疗通常是指:甲泼尼龙 500~1 000 mg,每天 1 次,加入 5％葡萄糖 250 mL 缓慢静脉滴注 1~2 小时,连续 3 天为 1 个疗程,疗程间隔期 5~30 天,间隔期和冲击后需给予泼尼松 0.5~1.0 mg/(kg·d),疗程和间隔期长短视具体病情而定。甲泼尼龙冲击疗法对狼疮危象常具有立竿见影的效果,疗程多少和间隔期长短应视病情而异。甲泼尼龙冲击疗法只能解决急性期的症状,疗效不能持久,必须与其他免疫抑制剂,如 CTX 冲击疗法配合使用,否则病情容易反复。需强调的是,在大剂量冲击治疗前、中、后应密切观察有无感染发生。

(1)急进性肾小球肾炎:表现为急性进行性少尿、水肿、蛋白尿或血尿、低蛋白血症、贫血、肾功能进行性下降、血压增高、高血钾、代谢性酸中毒等。B 超示肾脏体积常增大,肾脏病理往往呈新月体肾炎。治疗包括纠正水电解质、酸碱平衡紊乱,低蛋白血症,防治感染,纠正高血压、心力衰竭等并发症,保护重要脏器,必要时需要透析支持治疗。在评估 SLE 活动性和全身情况及有无治疗反应指征的同时,应抓住时机行肾脏穿刺,判断病理类型和急慢性指标,制订治疗方案。对明显活动、非肾脏纤维化或硬化等不可逆病变为主的患者,应积极使用激素[泼尼松≥1 mg/(kg·d)],或使用大剂量甲泼尼龙冲击疗法,同时用 CTX 冲击治疗。

(2)神经精神狼疮:必须除外化脓性脑膜炎、结核性脑膜炎、隐球菌性脑膜炎、病毒性脑膜炎等中枢神经系统感染。弥漫性神经精神狼疮在控制 SLE 的基础药物上强调对症治疗,包括抗精神病药物;癫痫大发作或癫痫持续状态时需积极抗癫痫治疗,注意加强护理。抗心磷脂抗体相关神经精神狼疮,应加用抗凝、抗血小板聚集药物。有全身血管炎表现的明显活动证据,应用大剂量甲泼尼龙冲击治疗。中枢狼疮包括横贯性脊髓炎在内,可试用地塞米松 10 mg 或联用甲氨蝶呤 10 mg 鞘内注射,每周 1 次,共 2~3 次。

(四)其他治疗

国内有临床试验提示来氟米特对增生性 LN 有效;国内外的研究进展提示利妥昔(抗 CD20 单克隆抗体)对部分难治性重型 SLE 有效,并可望成为新的 SLE 诱导缓解药物;血浆置换、自体干细胞移植不宜列入 SLE 诊疗常规。应视患者具体情况选择应用。

（五）妊娠生育

妊娠生育曾经被列为 SLE 的禁忌证。而今大多数 SLE 患者在疾病控制后，可以安全地妊娠生育。一般来说，在无重要脏器损害、病情稳定 1 年或 1 年以上，细胞毒免疫抑制剂（环磷酰胺、甲氨蝶呤等）停药半年。激素仅用小剂量维持时（≤10 mg/d）方可怀孕。非缓解期的 SLE 妊娠生育，存在流产、早产、死胎和诱发母体病情恶化的危险。因此病情不稳定时不应怀孕。SLE 患者妊娠后，需要产科和风湿科医师双方共同随访诊治。出现病情活动时，还可以根据病情需要加大激素剂量，泼尼松经过胎盘时被灭活，但是地塞米松和倍他米松可以通过胎盘屏障，影响胎儿，故不宜选用；但在妊娠后期促胎肺成熟时可选用地塞米松。妊娠前 3 个月至妊娠期应用环磷酰胺、甲氨蝶呤等免疫抑制剂，可影响胎儿生长发育，导致畸胎。对于有习惯性流产病史和抗磷脂抗体阳性的孕妇，主张口服低剂量阿司匹林（50～100 mg/d）和/或小剂量低分子肝素抗凝，防止流产或死胎。

七、预后

SLE 的预后与过去相比已有显著提高，1 年存活率 96％，5 年存活率 90％，10 年存活率已超过 80％。急性期患者的死亡原因主要是 SLE 的多脏器严重损害和感染，尤其是伴有严重神经精神狼疮和急进性 LN 者；慢性肾功能不全和药物（尤其是长期使用大剂量激素）的不良反应，包括冠心病等，是 SLE 远期死亡的主要原因。

（徐素粉）

第七章 肿瘤内科常见病的诊疗

第一节 胃 癌

胃癌是我国最常见的恶性肿瘤之一,死亡率居恶性肿瘤首位。胃癌多见于男性,男女之比约为 2:1。平均死亡年龄为 61.6 岁。

一、病因

病因尚不十分清楚,与以下因素有关。

(一)地域环境

地域环境不同,胃癌的发病率也大不相同,发病率最高的国家和最低的国家之间相差可达数十倍。在世界范围内,日本发病率最高,美国则很低。我国的西北部及东南沿海各省的胃癌发病率远高于南方和西南各省。生活在美国的第二、三代日本移民由于地域环境的改变,发病率逐渐降低。

(二)饮食因素

饮食因素是胃癌发生的最主要原因。具体因素如下所述。

1.含有致癌物

如亚硝胺类化合物、真菌毒素、多环烃类等。

2.含有致癌物前体

如亚硝酸盐,经体内代谢后可转变成强致癌物亚硝胺。

3.含有促癌物

如长期高盐饮食破坏了胃黏膜的保护层,使致癌物直接与胃黏膜接触。

(三)化学因素

1.亚硝胺类化合物

多种亚硝胺类化合物均可导致胃癌。亚硝胺类化合物在自然界存在的不多,但合成亚硝胺的前体物质亚硝酸盐和二级胺却广泛存在。亚硝酸盐及二级胺在 pH 在 1~3 或细菌的作用下可合成亚硝胺类化合物。

2.多环芳烃类化合物

最具代表性的致癌物质是 3,4-苯并芘。污染、烘烤及熏制的食品中 3,4-苯并芘含量增高。

3,4-苯并芘经过细胞内粗面内质网的功能氧化酶活化成二氢二醇环氧化物,并与细胞的 DNA、RNA 及蛋白质等大分子结合,致基因突变而致癌。

(四)幽门螺杆菌

1994 年,WHO 国际癌症研究机构得出"幽门螺杆菌是一种致癌因子,在胃癌的发病中起病因作用"的结论。幽门螺杆菌感染率高的国家和地区常有较高的胃癌发病率,且随着幽门螺杆菌抗体滴度的升高胃癌的危险性也相应增加。幽门螺杆菌感染后是否发生胃癌与年龄有关,儿童期感染幽门螺杆菌发生胃癌的危险性增加;而成年后感染多不足以发展成胃癌。幽门螺杆菌致胃癌的机制有如下提法:①促进胃黏膜上皮细胞过度增生;②诱导胃黏膜细胞凋亡;③幽门螺杆菌的代谢产物直接转化胃黏膜;④幽门螺杆菌的 DNA 转换到胃黏膜细胞中致癌变;⑤幽门螺杆菌诱发同种生物毒性炎症反应,这种慢性炎症过程促使细胞增生和增加自由基形成而致癌。

(五)癌前疾病和癌前病变

这是两个不同的概念,胃的癌前疾病指的是一些发生胃癌危险性明显增加的临床情况,如慢性萎缩性胃炎、胃溃疡、胃息肉、胃黏膜巨大皱襞症、残胃等;胃的癌前病变指的是容易发生癌变的胃黏膜病理组织学变化,但其本身尚不具备恶性改变。现阶段得到公认的是不典型增生。不典型增生的病理组织学改变主要是细胞的过度增生和丧失了正常的分化,在结构和功能上部分地丧失了与原组织的相似性。不典型增生分为轻度、中度和重度 3 级。一般而言重度不典型增生易发生癌变。不典型增生是癌变过程中必经的一个阶段,这一过程是一个谱带式的连续过程,即正常→增生→不典型增生→原位癌→浸润癌。

此外,遗传因素、免疫监视机制失调、癌基因的过度表达和抑癌基因突变、重排、缺失、甲基化等变化都与胃癌的发生有一定的关系。

二、病理

(一)肿瘤位置

1.初发胃癌

将胃大弯、胃小弯等分为 3 份,连接其对应点,可分为上 1/3(U)、中 1/3(M)和下 1/3(L)。每个原发病变都应记录其二维的最大值。如果 1 个以上的分区受累,所有的受累分区都要按受累的程度记录,肿瘤主体所在的部位列在最前如 LM 或 UML 等。如果肿瘤侵犯了食管或十二指肠,分别记为 E 或 D。胃癌一般以 L 区最为多见,约占半数,其次为 U 区,M 区较少,广泛分布者更少。

2.残胃癌

肿瘤在吻合口处(A)、胃缝合线处(S)、其他位置(O)、整个残胃(T)、扩散至食管(E)、十二指肠(D)、空肠(J)。

(二)大体类型

1.早期胃癌

早期胃癌指病变仅限于黏膜和黏膜下层,而不论病变的范围和有无淋巴结转移。癌灶直径 10 mm 以下称小胃癌,5 mm 以下称微小胃癌。早期胃癌分为 3 型(图 7-1):①Ⅰ型,隆起型;②Ⅱ型,表浅型,包括 3 个亚型。Ⅱa 型,表浅隆起型;Ⅱb 型,表浅平坦型;Ⅱc 型,表浅凹陷型;③Ⅲ型,凹陷型。如果合并两种以上亚型时,面积最大的一种写在最前面,其他依次排在后面,如

Ⅱc＋Ⅲ。Ⅰ型和Ⅱa型鉴别如下：Ⅰ型病变厚度超过正常黏膜的 2 倍，Ⅱa型的病变厚度不到正常黏膜的 2 倍。

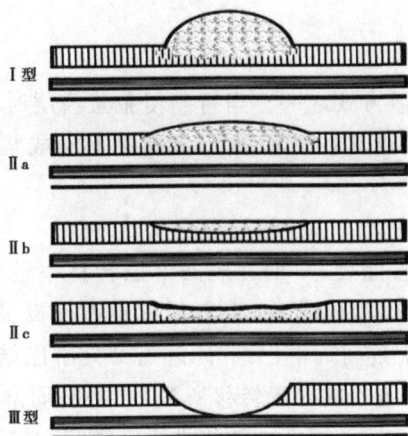

图 7-1　早期胃癌示意图

2.进展期胃癌

进展期胃癌指病变深度已超过黏膜下层的胃癌。按 Borrmann 分型法分为 4 型（图 7-2）：①Ⅰ型，息肉（肿块）型；②Ⅱ型，无浸润溃疡型，癌灶与正常胃界限清楚；③Ⅲ型，有浸润溃疡型，癌灶与正常胃界限不清楚；④Ⅳ型，弥漫浸润型。

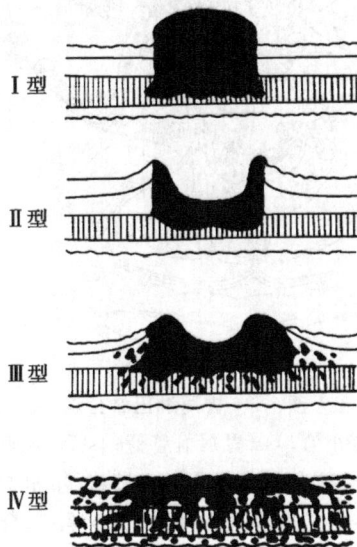

图 7-2　胃癌的 Borrmann 分型

（三）组织类型

（1）WHO 将胃癌归类为上皮性肿瘤和类癌两种，其中前者又包括：①腺癌（包括乳头状腺癌、管状腺癌、低分化腺癌、黏液腺癌及印戒细胞癌）；②腺鳞癌；③鳞状细胞癌；④未分化癌；⑤不能分类的癌。

（2）日本胃癌研究会将胃癌分为以下 3 型：①普通型，包括乳头状腺癌、管状腺癌（高分化型、中分化型)、低分化性腺癌(实体型癌和非实体型癌)、印戒细胞癌和黏液细胞癌。②特殊型,包括腺鳞癌、鳞状细胞癌、未分化癌和不能分类的癌。③类癌。

(四)转移扩散途径

1.直接浸润

直接浸润是胃癌的主要扩散方式之一。当胃癌侵犯浆膜层时,可直接浸润腹膜、邻近器官或组织,主要有胰腺、肝脏、横结肠及其系膜等,也可借黏膜下层或浆膜下层向上浸润至食管下端、向下浸润至十二指肠。

2.淋巴转移

淋巴转移是胃癌的主要转移途径,早期胃癌的淋巴转移率近 20%,进展期胃癌的淋巴转移率高达 70%。一般情况下按淋巴流向转移,少数情况也有跳跃式转移。胃周淋巴结分为以下 23 组(图 7-3),具体如下:除了上述胃周淋巴结外,还有 2 处淋巴结在临床上很有意义,一是左锁骨上淋巴结,如触及肿大为癌细胞沿胸导管转移所致;二是脐周淋巴结,如肿大为癌细胞通过肝圆韧带淋巴管转移所致。淋巴结的转移率＝转移淋巴结数目/受检淋巴结数目。

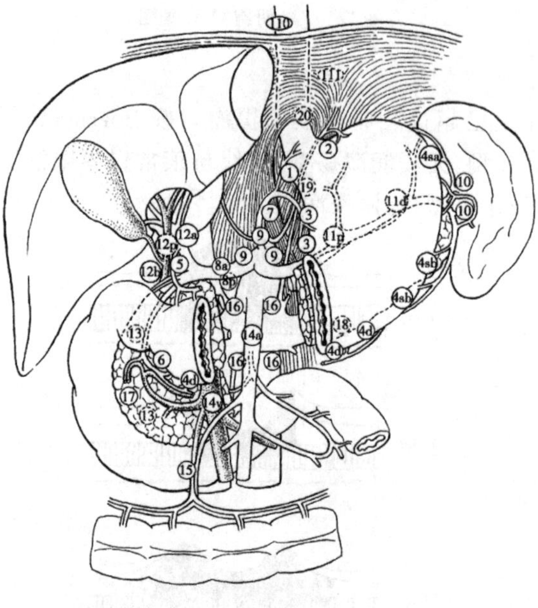

图 7-3　胃周淋巴结分组

1.贲门右区;2.贲门左区;3.沿胃小弯;4sa.胃短血管旁;4sb.胃网膜左血管旁;4d.胃网膜右血管旁;5.幽门上区;6.幽门下区;7.胃左动脉旁;8a.肝总动脉前;8p.肝总动脉后;9.腹腔动脉旁;10.脾门;11p.近端脾动脉旁;11d.远端脾动脉旁;12a.肝动脉旁;12p.门静脉后;12b.胆总管旁;13.胰头后;14a.肠系膜上动脉旁;15.结肠中血管旁;16.腹主动脉旁(a1.膈肌主动脉裂孔至腹腔干上缘;a2.腹腔干上缘至左肾静脉下缘;b1.左肾静脉下缘至肠系膜下动脉上缘;b2.肠系膜下动脉上缘至腹主动脉分叉处);17.胰头前;18.胰下缘;19.膈下;20.食管裂孔;110.胸下部食管旁;111.膈上

3.血行转移

胃癌晚期癌细胞经门静脉或体循环向身体其他部位播散,常见的有肝、肺、骨、肾、脑等,其中以肝转移最为常见。

4.种植转移

当胃癌浸透浆膜后,癌细胞可自浆膜脱落并种植于腹膜、大网膜或其他脏器表面,形成转移性结节,黏液腺癌种植转移最为多见。若种植转移至直肠前凹,直肠指诊可能触到肿块。胃癌卵巢转移占全部卵巢转移癌的50%左右,其机制除以上所述外,也可能是经血行转移或淋巴逆流所致。

5.胃癌微转移

胃癌微转移是近几年提出的新概念,定义为治疗时已经存在但目前常规病理学诊断技术还不能确定的转移

(五)临床病理分期

国际抗癌联盟(UICC)1987年公布了胃癌的临床病理分期,以后经多年来的不断修改已日趋合理。

1.肿瘤浸润深度

用 T 来表示,可以分为以下几种情况。

(1)T_1:肿瘤侵及黏膜和/或黏膜肌(M)或黏膜下层(SM),SM 又分为 SM_1 和 SM_2,前者是指癌肿越过黏膜肌不足 0.5 mm,而后者则超过了 0.5 mm。

(2)T_2:肿瘤侵及肌层(MP)或浆膜下(SS)。

(3)T_3:肿瘤浸透浆膜(SE)。

(4)T_4:肿瘤侵犯邻近结构或经腔内扩展至食管、十二指肠。

2.淋巴结转移

无淋巴结转移用 N_0 表示,其余根据肿瘤的所在部位,区域淋巴结分为 3 站,即 N_1、N_2、N_3。超出上述范围的淋巴结归为远隔转移(M_1),与此相应的淋巴结清除术分为 D_0、D_1、D_2 和 D_3。考虑到淋巴结转移的个数与患者的 5 年生存率关系更为密切,UICC 在新 TNM 分期中(1997 年第5 版),对淋巴结的分期强调转移的淋巴结数目而不考虑淋巴结所在的解剖位置,规定如下:N_0 无淋巴结转移(受检淋巴结个数需≥15);N_1 转移的淋巴结数为 1～6 个;N_2 转移的淋巴结数为 7～15 个;N_3 转移的淋巴结数在 16 个以上。

3.远处转移

M_0 表示无远处转移,M_1 表示有远处转移。

4.胃癌分期(表 7-1)

表 7-1 胃癌的分期

	N_0	N_1	N_2	N_3
T_1	ⅠA	ⅠB	Ⅱ	
T_2	ⅠB	Ⅱ	ⅢA	
T_3	Ⅱ	ⅢA	ⅢB	
T_4	ⅢA	ⅢB		
$H_1 P_1 CY_1 M_1$				Ⅳ

表 7-1 中Ⅳ期胃癌包括如下几种情况:N_3 淋巴结有转移、肝脏有转移(H_1)、腹膜有转移(P_1)、腹腔脱落细胞检查阳性(CY_1)和其他远隔转移(M_1),包括胃周以外的淋巴结、肺脏、胸膜、

骨髓、骨、脑、脑脊膜、皮肤等。

三、临床表现

(一)症状

早期患者多无症状,以后逐渐出现上消化道症状,包括上腹部不适、心窝部隐痛、食后饱胀感等。胃窦癌常引起十二指肠功能的改变,可以出现类似十二指肠溃疡的症状。如果上述症状未得到患者或医师的充分注意而按慢性胃炎或十二指肠溃疡病处理,患者可获得暂时性缓解。随着病情的进一步发展,患者可逐渐出现上腹部疼痛加重、食欲缺乏、消瘦、乏力等;若癌灶浸润胃周血管则引起消化道出血,根据患者出血速度的快慢和出血量的大小,可出现呕血或黑便;若幽门被部分或完全梗阻则可致恶心与呕吐,呕吐物多为隔宿食和胃液;贲门癌和高位小弯癌可有进食哽噎感。此时虽诊断容易但已属于晚期,治疗较为困难且效果不佳。因此,外科医师对有上述临床表现的患者,尤其是中年以上的患者应细加分析,合理检查以避免延误诊断。

(二)体征

早期患者多无明显体征,上腹部深压痛可能是唯一值得注意的体征。晚期患者可能出现:上腹部肿块、左锁骨上淋巴结肿大、直肠指诊在直肠前凹触到肿块、腹水等。

四、诊断

胃镜和X线钡餐检查仍是目前诊断胃癌的主要方法,胃液脱落细胞学检查现已较少应用。此外,利用连续病理切片、免疫组化、流式细胞分析、反转录酶-聚合酶链反应(RT-PCR)等方法诊断胃癌微转移也取得了一些进展,本节也将做一简单介绍。

(一)纤维胃镜

纤维胃镜优点在于可以直接观察病变部位,且可以对可疑病灶直接钳取小块组织做病理组织学检查。胃镜的观察范围较大,从食管到十二指肠都可以观察及取活检。检查中利用刚果红、亚甲蓝等进行活体染色可提高早期胃癌的检出率。若发现可疑病灶应进行活检,为避免漏诊,应在病灶的四周钳取4~6块组织,不要集中一点取材或取材过少。

(二)X线钡餐检查

X线钡餐检查通过对胃的形态、黏膜变化、蠕动情况及排空时间的观察确立诊断,痛苦较小。近年,随着数字化胃肠造影技术逐渐应用于临床使影像更加清晰,分辨率大为提高,因此X线钡餐检查仍是目前胃癌的主要诊断方法之一。其不足是不能取活检,且不如胃镜直观,对早期胃癌诊断较为困难。进展期胃癌X线钡餐检查所见与Borrmann分型一致,即表现为肿块(充盈缺损)、溃疡(龛影)或弥漫性浸润(胃壁僵硬、胃腔狭窄等)3种影像。早期胃癌常需借助于气钡双重对比造影。

(三)影像学检查

影像学检查常用的有腹部超声、超声内镜(EUS)、多层螺旋CT(MSCT)等。这些影像学检查除了能了解胃腔内和胃壁本身(如超声内镜可将胃壁分为5层对浸润深度作出判断)的情况外,主要用于判断胃周淋巴结,胃周器官肝、胰及腹膜等部位有无转移或浸润,是目前胃癌术前TNM分期的首选方法。分期的准确性普通腹部超声为50%,EUS与MSCT相近,在76%左右,但MSCT在判断肝转移、腹膜转移和腹膜后淋巴结转移等方面优于EUS。此外,MSCT扫描三维立体重建模拟内镜技术近年也开始用于胃癌的诊断与分期,但尚需进一步积累经验。

（四）胃癌微转移的诊断

胃癌微转移的诊断主要采用连续病理切片、免疫组化、反转录酶-聚合酶链反应（RT-PCR）、流式细胞术、细胞遗传学、免疫细胞化学等先进技术，检测淋巴结、骨髓、周围静脉血及腹腔内的微转移灶，阳性率显著高于普通病理检查。胃癌微转移的诊断可为医师判断预后、选择术式、确定淋巴结清扫范围、术后确定分期及建立个体化的化疗方案提供依据。

五、鉴别诊断

大多数胃癌患者经过外科医师初步诊断后，通过 X 线钡餐或胃镜检查都可获得正确诊断。在少数情况下，胃癌需与胃良性溃疡、胃肉瘤、胃良性肿瘤及慢性胃炎相鉴别。

（一）胃良性溃疡

胃良性溃疡与胃癌相比较，胃良性溃疡一般病程较长，曾有典型溃疡疼痛反复发作史，抗酸剂治疗有效，多不伴有食欲缺乏。除非合并出血、幽门梗阻等严重的并发症，多无明显体征，不会出现近期明显消瘦、贫血、腹部包块甚至左锁骨上窝淋巴结肿大等。更为重要的是，X 线钡餐和胃镜检查，良性溃疡常小于 2.5 cm，圆形或椭圆形龛影，边缘整齐，蠕动波可通过病灶；胃镜下可见黏膜基底平坦，有白色或黄白色苔覆盖，周围黏膜水肿、充血，黏膜皱襞向溃疡集中。

（二）胃良性肿瘤

胃良性肿瘤多无明显临床表现，X 线钡餐为圆形或椭圆形的充盈缺损，而非龛影。胃镜则表现为黏膜下包块。

六、治疗

（一）化学治疗

胃癌对化疗药物有低度至中度的敏感性。胃癌的化疗可于术前、术中和术后进行，以下主要介绍常用的术后辅助化疗。术后化疗的意义在于在外科手术的基础上杀灭亚临床癌灶或脱落的癌细胞，以达到降低或避免术后复发、转移的目的。目前对胃癌术后化疗的疗效仍存在较大的争议，一些荟萃分析显示术后化疗患者的生存获益较小。

1.适应证

（1）根治术后患者：早期胃癌根治术后原则上不必辅以化疗，但具有下列一项以上者应辅助化疗，癌灶面积＞5 cm²、病理组织分化差、淋巴结有转移、多发癌灶或年龄＜40 岁。进展期胃癌根治术后无论有无淋巴结转移，术后均需化疗。

（2）非根治术后患者：如姑息性切除术后、旁路术后、造瘘术后、开腹探查未切除及有癌残留的患者。

（3）不能手术或再发的患者：要求患者全身状态较好、无重要脏器功能不全。4 周内进行过大手术、急性感染期、严重营养不良、胃肠道梗阻、重要脏器功能严重受损、血白细胞计数＜3.5×10^9/L、血小板计数＜80×10^9/L 等不宜化疗。化疗过程中如出现上述情况也应终止化疗。

2.常用化疗方案

已证实胃癌化疗联合用药优于单一用药。临床上常用的化疗方案及疗效如下。

（1）FAM 方案：由 5-FU（氟尿嘧啶）、ADM（阿霉素）和 MMC（丝裂霉素）三药组成。用法：5-FU（600 mg/m²），静脉滴注，第 1、8、29、36 天；ADM30 mg/m²，静脉注射，第 1、29 天；MMC 10 mg/m²，静脉注射，第 1 天。每 2 个月重复一次。有效率为 21%～42%。

（2）UFTM 方案：由 UFT（替加氟/尿嘧啶）和 MMC 组成，用法：UFT600 mg/d，口服；MMC6～8 mg，静脉注射，1 次/周。以上两药连用 8 周，有效率为 9%～67%。

（3）替吉奥（S-1）方案：由替加氟（FT）、吉莫斯特（CDHP）和奥替拉西钾三药按一定比例组成。前者为 5-FU 前体药物，后两者为生物调节剂。用法：40 mg/m²，每天 2 次，口服，6 周为 1 个疗程，其中用药 4 周，停药 2 周。有效率为 44.6%。

近年胃癌化疗新药如紫杉醇类（多西他赛）、拓扑异构酶Ⅰ抑制药（伊立替康）、口服氟化嘧啶类（卡培他滨）、第三代铂类（奥沙利铂）等备受关注，含新药的化疗方案呈逐年增高趋势，这些新药单药有效率＞20%，联合用药疗效更好，可达 50% 以上。此外，分子靶向药物联合化疗也在应用和总结经验中。

（二）放射治疗

胃癌对放射线敏感性较低，因此多数学者不主张术前放疗。因胃癌复发多在癌床和邻近部位，故术中放疗有助于防止胃癌的复发。术中放疗的优点如下。

（1）术中单次大剂量（20～30 Gy）放射治疗的生物学效应明显高于手术前、后相同剂量的分次照射。

（2）能更准确地照射到癌复发危险较大的部位，即肿瘤床。

（3）术中可以对周围的正常组织加以保护，减少放射线的不良反应。术后放疗仅用于缓解由狭窄、癌浸润等所引起的疼痛及对残癌处（非黏液细胞癌）银夹标志后的局部治疗。

（三）免疫治疗

生物治疗在胃癌综合治疗中的地位越来越受到重视。主要包括：①非特异性免疫增强剂，临床上应用较为广泛的主要有卡介苗、短小棒状杆菌、香菇多糖等；②过继性免疫制剂，属于此类的有淋巴因子激活的杀伤细胞（LAK）、细胞毒性 T 细胞（CTL）等及一些细胞因子，如白细胞介素-2（IL-2）、肿瘤坏死因子（TNF）、干扰素（IFN）等。

（周传鄂）

第二节 结 肠 癌

结肠癌是胃肠道常见的恶性肿瘤。近年来，我国的结肠癌发病率呈明显上升且有多于直肠癌的趋势，以 51～60 岁居多。好发部位依次是乙状结肠、回盲部、升结肠、降结肠、横结肠。

一、病因

结肠癌的发病原因可能是多方面的。近年来认为结肠癌的发生与发展是经过黏膜增生、腺瘤及癌变的多步骤多基因起作用的遗传性疾病。

（一）癌前疾病

1.腺瘤

目前国内外研究已取得共识，认为结肠癌约半数左右来自腺瘤的癌变。

2.溃疡性结肠炎

特别是长期慢性溃疡性结肠炎，由于肠黏膜反复破坏和修复，因而癌变率随病史的延长而增高,其病变程度及范围也与癌变呈相关。

（二）膳食和运动

食物中过多的动物脂肪及动物蛋白的摄入,缺少新鲜菜果及纤维素食品,缺乏适度的体力活动,使肠的蠕动功能下降,肠道菌群发生变化,肠道中胆酸和胆盐含量增多等,其结果都会引起或加重肠黏膜损害。

（三）环境因素

下列因素也与结肠癌的发病有关:①精神因素;②钼的缺乏;③阳光与维生素 D 的缺乏。

二、病理与分期

绝大多数结肠癌为腺癌。

（一）根据肿瘤的大体形态分类

(1)肿块型:肿瘤向肠腔内生长,好发于右侧结肠,特别是盲肠。

(2)浸润型:肿瘤沿肠壁浸润,易引起肠腔狭窄和肠梗阻。多发生于左侧结肠,特别是乙状结肠。

(3)溃疡型:肿瘤向肠壁深层生长并向周围浸润,是结肠癌的最常见类型。

（二）结肠癌的分期普遍采用 Dukes 分期法

1.A 期

癌仅局限于肠壁内,又分为 3 个亚期:①A_0期,癌局限于黏膜内;②A_1期,癌穿透黏膜达黏膜下层;③A_2期,癌累及黏膜肌层但未穿透浆膜。

2.B 期

癌穿透肠壁但尚无淋巴结转移。

3.C 期

癌穿透肠壁且有淋巴结转移,又分为两个亚期:①C_1期,淋巴结转移限于结肠壁和结肠旁淋巴结;②C_2期,肠系膜淋巴结,包括系膜根部淋巴结转移。

4.D 期

远处淋巴结转移或腹腔转移,或广泛侵及邻近脏器而无法切除。

结肠癌的转移方式主要为淋巴转移,首先转移到结肠壁和结肠旁淋巴结,再到肠系膜血管周围和肠系膜根部淋巴结。血行转移多见于肝,其次是肺、胃等,也可直接浸润邻近器官和腹腔种植。

三、临床表现

结肠癌早期症状不明显,发展后可出现以下症状。

（一）排便习惯和粪便性状的改变

排便习惯和粪便性状的改变常为最早出现的症状。多为排便次数增多,粪便不成形或稀便,粪便带血、脓或黏液,亦可发生便秘。

（二）腹部不适

腹部不适也是早期症状之一。常为定位不确切的持续性隐痛、不适或腹胀感,初为间歇性,后转为持续,发生肠梗阻则腹痛加重。

（三）腹部肿块

在结肠部位出现呈结节状质硬肿块，横结肠和乙状结肠部位肿块可有一定活动度。如肿块肠外浸润或并发感染，则肿块固定且有明显压痛。

（四）肠梗阻症状

肠梗阻症状是结肠癌的后期症状。多呈慢性低位不完全肠梗阻。一旦发生完全肠梗阻则症状加重。

（五）全身症状

患者可出现贫血、消瘦、乏力、低热等。晚期还可出现肝大、黄疸、水肿、腹水、锁骨上淋巴结肿大及恶病质等。

由于右侧结肠和左侧结肠癌病理类型不同，临床表现也有区别。一般右侧结肠癌的临床表现以全身症状、贫血和腹部肿块为主，而左侧结肠癌则以肠梗阻、便秘、腹泻、便血等症状为主。

四、诊断

（一）早期症状

结肠癌的早期症状多较轻或不明显，易被忽视。应重视对高危人群和怀疑为结肠癌患者的监测。凡 40 岁以上有以下任何一种表现者应视为高危人群：①直系亲属中有结直肠癌患者；②有癌症史或有肠道癌前病变；③大便隐血试验持续阳性；④具有以下 5 项中的两项以上者：慢性腹泻、慢性便秘、黏液血便、慢性阑尾炎史及精神创伤史。

（二）辅助检查

下列辅助检查方法可供选择。

（1）X 线钡剂灌肠或气钡双重造影及乙状结肠镜或纤维结肠镜检查，有助于明确诊断。

（2）B 型超声和 CT、MRI 对了解腹内肿块和肿大淋巴结、肝内转移灶及肠外浸润等均有帮助。

（3）约 60％患者的血清癌胚抗原（CEA）高于正常，虽特异性差，但对判断复发和预后有帮助。

（4）直肠黏液 T-抗原试验或大便隐血试验可作为对高危人群的筛查。

五、治疗

原则应采用以手术为主的综合治疗。

（一）手术治疗

1.术前准备

结肠癌术前肠道准备十分重要，主要方法：术前 3 天进流质饮食，并发肠梗阻时应禁饮食、补液、胃肠减压；口服肠道抗生素（如新霉素、甲硝唑等）和缓泻剂（如蓖麻油或硫酸镁）；术前晚及术日晨做清洁灌肠。

2.结肠癌根治性手术

切除范围包括肿瘤所在肠襻及其系膜和区域淋巴结，适用于 Dukes A、B、C 期患者。

（1）右半结肠切除术：适用于盲肠、升结肠、结肠肝曲的癌肿。切除范围包括右半横结肠、升结肠、盲肠和末端回肠 15～20 cm。对结肠肝曲的癌肿应加切整个横结肠和胃网膜右动脉组淋巴结。

（2）横结肠切除术：适用于横结肠癌，切除范围包括结肠肝曲和脾曲的全部横结肠及胃结肠韧带的淋巴结组。

（3）左半结肠切除术：适用于结肠脾曲、降结肠癌，切除范围包括横结肠左半、降结肠及部分或全部乙状结肠。

（4）乙状结肠癌根治术：切除范围包括全部乙状结肠和全部降结肠或部分降结肠及部分直肠。

3.其他术式

姑息性切除术、结肠造口术、单纯肠吻合旁路术，适用于 Dukes D 期和不能根治的 Dukes C 期患者。

（二）化学药物治疗

辅助化疗用于根治术后 Dukes B、C 期结肠癌的综合治疗。化学治疗配合根治性手术，可提高 5 年生存率。目前常用的化疗方案均以 5-氟尿嘧啶为基础用药。最常用静脉化疗，也可经肛门用 5-氟尿嘧啶栓剂或乳剂用药的方法，以减轻化疗的全身毒性。还有经口服、动脉局部灌注及腔内给药等方法。常用的化疗药物有 5-氟尿嘧啶、铂类、表柔比星、羟喜树碱等。

（周传鄂）

第八章 内科常见病的中西医结合治疗

第一节 甲状腺功能亢进症的中西医结合治疗

甲状腺功能亢进症简称甲亢,是指甲状腺呈现高功能状态,产生和释放过多的甲状腺激素所致的一组疾病,其共同特征为甲状腺激素分泌增加而导致的高代谢和交感神经系统的兴奋性增加,病因不同者各有其不同的临床表现。毒性弥漫性甲状腺肿又称 Graves 病,或称为 Basedow 病或 Parry 病,是甲状腺功能亢进的主要原因,也是一种自身免疫性疾病,临床表现为累及包括甲状腺在内的多系统的综合征,包括高代谢综合征、弥漫性甲状腺肿、突眼征、特征性皮损和甲状腺肢端病,由于多数患者同时有高代谢症和甲状腺肿大,故称为"毒性弥漫性甲状腺肿"。毒性甲状腺腺瘤和毒性多结节性甲状腺肿是甲状腺激素水平增高的较少见的原因。以下主要论述 Graves 病。

甲亢归属"瘿病"范畴,"瘿"在《诸病源候论》中已明确指出是指颈前方出现状如樱核的肿物,是指甲状腺肿大,根据历代中医对瘿病的分类,其中忧瘿、气瘿更酷似伴甲亢病症的甲状腺肿大。

一、病因病理

甲亢属"瘿病"的范畴。瘿病是由于情志内伤、饮食及水土失宜等因素引起的,气滞、痰凝、血瘀壅结颈前为基本病机,以颈前喉结两旁结块肿大为主要临床特征的一类疾病。

瘿病的发生与情志内伤、体质因素、饮食及水土失宜有关。

(一)情志失调

长期忧思郁怒,可使气机郁滞,肝失疏泄,则津液循行失常,凝结而生痰,气郁痰结,壅于颈前,则形成瘿气,且其消长与情志变化有关。

(二)体质因素

先天禀赋不足,天癸虚弱,于妇女则对经、带、胎、产、乳等生理产生影响,而致肝血暗耗,冲任亏虚,阴精不足,津液失养。遇情志不遂,则气郁痰结而病。久则更伤肝阴,郁而化火。故较男性而言,女性更易患瘿病。

(三)饮食及水土失宜

饮食失调,或居住在高山地区,水土失宜,一则影响脾胃的功能,使脾失健运,不能运化水湿;二则影响气血的运行,痰气郁结颈前则发为瘿病。在古代瘿病的分类名称中有泥瘿、土瘿之名。

因情志抑郁或突遭剧烈的精神创伤,均可导致肝之疏泄功能异常,木失条达之性,则肝气内迫,郁结不化,气机郁滞,津液不行,凝聚成痰。痰气交阻于颈,遂成瘿肿,而成气郁痰阻之证。痰气郁结日久,凝结于眼部而致目突,恚怒又久而不解,遂化火冲逆,而呈肝火旺盛之象。其肝火炎于上则见急躁易怒,面部烘热,口苦目赤,眼瞳如怒视状;上扰心肺,心阴被扰,心神不宁,而见心悸失眠;肺卫失固,火蒸津液,汗多外泄,横犯中州,胃阴被耗,水津内乏,口渴引饮,阴伤则热,消谷善饥,多食而瘦。肝火既旺,又易伤阴,肝阴不足,久必及肾,肝肾阴虚,水不涵木而致筋脉失养,肢软无力,麻木颤抖,阴虚肝旺之证遂成。素体阴虚者,尤多恚怒郁闷之情,遇有气郁,更易化火。病久,一则壮火食气,二则阴损及阳,而至气阴两伤,脾阳受损,健运失司,因而纳谷不化,大便溏薄。阳虚既成,一则水失健运,滋生痰湿,二则气虚,无力推动血行,致使血液阻滞,而成瘀血、痰湿。瘀血上逆于颈,甲状腺肿大益甚,可有结块、硬肿;上凝于眼,突眼更著。由此在甲亢症状业已控制、甲状腺功能恢复正常时,有时仍可见有突眼症,而成难治之症。

总之,本病初起多实,以肝郁、痰凝为主,继之郁而化火,肝火旺盛,内炽伤阴,阴虚又复阳亢,阴虚、阳亢互为因果,成为甲亢主见之证候。久则气阴两耗,已由实转虚。主病在肝,而又涉及心、脾、胃、肾诸脏腑。目为肝窍,故目睛之症尤为突出,其理自明。

二、诊断

多起病缓慢,在表现典型时,可根据高代谢综合征、甲状腺肿和眼征三方面的表现诊断,轻症患者或年老和儿童病例的临床表现常不典型,需借实验室检查以明确诊断。

（一）临床表现

典型病例常有下列表现。

1.神经系统

患者易激动、神经过敏,伸舌和伸手时可见细震颤,多言,多动,失眠紧张,思想不集中,焦虑烦躁,多疑等。有时出现幻觉,甚至呈狂躁症,但也有寡言、抑郁不欢者。腱反射活跃,反射时间缩短。

2.高代谢综合征

患者怕热、多汗,皮肤、手掌、面、颈、腋下皮肤红润多汗。常有低热,发生危象时可出现高热,患者常有心动过速、心悸,胃纳明显亢进,但体重下降,疲乏无力。

3.甲状腺肿

多数患者以甲状腺肿大为主诉,呈弥漫性对称性肿大、质软,吞咽时上下移动。少数患者的甲状腺肿大不对称或肿大不明显。甲状腺弥漫对称性肿大伴杂音和震颤为本病一种特殊体征,在诊断上有重要意义,但应注意与静脉音和颈动脉杂音相鉴别。

4.眼征

本病有非浸润性突眼和浸润性突眼两种特殊的眼征。

（1）非浸润性突眼:又称良性突眼,占大多数。一般为对称性,有时一侧突眼先于另一侧。眼征有以下几种:①眼裂增宽,少瞬和凝视;②眼球内侧聚合不能或欠佳;③眼向下看时,上眼睑挛缩,在眼下视时不能跟随眼球下落;④眼上视时,额部皮肤不能皱起。

（2）浸润性突眼:又称"内分泌性突眼""眼肌麻痹性突眼症"或"恶性突眼",较少见,病情较严重。

5.心血管系统

可有心悸、气促,稍事活动即可明显加剧。重症者常有心律不齐、心脏扩大、心力衰竭等严重表现。

6.消化系统

食欲亢进,体重却明显下降,两者伴随常提示本病或同时有糖尿病的可能。

7.其他

另外还可出现紫癜、贫血、肌肉软弱无力、月经减少甚至闭经、男性多有阳痿等。

高代谢综合征、交感神经系统兴奋性增高、特征性眼征与特征性甲状腺肿大具有诊断价值。

(二)甲状腺功能试验

表现不典型的疑似患者,可按下列次序选作各种检测:①血清总甲状腺素(TT_4);②血总三碘甲状腺原氨酸(TT_3);③血清反 T_3(rT_3);④游离 T_4(FT_4)和游离 T_3(FT_3);⑤血清超敏促甲状腺激素(S-TSH),甲亢患者的 TT_4、TT_3、rT_3、FT_4、FT_3 均可升高,S-TSH 降低;⑥甲状腺摄 ^{131}I率升高;⑦T_3抑制试验(甲亢患者不受抑制);⑧促甲状腺激素释放激素(TRH)兴奋试验(甲亢患者无反应);⑨甲状腺刺激球蛋白阳性。

三、鉴别诊断

(一)单纯性甲状腺肿

除甲状腺肿大外,并无上述症状和体征。虽然有时^{131}I摄取率增高,T_3抑制试验大多显示可抑制性,血清 T_3、rT_3正常。

(二)自主性高功能性甲状腺结节

扫描时放射性集中于结节处,而结节外放射性降低。经 TSH 刺激后重复扫描,可见结节外放射性较前增高。

(三)其他

结核病和风湿病常有低热、多汗、心动过速等。以腹泻为主要表现者常被误诊为慢性结肠炎。老年甲亢的表现多不典型,常有淡漠、厌食、明显消瘦,容易被误诊为癌症。单侧浸润性突眼症需与眶内和颅底肿瘤鉴别。甲亢伴有肌病者,需与家族性周期性瘫痪和重症肌无力鉴别。

四、并发症

甲状腺危象又称甲亢危象,为甲亢患者可危及生命的严重表现,通常见于严重的甲状腺功能亢进者在合并其他疾病时,如感染、败血症、精神应激和重大手术时,严重的甲亢同时合并其他疾病与甲状腺危象之间很难截然区分,因此严重甲亢同时合并感染、败血症等其他疾病的患者如不能区分是否是甲状腺危象,应按甲状腺危象处理。

五、中医证治枢要

素体阴虚,疏泄失常,气郁化火,津铄痰结,伤阴耗气为瘿病的基本病理。本病常由于忧郁恼怒引起,在中医辨证中,主病在肝。在病机演变过程中呈肝郁→肝火→肝阴不足之势,其中尤以肝火(包括阴虚火旺)为其代谢亢盛的主要表现。养阴清热,解郁化痰是治疗本病的基本原则。

本病的中医治疗可分 3 个阶段。瘿气初起,年轻、体质尚好者,常以气郁痰凝为主,病位以肝为主,治以解郁化痰。病情进展,气郁化火,常累及心、肝、胃 3 个脏腑,心火旺则心悸不宁,神情欠安;肝火旺则急躁易怒,手舌震颤;胃火旺则多食善饥,形体消瘦。治疗时宜阴虚者滋阴降火,实火者清热泻火。病越久则阴虚越明显,或可伤阴耗气,出现气阴两虚的证候,累及心、脾、肝、肾。心气阴两虚者,可见心神不宁、怔忡、失眠、虚烦潮热等;脾气阴两虚者,可见饥不欲食、渴不欲饮、腹胀脘闷、大便溏薄等；肝肾气阴两虚者，可见头晕耳鸣、腰酸齿摇、肢颤手抖等症。故治疗时应酌情加入养阴生津益气之品，以扶正气。病久入络，需配伍活血化瘀通络之药。晚期阴损及阳而致阴阳两虚，精血亏损，并发症加剧，甚至致死致残，此时治疗应以调补阴阳，补肾活血为主。

本病病程漫长，病情复杂，在整个病变过程中除上述基本病机外，常兼夹气滞、痰热、湿热、热毒、水湿潴留、瘀血阻滞等证候，治以理气、化痰、清热、利湿、活血等治法，以提高疗效。

六、辨证施治

(一)气郁痰凝

主症：颈前正中肿大，质软不痛，颈部觉胀，胸闷，喜太息，或兼胸胁窜痛，病情的波动与情志因素有关。苔薄白，脉弦。

治法：理气解郁，化痰消瘿。

处方：四海舒郁丸加减。青木香 15 g，陈皮 15 g，昆布 30 g，海藻 30 g，海蛤壳 15 g，柴胡 15 g，郁金 15 g，香附 15 g，夏枯草 20 g。

阐述：方中青木香、陈皮疏肝理气；昆布、海藻、海蛤壳化痰软坚，消瘿散结；柴胡、郁金、香附疏肝理气；夏枯草散郁结，化痰凝。咽颈不适者可加桔梗、牛蒡子、木蝴蝶、射干利咽消肿。王立琴采用疏肝行气、祛痰散结的治法，方药用柴胡、黄芩、赤芍、连翘、浙贝母、半枝莲、夏枯草、生牡蛎等治疗甲亢，效果显著。

(二)肝火亢盛

主症：颈前轻度或中度肿大，一般柔软、光滑，烦热，容易出汗，性情急躁易怒，眼球突出，手指颤抖，面部烘热，口苦。舌质红，苔薄黄，脉弦数。

治法：清泻肝火，散结消瘿。

处方：龙胆泻肝汤合消瘰丸加减。龙胆草 10 g，栀子 15 g，黄芩 12 g，柴胡 15 g，牡丹皮 12 g，生地 15 g，当归 15 g，夏枯草 12 g，牡蛎 30 g。

阐述：方中龙胆草泻肝火；黄芩、栀子清火泄热以助龙胆草之力；柴胡疏肝清热；牡丹皮清热凉血；生地、当归滋养阴血，使驱邪而不伤正；夏枯草、牡蛎清肝火，软坚散结。心火旺盛，心悸频作，夜眠不安者，可加黄连、莲心清心火；胃热内盛，多食易饥者，加生石膏、知母清泄胃热。许芝银认为甲亢进展期虽肝胃火旺，实由心火亢盛所致，若只清肝胃之火，心火难于速去，症难控制且易复发；故应重用黄连配以黄芩、夏枯草、生石膏使心、肝、胃火皆平，则疗效巩固。

(三)阴虚火旺

主症：形体消瘦，目干睛突，面部烘热，咽干口苦，烦躁易怒，心悸气短，恶热多汗，多食善饥，舌颤手抖，寐少梦多，小便短赤，大便干结。舌质红绛，舌苔薄黄，或苔少舌裂，脉弦细数。

治法：滋阴降火。

处方：当归六黄汤合天王补心丹化裁。生地 15 g，玄参 15 g，麦冬 15 g，天冬 15 g，黄芩 8 g，黄连 4 g，夏枯草 30 g，鳖甲 20 g，当归 15 g，白芍 20 g，枸杞 15 g，香附 12 g。

阐述：甲亢阴虚主要累及心、肝、肾。方中生地、玄参、麦冬、天冬养阴清热；火旺甚者用夏枯草、黄芩、黄连清之，则心、肝、肾、胃之虚火并除；鳖甲滋阴潜阳，软坚散结；以当归、白芍、枸杞滋肝阴，香附疏肝理气，既补肝体又助肝用，恢复肝的"体阴而用阳"的功能。甲亢的阴虚火旺证或偏于肝旺，或偏于阴虚；或兼有气滞，或兼有痰凝。需随证加减，方可获良效。于世家对阴虚火旺型的甲亢治以滋阴降火为主，兼以镇静安神，常选知母、黄柏、女贞子、菟丝子、枸杞、山茱萸、黄精及丹参。

(四)气阴两虚

主症:心悸不宁,心烦少寐,易出汗,手指颤动,咽干,目眩,倦怠乏力,大便溏薄。舌质红,舌体颤动,脉弦细数。

治法:益气养阴。

处方:生脉散合牡蛎散化裁。人参 10 g,麦冬 15 g,五味子 15 g,牡蛎 20 g,白术 12 g,黄芪 30 g,白芍 12 g,生地 15 g,何首乌 20 g,香附 12 g,陈皮 5 g。

阐述:方中人参甘温,益气生津,又可宁心益智;麦冬入心胃经,可清热养阴;五味子生津敛汗滋肾,宁心安神;牡蛎敛阴潜阳,固涩止汗;白术健脾益气;黄芪益气实卫,固表止汗;白芍、生地、何首乌同用滋养肝肾阴精;陈皮理气健脾;香附疏肝理气,使诸药补而不滞。虚风内动,手指及舌体颤动者,加钩藤、白蒺藜、白芍平肝息风;脾虚便溏者,加白术、薏苡仁、怀山药、麦芽健运脾胃。

七、特色经验探要

(一)含碘中药临床使用的选择

含碘中药自古以来是中医治疗甲亢的主药。古代医家多倡用昆布、海藻等含碘高的中药治疗本病,早在晋代,葛洪《肘后备急方》已记载海藻治瘿病,四海舒郁、海藻玉壶等方一直为历代医家沿用。近年来,随着对甲亢生理病理认识的不断深化和临床经验的积累,含碘中药能否用于治疗甲亢,成为临床上争论的焦点。

一部分学者认为含碘中药应选用含碘较少的中药夏枯草、牡蛎等。至于昆布、海藻、黄药子等含碘量高的中药,则仅在没有功能亢进表现的甲状腺肿大、腺瘤或肿瘤中使用。现代研究亦认为碘不仅可以抑制甲状腺素的合成,还能抑制甲状腺素的释放,使血中甲状腺素迅速下降,促使症状缓解,临床实践表明,含碘中药并不是甲亢的绝对禁忌证。甲亢危象时,突击给予碘剂,甲亢术前用碘作为术前准备,而且碘还有软坚散结、消除肿大之甲状腺的作用,故有人主张甲亢伴有甲状腺肿大者可用含碘中药。另有学者提倡摒弃含碘中药,他们认为碘对甲状腺激素的抑制作用不持久,随着甲状腺对碘化物的抑制作用产生适应而出现脱逸现象,大量甲状腺激素重新释放入血,从而引起甲亢症状的复发、反跳,再用抗甲状腺药物治疗时,就会明显延长疗程,增加药量。长期使用碘剂尚可引起甲状腺功能的减退或亢进。总而言之,在临床应用时,应根据疾病本身的发病特点和现代医学的研究进展合理组方用药,在辨证论治的前提下,含碘中药不是不可以使用,若运用恰当可收良效。

(二)突眼症的中医辨证治疗

突眼症是甲亢的一个难治之症,中医学认为甲亢突眼的形成与痰瘀、情志等因素有关。目为肝之窍,情志郁滞,肝气郁结,津液不行,凝聚成痰,痰气凝结于眼,遂致目突;肝郁化火,肝火上逆,痰火内结于目,可见眼瞳如怒视之状,是为"鹖眼凝睛"之症。多数患者突眼症在肝郁化火炽盛时出现,亦有在甲亢被控制缓解后,甲状腺功能正常或减退时出现,西医学认为与机体神经、内分泌免疫功能紊乱有关,常用免疫抑制剂或大剂量肾上腺皮质激素药治疗,但疗效多不理想,且有不良反应。

甲亢突眼症一般分为甲亢突眼和甲亢后突眼两期治疗。在甲亢突眼发病的早期,因长期忧思、郁怒、悲伤等情志损伤,使气机瘀滞,津液运行不畅而成瘀,气郁往往易化风化火,引得肝经风、火上逆,夹痰夹瘀上壅肝窍而形成突眼,此时病情尚轻,治疗以祛邪为主,疏肝清火,化痰祛瘀以明目。随着病情的发展,肝郁必横逆犯脾,脾虚生痰助湿;又肝郁化火日久,火热耗伤气阴,穷及于肾,肾阴渐见不足;同时"阴虚血瘀","血受热则煎熬成瘀",血瘀亦进一步加甚,使得突眼逐渐严重。此时的甲亢多已经得到控制,实验室检查甲状腺功能正常。病位主要在肝脾肾,病性为本虚标实,虚实夹杂。本虚为脾虚、肝肾阴虚,标实为痰凝、血瘀,治疗宜攻补兼施,扶正为主,滋养肝肾,健脾益气,兼化痰祛瘀以明目。处方杞菊地黄丸合四君子汤加减。

八、西医治疗

（一）药物治疗

1.抗甲状腺药物（ATD）治疗

（1）适应证:ATD 治疗是甲亢的基础治疗,适用于轻中度甲状腺肿大,或孕妇、20 岁以下的青少年及儿童患者、甲状腺次全切除后复发又不适合放射性治疗的患者,或由于其他严重疾病不适宜手术者,也用于放射性^{131}I 治疗前后的辅助治疗和手术前准备。

（2）剂量和疗程。常用的 ATD 分为硫脲类和咪唑类两类,普遍使用丙硫氧嘧啶和甲巯咪唑。药物的选择在权衡 2 种药物的特点之后作出,一般 T_3 增高明显的重症患者和妊娠妇女选择丙硫氧嘧啶;轻中度症状的甲亢患者选用甲巯咪唑。

初始期:丙硫氧嘧啶的初始剂量为 300～400 mg,常分 3 次服用;甲巯咪唑为 30～40 mg,可以单次或分 2～3 次服用。一般在服药 2～3 周后,患者的心悸、烦躁、乏力等症状可以有所缓解,4～6 周后代谢状态可恢复正常,此为用药的"初始阶段"。

减量期:当患者症状显著减轻,高代谢症状消失,体重增加,T_4 和 T_3 接近正常时可根据病情逐渐减少药物用量。在减量过程中,每 2～4 周随访 1 次,每次减少甲巯咪唑 5 mg 或丙硫氧嘧啶 50 mg,不宜减量过快。剂量的递减应根据症状、体征及实验室检查的结果及时作出相应的调整,需 2～3 个月。如果减量后症状和 T_3、T_4 有所反跳,则需重新增加剂量并维持一段时间。

维持期:很多患者只需要治疗剂量的 1/3 或更少就能维持正常的甲状腺功能。也可以在使用 ATD 的同时使用左甲状腺激素来维持正常的甲状腺功能（维持阶段）,为期 1～2 年,个别患者需要延长维持治疗疗程。

（3）药物不良反应:见于用药后的 3～6 个月内,主要有粒细胞减少、药疹、药物性肝炎等。

2.β 受体阻滞剂

β 受体阻滞剂作为辅助治疗的药物或应用于术前准备,尤其是应用在较严重的甲亢或心悸等症状较重的患者中。

3.糖皮质激素和碘化物

糖皮质激素和碘化物常用于甲亢危象的治疗。

（二）手术治疗

甲状腺次全切手术是切除了患者的部分甲状腺,适用于中、重度甲亢,长期服药无效者或多结节性甲状腺肿伴甲亢。主要并发症为术后出血、喉返神经受损、甲状旁腺的损伤或切除、甲状腺功能减退。

禁忌证:伴严重 Graves 眼病,合并严重心、肝、肾疾病,不能耐受手术,妊娠妇女尤其是妊娠中晚期妇女和曾进行过甲状腺手术者。

（三）放射碘治疗

放射性^{131}I 治疗在不少国家已作为 Graves 病的首选治疗,治疗机制是甲状腺摄取^{131}I 后释放出β射线,破坏甲状腺组织细胞。

适应证:50岁以上易发生房颤的患者为首选治疗;反复复发的甲亢或长期治疗无效者,除非有手术治疗的强烈适应证,应该选用放射性^{131}I治疗;手术治疗后复发者;不适合药物治疗和手术治疗者。治疗甲亢后的远期并发症中最常见的是甲状腺功能减退,是否选择^{131}I治疗主要是权衡甲亢和甲减后果的利弊关系。妊娠和哺乳期妇女、严重突眼的患者、青少年、甲亢病情严重者禁忌使用。

九、中西医优化选择

中药和西药在治疗甲亢方面各有利弊。抗甲状腺药物及放射碘治疗,常出现白细胞严重减少、中毒性肝病等情况,^{131}I治疗和手术治疗容易并发甲减和甲状腺危象,手术疗法有其严格的适应证,甲减发生率和甲亢复发率也比较高。中医药治疗甲亢,无明显之不良反应,辨证施治整体调节,可较快控制症状,改善患者自身免疫状态,并可减少抗甲状腺药物用量,降低甲亢复发率。还可通过补虚扶正,调整机体状态,为手术治疗创造机会。甲亢诊治,现多遵循按西医方法来确诊,用中医理论指导治疗的原则,以中药配合小剂量西药治疗,同时利用现代临床实验室检查及特殊检查来客观评定疗效和分阶段治疗。

（一）第一阶段（甲亢症状明显期）

这一阶段甲亢的各种临床表现明显。早期,多数有甲状腺肿大,化验结果:TSH↑,T_3,T_4↑,但无突眼,患者饮食明显增加但体重下降,自觉乏力但尚能坚持工作。治疗:西药用丙硫氧嘧啶、甲巯咪唑等以抑制甲状腺对T_3、T_4的合成。如果心率超过110次/分者,加服普萘洛尔。中医辨证论治,一般以疏肝清热为主,肝郁化火以龙胆草、夏枯草、栀子、黄芩为主清泻肝火,海藻、牡蛎化痰软坚,消瘿散结,柴胡、香附理气解郁。阴虚火旺一般以生地、玄参、麦冬养阴清热,火旺甚者用夏枯草、黄芩、黄连清之,鳖甲滋阴潜阳,软坚散结。甲亢症状一般在10～15天会有明显好转,1个月左右自觉症状基本消失,以后进入下一阶段的治疗。

（二）第二阶段（甲亢症状消除期）

这个时期一般T_3、T_4趋于正常,TSH基本偏低,患者自觉症状基本消失,体重回升。这时千万不能中断治疗。治疗原则以调整人体阴阳平衡为主,"阴平阳秘,精神乃治"。甲巯咪唑等继续应用,要适当减量,并注意白细胞和肝功能的情况。中医辨证论治多用益气养阴法,方中人参、麦冬、五味子、白术、黄芪、白芍、何首乌为主药。对于肿大的甲状腺和突眼症还一时不能消除的情况,可选用三棱、莪术、泽泻、海藻、昆布、郁金等活血化瘀、软坚散结之药,第二阶段一般要用2个月左右。

（三）第三阶段（巩固期）

T_3、T_4正常范围,TSH有所回升,自觉正常。肿大的甲状腺缩小,突眼症得到改善。一般以益气补肾为主,可选择一些中成药,如逍遥丸、六味地黄丸、补中益气丸、八珍冲剂等,并可根据临床症状合用一些软坚散结的药物。西药以小剂量继续服用1～2年。

十、饮食调护

在高代谢状态未控制前,宜进食如黄豆、蛋黄等高热量、高蛋白、高维生素的饮食,忌食含碘多的食品。保证足够饮水,每天饮水3 000 mL以上,忌浓茶、咖啡等。

（王 晨）

第二节　甲状腺功能减退症的中西医结合治疗

甲状腺功能减退症简称甲减,是指组织的甲状腺激素作用不足导致的一种病理状态,即是指甲状腺激素的合成、分泌或生物效应不足所致的一组内分泌疾病。甲减为常见的内分泌疾病,其发病率有地区及种族的差异。碘缺乏地区的发病率明显较碘供给充分地区高。女性甲减较男性多见,且随年龄增加患病率上升。新生儿甲减发病率约为 1/4 000,青春期甲减发病率降低,随着年龄增加,其患病率上升,在年龄大于 65 岁的人群中,显性甲减的患病率为 2%～5%。99% 以上甲减为原发性甲减,仅不足 1% 的病例为 TSH 缺乏引起。原发性甲减绝大多数是由自身免疫性甲状腺炎、甲状腺放射碘治疗或甲状腺手术导致。

甲减在中医无专有病名,基于甲减的临床表现多为气血亏虚、脏腑虚损、肾阳不足等的证候表现,故一般将其归属于“虚劳”范畴;但某些甲减是由于甲状腺切除或放射碘治疗所导致,则应属于“虚损”之列;《黄帝内经》中即将甲状腺肿大或结节称为“瘿”,故伴甲状腺肿大或结节的甲减,如地方性碘缺乏、桥本甲状腺炎等所致伴甲状腺肿大或结节者,可称为“瘿病·虚劳证”。

一、病因病理

甲减属于“虚劳”或“虚损”之疾,《素问·通评虚实论》曰:“精气夺则虚”,本病大多由于禀赋不足或后天失调、病久失调、积劳内伤所致。病机是元气虚怯,肾阳虚衰,乃脏腑功能减退,气血生化不足。病变脏腑以肾为主,病位涉及心、脾、肝等脏。由于阳气虚衰,无力运化,临床也可见痰湿、瘀血等病理产物夹杂。

甲状腺激素有促进生长发育、产热、调节代谢等作用,故甲减患者表现出一派虚损证候,而以肾阳虚衰最为明显。20 世纪 60 年代建立的“阳虚”动物模型即表现甲减的临床症状。近年来研究进一步表明阳虚证患者血清甲状腺素含量偏低,证实了阳虚与甲减的内在关系。

肾为先天之本,内藏元阳真火,温养五脏六腑。肾为先天之本,元阳所居,甲减有始于胎儿期或新生儿者,患儿智力水平低下、生长发育迟缓、身材矮小,称为呆小病,足可证明甲减与肾虚关系密切。甲减始于幼年期或成年期者也多为禀赋不足或久劳内伤、久病失治所致,其临床主症为元气匮乏、气血不足之神疲乏力、畏寒怯冷等,乃是一派虚寒之象。除此以外,尚可见记忆力减退、毛发脱落、性欲低下等症,也是肾阳虚的表现。肾阳不足,命门火衰,火不生土,则脾阳受损,脾为后天之本,气血生化之源,脾主肌肉且统血,故甲减患者常见肌无力、疼痛,贫血之症,妇女则可有月经紊乱,甚至崩漏等表现。又因肾阳虚衰,命火不能蒸运,心阳亦鼓动无能,而有心阳虚衰之候,常见心动过缓,脉沉迟缓的心肾阳虚之象。阳虚则水运不化,水湿凝聚成痰,故甲减患者可合并黏液性水肿;阳虚无以运血,故瘀血之象可兼夹而见。肝气内郁,气机郁滞,津凝成痰,痰气交阻于颈,痰阻血瘀,遂成瘿肿。由于妇女多见性情抑郁,多思多虑,加之经、产期肾气亏虚,外邪乘虚而入,造成妇女易患甲状腺疾病,因此甲状腺疾病女性患者多于男性。另外,部分患者尚见皮肤粗糙、少汗、大便秘结、苔少、舌红,此乃阳损及阴,阴阳两虚而见阴津不足之象。

总之,阳虚为甲减之病本,肾阳虚衰,命火不足是其关键,病位又常涉及脾、心、肝三脏,而见脾肾阳虚、心肾阳虚,并常伴肝气郁滞或肝阳上亢之证,阳损及阴,阴阳两虚也是常见证型。痰浊瘀血则为其病之标,黏液性水肿即为痰浊之象,源于脾肾阳虚不能运化水湿,聚而成痰;瘿肿即为痰气交阻于颈,痰阻血瘀而成。

二、诊断

甲减的诊断包括明确甲减、病变定位及查明病因3个步骤。呆小病的早期诊断极为重要,应创造条件将血清甲状腺激素及 TSH 列为新生儿常规检测项目。争取早日确诊和治疗以避免或尽可能减轻永久性智力发育缺陷。成人甲减典型病例诊断不难,但轻症及不典型者,早期诊断并不容易,重要的是医师考虑到本病可能,进行甲状腺功能检查,以确定诊断。一般来说,TSH 增高伴 FT_4 低于正常即可诊断原发性甲减,T_3 价值不大。在下丘脑和垂体性甲减,TSH 正常或降低,靠 FT_4 降低诊断。TRH 兴奋试验有助于定位病变在下丘脑还是垂体。

(一)临床表现

一般表现有易疲劳、怕冷、记忆力减退、反应迟钝、精神抑郁、嗜睡、体重增加、便秘、月经不调、肌肉痉挛等。体检可见表情淡漠、面色苍白、皮肤干燥粗糙、黏液性水肿面容、毛发稀疏、眉毛外 1/3 脱落等。

(二)辅助检查

1.直接依据

(1)血清 TSH 和 T_3、T_4 是最有用的检测项目:原发性甲减,TSH 可升高;而垂体性或下丘脑性甲减,则偏低乃至测不出,可伴有其他腺垂体激素分泌低下。除消耗性甲减及甲状腺激素抵抗外,不管何种类型甲减,血清总 T_4 和 FT_4 均低下,血清 T_3 测定轻症患者可在正常范围。由于总 T_3、T_4 受 TBG 的影响,故可测定游离 T_3、T_4 协助诊断。亚临床甲减仅有 TSH 增高,血清 T_4 正常。

(2)甲状腺摄^{131}I 率:明显低于正常,常为低平曲线。

(3)促甲状腺激素释放激素试验(TRH 兴奋试验):如 TSH 原来正常或偏低者,在 TRH 刺激后引起升高,并呈延迟反应,表明病变在下丘脑。如 TSH 为正常低值、正常或略高而 TRH 刺激后血中 TSH 不升高或呈低(弱)反应,表明病变在垂体或为垂体 TSH 储备功能降低。如 TSH 原属偏高,TRH 刺激后更明显,表明病变在甲状腺。

(4)抗体测定:怀疑甲减由自身免疫性甲状腺炎所引起时,应测定甲状腺球蛋白抗体、甲状腺微粒体抗体(MCA)和甲状腺过氧化物酶抗体(TPOAb),其中以 MCA 和 TPOAb 的敏感性和特异性较高。

2.间接依据

(1)血红蛋白及红细胞减少:常呈轻、中度贫血,小细胞性、正常细胞性、大细胞性贫血三者均可见。

(2)血脂:血清甘油三酯、LDL-C 常增高,HDL-C 降低。

(3)X 线检查:可见心脏向两侧增大,可伴心包积液和胸腔积液;部分患者蝶鞍增大。

(4)基础代谢率降低:常在$-45\%\sim-35\%$,有时可达-70%。

三、鉴别诊断

早期或轻症甲减患者症状不典型,需行甲状腺功能检查明确诊断,注意与以下疾病相鉴别。

（一）贫血

甲减患者可合并贫血，需与其他原因的贫血鉴别。甲减患者常有基础代谢率降低、反应迟钝等表现，血清甲状腺激素和甲状腺摄[131]I率均有助于鉴别。

（二）蝶鞍增大

应与垂体瘤鉴别。伴溢乳者需与垂体催乳素瘤鉴别。

（三）慢性肾炎

甲减患者的黏液性水肿与肾炎水肿的临床症状有些相似，二者均有脑力及体力活动缓慢、皮肤苍白水肿、食欲减退、贫血、血胆固醇增高等症状。二者的鉴别主要依靠肾炎的急性发病或病史、肾功能改变、蛋白尿及水肿的凹陷性与黏液性水肿的区别。

四、并发症

黏液性水肿昏迷，为黏液性水肿最严重的表现，多见于年老长期未获治疗者。大多在冬季寒冷时发病，受寒及感染是最常见的诱因，其他如创伤、手术、麻醉、使用镇静剂等均可促发。昏迷前常有嗜睡病史，昏迷时四肢松弛，反射消失，体温很低（可在 33 ℃以下），呼吸浅慢，心动过缓，心音微弱，血压降低，休克，并可伴发心、肾衰竭，常威胁生命。

五、中医证治枢要

（一）甲减的病机重点在阳虚

甲减的辨证首先要辨明病情、病位和病性。阳虚是甲减患者的临床主要表现，甲减患者往往带有典型的肾阳虚衰表现，如神疲乏力、畏寒怯冷、记忆力减退、毛发脱落、性欲低下等，但随患者个体差异及病情的不同，又或兼脾阳不足，或兼心阳不足，同时阳虚也可损阴，出现皮肤粗糙、干燥少汗、大便秘结等阴津不足的症状，辨证时应辨明病变脏腑，在肾在脾，在心在肝，或数脏兼而有之。治疗时根据具体情况，可灵活化裁，不必拘泥。

（二）甲减的治疗关键是要处理好本虚与标实的关系

甲减的治疗关键是要处理好本虚与标实的关系。甲减之本虚证型，主要为肾阳虚衰，或兼脾阳不足，或兼心阳不足，阴阳两虚证。随病程迁延不愈，兼有水湿、痰浊、瘀血等留滞全身，甲减之标实可为肝气郁结、痰湿中阻、痰阻血瘀等。邪实为标，正虚为本。此时应注意处理好本虚与标实之间的关系，病程的不同阶段何者为主，根据患者病情，均衡二者关系方能取得良好效果。

（三）治疗甲减时需重视肝郁之证

临床中甲减患者多伴情志不畅、口苦心烦、失眠多梦等肝郁之证，尤其是甲亢甲状腺术后或放射碘治疗导致甲减的患者，肝郁之证更加明显，此时宜养血柔肝，疏肝药物选用药性平和之品，注意不可戕伐太过，以免损伤正气。

（四）肤胀病机重在气虚

甲减患者可有黏液性水肿，此肿胀按之随手即起，不留凹陷，与凹陷性水肿有别，与《黄帝内经》中之"肤胀"相似。古人有"肿为水溢，胀为气凝"的说法，因此，甲减之黏液性水肿当责之以气虚，治疗不宜用淡渗利湿之法，而宜用补肾健脾利湿，即补虚化浊之法。

六、辨证施治

(一)肾阳虚衰

主症:形寒怯冷,精神萎靡,表情淡漠,头昏嗜睡,思维迟钝,面色苍白,毛发稀疏,性欲减退,月经不调。舌淡胖,脉沉迟。

治法:温肾助阳,益气祛寒。

处方:桂附八味丸化裁。黄芪15 g,党参20 g,熟附子9 g,肉桂9 g,肉苁蓉9 g,熟地黄15 g,山茱萸15 g,山药15 g,茯苓15 g,泽泻15 g。

阐述:本型是甲减的基本证型,其他证型均是在此基础上,又增脾阳、心阳虚衰或肾阴不足的表现,故温肾助阳益气是甲减的基本治法。本方宗《黄帝内经》"善补阳者,必于阴中求阳"之旨,故以桂附八味丸为主方化裁,桂附八味丸乃是以地黄、山茱萸、山药等滋阴剂为主,纳少量桂附于滋阴剂中,取其微微生火之义;茯苓、泽泻利水渗湿,意在补中寓泻,以使补而不腻;加入菟丝子、肉苁蓉之类,阴阳兼顾;黄芪、党参可助其温阳益气之力。若肾阳虚衰甚者,可伍以仙茅、淫羊藿、鹿茸加强温肾之功;若兼脾虚,则可配黄芪、党参、白术脾肾双补;若有血瘀征象,可加丹参、桃仁活血通脉。

(二)脾肾阳虚

主症:面浮无华,神疲肢软,手足麻木,四肢不温,少气懒言,头晕目眩,纳减腹胀,口淡乏味,畏寒便溏,男子阳痿,妇女月经不调或见崩漏。舌质淡胖,苔白滑或薄腻,脉弱濡软或沉迟无力。

治法:温中健脾,扶阳补肾。

处方:补中益气汤或香砂六君丸合四神丸加减。黄芪15 g,党参10 g,白术12 g,茯苓15 g,熟附子9 g,补骨脂15 g,吴茱萸6 g,升麻6 g,当归10 g,砂仁3 g(后下),陈皮6 g,干姜4片,红枣4枚。

阐述:甲减虽主病在肾,但肾阳虚衰,火不暖土,则可累及后天脾土之运化,而见脾肾阳虚证,临床症状常见神疲乏力肢软的气虚症状及纳呆口淡的脾虚症状,脾为运化之源,脾主统血,故见贫血和妇女月经不调的症状。温补脾肾为本证治则,临床较为常用,常诸如参、芪、术、附并用,也可补肾、健脾交替应用。本方取补中益气汤之义,黄芪、党参、白术补益中气,升麻升提之;而且脾肾两虚,火不暖土,方用四神汤加减,附子、补骨脂、吴茱萸脾肾同补;姜、枣、陈皮、当归调和气血;本证除正虚外,常可有食滞及湿聚的情况,故酌加消导之品。临床应用如腹胀食滞者,可加大腹皮、焦三仙等;纳食减少,可加木香、砂仁;黏液性水肿患者脾肾阳虚证多见,此时可用茯苓、泽泻、车前子等利水消肿之品,但需在补肾健脾的基础上应用,不可孟浪攻逐水饮,不仅无益,反伤正气;脾虚下陷,可加白芷、柴胡以升提;妇女月经过多,可加阿胶、参三七以固冲涩经。

(三)心肾阳虚

主症:形寒肢冷,心悸怔忡,胸闷息短,面虚浮,头晕目眩,耳鸣重听,肢软无力。舌淡色暗,舌苔薄白,脉沉迟细弱,或见结代。

治法:温补心肾,强心复脉。

处方:真武汤合炙甘草汤加减。黄芪15 g,党参12 g,熟附子9 g,桂枝9 g,茯苓15 g,白芍药15 g,猪苓15 g,杜仲12 g,生地10 g,丹参15 g,生姜30 g,甘草15 g。

阐述:心肾阳虚型是以肾阳不足及心阳衰微之证并见的证型,临床除形寒肢冷等阳虚表现外,以心动过缓、脉沉迟微弱等为主要表现,由于心阳虚衰,血运不足,心神失养,故可见头晕目眩、耳鸣重听,阳虚水泛故可见面虚浮、胸闷息短。故以真武汤合炙甘草汤化裁,温补心肾,强心复脉。心者以血为养,然必得阳气振奋以通利脉道,故方中生地、芍药、丹参以养血活血;而以大剂姜、桂、黄芪、党参以温阳通脉;附子温补肾阳;猪茯苓行有余之水。对心动过缓者,为鼓舞心阳,可酌加麻黄 6 g,细辛 3 g,以增加心率;若脉迟不复,或用参附汤、生脉散,并酌加细辛用量以鼓舞心阳。

（四）阴阳两虚

主症:畏寒肢冷,眩晕耳鸣,视物模糊,皮肤粗糙,小便清长或遗尿,大便秘结,口干咽燥,但喜热饮,男子阳痿,女子不孕。舌淡苔少,脉沉细。

治法:温润滋阴,调补阴阳。

处方:以六味地黄丸、左归丸等化裁。熟地黄 15 g,山药 15 g,山萸肉 12 g,黄精 20 g,菟丝子 9 g,淫羊藿 9 g,肉苁蓉 9 g,何首乌 15 g,枸杞子 12 g,女贞子 12 g,茯苓 15 g,泽泻 15 g。

阐述:阳虚虽是甲减的基本证型,但是阴阳互根互用,临床上单纯的阳虚证候是很少见的,因此本型亦是甲减的常见证型。方中重用熟地等滋肾以填真阴;枸杞益精明目;山茱萸、何首乌滋肾益肝;同时黄精、菟丝子、淫羊藿等于养阴之中,勿忘阳虚为本,阴阳互补。对甲减患者应注意观察肾精不足及肾阴不足的表现,诸如本证之皮肤粗糙、大便秘结、口干咽燥、苔少脉细等表现及时加入滋肾填精之品,是有助于本病的恢复的。若大量滋阴药物使用后,大便仍干结难下者,可酌加麻仁、枳实以通导;若阳虚明显者,可加附子、肉桂;阴虚明显者,加生地黄、生脉散等;本方阴柔滋腻之品较多,久服易滞碍脾胃,故宜加入陈皮、砂仁理气醒脾。

七、特色经验探要

（一）疏肝理气,化痰散结法在甲状腺肿块中的应用

甲状腺疾病常因情志所伤,痰气交阻于颈,久病血行瘀滞,症见颈前肿块。尤其在甲减初期和恢复期除有肾阳虚衰证候外,多兼肝郁气滞痰凝证候,恢复期还常伴有痰阻血瘀证,治疗应在温肾助阳的基础上佐以疏肝解郁、软坚化痰、活血消瘿。肝郁气滞痰凝常见症有颈前瘿肿,心烦易怒,胸胁胀闷,咽梗不适,失眠多梦,舌质淡红,脉弦细。治宜疏肝解郁,软坚化痰。以小柴胡汤合半夏厚朴汤加减。药用:柴胡、郁金、白芍药、半夏、厚朴、香附、青陈皮、瓜蒌皮、浙贝母等。若甲状腺肿大明显,质地较软者,则加用荔枝核、瓦楞子等理气化痰散结之品。痰瘀互结常见颈前肿块质地坚韧,表面光滑,舌质暗红,边有齿痕,苔薄腻,脉弦滑。治宜理气化痰,活血消瘿。以补阳还五汤或桃红四物汤合消瘿散加味。药用:黄芪、丹参、桃仁、红花、当归、川芎、牡蛎、浙贝母、白芥子等。病程较长,颈前肿块质地坚韧者,可加三棱、莪术等破血行瘀。

（二）补肾填精法在甲减治疗中的应用

甲减虽以阳虚为主要特征,治疗以温阳为主,但"无阴则阳无以生",因此治疗中应补精以化气,补肾填精以复其阳,而非纯用温燥。主以六味地黄丸为代表方,纳补肾精,重用生地,配菟丝子、肉苁蓉、黄精等。菟丝子、肉苁蓉均有"添精益髓"之功,且具有温补肾阳的作用,可发挥阴阳双补之效,黄精也具有"补诸虚,填精髓"的作用,在阴阳两虚证中应用尤为合拍,在肾阳虚、脾肾阳虚、心肾阳虚证中亦为治本之法,可作为甲减治疗中的基本用药。

八、西医治疗

(一)甲状腺激素减退症的治疗

用甲状腺激素替代治疗效果显著,一般需长期服用。使用的药物制剂用合成甲状腺激素及从动物甲状腺中获得的含甲状腺激素的粗制剂。甲状腺激素替代尽可能应用 LT_4,LT_4 在外周脱碘持续产生 T_3,更接近生理状态。T_3 药效撤退较快,不宜作为甲减的长期治疗,其宜发生医源性甲亢,老年患者对 T_3 的有害作用较为敏感,甲状腺片由于含量不甚稳定,故一般亦不作推荐。

1.左甲状腺素(LT_4)

LT_4 替代治疗的起始剂量及随访间期可因患者的年龄、体重、心脏情况及甲减的病程及程度而不同。一般应从小剂量开始,常用的起始剂量为 LT_4 每天 1~2 次,每次口服 25 μg,之后逐步增加,每次剂量调整后一般应在 6~8 周后复查甲状腺功能以评价剂量是否适当,原发性甲减患者在 TSH 降至正常范围后 6 个月复查 1 次,之后随访间期可延长至每年 1 次。一般每天维持量为 100~150 μg,成人甲减完全替代 LT_4 剂量为 1.6~1.8 $\mu g/(kg \cdot d)$。

2.甲状腺片(干甲状腺)

甲状腺片应用普遍,从每天 20~40 mg 开始,根据症状缓解情况和甲状腺功能检查结果逐步增加。因其起效较 LT_4 快,调整剂量的间隔时间可为数天。已用至 240 mg 而不见效者,应考虑诊断是否正确或为周围性甲减。治疗过程中如有心悸、心律不齐、心动过速、失眠、烦躁、多汗等症状,应减少用量或暂停服用。

3.三碘甲状腺原氨酸(T_3)

T_3 20~25 μg 相当于甲状腺片 60 mg。T_3 每天剂量为 60~100 μg。T_3 的作用比 LT_4 和甲状腺片制剂快而强,但作用时间较短。

(二)黏液性水肿昏迷的治疗

1.甲状腺制剂

常首选快速作用的 T_3,开始阶段,最好用静脉注射制剂,首次 40~120 μg,以 T_3 每 6 小时静脉注射 5~15 μg,直至患者清醒改为口服。如无此剂型,可将三碘甲状腺原氨酸片剂研细加水鼻饲,每 4~6 小时 1 次,每次 20~30 μg。

2.给氧

保持呼吸道通畅,必要时可气管切开或插管。

3.保暖

用增加被褥及提高室温等办法保暖,室内气温调节要逐渐递增,以免耗氧骤增对患者不利。

4.肾上腺皮质激素

每 4~6 小时给氢化可的松 50~100 mg,清醒后递减或撤去。

5.其他

积极控制感染;补给葡萄糖溶液及复合维生素 B,但补液量不能过多,以免诱发心力衰竭;经上述处理血压不升者,可用少量升压药,但升压药和甲状腺激素合用易发生心律失常。

九、中西医优化选择

甲减是甲状腺激素作用不足导致的一种病理状态,单纯西医甲状腺激素替代疗法可取得一定疗效,但从临床观察,有相当部分患者,尤其对甲状腺片耐受性较差的患者,症状改善不明显。

单用中药治疗,亦有一定限度,但中医辨证治疗可改善患者体质,调节体内的免疫功能,扶正祛邪及时改善症状,部分甲减患者还可免于甲状腺素终身替代治疗,弥补了单纯甲状腺激素替代治疗的不足。中西医结合治疗甲减具有很大的优势。

十、饮食调护

(1)甲减患者机体代谢降低,产热减少,故饮食应适当增加富含热量的食物,如乳类、鱼类、蛋类及豆制品、瘦肉等。平时可多食些甜食,以补充热量。

(2)甲减患者胃肠蠕动功能下降,常有脾虚表现,口淡无味,消化不良,因此饮食应以易于消化吸收的食物为主,生硬、煎炸及过分油腻食品不宜食用。

(3)食疗:阳虚明显时可用桂圆、红枣、莲子肉等煮汤,妇女可在冬令配合进食阿胶、核桃、黑芝麻等气血双补。

(王 晨)

第三节 甲状腺结节的中西医结合治疗

一、概述

甲状腺结节是临床常见疾病。流行病学调查显示,在一般人群中采用触诊的方法,甲状腺结节的检出率为 3%~7%,采用高分辨率超声,其检出率可达 19%~67%。甲状腺结节在女性和老年人群中多见。虽然甲状腺结节的患病率很高,但仅有约 5% 的甲状腺结节为恶性,因此甲状腺结节处理的重点在于良性与恶性的鉴别。

二、病因及分类

多种甲状腺疾病都可以表现为甲状腺结节,包括局灶性甲状腺炎症、甲状腺腺瘤、甲状腺囊肿、结节性甲状腺肿、甲状腺癌、甲状旁腺腺瘤或囊肿、甲状舌管囊肿等。此外,先天性一叶甲状腺发育不良而另一叶甲状腺增生及甲状腺手术后及放射性碘治疗后残留甲状腺组织的增生亦可以表现为甲状腺结节。

常见病因:①局灶性甲状腺炎。②多结节性甲状腺肿的显著部分。③甲状腺囊肿、甲状旁腺囊肿、甲状舌管囊肿。④一叶甲状腺发育不良。⑤术后残留甲状腺的增生或瘢痕形成。⑥放射性碘治疗后残留甲状腺组织的增生。⑦良性腺瘤:滤泡型、单纯型、胶样型(大滤泡型)、胎儿型(小滤泡型)、胚胎型(梁状型)良性腺瘤等。⑧甲状腺恶性肿瘤:乳头状甲状腺癌、滤泡状甲状腺癌、甲状腺髓样癌、未分化甲状腺癌、转移癌、甲状腺肉瘤、甲状腺淋巴瘤。

三、诊断

甲状腺结节诊断的首要目的是确定结节为良性还是恶性,可以通过询问病史、物理检查、甲状腺细针穿刺细胞学检查及超声、扫描等确定诊断(图 8-1)。

超声检查发现结节

甲状腺功能检测

TSH正常或升高 　　　　TSH降低

结节<1 cm，非可疑结节　　　结节≥1 cm的可疑结节或结节<1 cm且高度可疑结节　　　甲状腺核素扫描

每3~6个月随访一次超声检查　　　甲状腺细针穿刺细胞学检查　　　非"热"结节　　　"热"结节

结节性质不确定　　　良性结节　　　恶性结节　　　手术或^{131}I消融治疗

密切随访或手术治疗　　　随访　　　手术治疗

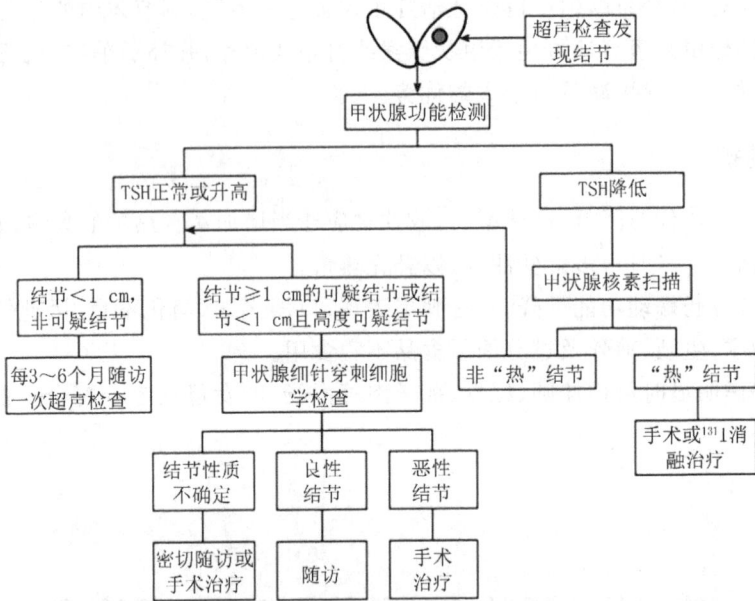

图 8-1　甲状腺结节的临床评估和处理流程

(一)病史及体格检查

目前已知的影响结节良恶性的因素包括年龄、性别、放射线照射史、家族史等。儿童及青少年甲状腺结节中恶性的比率明显高于成人。年龄>60岁以上者恶性的比率增加,且未分化癌的比例明显增高。成年男性甲状腺结节的患病率较低,但恶性的比例高于女性。与甲状腺癌发生相关的最重要的危险因素为放射线暴露,既往有头颈部放射照射史及核素辐射史者,甲状腺结节和甲状腺癌的发生率明显增高。患者的家族史对甲状腺结节的判定也有一定的帮助,有甲状腺肿家族史和地方性甲状腺肿地区居住史者甲状腺肿的发生率较高。有甲状腺癌家族史及近期出现的甲状腺结节增长较快,或伴有声音嘶哑、吞咽困难和呼吸道梗阻者提示可能为恶性。

大多数甲状腺结节患者没有临床症状,仅表现为无痛性颈部包块,合并甲状腺功能异常时,可出现相应的临床表现,部分患者由于结节侵犯周围组织出现声音嘶哑、压迫感、呼吸/吞咽困难等压迫症状。甲状腺的肿块有时较小,不易触及,容易漏诊。检查时要求患者充分暴露颈部,仔细触诊。正常的甲状腺轮廓视诊不易发现,若看到甲状腺的外形常提示甲状腺肿大。触诊检查时要注意甲状腺的大小、质地、有无肿块及肿块的数目、部位、边界、活动度、肿块有无压痛及颈部有无肿大的淋巴结等,提示恶性病变的体征包括结节较硬,与周围组织粘连固定,局部淋巴结肿大等。

(二)实验室检查

甲状腺结节患者均应行甲状腺功能检测。血清促甲状腺激素(thyroid stimulating hormone,TSH)水平降低提示可能为自主功能性或高功能性甲状腺结节,需行甲状腺核素扫描进一步判断结节是否具有自主摄取功能,功能性或高功能性甲状腺结节中恶性的比例极低。甲状腺自身抗体阳性提示存在桥本甲状腺炎,但不排除同时伴有恶性疾病,因乳头状甲状腺癌和甲状腺淋巴瘤可与桥本甲状腺炎并存。甲状腺球蛋白(thyroglobulin,Tg)是甲状腺产生的特异性蛋白,由甲状腺滤泡上皮细胞分泌,多种甲状腺疾病可引起血清 Tg 水平升高,包括分化型甲状腺癌、甲状腺肿、甲状腺组织炎症或损伤、甲状腺功能亢进症等,因此血清 Tg 测定对甲状腺结节

的良性与恶性鉴别没有帮助,临床主要用于分化型甲状腺癌手术及清甲治疗后的随访监测。分化型甲状腺癌行甲状腺全切及^{131}I清甲治疗后,体内Tg很低或测不到,在随访过程中如果血清Tg升高提示肿瘤复发。降钙素由甲状腺滤泡旁细胞(C细胞)分泌,降钙素升高是甲状腺髓样癌的特异性标志,如疑为甲状腺髓样癌应行血清降钙素测定。

(三)超声检查

高分辨率超声检查是评估甲状腺结节的首选方法,可以探及直径2 mm以上结节,已在甲状腺结节的诊断过程中广泛使用。颈部超声可确定甲状腺结节的大小、数量、位置、囊实性、形状及包膜是否完整、有无钙化、血供及与周围组织的关系等情况,同时可评估颈部有无肿大淋巴结及淋巴结的大小、形态和结构特点,是区分甲状腺囊性或实性病变的最好无创方法。此外对甲状腺良恶性病变的鉴别也有一定价值。以下超声征象提示甲状腺癌的可能性大:①实性低回声结节;②结节内血供丰富;③结节形态和边缘不规则,"晕征"缺如;④微小钙化;⑤同时伴有颈部淋巴结超声影像异常,如淋巴结呈圆形、边界不规则、内部回声不均或有钙化、皮髓质分界不清、淋巴门消失等。在随访过程中超声检查还可以较客观地监测甲状腺结节大小的变化。较小而不能触及的结节可在超声引导下进行细针穿刺。甲状腺癌术后患者定期颈部超声检查可以帮助确定有无局部复发。

(四)甲状腺核素显像

适用于评估直径>1 cm的甲状腺结节,根据对放射性核素的摄取情况,甲状腺结节可以分为"热"结节、"温"结节、"冷"结节。除极少数的滤泡状甲状腺癌外,绝大多数可自主摄取放射性核素的"热"结节均为良性病变。放射性核素的摄取与周围组织相似或略高于周围组织的"温"结节通常也为良性。甲状腺恶性肿瘤通常表现为放射性核素摄取极低的"冷"结节,但冷结节中只有不足20%为恶性,80%以上为良性,如甲状腺囊性病变、局灶性甲状腺炎等都表现为"冷"结节。核素显像在甲状腺结节良恶性鉴别中的作用有限,一般临床考虑甲状腺结节为高功能者首选核素扫描,否则核素扫描不作为甲状腺结节的首选检查。

有些化学物质与癌组织的亲和力较高,经同位素标记后用于亲肿瘤甲状腺显像,如^{99m}锝-甲氧基异丁基异腈(^{99m}Tc-MIBI)、^{201}铊(^{201}Tl)、^{131}铯(^{131}Cs)等。虽然它们与恶性肿瘤的亲和力较高,扫描常呈阳性(即浓聚放射性物质),但并不是特异性的。有些代谢较活跃的组织(如自主功能性甲状腺腺瘤)或富含线粒体的组织(如桥本甲状腺炎的嗜酸性变细胞)也可呈阳性。因此,对这些亲肿瘤现象的结果必须结合其他资料综合分析。

PET/CT显像是目前较为先进的核医学诊断技术,^{18}F-FDG是最重要的显像剂。PET显像能够反映甲状腺结节摄取和代谢葡萄糖的状态,但并非所有的甲状腺恶性结节都在^{18}F-FDG PET显像中表现为阳性,某些良性结节也会摄取^{18}F-FDG,因此单纯依靠^{18}F-FDG PET显像也不能准确鉴别甲状腺结节的良恶性。

(五)放射学诊断

CT和MRI作为甲状腺结节的诊断手段之一,可以显示结节与周围解剖结构的关系,明确病变的范围及其对邻近器官和组织的侵犯情况,如对气管、食管等有无压迫和破坏,颈部淋巴结有无转移等,但它们在评估甲状腺结节的良恶性方面并不优于超声。CT和MRI对微小病变的显示不及超声,但对胸骨后病变的显示较好。

(六)甲状腺细针抽吸细胞学检查

甲状腺细针抽吸细胞学检查(fine needle aspiration biopsy,FNAB)是甲状腺结节诊断过程中的首选检查方法,该方法简便、安全、结果可靠,对甲状腺结节的诊断及治疗有重要价值,被视为术前诊断甲状腺结节的"金标准",通常分为恶性、可疑恶性、不确定性及良性。甲状腺细针穿刺对甲状腺乳头状癌、甲状腺髓样癌和未分化甲状腺癌等具有可靠的诊断价值,由于甲状腺滤泡状癌和滤泡细胞腺瘤的区别为有无包膜和血管浸润,因此细胞学检查一般无法区分甲状腺滤泡状癌和滤泡状腺瘤。

凡直径>1 cm的甲状腺结节,均可考虑FNAB检查。直径小于1 cm的甲状腺结节,如存在下述情况可考虑超声引导下细针穿刺:①超声提示结节有恶性征象;②伴颈部淋巴结超声影像异常;③童年期有颈部放射线照射史或辐射暴露史;④有甲状腺癌病史或家族史;⑤^{18}F-FDG PET显像阳性。

甲状腺粗针穿刺也可以获得组织标本,供常规病理检查所用。如细胞学不能确定诊断且结节较大者可行粗针穿刺病理检查,但不足之处是创伤较大。

（七）分子生物学检测

经FNAB仍不能确定良恶性的甲状腺结节,对穿刺标本或外周血进行甲状腺癌的分子标志物检测,如BRAF突变、Ras突变、RET/PTC重排等,能够提高诊断准确率。BRAF基因突变和RET/PTC重排对甲状腺乳头状癌的诊断具有较好的特异性。RAS基因突变虽然对甲状腺乳头状癌和甲状腺滤泡状癌并非特异,但其同样具有临床意义。如细胞学检查为"滤泡性病变"同时伴RAS突变阳性,提示为滤泡变异型乳头状甲状腺癌或甲状腺腺瘤。RET基因突变与遗传性甲状腺髓样癌的发生有关。

四、治疗

一般来说,良性甲状腺结节可以通过以下方式处理。

（一）随访观察

多数良性甲状腺结节仅需定期随访,无需特殊治疗,如果无变化可以长期随访观察。少数情况下可选择下述方法治疗。

（二）手术治疗

良性甲状腺结节一般不需手术治疗。手术治疗的适应证包括:①出现与结节明显相关的局部压迫症状。②合并甲状腺功能亢进,内科治疗无效。③结节位于胸骨后或纵隔内。④结节进行性生长,临床考虑有恶变倾向或合并甲状腺癌高危因素者。因外观或思想顾虑过重影响正常生活而强烈要求手术者,可作为手术的相对适应证。

（三）甲状腺激素抑制治疗

良性病变可直接行甲状腺激素抑制治疗,也可用于随访过程中结节增大者。TSH抑制治疗的原理是,应用L-T$_4$将血清TSH水平抑制到正常低限或低限以下,从而抑制和减弱TSH对甲状腺细胞的促生长作用,达到缩小甲状腺结节的目的。在抑制治疗过程中结节增大者停止治疗,直接手术或重新穿刺。抑制治疗6个月以上结节无变化者也停止治疗,仅随访观察。长期甲状腺激素抑制治疗可引发心脏不良反应(如心率增快、心房颤动、左心室增大、心肌收缩性增强、舒张功能受损等)和骨密度降低。男性和绝经前女性患者可在治疗起始阶段将TSH控制于<0.1 mU/L,1年后若结节缩小则甲状腺激素减量使用,将TSH控制在正常范围下限。绝经后女性治疗目标为将TSH控制于正常范围下限。在治疗前应权衡利弊,不建议常规使用TSH抑制疗法治疗良性甲状腺结节,老年、有心脏疾病及骨质疏松者使用甲状腺激素抑制治疗更应

慎重。

（四）¹³¹I治疗

¹³¹I主要用于治疗有自主摄取功能并伴有甲状腺功能亢进症的良性甲状腺结节。妊娠期或哺乳期是¹³¹I治疗的绝对禁忌证。¹³¹I治疗后2～3月,有自主功能的结节可逐渐缩小,甲状腺体积平均减少40%;伴有甲状腺功能亢进症者在结节缩小的同时,甲状腺功能亢进症症状、体征可逐渐改善,甲状腺功能指标可逐渐恢复正常。如¹³¹I治疗4～6个月后甲状腺功能亢进症仍未缓解、结节无缩小,应结合患者的临床表现和相关实验室检查结果,考虑再次给予¹³¹I治疗或采取其他治疗方法。¹³¹I治疗后,约10%的患者于5年内发生甲减,随时间延长甲减发生率逐渐增加。因此,建议治疗后每年至少检测一次甲状腺功能,如监测中发现甲减,要及时给予L-T$_4$替代治疗。

（五）其他治疗

治疗良性甲状腺结节的其他方法还包括:超声引导下经皮无水酒精注射、经皮激光消融术等。采用这些方法治疗前,必须先排除恶性结节的可能性。

（王　晨）

第四节　甲状旁腺功能减退症的中西医结合治疗

一、概述

甲状旁腺功能减退症(甲旁减)是由于血中甲状旁腺激素(PTH)缺乏或PTH不能充分发挥其生物效应所致。主要改变是骨吸收障碍,骨钙释放受阻,肾小管重吸收钙减少,因而尿钙排出增多;同时肠道吸收钙也减少,最终导致血钙降低。甲状旁腺至靶组织细胞之间任何一个环节的缺陷,均可引起甲状旁腺功能减退。根据病理生理分为血清免疫活性PTH(iPTH)减少、正常和增多性甲状旁腺功能减退症。临床上也可分为继发性、特发性和假性甲状旁腺功能减退症,其中以继发性甲状旁腺功能减退症较为常见,最多见者为甲状腺手术时误伤甲状旁腺所致;也可因甲状旁腺增生,手术切除腺体过多引起本病;因甲状腺功能亢进而作放射性碘治疗,或恶性肿瘤转移至甲状旁腺而导致本病者较少见。特发性甲状旁腺功能减退症属自身免疫性疾病,可单独存在,也可与其他内分泌腺功能减退合并存在。

二、诊断依据

（一）病史

(1)由甲状腺或甲状旁腺手术引起者,一般起病较急,常于术后数天内发病,少数也可于术后数月开始逐渐起病。

(2)特发性者以儿童常见,也可见于成人。

(3)症状的轻重取决于低血钙的程度与持续时间。①神经肌肉应激性增加的表现:早期可仅有感觉异常、四肢麻木、刺痛、手足僵硬。当血钙明显下降(血总钙<1.80 mmol/L)时,常可出现典型的手足搐搦。发作时先有口周、四肢麻木、刺痛,继之手足僵硬,呈双侧对称性手腕及掌指关

节屈曲,指间关节伸直,拇指内收,其余四指并拢呈鹰爪状;此时双足常呈强直性伸展,足背呈弓形;严重时可累及全身骨骼肌和平滑肌,发生喉痉挛、支气管痉挛,甚至呼吸困难、发绀及窒息等。如累及心肌可发生心动过速等。②患者发作时可表现为精神异常,如兴奋、焦虑、恐惧、烦躁不安,幻想、妄想、定向力失常等。慢性发作的患者,常有记忆力及智力减退。③除以上典型的发作表现外,部分患者可表现为局灶性癫痫发作,或类似癫痫大发作,甚至也可发展为癫痫持续状态。也有部分患者表现为舞蹈症。④发作常因寒冷,过劳、情绪激动等因素而诱发,女性在月经前后也易发作。

(二)查体

(1)病程较长者,多可发现皮肤粗糙、色素沉着,毛发脱落,指(趾)甲脆裂等改变。仔细检查眼晶状体,可发现不同程度白内障。小儿患者多有牙齿钙化不全、牙釉质发育不良,生长发育障碍,贫血等。

(2)神经肌肉应激性增高,常用下述方法检查。①面神经叩击试验(佛斯特征 Chvostek 征):检查者用中指弹击耳前面神经外表皮肤,可引起同侧口角、鼻翼抽动,重者同侧面肌亦可有抽动(弹击点应为自耳垂至同侧口角连线的外 1/3 与内 2/3 交界点)。②束臂加压试验(陶瑟征 Trousseau 征):将血压计袖带包绕于上臂,将血压计气囊充气,使血压维持在收缩压与舒张压之间 2~3 分钟,同侧出现手搐搦为阳性。

上述试验有助于发现隐性搐搦。

(三)实验室及辅助检查

(1)血清钙降低,总钙<1.8 mmol/L,血清游离钙≤0.95 mmol/L,可出现症状。

(2)多数患者血清无机磷增高,可达 1.94 mmol/L,不典型的早期病例,血磷可以正常。

(3)血清碱性磷酸酶正常或稍低。

(4)血清免疫活性 PTH(iPTH)浓度,多数低于正常,也可在正常范围。

(5)尿钙、磷均下降。

(6)尿 cAMP 和羟脯氨酸减少。

(7)心电图:可呈现 QT 间期延长,T 波异常等低血钙表现。

(8)脑电图:表现为阵发性慢波,单个或多数极慢波。过度换气常可诱发异常脑电波。发作间歇期脑电图也可正常。

(9)X 线检查:头颅 X 线片或 CT,可见基底节钙化,骨质也较正常致密。骨骼 X 线片可见骨密度增加,牙周硬板加宽和长骨骨膜下新骨形成。

三、诊断及鉴别诊断

凡有反复发作手足搐搦伴低血钙者,均应疑及本病。甲状腺或甲状旁腺手术后发生者,诊断较易,特发性者,常由于起病缓慢,症状隐匿易被忽略,或被误诊为神经官能症、癫痫、脑风湿病、癔症、精神病及智力发育不全等。但如能多次测定血、尿钙及磷,则大多数可获确诊。

诊断的主要依据有以下几点。

(1)慢性反复发作的手足搐搦,且排除呼吸性或代谢性碱中毒、低血钾、低血镁及癔症。

(2)低血钙、高血磷。

(3)排除低血钙的其他原因,如肾功能不全、慢性腹泻、低蛋白血症、维生素 D 缺乏及碱中毒等。

（4）除外佝偻病及软骨病。

（5）血清 iPTH 多数显著低于正常。

四、防治

（一）手术操作应仔细

当进行甲状腺、甲状旁腺或颈部其他手术时，应细致操作，避免切除或损伤甲状旁腺及血运，防治甲旁减的发生。

（二）搐搦发作时的处理

立即静脉注射 10% 葡萄糖酸钙 10 mL，每天 1～3 次。对有脑损伤、喉痉挛、惊厥的严重患者，可在静脉注射后采用 10% 葡萄糖酸钙 60～70 mL，加入 5%～10% 葡萄糖液 500～1 000 mL 中，静脉滴注维持。如搐搦发作仍频繁，可辅以镇静剂、苯妥英钠等。

如属于术后暂时性甲旁减，一般在数天或 1～2 周内可渐恢复，只需补钙，不需过早补充维生素 D 制剂。如症状持续 1 月以上且血钙低，则考虑为永久性甲旁减，需补充维生素 D。

（三）间歇期的处理

1.饮食

高钙、低磷饮食。

2.钙剂应长期口服

以元素钙为标准，每天需 1.0～1.58 μg，如葡萄糖酸钙、乳酸钙、氯化钙、碳酸钙中分别含元素钙 9%，13%，27%，40%。氯化钙对胃的刺激性大，应加水稀释后服。碳酸钙在小肠内转换为可溶性钙后方可吸收，易导致便秘。钙剂宜每天分 3～4 次咬碎后服下。

3.维生素 D 及其衍生物

维生素 D_2 5～10 万 IU/d 或维生素 D_3 30 万 IU 肌内注射，1/2～1 月注射一次；也可用双氢速甾醇（AT10），每毫升含 1.25 mg 每天 1 次，口服，以后渐增，每周根据血、尿钙调整，当血钙达 2.0 mmol/L 即不再增加。其作用较维生素 D_2 或 D_3 强，一般从小剂量开始，如 0.3 mg/d。如效果仍不佳，血钙仍低可用 1,25$(OH)_2D_3$ 0.25 μg，每 2 天加 0.25 μg，最大可用至 1.0 μg/d。上述维生素 D 制剂过量，均可引起血钙过高症，导致结石及异位钙化，故在用药期间应每月或定期复查血钙、磷及尿钙，调整药量维持血钙在 2.0～2.5 mmol/L 为宜。

4.氯噻酮

每天 50 mg，口服，配合低盐饮食，可减少尿钙排出，提高血钙水平。

5.其他

血磷过高者，应辅以低磷饮食，或短期用氢氧化铝 1.0 g，每天 3 次，口服。少数患者经上述治疗后血钙正常，但仍有搐搦发作，应疑及同时有低镁血症的可能，经血镁测定证实后可肌注 25% 硫酸镁 5 mL，每天 2 次，必要时也可用 50% 硫酸镁 10 mL，加入 5% 葡萄糖盐水 500 mL 中，静脉滴注。需注意监测血镁，以防过量。

6.甲状旁腺移植

近年有报告采用同种异体或胎儿甲状旁腺移植治疗本症，并于近期取得一定疗效，但其远期疗效尚需进一步研究。

（王　晨）

第五节　原发性甲状旁腺功能亢进症的中西医结合治疗

一、甲状旁腺功能亢进症分类

甲状旁腺功能亢进症(简称甲旁亢)可分为原发性、继发性、三发性和假性四类。

(一)原发性甲旁亢

原发性甲旁亢是由于甲状旁腺本身病变引起的甲状旁腺激素(PTH)合成、分泌过多。

(二)继发性甲旁亢

继发性甲旁亢是由于各种原因所致的低钙血症,刺激甲状旁腺,使之增生肥大,分泌过多的PTH所致,见于肾功能不全、骨质软化症和小肠吸收不良或维生素 D 缺乏与羟化障碍等疾病。

(三)三发性甲旁亢

三发性甲旁亢是在继发性甲旁亢的基础上,由于腺体受到持久和强烈的刺激,部分增生组织转变为腺瘤伴功能亢进,自主地分泌过多的 PTH,常见于肾脏移植后。

(四)假性甲旁亢

假性甲旁亢是由于某些器官,如肺、肝、肾和卵巢等的恶性肿瘤,分泌 PTH 多肽物质,致血清钙增高。

二、病因及病理

原发性甲状旁腺功能亢进症(简称原发性甲旁亢)是由于甲状旁腺本身病变引起的甲状旁腺素合成、分泌过多,从而引起钙、磷和骨代谢紊乱的一种全身性疾病,表现为骨吸收增加的骨骼病变、泌尿系统结石、高钙血症和低磷血症等。其病理表现如下所述。

(一)甲状旁腺腺瘤

甲状旁腺腺瘤大多单个腺体受累,少数有 2 个或 2 个以上腺瘤。2 个腺体异常,2 个腺体正常的情况不到 3%,多发性腺瘤为 1%～5%。病变腺体中会存在部分正常组织或第二枚腺体正常者,可诊断为腺瘤。腺瘤大小相差悬殊。偶尔病变腺体很大,但血清钙及 PTH 不高,这种腺体通常有囊性变。腺瘤常呈椭圆形、球形或卵圆形。色泽特点似鲜牛肉色,切除时呈棕黄色。

(二)甲状旁腺增生

原发性增生占 7%～15%。所有腺体都受累(不论数目多少),但可以某腺体增大为主。原发性增生有两种类型,即透明主细胞和主细胞增生。肉眼所见腺体呈暗棕色,形状常不规则,有伪足。镜下所见腺体主要由大量透明细胞组成,偶尔含主细胞。主细胞或水样透明细胞增生亦伴有间质脂肪、细胞内脂质增多,常保存小叶结构,手术至少要活检一个以上的腺体,若第二枚腺体也有病变,则能确立原发性增生的诊断,相反如第二枚腺体正常,则增大的腺体为腺瘤。本病并非四枚腺体都同样大小,某些腺体可明显增大,某些腺体可仅稍大于正常。仅根据大小来确定甲状旁腺是否正常并不可靠。

(三)甲状旁腺腺癌

甲状旁腺腺癌少见。细胞排列成小梁状并为厚的纤维索所分割,细胞核大,深染,有核分裂相,镜下可见有丝分裂及无细胞小梁,伴有大的多形性主细胞。甲状旁腺癌呈典型的灰白色,坚硬,可有包膜和血管的浸润或局部淋巴结和远处转移(以肺部最常见,其次为肝和骨骼)。手术时可见结节周围有明显的局部反应,喉返神经、食管及气管常遭侵犯。若怀疑癌肿者不得切开活检。偶见甲状旁腺癌有较强的侵袭性,在首次手术时已发现有远处转移。在癌肿中有丝分裂象的增多和腺体基质纤维化的增加可能比肿瘤的浸润表现得更为明显。

（四）骨骼病理

早期仅有骨量减少,以后骨吸收日渐加重,可出现畸形、骨囊性变和多发性病理性骨折,易累及颅骨、四肢长骨和锁骨等部位。镜下见骨内膜和骨外膜的骨吸收部位增多,破骨细胞数量增加,骨皮质哈佛管腔变大且不规则,骨皮质明显变薄。骨形成部位也增多,矿化骨体积减小,但矿化沉积速率仅轻度下降。病程长和/或病情重者,在破坏的旧骨与膨大的新骨处形成囊肿状改变,囊腔中充满纤维细胞、钙化不良的新骨及大量毛细血管,巨大多核的破骨细胞衬于囊壁,形成纤维性囊性骨炎,较大的囊肿常有陈旧性出血而呈棕黄(棕色瘤)色。

三、临床表现

悲叹、呻吟、结石、骨病(moans,groans,stones and bones,4S)是本病的典型症状。以往的甲旁亢(PT)主要是骨骼和泌尿系统病变,患者可有多种症状和体征,包括复发性肾石病、消化性溃疡、精神改变及广泛的骨吸收。目前大多数患者在发现时没有症状或诉说的症状相当含糊。精神神经的症状较前多见(尤其在老年病例)。约50%无症状PT患者只表现为血清钙、磷生化改变和血PTH升高。具有显著高钙血症的患者可表现出前述高钙血症的症状和体征。

临床症状可分为高血清钙、骨骼病变和泌尿系统病变三组,可单独出现或合并存在。一般进展缓慢,常数月或数年才引起患者的注意,甚至不能叙述明确的发病时间。在极少数情况下,该病可以突然发病,患者可有严重的并发症,如明显的脱水和昏迷(高钙血症性甲状旁腺危象)。

（一）高钙血症

正常情况下,与正常的血清钙水平对应的是正常的PTH水平。并且,低血清钙常伴有PTH升高,而高血清钙常伴PTH降低。PT时PTH升高,但血清钙亦高。血清钙增高所引起的症状可影响多个系统。中枢神经系统方面有淡漠、消沉、性格改变、反应迟钝、记忆力减退、烦躁、过敏、多疑多虑、失眠、情绪不稳定和衰老加速等。偶见明显的精神症状,如幻觉、狂躁、甚至昏迷。某些患者在甲状旁腺切除后,神经精神表现可逆转。近端肌无力、易疲劳和肌萎缩亦可完全消失,一般无感觉异常。消化系统表现一般不明显,可有腹部不适及胃和胰腺功能紊乱。高血清钙致神经肌肉激惹性降低,胃肠道平滑肌张力降低,蠕动缓慢,引起食欲缺乏、腹胀、便秘,可有恶心、呕吐、反酸、上腹痛。高血清钙可刺激促胃液素分泌,胃酸增多,10%～24%患者有消化性溃疡,随着手术治疗后高血清钙症被纠正,高胃酸、高促胃液素血症和消化性溃疡亦缓解。钙离子易沉着于有碱性胰液的胰管和胰腺内,激活胰蛋白酶原形成胰蛋白酶,5%～10%患者有急性或慢性胰腺炎发作。临床上慢性胰腺炎为甲旁亢的一个重要诊断线索,一般胰腺炎时血清钙降低,如患者血清钙正常或增高,应追查是否存在甲旁亢。高血清钙还可引起心血管症状,如心悸、气短、心律失常、心力衰竭及眼部病变(如结合膜钙化颗粒、角膜钙化及带状角膜炎)等。

（二）骨骼系统表现

1.骨骼广泛脱钙

骨骼受累的主要表现为广泛的骨关节疼痛,伴明显压痛。绝大多数患者有脱钙,骨密度低。

开始症状是腰腿痛,逐渐发展到全身骨及关节,活动受限,严重时不能起床,不能触碰,甚至在床上翻身也引起难以忍耐的全身性疼痛。轻微外力冲撞可引起多发性病理性骨折,牙齿松动脱落,重者有骨畸形,如胸廓塌陷变窄、椎体变形、骨盆畸形、四肢弯曲和身材变矮。有囊样改变的骨骼常呈局限性膨隆并有压痛,好发于颌骨、肋骨、锁骨外 1/3 端及长骨。易误诊为有巨细胞瘤,该处常易发生骨折。病程长、肿瘤体积大、发病后仍生长发育的儿童或妊娠哺乳者骨病变更为严重。骨髓被纤维结缔组织填充而出现继发性贫血和白细胞减少等。80%以骨骼病变表现为主或与泌尿系统结石同时存在,但亦可以骨量减少和骨质疏松为主要表现,而纤维性囊性骨炎罕见。

2.骨质软化

骨质软化呈广泛性骨密度减低,程度不等,重者如软组织密度,骨皮质变薄、骨髓腔增大。骨小梁模糊不清,同时可合并长骨弯曲变形、三叶骨盆,双凹脊椎,胸部肋骨变形,致胸廓畸形,可有假骨折线形成。

3.骨膜下骨质吸收

常发生于双手短管状骨,表现为骨皮质外缘呈花边状或毛刺状,失去骨皮质缘的光滑锐利外观,严重者呈局限性骨缺损。骨皮质内缘亦可有类似改变,为骨内膜下骨质吸收的表现。骨膜下骨质吸收是甲旁亢的可靠征象,但要注意以下两点:①轻型或早期患者可无此表现。②继发性甲旁亢(特别是肾性骨营养不良症)可有此种表现,诊断时应加以排除。

骨质吸收亦可见于关节软骨下、锁骨近端或远端的软骨下骨、后肋上、下缘骨膜下及指(趾)末节丛状部等处。掌指骨骨膜下骨质吸收以摄放大像(小焦点 0.3 mm)或普通照片用放大镜观察显示更清楚。

4.骨囊性病变

骨囊性病变包括破骨细胞瘤(或棕色瘤)和皮质囊肿。前者为较大的骨质密度减低区,圆形或不规则形,与正常骨分界清楚,可发生于骨盆骨,长骨、下颌骨、肋骨等处,直径为 2~8 cm,常为多发。手术切除甲状旁腺腺瘤后,此种病变可以消退,仅在原囊壁处残留条状高密度影。皮质囊肿为骨皮质膨起的多发小囊性改变。棕色瘤为甲旁亢的特异表现,具有较高的诊断价值,但常被误诊为骨巨细胞瘤、骨囊肿或骨纤维异常增生症。棕色瘤发生在骨软化的背景上,常呈分叶状,发生在长骨骨干呈多发性,有时棕色瘤巨大,伴骨折。当甲旁亢的病因去除后,棕色瘤可消失。这些特点可与骨肿瘤或骨的肿瘤样病变相区别。

5.颅骨颗粒状改变

在骨密度减低的情况下,颅骨出现大小不等、界限不清的颗粒状高密度影,使颅骨呈现密度不均的斑点状,并夹杂小圆形低密度区,以额骨明显。颅骨外板模糊不清。

6.病理性骨折

骨折往往发生在骨棕色瘤部位,有时表现为明显弯曲变形,有如小儿的青枝骨折,常见为四肢长骨、肋骨、脊椎骨、锁骨、骨盆骨,常为反复多发骨折,骨折处有骨痂生成。

7.牙周硬板膜消失

牙周硬板膜为牙的骨衣,为高密度白线样结构围绕在牙根周围,甲旁亢患者此膜消失。此征象并非本病的特征性表现,畸形性骨炎、佝偻病、维生素 D 缺乏症亦可有此表现。

(三)泌尿系统表现

长期高钙血症可影响肾小管的浓缩功能,同时尿钙和磷排量增多,因此,患者常有烦渴、多饮和多尿。可反复发生肾脏或输尿管结石,表现为肾绞痛或输尿管痉挛的症状,血尿或砂石尿等,也可有肾钙盐沉着症。结石一般由草酸钙或磷酸钙组成。结石反复发生或大结石形成可以引起尿路阻塞和感染,一般手术后可恢复正常,少数可发展为肾功能不全和尿毒症。肾钙质沉着也可引起肾功能下降和磷酸盐滞留。原发性甲旁亢患者肾石病的发生率国外为57%～90%(国内为41%～49%)。单纯肾石病而无骨病变的甲旁亢患者甚少见。

(四)软组织钙化(肌腱、软骨等处)

软组织钙化可引起非特异性关节痛,常先累及手指关节,有时主要在近端指间关节,皮肤钙盐沉积可引起皮肤瘙痒。新生儿出现低钙性手足抽搐应检查其母有无甲旁亢。软骨钙质沉着病和假痛风在原发性甲旁亢中较常见。对这些患者要仔细筛选。偶尔假痛风可以作为本病的首发表现。在老年人中常存在有其他疾病(如高血压、肾功能减退、抑郁症),选择手术治疗要慎重。

(五)特殊临床类型

1.急性型

少数甲旁亢发病急剧或病程凶险,血清钙迅速升高达 4.25 mmol/L(15～17 mg/dL)伴肾功能不全。患者食欲极差,顽固性恶心、呕吐、便秘、腹泻或腹痛、烦渴、多尿、脱水、氮质血症、虚弱无力、易激惹、嗜睡,最后高热、木僵、抽搐和昏迷,病死率达60%。

2.无症状型

约 1/3 患者属此型,或仅有一些非本病特有的症状,经检查血清钙而发现本病。有些婴儿因低钙性搐搦症而发现为本病。

3.自发缓解型

甲状旁腺腺瘤发生梗死,PTH 分泌锐减,高血清钙症状消失或有暂时性甲旁减症状,血、尿的钙、磷水平恢复正常,但仍有纤维囊性骨炎表现。

4.儿童型

少见,多数为腺瘤。临床表现模糊,如乏力、生长延缓、反复恶心、呕吐、性格改变等。关节炎较多见,肾结石及消化性溃疡较多,血清钙水平较高。3/4 病例血清钙在 3.75 mmol/L(15 mg/dL)以上。

5.母亲型

原发性甲旁亢不影响妇女受孕,但妊娠对母亲和胎儿均不利。母亲高钙血症导致新生儿血清钙低的情况罕见。患有甲旁亢的母亲,其产儿有低钙血症。而有家族性良性高钙血症母亲的婴儿也有低钙血症的报道。新生儿的低钙血症是源自患无症状型甲状旁腺瘤的母亲所致,妊娠期的甲旁亢患者胎儿病死率达 17%(1/6),并可危及母亲的安全。妊娠的甲旁亢患者手术治疗时机应在孕 6 个月时较安全合适。对母亲和胎儿造成死亡危险的因素是严重的高钙血症。

在妊娠期间,高血清钙有所下降,给本病的诊断带来一定困难,但羊水中总钙和离子钙仍明显升高。其分娩的新生儿易发生低钙性搐搦症。如忽视妊娠期营养补充或合并有慢性腹泻、吸收不良等情况时,母亲易伴发维生素 D 缺乏症。另一方面,妊娠期遇有应激情况时,又极易加重甲旁亢病情甚至导致高血清钙危象的发生。

6.正常血清钙型

患者血清总钙正常,但离子钙升高。这些患者的病情多较轻,有些患者可能合并有佝偻病或骨软化症,故血清钙可正常。

7.多发性内分泌肿瘤综合征(MEN)

MEN-Ⅰ型中约有 4/5 患者,MEN-Ⅱ型中约有1/3患者伴有甲状旁腺腺瘤或增生。其临床表现依累及的内分泌腺而异。

8.青少年型

长骨的干骺端钙化过度,类骨质钙化不良,其表现与佝偻病类似,常发生四肢弯曲畸形和青枝骨折。本型的血、尿生化检查所见与一般原发性甲旁亢相同。

四、诊断

（一）基本诊断依据

原发性甲旁亢的诊断主要依靠临床和实验室资料。临床上遇有以下情况者,应视为本病的疑诊对象。

(1)屡发性、活动性泌尿系统结石或肾钙盐沉积症者。

(2)原因未明的骨质疏松,尤其伴有骨膜下骨皮质吸收和/或牙槽骨板吸收及骨囊肿形成者。

(3)长骨骨干、肋骨、颌骨或锁骨巨细胞瘤,特别是多发性者。

(4)原因未明的恶心、呕吐,久治不愈的消化性溃疡,顽固性便秘和复发性胰腺炎者。

(5)无法解释的精神神经症状,尤其是伴有口渴、多尿和骨痛者。

(6)阳性家族史者及新生儿手足搐搦症者的母亲。

(7)长期应用抗惊厥药或噻嗪类利尿剂而发生较明显的高血清钙症者。

(8)高尿钙伴或不伴高钙血症者。

（二）定位诊断

PT 的定位诊断对于 PT 的手术治疗非常重要。诊断方法包括 B 超、CT、MRI、数字减影血管造影和核素扫描等。对有经验的外科医师第一次手术探查的成功率可达 90%～95%。第一次颈部探查前的定位诊断主要是仔细的颈部扪诊,符合率约为 30%。高分辨 B 超可显示甲状旁腺腺瘤,其阳性率也较高。如第一次手术失败,则再次手术前的定位诊断尤其重要。

1.颈部超声检查

B 超(10 Hz)可显示较大的病变腺体,定位的敏感性达 89%,阳性正确率达 94%。假阴性的原因是位置太高或太低,或藏在超声暗区,腺体太小等。检查时,患者取仰卧位,颈部后伸,肩部垫枕,作纵切面及横切面检查,对每枚腺体作 3 个方位测定。有时颈部斜位、头转向左或右侧,可帮助显露腺体。

2.放射性核素检查

(1)^{123}I 和 ^{99m}Tc-sestamibi 减影技术可发现 82% 的病变。

(2)^{99m}Tc 和 ^{201}Tl 双重核素减影扫描(与手术符合率可达 92%)可检出直径＞1 cm 的病变,对于甲状腺外病变也特别敏感,阳性率为 83%,敏感性为 75%。

3.颈部和纵隔 CT 检查

颈部和纵隔 CT 能发现纵隔内病变,对位于前上纵隔腺瘤的诊断符合率为 67%。可检出直径＞1 cm 的病变。对手术失败的病例,可利用高分辨 CT 检查以排除纵隔病变。

4.选择性甲状腺静脉取血测免疫反应性甲状旁腺激素(iPTH)

血 iPTH 的峰值点反映病变甲状旁腺的位置,增生和位于纵隔的病变则双侧甲状腺上、中、下静脉血的 iPTH 值常无明显差异。虽为创伤性检查,但特异性强、操作较易,定位诊断率为 70%～90%。国内用此方法定位正确率为 83.3%。

5.选择性甲状腺动脉造影

选择性甲状腺动脉造影对其肿瘤染色的定位诊断率为 50％～70％。动脉造影可能发生严重的并发症,主要为短暂的脊髓缺血或脊髓损伤的危险性,有报道发生偏瘫、失明。因此,这项检查应慎用,造影剂的剂量不可过大、浓度不可过高、注射速度不可过快。手术探查前 1 小时静脉滴注亚甲蓝 5 mg/kg,可使腺体呈蓝色,有助于定位。再次探查的病例,亦可选择有创性检查方法:①静脉插管,在两侧不同水平抽血查 PTH。②动脉造影,可显示增大的腺体,有 70％～85％患者可定位。

（三）诊断标准

(1)具备以下第①～⑧项即可诊断。①血清钙经常＞2.5 mmol/L,且血清蛋白无显著变化,伴有口渴、多饮、多尿、尿浓缩功能减退、食欲缺乏、恶心、呕吐等症状。②血清无机磷低下或正常下限(小于1.13 mmol/L)。③血氯上升或正常上限(＞106 mmol/L)。④血 ALP 升高或正常上限。⑤尿钙排泄增加或正常上限(＞200 mg/d)。⑥复发性两侧尿路结石,骨吸收加速(广泛的纤维囊性骨炎,骨膜下骨吸收,齿槽硬线消失,病理骨折,弥漫性骨量减少)。⑦血 PTH 增高(＞0.6 μg/L)或正常上限。⑧无恶性肿瘤。若偶然合并恶性肿瘤,则手术切除后上述症状依然存在。

(2)具备以下第①～③项及第④项中的 a 即可诊断,兼有第④项 b 及第⑤项可确诊,第⑥项可作为辅助诊断。①周身性骨质稀疏,以脊椎骨及扁平骨最为明显。②颅骨内外板模糊不清,板障增厚呈毛玻璃状或颗粒状改变。③纤维囊性骨炎样改变,可成网格状及囊状改变。④骨膜下骨吸收:a.皮质的外缘密度减低或不规则缺失,呈花边状或毛糙不整,失去原有清晰的边缘;b.指骨骨膜下骨吸收最为典型,尤常见中指中节骨皮质外面吸收,出现微细骨缺损区。⑤软骨下骨吸收,锁骨外端、耻骨联合等处。⑥常伴有异位钙化及泌尿系统结石。

五、鉴别诊断

原发性甲状旁亢与下列疾病的诊断进行鉴别。

（一）高钙血症

1.多发性骨髓瘤

多发性骨髓瘤可有局部和全身性骨痛、骨质破坏及高钙血症。通常球蛋白、特异性免疫球蛋白增高、血沉增快、尿本-周蛋白阳性,骨髓可见瘤细胞。血碱性磷酸酶(ALP)正常或轻度增高,血 PTH 正常或降低。

2.恶性肿瘤

(1)肺、肝、甲状腺、肾、肾上腺、前列腺、乳腺和卵巢肿瘤的溶骨性转移。骨骼受损部位很少在肘和膝部位以下,血磷正常,血 PTH 正常或降低,临床上有原发肿瘤的特征性表现。

(2)假性甲旁亢(包括异位性 PTH 综合征),患者不存在溶骨性的骨转移癌,但肿瘤(非甲状旁腺)能分泌体液物质引起高血清钙。假性甲旁亢的病情进展快,症状严重,常有贫血。体液因素包括 PTH 类物质、前列腺素和破骨性细胞因子等。

3.结节病

结节病有高血清钙、高尿钙、低血磷和 ALP 增高,与甲旁亢颇相似,但无普遍性骨骼脱钙,血浆球蛋白升高,血 PTH 正常或降低。类固醇抑制试验有鉴别意义。

4.维生素 A 或 D 过量

有明确的病史可供鉴别,此症有轻度碱中毒,而甲旁亢有轻度酸中毒。皮质醇抑制试验有助鉴别。

5.甲状腺功能亢进症

由于过多的 T$_3$ 使骨吸收增加,约 20% 的患者有高钙血症(轻度),尿钙亦增多,伴有骨质疏松。鉴别时甲状腺功能亢进症临床表现容易辨认,PTH 多数降低、部分正常。如果血清钙持续增高,血 PTH 亦升高,应注意甲状腺功能亢进症合并甲旁亢的可能。

6.继发性甲旁亢

继发性甲旁亢原因很多,主要有以下几条。

(1)各种原因引起低血清钙和血磷高,皆可刺激甲状旁腺增生、肥大,分泌过多的 PTH。如慢性肾功能不全、维生素 D 缺乏、胃、肠道及肝胆、胰疾病,长期磷酸盐缺乏和低磷血症等。

(2)假性甲状旁腺功能减退(由于 PTH 效应器官细胞缺乏反应,血清钙过低、血磷过高),刺激甲状旁腺,使 iPTH 增高。

(3)降钙素过多,如甲状腺髓样癌分泌降钙素过多。

(4)其他原因,如妊娠、哺乳、库欣综合征等。

7.三发性甲旁亢

三发性甲旁亢是在继发性甲旁亢的基础上,甲状旁腺相对持久而强烈的刺激反应过度,增生腺体中的一个或几个可转变为自主性腺瘤,引起高钙血症。本病仅在久病的肾衰竭患者中见到。

8.假性甲旁亢

假性甲旁亢是由全身各器官,特别是肺、肾、肝等恶性肿瘤引起血清钙升高,并非甲状旁腺本身病变,常有原发恶性肿瘤的临床表现,短期内体重明显下降、血清 iPTH 不增高。

9.良性家族性高钙血症

在年轻的无症状患者或血 PTH 仅轻度升高者,高钙血症很可能是家族性低尿钙性高钙血症而不是原发性甲旁亢。但该病较少见,为常染色体显性遗传,无症状,高血钙,低尿钙小于 2.5 mmol/24 h(100 mg/24 h),血 PTH 正常或降低。

(二)骨骼病变

1.骨质疏松症

血清钙、磷和 ALP 都正常,骨骼普遍性脱钙。牙硬板、头颅、手等 X 线无甲旁亢的特征性骨吸收增加的改变。

2.骨质软化症

血清钙、磷正常或降低,血 ALP 和 PTH 均可增高,尿钙和磷排量减少。骨 X 线有椎体双凹变形、假骨折等特征性表现。

3.肾性骨营养不良

骨骼病变有纤维性囊性骨炎、骨硬化、骨软化和骨质疏松四种。血清钙降低或正常,血清磷增高,尿钙排量减少或正常,有明显的肾功能损害。

4.骨纤维异常增生症(Albright 综合征)

骨 X 线平片似纤维性骨炎,但只有局部骨骼改变,其余骨骼相对正常,临床有性早熟及皮肤色素痣。

（三）正常血清钙型原发性甲旁亢

现认为没有真正的正常血清钙性甲旁亢,这种病例可能发生在下列诸种情况中。

1.早期或轻型甲旁亢

早期或轻型甲旁亢只有血清钙离子的升高,或者 PTH 呈间歇性分泌状态,故其血清钙表现为间歇性增高,只有多次化验检查,才能发现血清钙升高。

2.钙和/或维生素 D 摄入不足

钙和/或维生素 D 摄入不足并发佝偻病或成人骨质软化症,此时 X 线平片也很少发现纤维囊性骨炎的特点,造成 X 线平片上的诊断困难。

3.病程长而严重的代谢性骨病患者

骨钙储存量已很少,即使在大量 PTH 的动员作用下,也难以有足量矿物质释放出来。此时表现为血清钙水平正常,而血清磷很低,与肾小管疾病所致低磷酸盐血症难以鉴别。但 2 和 3 两种情况在补充足量的钙及维生素 D 后,仍可出现高钙血症。

（四）原发性甲旁亢伴外胚层来源器官畸形

马方综合征患者兼有四肢长、蜘蛛样指(趾)、颚弓高、晶体脱位、漏斗胸、躯干瘦长、驼背及脊柱侧弯等骨骼畸形。可伴发外胚层来源器官的组织增生或肿瘤,如结节性硬化症多发性神经纤维瘤等。

（五）原发性甲旁亢伴某些免疫紊乱疾病

如副蛋白血症、单克隆 γ 病等。有报道用原发性甲旁亢患者的血浆可使正常人的 B 细胞增多,手术切除甲状旁腺腺瘤后,此效应消失,可能是患者的甲状旁腺产生了一种物质,兴奋了淋巴细胞的免疫能力。

（六）肾石病

本病尚需与肾石病鉴别,结石多为一侧,通常是草酸钙或磷酸钙结石。尿酸结石或胱氨酸盐结石较少见而且 X 线不显影。原发性甲旁亢者的结石在双侧肾盂中常呈鹿角形,且反复发作。

六、治疗

（一）一般治疗

1.多饮水

限制食物中钙的摄入量,如忌饮牛奶、注意补充钠、钾和镁盐等,并禁用噻嗪类利尿剂、碱性药物和抗惊厥药物。慢性高血清钙者,可口服 H_2 受体拮抗剂,如西咪替丁(甲氰咪胍),0.2 g,3 次/天;或肾上腺能阻滞剂,如普萘洛尔(心得安)10 mg,3 次/天;必要时加用雌激素、孕激素或结合雌激素治疗。

2.降钙素

鲑鱼降钙素 4~8 U/kg,肌注,6~12 小时 1 次,或酌情增减剂量。降钙素为人工合成的鲑鱼降钙素,50~100 U/次,肌注,每天或隔天 1 次。依降钙素为合成的鳗鱼降钙素益钙宁,每支20 U,每周肌内注射一次既可以抑制骨吸收,与二磷酸盐共用时还可急速降低血清钙。

3.磷酸盐

磷酸盐常用制剂有多种,可根据需要选用,如磷酸钠或磷酸钾,1~2 g/d。如血清钙升高较明显,宜用中性磷酸盐溶液治疗。中性磷酸盐溶液含磷酸氢二钠($Na_2HPO_4 \cdot 12H_2O$)和磷酸二氢钾($KH_2PO_4 \cdot 2H_2O$)。配制方法:磷酸氢二钠 96.3 g,磷酸二氢钾 10.3 g,混合后加水至

500 mL(每 10 mL 含元素磷215 mg),每天口服 30～60 mL。近年来发现,二磷酸酯与内生焦磷酸盐的代谢关系密切,二磷酸酯与骨组织的亲和力大,并能抑制破骨细胞的功能,可望成为治疗本病的较佳磷酸盐类。其中应用较多的有羟乙二磷酸盐(EHDP)和双氯甲基二磷酸盐(Cl$_2$MDP)。据报道,其疗效和耐受性均优于中性磷酸盐。应用磷酸盐治疗期间,应注意肾功能变化和导致异位钙化的可能。

(二)高血清钙危象的治疗

1.高血清钙危象的临床特点

血清钙高于 3.75 mmol/L(15 mg/mL)时,可发生高血清钙危象,若抢救不及时,常突然死亡。如血清钙高于 3.75 mmol/L,即使无症状或症状不明显,亦应按高血清钙危象处理。在高血清钙患者出现恶心、呕吐,应警惕发生危象可能。

2.高血清钙危象的诊断

诊断 PT 高血清钙危象要有 3 个条件:①存在 PT。②血清离子钙水平超过 1.87 mmol/L[正常人血清离子钙水平为(1.18±0.05) mmol/L,甲旁亢血清离子钙水平大于或等于 1.28 mmol/L]。③临床出现危象症状。

3.高血清钙危象的治疗

(1)输液:高血清钙危象者因畏食、恶心、呕吐常伴有脱水,加重高血清钙及肾功能不全,故迅速扩充血容量至关重要。恢复血容量、增加尿量和促使肾脏排钙,静脉输注生理盐水,补充钠盐,产生渗透性利尿作用,随着尿钠的排出,钙也伴随排出体外。需输注大量 5%葡萄糖生理盐水,输液量控制在每 4 小时1 000 mL。第 1 天需输注生理盐水 4～8 L,最初 6 小时输入总量的 1/2～1/3,小儿、老年人及心、肾、肺衰竭者应慎用,并将部分生理盐水用 5%葡萄糖液代替。

(2)利尿:血清钙过高,每天尿量过少者在补充血容量后予以利尿,使尿量保持在 100 mL/h 以上。可选用呋塞米 20～40 mg,3～4 次/天,或 40～100 mg 静脉注射。呋塞米能提高大量输液的安全性,既可避免发生心力衰竭、肺水肿,又可抑制肾小管重吸收钙,有利于降低血清钙,利尿排钙。亦可选用其他利尿剂,如依地尼酸 50～200 mg 静脉推注等,血清钙过高患者每 1～2 小时可以重复注射。但应避免使用噻嗪类利尿剂。利尿仅能暂时降低血清钙,故应与其他治疗措施结合使用。

(3)补充电解质:每天监测血、尿电解质,以决定钠、钾、镁的补充量。治疗期间应每 4～6 小时测定血清钙、镁、钠、钾,注意维持电解质平衡。一般情况下,每排尿1 000 mL 需补充 20 mmol 氯化钾和500 mmol氯化钠。

(4)磷酸盐:每 6 小时口服 1 次,每次20～30 mL,可供230～645 mg 元素磷,使血清钙下降。如果急需降低血清钙,可静脉注射中性磷溶液,其配方为 Na$_2$HPO$_4$0.081 g 分子,KH$_2$PO$_4$ 0.019 g分子,加蒸馏水到 1 000 mL,每升含磷元素 3.1 g,常用量为每 6～8 小时静脉输入 500 mL。血清磷高于 0.97 mmol/L(3 mg/dL)者慎用,静脉注射过量磷酸盐可引起严重低血清钙。口服磷酸盐时禁服抗酸剂,以防与磷酸盐结合而妨碍吸收。若降低血清钙的效果不佳,可改用磷酸盐灌肠或静脉滴注。应用期间要监测血清钙磷和肾功能,防止低钙血症和异位钙化的发生。

(5)依地酸二钠(EDTA 钠盐):仅在严重高血清钙或一般治疗无效时应用,常用量 50 mg/kg,加入 5%葡萄糖液 500 mL 中静脉滴注,4～6 小时滴完。亦可用硫代硫酸钠 1.0 g 加入生理盐水 100 mL 中静脉滴注,紧急情况下可直接以 5%浓度静脉推注。输液过程中要监测血清钙。

(6)二氯甲酯(二磷酸酯)：可抑制破骨细胞活性，降低血清钙，对 PTH 或 cAMP 水平无影响，可口服或静脉注射，1600 mg/d 或 1～5 mg/kg。

(7)西咪替丁(甲氰米胍)：慢性 PT 高血清钙者可用西咪替丁治疗，用于急性原发性甲旁亢危象，西咪替丁 200 mg 每 6 小时 1 次，可阻止 PTH 的合成和/或释放，降低血清钙，也可作为甲旁亢患者手术前的准备，或不宜手术治疗的甲状旁腺增生患者，或甲状旁腺癌已转移或复发的患者。服用西咪替丁后血浆肌酐上升，故肾功能不全或肾病继发甲旁亢高血清钙患者要慎用。

(8)透析：首选血液透析，无条件时亦可采用腹膜透析，但必须采用无钙透析液。

(9)普卡霉素：降低血清钙作用可能与减缓肠钙吸收、抑制 PTH 对骨骼的溶解作用，或与抗肿瘤作用有关。常用量 10～25 μg/kg，用适量生理盐水稀释后静脉滴注，若 36 小时后血清钙下降不明显，可再次应用。每周 1～2 次，用药后 2～5 天血清钙可降到正常水平。长期使用时，每周不得超过 2 次，必要时可与其他降血清钙药同用。应用期间，必须严密观察血清钙、磷变化和本药对骨髓、肝、肾等的毒性作用。此药为抗癌药，可抑制骨髓，对肝、肾毒性大，应慎用。

(10)糖皮质激素：病情允许时可口服，紧急情况下可用氢化可的松或地塞米松静脉滴注。

(11)降钙素：有助于降低血清钙，理论上 12 小时内可用 400～1 000 U。实际降钙素的剂量应根据病情、药源及经济情况，并结合患者对大量输液及利尿药的反应而定。

(12)急诊手术：甲状旁腺危象多数由腺瘤所致，且一般病程较晚，肿瘤体积较大，易定位，因而更趋向于作单侧探查。手术时机掌握在血清钙下降到相对安全的水平，或血清钙上升停止而开始下降，患者全身情况可以耐受手术时，施行急诊手术，一般效果良好。

(13)其他疗法：其他疗法有如下几种。①放射性保护有机磷制剂：WR-2721 具有迅速降低 PTH 分泌的作用，但有较明显的不良反应。②无升高血清钙的维生素 D 制剂：在慢性肾功能不全所致的甲旁亢中有较好的疗效，亦可用于 PT 的治疗。另一方面，PT 患者体内存在高 PTH、低 25-(OH)D_3 现象，提示 PT 患者伴有维生素 D 不足或缺乏。③二磷酸盐类：虽可迅速降低血清钙，但 3 个月后血清钙回升。④乙醇注射疗法：在 B 超引导下，将乙醇注入甲状旁腺腺瘤，在 36 小时或 24 小时内血清钙可以降到正常。每24 小时可注射 1～3 次，在高血清钙危象时更显有用，但长期疗效尚有待观察。⑤钙感受器激动剂。NPSR-568已用于 PT 的治疗，但尚需进一步观察临床疗效。

(三)手术治疗

1.手术指征

(1)对所有明显高血清钙者(若无禁忌证)，均应做颈部探查，理由如下：①可以明确诊断。②难以预料靶器官损害。③该病会导致骨质改变加速，特别是老年妇女。④26% 患者在 10 年内可发生并发症。⑤手术安全，手术成功率高达 95% 以上。

(2)无症状的原发性甲旁亢需手术治疗的指征。一般认为，无症状而仅有轻度高钙血症的原发性甲旁亢病例需随访观察，如有以下情况则需手术治疗：①骨吸收病变的 X 线表现。②肾功能减退。③活动性尿路结石。④血清钙水平超过或等于 3 mmol/L(12 mg/dL)。⑤血 iPTH 较正常增高 2 倍以上。⑥严重的精神病、溃疡病、胰腺炎和高血压等。

2.手术方式

射线引导下的甲状旁腺切除术可以治愈 95% 的患者，并大大降低了老式手术方式的危险性，故用福善美增加骨钙而放弃手术治疗的做法不妥。

(1)手术优点：射线引导下的微创性甲状旁腺切除术是近年来开展的新技术，可在局麻下施行。它的优点：①术前已知4个腺体中哪一个活性较高。②创伤小，对侧不受影响。③麻醉方式多为局麻。④切口只有2.5 cm，为时25分钟（常规1～2小时），术后即可进食，第2天即可恢复日常工作。⑤耐受性好。⑥治愈率为99%～100%（常规手术为90%～96%）。⑦价格低廉。⑧甲旁减的风险为零，术后并发症少。但适宜本手术治疗的患者只包括那些sestamibi扫描证实为单个腺瘤的原发性甲旁亢患者（85%～90%的患者属于此类）。

(2)术前准备：对已确诊者，按一般术前处理即可。血清钙明显升高者，应先行内科治疗，将高血清钙控制在安全范围内，并加强支持治疗，改善营养，纠正酸中毒。其中要特别注意中性磷酸盐的补充，以增加骨盐沉积，缩短术后骨病和血生化的恢复时间。高钙血症易导致严重的心律失常，除采用有效措施降低血清钙外，还应根据病情和心律失常的性质给予相应治疗。

(3)手术步骤：手术常选用全身麻醉，横形切开颈部切口。在中线分离带状肌后，选择一叶甲状腺并向内侧翻转。清除甲状腺叶下方的组织直至气管以显示喉返神经和甲状腺下动脉。在大多数患者，喉返神经位于气管食管沟内，较少见的也可位于气管旁；在气管前侧方常见但特别容易造成损伤。喉返神经也可在颈部直接发出而不像往常那样环绕右锁骨下动脉。喉上神经外支是声带张力最重要的神经，它通常紧邻甲状腺上极血管束的内侧。游离甲状腺时应小心操作以免损伤该神经。可能存在4个以上的甲状旁腺，因此，颈部探查需要非常耐心。由于冰冻切片有助于判定甲状旁腺而需要一名有经验的病理学家的帮助。上甲状旁腺较易发现，通常位于甲状腺背侧表面的上2/3水平。下甲状旁腺较上甲状旁腺大，且位置常不固定，正常情况下可存在于自甲状腺上1/2水平至深入纵隔内。下甲状旁腺较上甲状旁腺位置更靠前。如果上甲状旁腺已被发现则应仔细检查另一侧的胸腺蒂并切除。从颈部切口可切除绝大多数位于纵隔内的甲状旁腺腺瘤。

(4)术中注意事项：①术中应做好高血清钙危象的抢救准备工作，包括各种降血清钙药物，进行血清钙、磷和心电图监测。②术中均应仔细探查所有的甲状旁腺，如属腺瘤，不论单发或多发，应全部切除，仅保留一枚正常腺体；如属增生，常为多枚腺体同时累及，故宜切除其中的三枚，第四枚切除50%左右，然后取小部分做甲状旁腺自体移植；如属异位腺瘤，多数位于纵隔，可沿甲状腺下动脉分支追踪搜寻。有时异位甲状旁腺包埋在甲状腺中，应避免遗漏。如属腺癌，则应作根治术。③首次手术未能发现病变而进行的二次颈部探查难度极大，所以应在首次手术时细心操作以避免二次手术。如果需二次手术，不仅甲状旁腺组织辨别更为困难，而且也更易损伤喉返神经。

3.术后处理

(1)手术成功：血磷常迅速恢复正常，血清钙和血PTH则多在术后1周内降至正常。伴有明显骨病者，由于术后钙、磷大量沉积于脱钙的骨组织，故术后数天内可发生手足搐搦症。有时血清钙迅速下降，可造成意外，故必须定期检查血生化指标。轻度低钙血症经钙盐补充和维生素D治疗可纠正，较重者应给予活性维生素D制剂如$1\alpha\text{-}(OH)D_3$或$1,25\text{-}(OH)_2D_3$。如低钙症状持续1个月以上，提示有永久性甲旁低。

(2)手术失败：患者如术后症状无缓解，血清钙和血PTH于1周后仍未能纠正，提示手术失败。其常见原因：①腺瘤为多发性，探查中遗漏了能自主分泌PTH的腺瘤，被遗漏的腺瘤可能在甲状腺、食管旁、颈动脉附近甚至纵隔。②甲状旁腺有五枚以上，腺体切除相对不足。③甲状旁腺腺癌复发或已有远处转移。④非甲状旁腺来源的异位PTH综合征（假性甲旁亢）。

（3）术后低钙血症：甲状旁腺手术后可出现低钙血症，轻者手足和面部发麻，重则手足搐搦。一般术前 ALP 很高，又有纤维性囊性骨炎者则术后会有严重的低钙血症，常降至 1.75 mmol/L（7 mg/dL），甚至 1 mmol/L（4 mg/dL）。

引起低钙血症的原因：①骨饥饿和骨修复，切除病变的甲状旁腺组织后，血中 PTH 浓度骤降，大量钙和磷迅速沉积于骨中，致血清钙降低。②甲状旁腺功能减退，切除功能亢进的甲状旁腺组织后，剩余的甲状旁腺组织的功能受到长期高血清钙的抑制而功能减退（多数为暂时性）。③由于部分骨骼或肾对 PTH 作用的抵抗，发生于原发性甲旁亢合并有肾衰竭、维生素 D 缺乏、肠吸收不良或严重的低镁血症。如有持续性和顽固性低钙血症，应想到同时存在低镁血症（血清镁低于 0.5 mmol/L，即 1.0 mEq/L）的可能。镁 40～60 mmol（80～120 mEq）静脉滴注 8～12 小时，或 20%硫酸镁分次深部肌内注射。如低钙血症由于低镁血症所致，当补充镁后，通常在 24～48 小时之内血清钙恢复正常。当 PTH 恢复正常分泌率，激素的周围反应也转正常。

低钙血症的症状：可开始于术后 24 小时内，血清钙最低值出现在手术 2～3 天后，可出现手足搐搦，持续 1～2 天甚至 3～4 个月。但这种现象不一定损伤了甲状旁腺，可因骨骼的"钙饥饿"状态，术后钙质向骨基质内沉积而引起低血清钙。大部分患者在 1～2 个月内血清钙可恢复至 2 mmol/L（8 mg/dL）以上。血磷浓度于术后近期进一步降低，尿磷排量甚少。

低钙血症的治疗：一般于低钙血症症状出现时，立即口服乳酸钙或葡萄糖酸钙（相当于元素钙 1～3 g）。口服 10%氯化钙溶液，每数小时服 10 mL 亦可逐渐恢复。手足抽搐明显者可以缓慢静脉注射 10%葡萄糖酸钙 10～20 mL，有时需要补充镁盐以缓解肌肉抽搐。难治顽固性低钙血症可以静脉滴注葡萄糖酸钙［溶于 5%或 10%葡萄糖液内，钙可按 0.5～3.0 mg/（kg·h）给予］，常可缓解症状和体征，补充钙量是否足够，视神经肌肉应激性和血清钙值两方面而定。同时补充维生素 D_2 或 D_3，开始剂量 3 万～5 万 U/d，以后酌情减少用量。1α-(OH)D_3 和 $1,25$-(OH)$_2D_3$ 可在 24～96 小时内使血清钙升达正常，当合并有肾功能损害时，应优先采用此类药物。手术后完全恢复骨的正常矿化可能要 1～2 年，应持续补充钙剂及适量维生素 D 直至 X 线摄片骨密度正常后，才可停药。

七、预后

血清钙水平是极好的指标，可证明手术是否成功。手术结果一般在手术后可以立即判断出来。如术中未发现病变腺体，术后仍持续存在高血清钙；如腺瘤或癌肿已切除，在术后 24～48 小时内血清钙会下降 2～3 mg，然后在 3～4 天后恢复正常。手术切除病变的甲状旁腺组织后 1～2 周，骨痛开始减轻，6～12 个月明显改善。骨结构明显修复需 1～2 年或更久。如术前活动受限者，大都术后 1～2 年可以正常活动并恢复工作。手术成功切除则高钙血症纠正，不再形成新的泌尿系统结石。X 线检查显示有骨改变及 ALP 升高者，术后血清钙下降会更加严重，低血清钙重而持续时间长，需给予数周至数月或更久的钙及维生素 D 治疗。

PT 手术并发症很少，偶可发生甲状腺功能亢进症、胰腺炎，原因尚不清楚。胰腺炎临床表现很重。约 1/2PT 患者手术后出现低血清镁，由于长期低血清钙合并低血清镁，使这种并发症的处理极为复杂。

（王　晨）

第六节 糖尿病的中西医结合治疗

一、糖尿病的分型

糖尿病的分型是依据对糖尿病的临床表现、病理生理及病因的认识而建立的综合分型。目前国际上通用的是 WHO 糖尿病专家委员会提出的分型标准。

（一）T1DM

该型又分免疫介导性（1A 型）和特发性（1B 型）。前者占绝大多数，为自身免疫性疾病，可能是有遗传易感性的个体在某些外在环境因素的作用下，机体发生了针对胰岛 β 细胞的自身免疫，导致胰岛 β 细胞破坏，胰岛素分泌减少。血中可发现针对胰岛 β 细胞的特异性抗体。后者发病临床表现与 1A 型相似，但无自身免疫证据。

（二）T2DM

其发病虽然与遗传因素有一定的关系，但环境因素，尤其生活方式起着主导作用。大部分发病从以胰岛素抵抗为主伴胰岛素进行性分泌不足，进展到以胰岛素分泌不足为主伴胰岛素抵抗。

（三）其他特殊类型糖尿病

其他特殊类型糖尿病病因学相对明确。

1.胰岛 β 细胞功能基因缺陷

青年人中的成年发病型糖尿病（maturity-onset diabetes of the young，MODY）；②线粒体基因突变糖尿病；③其他。

2.胰岛素作用基因缺陷

A 型胰岛素抵抗、妖精貌综合征、Rabson-Mendenhall 综合征、脂肪萎缩型糖尿病等。

3.胰腺疾病和胰腺外伤或手术切除

胰腺炎、创伤、胰腺切除术、胰腺肿瘤、胰腺囊性纤维化病、血色病、纤维钙化性胰腺病等。

4.内分泌疾病

肢端肥大症、库欣综合征、胰高糖素瘤、嗜铬细胞瘤、甲状腺功能亢进症、生长抑素瘤、醛固酮瘤及其他。

5.药物或化学品所致糖尿病

Vacor（N-3 吡啶甲基 N-P 硝基苯尿素）、喷他脒、烟酸、糖皮质激素、甲状腺激素、二氮嗪、β-肾上腺素能激动剂、噻嗪类利尿剂、苯妥英钠、α-干扰素等。

6.感染

先天性风疹、巨细胞病毒感染及其他。

7.不常见的免疫介导性糖尿病

僵人综合征、抗胰岛素受体抗体等。

8.其他与糖尿病相关的遗传综合征

Down 综合征、Klinefelter 综合征、Turner 综合征、Wolfram 综合征、Friedreich 共济失调、Huntington 舞蹈病、Laurence-Moon-Beidel 综合征、强直性肌营养不良、卟啉病、Prader-Willi 综

合征等。

（四）妊娠期糖尿病（GDM）

GDM 指妊娠期间发生的糖尿病。不包括孕前已诊断或已患糖尿病的患者，后者称为糖尿病合并妊娠。

糖尿病患者中 T2DM 最多见，占 90％～95％。T1DM 在亚洲较少见，但在某些国家和地区则发病率较高；我国 T1DM 占糖尿病的比例＜5％。

二、糖尿病的病因、发病机制和自然史

糖尿病的病因和发病机制较复杂，至今未完全阐明。不同类型其病因不尽相同，即使在同一类型中也存在着异质性。总的来说，遗传因素及环境因素共同参与其发病。胰岛素由胰岛 β 细胞合成和分泌，经血液循环到达体内各组织器官的靶细胞，与特异受体结合并引发细胞内物质代谢效应，这过程中任何一个环节发生异常均可导致糖尿病。

T2DM 在自然进程中，不论其病因如何，都会经历几个阶段：患者已存在糖尿病相关的病理生理改变（如胰岛素抵抗、胰岛 β 细胞功能缺陷）相当长时间，但糖耐量仍正常。随病情进展首先出现糖调节受损（IGR），包括空腹血糖受损（IFG）和糖耐量减低（IGT），两者可分别或同时存在；IGR 代表了正常葡萄糖稳态和糖尿病高血糖之间的中间代谢状态，是最重要的 T2DM 高危人群，其中 IGT 预测发展为糖尿病有更高的敏感性，每年有 1.5％～10.0％的 IGT 患者进展为T2DM；并且在大多数情况下，IGR 是糖尿病自然病程中的一部分，最后进展至糖尿病。糖尿病早期，部分患者可通过饮食控制、运动、减肥等使血糖得到控制，多数患者则需在此基础上使用口服降糖药使血糖达理想控制，但不需要用胰岛素治疗；随病情进展，β 细胞分泌胰岛素功能进行性下降，患者需应用胰岛素帮助控制高血糖，但不依赖外源胰岛素维持生命；随胰岛细胞破坏进一步加重，至胰岛 β 细胞功能完全衰竭时，则需要外源胰岛素维持生命。由于部分 T2DM 患者发病隐匿，至发现时 β 细胞功能已严重损害、血糖很高，这类患者即需应用胰岛素帮助控制高血糖。

（一）T1DM

T1DM 绝大多数是自身免疫性疾病，遗传因素和环境因素共同参与其发病。某些外界因素（如病毒感染、化学毒物和饮食等）作用于有遗传易感性的个体，激活 T 淋巴细胞介导的一系列自身免疫反应，引起选择性胰岛 β 细胞破坏和功能衰竭，体内胰岛素分泌不足进行性加重，最终导致糖尿病。

1.遗传因素

在同卵双生子中 T1DM 同病率达 30％～40％，提示遗传因素在 T1DM 发病中起重要作用。T1DM 遗传易感性涉及多个基因，包括 HLA 基因和非 HLA 基因，现尚未被完全识别。已知位于 6 号染色体短臂的 HLA 基因为主效基因，其他为次效基因。HLA-Ⅰ、Ⅱ类分子参与了CD4$^+$T 淋巴细胞及 CD8$^+$ 杀伤 T 淋巴细胞的免疫耐受，从而参与了 T1DM 的发病。

总而言之，T1DM 存在着遗传异质性，遗传背景不同的亚型其病因及临床表现不尽相同。

2.环境因素

（1）病毒感染：据报道与 T1DM 发病有关的病毒包括风疹病毒、腮腺炎病毒、柯萨奇病毒、脑心肌炎病毒和巨细胞病毒等。病毒感染可直接损伤 β 细胞，迅速、大量破坏 β 细胞或使细胞发生慢性损伤、数量逐渐减少。病毒感染还可损伤 β 细胞而暴露其抗原成分，从而触发自身免疫反应，现认为这是病毒感染导致 β 细胞损伤的主要机制。最近，基于 T1DM 动物模型的研究发现

胃肠道中微生物失衡也可能与该病的发生有关。

(2)化学毒物和饮食因素：链脲佐菌素和四氧嘧啶糖尿病动物模型及灭鼠剂吡甲硝苯脲所造成的人类糖尿病属于非免疫介导性β细胞破坏(急性损伤)或免疫介导性β细胞破坏(小剂量、慢性损伤)。而过早接触牛奶或谷类蛋白，引起 T1DM 发病机会增大，可能与肠道免疫失衡有关。

3.自身免疫

许多证据支持 T1DM 为自身免疫性疾病：①遗传易感性与 HLA 区域密切相关，而 HLA 区域与免疫调节及自身免疫性疾病的发生有密切关系；②常伴发其他自身免疫性疾病，如桥本甲状腺炎、Addison 病等；③早期病理改变为胰岛炎，表现为淋巴细胞浸润；④已发现近 90% 新诊断的 T1DM 患者血清中存在针对β细胞的单株抗体；⑤动物研究表明，免疫抑制治疗可预防小剂量链脲佐菌素所致动物糖尿病。

(1)体液免疫：已发现 90% 新诊断的 T1DM 患者血清中存在针对β细胞的抗体，比较重要的有多株胰岛细胞抗体(ICA)、胰岛素抗体(IAA)、谷氨酸脱羧酶抗体(GADA)、蛋白质酪氨酸磷酸酶样蛋白抗体、锌转运体 8 抗体等。胰岛细胞自身抗体检测可预测 T1DM 的发病及确定高危人群，并可协助糖尿病分型及指导治疗。

(2)细胞免疫：目前认为细胞免疫异常在 T1DM 发病中起更重要作用。细胞免疫失调表现为致病性和保护性 T 淋巴细胞比例失衡及其所分泌的细胞因子或其他递质相互作用紊乱，一般认为发病经历 3 个阶段：①免疫系统被激活；②免疫细胞释放各种细胞因子；③在激活的 T 淋巴细胞和各种细胞因子的作用下，胰岛β细胞受到直接或间接的高度特异性的自身免疫性攻击，导致胰岛炎和β细胞破坏。

(二)T2DM

T2DM 也是由遗传因素及环境因素共同作用而形成的多基因遗传性复杂病，是一组异质性疾病。目前对 T2DM 的病因和发病机制仍然认识不足，但环境因素扮演着重要角色。

1.遗传因素与环境因素

同卵双生子中 T2DM 的同病率接近 100%，但起病和病情进程则受环境因素的影响而变异甚大。其遗传特点：①参与发病的基因很多，分别影响糖代谢有关过程中的某个中间环节；②每个基因参与发病的程度不等，大多数为次效基因，可能有个别为主效基因；③每个基因只是赋予个体某种程度的易感性，并不足以致病，也不一定是致病所必需；④多基因异常的总效应形成遗传易感性。现有资料显示遗传因素主要影响β细胞功能。

环境因素包括增龄、现代生活方式、营养过剩、体力活动不足、子宫内环境及应激、化学毒物等。在遗传因素和上述环境因素共同作用下所引起的肥胖，特别是中心性肥胖，与胰岛素抵抗和 T2DM 的发生密切相关。近几十年糖尿病发病率的急剧增高难以用遗传因素解释，以营养过剩和运动减少为主要参与因素的生活方式改变起着更为重要的作用。

2.胰岛素抵抗和β细胞功能缺陷

β细胞功能缺陷导致不同程度的胰岛素缺乏和组织(特别是骨骼肌和肝脏)胰岛素抵抗是 T2DM 发病的两个主要环节。不同个体其胰岛素抵抗和胰岛素分泌缺陷在发病中的重要性不同，同一患者在疾病进程中两者的相对重要性也可能发生变化。在存在胰岛素抵抗的情况下，如果β细胞能代偿性增加胰岛素分泌，则可维持血糖正常；当β细胞功能无法代偿胰岛素抵抗时，就会发生 T2DM。

(1)胰岛素抵抗：胰岛素降低血糖的主要机制包括抑制肝脏产生葡萄糖、刺激内脏组织(如肝脏)对葡萄糖的摄取及促进外周组织(骨骼肌、脂肪)对葡萄糖的利用。胰岛素抵抗指胰岛素作用的靶器官(主要是肝脏、肌肉和脂肪组织)对胰岛素作用的敏感性降低。

胰岛素抵抗是 T2DM 的重要特征,现认为可能是多数 T2DM 发病的始发因素,且产生胰岛素抵抗的遗传背景也会影响 β 细胞对胰岛素抵抗的代偿能力。但胰岛素抵抗的发生机制至今尚未阐明。目前主要有脂质超载和炎症两种论点:脂质过度负荷增多致血液循环中 FFA 及其代谢产物水平增高及在非脂肪细胞(主要是肌细胞、肝细胞、胰岛 β 细胞)内沉积,抑制胰岛素信号转导;增大的脂肪细胞吸引巨噬细胞,分泌炎症性信号分子(如 TNF-α、抵抗素、IL-6 等),通过 Jun 氨基端激酶阻断骨骼肌内的胰岛素信号转导。

(2)β 细胞功能缺陷:β 细胞功能缺陷在 T2DM 的发病中起关键作用,β 细胞对胰岛素抵抗的失代偿是导致 T2DM 发病的最后环节。现已证明从糖耐量正常到 IGT 到 T2DM 的进程中,β 细胞功能呈进行性下降,T2DM 诊断时其 β 细胞功能已降低约 50%。

T2DM β 细胞功能缺陷主要表现如下。①胰岛素分泌量的缺陷:T2DM 早期空腹胰岛素水平正常或升高,葡萄糖刺激后胰岛素分泌代偿性增多(但相对于血糖水平而言胰岛素分泌仍是不足的);随着疾病的进展和空腹血糖浓度增高,基础胰岛素分泌不再增加,甚至逐渐降低,而葡萄糖刺激后胰岛素分泌缺陷更明显。患者一般先出现对葡萄糖刺激反应缺陷,对非葡萄糖的刺激(如氨基酸、胰高糖素、化学药物等)尚有反应;至疾病后期胰岛 β 细胞衰竭时,则对葡萄糖和非葡萄糖的刺激反应均丧失。②胰岛素分泌模式异常:静脉注射葡萄糖后(IVGTT 或高糖钳夹试验)第一时相胰岛素分泌减弱或消失;口服葡萄糖胰岛素释放试验中早时相胰岛素分泌延迟、减弱或消失;疾病早期第二时相(或晚时相)胰岛素分泌呈代偿性升高及峰值后移,当病情进一步发展则第二时相(或晚时相)胰岛素分泌也渐减;且对葡萄糖和非葡萄糖刺激反应均减退。③胰岛素脉冲式分泌缺陷:正常胰岛素呈脉冲式分泌,涵盖基础和餐时状态;T2DM 胰岛素分泌谱紊乱,正常间隔脉冲消失,出现高频脉冲及昼夜节律紊乱;在 DM 的发生发展过程中,胰岛素脉冲式分泌异常可能比糖刺激的第一时相胰岛素分泌异常更早出现。④胰岛素质量缺陷:胰岛素原与胰岛素的比例增加,胰岛素原的生物活性仅约为胰岛素的 15%。

3.胰岛 α 细胞功能异常和胰高糖素样多肽-1(GLP-1)分泌缺陷

近年研究发现,与正常糖耐量者比较,T2DM 患者血 GLP-1 浓度降低,尤其进餐后更为明显。但目前尚不清楚这种现象是高血糖的诱发因素或是继发于高血糖。

GLP-1 由肠道 L 细胞分泌,主要生物作用包括刺激 β 细胞葡萄糖介导的胰岛素合成和分泌、抑制胰高糖素。其他生物学效应包括延缓胃内容物排空、抑制食欲及摄食、促进 β 细胞增殖和减少凋亡、改善血管内皮功能和保护心脏功能等。GLP-1 在体内迅速被 DPP-Ⅳ 降解而失去生物活性,其血浆半衰期不足 2 分钟。

已知胰岛中 α 细胞分泌胰高糖素在保持血糖稳态中起重要作用。正常情况下,进餐后血糖升高刺激早时相胰岛素分泌和 GLP-1 分泌,进而抑制 α 细胞分泌胰高糖素,从而使肝糖输出减少,防止出现餐后高血糖。研究发现,T2DM 患者由于 β 细胞数量明显减少,α 细胞数量无明显改变,致 α/β 细胞比例显著增加;另外 T2DM 患者普遍存在 α 细胞功能紊乱,主要表现为 α 细胞对葡萄糖敏感性下降(也即需要更高的血糖浓度才能实现对胰高糖素分泌的抑制作用),T2DM 患者负荷后 GLP-1 的释放曲线低于正常个体;从而导致胰高糖素水平升高,肝糖输出增加。通过提高内源性 GLP-1 水平或补充外源 GLP-1 后,可观察到 GLP-1 以葡萄糖依赖方式促进 T2DM 的胰岛素分泌和抑制胰高血糖素分泌,并可恢复 α 细胞对葡萄糖的敏感性。

胰岛 α 细胞功能异常和 GLP-1 分泌缺陷可能在 T2DM 发病中也起重要作用。

4.T2DM 的自然史

T2DM 早期存在胰岛素抵抗而 β 细胞可代偿性增加胰岛素分泌时,血糖可维持正常;当 β 细胞无法分泌足够的胰岛素以代偿胰岛素抵抗时,则会进展为 IGR 和糖尿病。IGR 和糖尿病早期不需胰岛素治疗的阶段较长,部分患者可通过生活方式干预使血糖得到控制,多数患者则需在此基础上使用口服降糖药使血糖达理想控制;随 β 细胞分泌胰岛素功能进行性下降,患者需应用胰岛素控制高血糖,但不依赖外源胰岛素维持生命;但随着病情进展,相当一部分患者需用胰岛素控制血糖或维持生命。

三、糖尿病的临床表现

(一)基本临床表现

血糖升高后因渗透性利尿引起多尿,继而口渴多饮;外周组织对葡萄糖利用障碍,脂肪分解增多,蛋白质代谢负平衡,渐见乏力、消瘦,儿童生长发育受阻;患者常有易饥、多食。故糖尿病的临床表现常被描述为"三多一少",即多尿、多饮、多食和体重减轻。可有皮肤瘙痒,尤其外阴瘙痒。血糖升高较快时可使眼房水、晶体渗透压改变而引起屈光改变致视力模糊。部分患者无任何症状,仅于健康检查或因各种疾病就诊化验时发现高血糖。

(二)常见类型糖尿病的临床特点

1.T1DM 临床特点

(1)免疫介导性 T1DM(1A 型):诊断时临床表现变化很大,可以是轻度非特异性症状、典型三多一少症状或昏迷。多数青少年患者起病较急,症状较明显;如未及时诊断治疗,可出现糖尿病酮症酸中毒。多数 T1DM 患者起病初期都需要胰岛素治疗,使代谢恢复正常,但此后可能有持续数周至数月不等的时间需要的胰岛素剂量很小或不需要胰岛素,即所谓"蜜月期"现象,这是由于 β 细胞功能得到部分恢复。某些成年患者,起病缓慢,早期临床表现不明显,经历一段或长或短的不需胰岛素治疗的阶段,称为"成人隐匿性自身免疫糖尿病(LADA)"。尽管起病急缓不一,一般较快进展到糖尿病需依赖外源胰岛素控制血糖。这类患者很少肥胖,但肥胖不排除本病可能性。多数 1A 型患者血浆基础胰岛素水平低于正常,葡萄糖刺激后胰岛素分泌曲线低平。胰岛 β 细胞自身抗体或呈阳性。

(2)特发性 T1DM(1B 型):通常急性起病,β 细胞功能明显减退甚至衰竭,临床上表现为糖尿病酮症甚至酸中毒。β 细胞自身抗体检查阴性。病因未明。诊断时需排除单基因突变糖尿病。

2.T2DM 临床特点

流行病学调查显示,在我国糖尿病患病人群中,T2DM 占 90% 以上。多见于成人,常在 40 岁以后起病,但也可发生于青少年;多数起病隐匿,症状相对较轻,半数以上无任何症状;不少患者因慢性并发症、伴发病或仅于健康检查时发现。很少自发性发生 DKA,但在应激、严重感染、中断治疗等诱因下也可发生 DKA。T2DM 常有家族史。临床上与肥胖症、血脂异常、脂肪肝、高血压、冠心病等疾病常同时或先后发生,并常伴有高胰岛素血症,目前认为这些均与胰岛素抵抗有关,称为代谢综合征。由于诊断时所处的病程阶段不同,其 β 细胞功能表现差异较大,有的早期患者进食后胰岛素分泌高峰延迟,餐后 3～5 小时血浆胰岛素水平不适当地升高,引起反应性低血糖,可成为这些患者的首发临床表现。

3.某些特殊类型糖尿病

(1)青年人中的成年发病型糖尿病:MODY 是一组高度异质性的单基因遗传病。主要临床特征:①有三代或以上家族发病史,且符合常染色体显性遗传规律;②先证者发病年龄＜25 岁;③无酮症倾向。

(2)线粒体基因突变糖尿病临床特征:线粒体基因突变糖尿病临床特征:①母系遗传;②发病早,β 细胞功能逐渐减退,自身抗体阴性;③身材多消瘦;④常伴神经性耳聋或其他神经肌肉表现。

(3)糖皮质激素所致糖尿病:部分患者应用糖皮质激素后可诱发或加重糖尿病,常常与剂量和使用时间相关。多数患者停用后糖代谢可恢复正常。不管以往有否糖尿病,使用糖皮质激素时均应监测血糖及时调整降糖方案,首选胰岛素控制高血糖。

4.妊娠糖尿病

GDM 通常是在妊娠中、末期出现,此时与妊娠相关的胰岛素拮抗激素的分泌亦达高峰。GDM 一般只有轻度无症状性血糖增高,但由于血糖轻度增高对胎儿发育亦可能有不利影响,因此妊娠期间应重视筛查。对所有孕妇,特别是 GDM 高风险的妇女(GDM 个人史、肥胖、尿糖阳性,或有糖尿病家族史者),最好在怀孕前进行筛查,若 FPG＞7.0 mmol/L、随机血糖＞11.1 mmol/L 或 HbA1c＞6.5％则可确诊为显性糖尿病。

所有既往无糖尿病的孕妇应在妊娠 24～28 周时进行 OGTT。针对 GDM 的诊断方法和标准一直存在争议。就诊断方法而言,分为一步法及两步法。一步法是妊娠 24～28 周行 75 g OGTT;若 FPG≥5.1 mmol/L,服糖后 1 小时血糖≥10.0 mmol/L,2 小时≥8.5 mmol/L,不再检测 3 小时血糖;血糖值超过上述任一指标即可诊断为 GDM。两步法是妊娠 24～28 周先做 50 g OGTT 初步筛查,即口服 50 g 葡萄糖,1 小时后抽血化验血糖,血糖水平≥7.8 mmol/L 为异常;异常者需进一步行 100 g OGTT 确诊,分别测定 FPG 及负荷后 1 小时、2 小时和 3 小时血糖水平;两项或两项以上异常即可确诊为 GDM。

一步法简单易行,对该法诊断的 GDM 进行治疗可能会改善母婴结局,但鉴于 OGTT 变异度较大,且根据现有一步法的诊断标准可大幅度增加 GDM 的患病率,由此增加的经济负担及诊断的 GDM 进行干预所带来的母婴益处尚需要更多的临床研究证实。故目前不同组织对一步法及两步法的推荐态度有所不同。NIH 及美国妇产科医师学会推荐两步法,国际糖尿病与妊娠研究组及世界卫生组织则支持采用一步法,而既往支持一步法的 ADA 2014 年发表声明称两种方法都可以选用,美国预防医学工作组、美国家庭医师协会和内分泌学会则并未就选择哪种方法做明确推荐。

对 GDM 和"糖尿病合并妊娠"均需积极有效处理,以降低围生期疾病相关的患病率和病死率。GDM 妇女分娩后血糖一般可恢复正常,但未来发生 T2DM 的风险显著增加。此外,由于某些 GDM 患者孕前可能已经存在未被诊断的各种类型的糖尿病,故 GDM 患者应在产后 6～12 周使用非妊娠 OGTT 标准筛查糖尿病,并长期追踪观察。

四、糖尿病的实验室检查

(一)糖代谢异常严重程度或控制程度的检查

1.尿糖测定

大多采用葡萄糖氧化酶法,测定的是尿葡萄糖,尿糖阳性是诊断糖尿病的重要线索。但尿糖阳性只是提示血糖值超过肾糖阈(大约 10 mmol/L),因而尿糖阴性不能排除糖尿病可能。并发肾脏病变时,肾糖阈升高,虽然血糖升高,但尿糖阴性。肾糖阈降低时,虽然血糖正常,尿糖可阳性。

2.血糖测定和 OGTT

血糖升高是诊断糖尿病的主要依据,又是判断糖尿病病情和控制情况的主要指标。血糖值反映的是瞬间血糖状态。常用葡萄糖氧化酶法测定。抽静脉血或取毛细血管血,可用血浆、血清或全血。如血细胞比容正常,血浆、血清血糖比全血血糖高 15%。诊断糖尿病时必须用静脉血浆测定血糖,治疗过程中随访血糖控制情况可用便携式血糖计测定末梢血糖。

当血糖高于正常范围而又未达到诊断糖尿病标准时,须进行 OGTT。OGTT 应在无摄入任何热量8 小时后,清晨空腹进行,成人口服 75 g 无水葡萄糖,溶于 250~300 mL 水中,5~10 分钟内饮完,空腹及开始饮葡萄糖水后 2 小时测静脉血浆葡萄糖。儿童服糖量按每千克体重 1.75 g 计算,总量不超过 75 g。

如下因素可影响 OGTT 结果的准确性:试验前连续 3 天膳食中糖类摄入过少、长期卧床或极少活动、应激情况、应用药物(如噻嗪类利尿剂、β 受体阻滞剂、糖皮质激素等)、吸烟等。因此急性疾病或应激情况时不宜行 OGTT;试验过程中,受试者不喝茶及咖啡、不吸烟、不做剧烈运动;试验前 3 天内摄入足量碳水化合物;试验前 3~7 天停用可能影响的药物。

3.糖化血红蛋白和糖化血浆清蛋白测定

糖化血红蛋白是葡萄糖或其他糖与血红蛋白的氨基发生非酶催化反应(一种不可逆的蛋白糖化反应)的产物,其量与血糖浓度呈正相关。糖化血红蛋白有 a、b、c 3 种,以糖化血红蛋白 c 最为重要。正常人糖化血红蛋白 c 占血红蛋白总量的 3%~6%,不同实验室之间其参考值有一定差异。血糖控制不良者糖化血红蛋白 c 升高,并与血糖升高的程度和持续时间相关。由于红细胞在血液循环中的寿命约为 120 天,因此糖化血红蛋白 c 反映患者近 8~12 周平均血糖水平,为评价糖尿病长期血糖控制水平的主要监测指标之一。需要注意糖化血红蛋白 c 受检测方法、有无贫血和血红蛋白异常疾病、红细胞转换速度、年龄等因素的影响。另外,糖化血红蛋白 c 不能反映瞬时血糖水平及血糖波动情况,也不能确定是否发生过低血糖。

血浆蛋白(主要为清蛋白)同样也可与葡萄糖发生非酶催化的糖化反应而形成果糖胺,其形成的量也与血糖浓度和持续时间相关,正常值为 1.7~2.8 mmol/L。由于清蛋白在血中半衰期为 19 天,故果糖胺反映患者近 2~3 周内平均血糖水平,为糖尿病患者近期病情监测的指标。

(二)胰岛 β 细胞功能检查

1.胰岛素释放试验

正常人空腹基础血浆胰岛素为 35~145 pmol/L(5~20 mU/L),口服 75 g 无水葡萄糖(或 100 g 标准面粉制作的馒头)后,血浆胰岛素在 30~60 分钟上升至高峰,峰值为基础值的 5~10 倍,3~4 小时恢复到基础水平。本试验反映基础和葡萄糖介导的胰岛素释放功能。胰岛素测定受血清中胰岛素抗体和外源性胰岛素的干扰。

2.C 肽释放试验

C 肽释放试验方法同上。正常人空腹基础值不小于 400 pmol/L,高峰时间同上,峰值为基础值的 5~6 倍。也反映基础和葡萄糖介导的胰岛素释放功能。C 肽测定不受血清中的胰岛素抗体和外源性胰岛素的影响。

3.其他检测

β细胞功能的方法如静脉注射葡萄糖-胰岛素释放试验和高糖钳夹试验可了解胰岛素释放第一时相;胰高糖素-C肽刺激试验和精氨酸刺激试验可了解非糖介导的胰岛素分泌功能等。可根据患者的具体情况和检查目的而选用。

（三）其他检查

1.血脂水平检测

胆固醇,尤其是 LDL-C 在动脉粥样硬化发生和发展中发挥着关键作用。糖尿病患者发生动脉粥样硬化的危险度明显增高,故要严密监测血脂,并结合年龄、性别、吸烟与否、血压水平及有无血管病变等确定个体化血脂治疗方案及达标标准。

2.足底压力检测

有条件者可行足底压力分析,以指导糖尿病足患者的足部护理及对足矫形器的监测。

3.有关病因和发病机制的检查

GADA、ICA、IAA 及 IA-2A 的联合检测;胰岛素敏感性检查;基因分析等。

五、糖尿病的诊断与鉴别诊断

大多数早期 T2DM 患者并无明显症状,故容易漏诊和误诊。在临床工作中要善于发现糖尿病,尽可能早期诊断和治疗。糖尿病诊断以血糖升高为依据,血糖的正常值和糖代谢异常的诊断切点是依据血糖值与糖尿病特异性并发症（如视网膜病变）发生风险的关系来确定。应注意如单纯检查空腹血糖,糖尿病漏诊率高,应加测餐后血糖,必要时进行 OGTT。

（一）诊断线索

有多食、多饮、多尿及体重减轻（三多一少）症状者;以糖尿病各种急慢性并发症或伴发病首诊就诊者;原因不明的酸中毒、失水、昏迷、休克;反复发作的皮肤疖或痈、真菌性阴道炎等;手足麻木、视物模糊等。高危人群:有糖调节受损史[IFG 和/或 IGT];年龄≥45 岁;超重或肥胖;T2DM 的一级亲属;有巨大儿生产史或妊娠糖尿病史等。

（二）诊断标准

我国目前采用国际上通用 WHO 糖尿病专家委员会提出的诊断和分类标准（表 8-1、表 8-2）,要点如下。

表 8-1　糖尿病诊断标准

诊断标准	静脉血浆葡萄糖水平（mmol/L）
糖尿病症状＋随机血糖或	≥11.1
空腹血糖（FPG）或	≥7.0
OGTT 2 小时血糖	≥11.1

注:需再测一次予以证实,诊断才能成立。随机血糖指不考虑上次用餐时间,一天中任意时间的血糖,不能用来诊断 IFG 或 IGT

（1）糖尿病诊断是基于空腹（FPG）、任意时间或 OGTT 中 2 小时血糖值。空腹指至少 8 小时内无任何热量摄入;任意时间指一天内任何时间,无论上一次进餐时间及食物摄入量。糖尿病症状指多尿、烦渴多饮和难于解释的体重减轻。FPG 3.9～6.0 mmol/L（70～108 mg/dL）为正常;6.1～6.9 mmol/L（110～125 mg/dL）为 IFG;≥7.0 mmol/L（126 mg/dL）应考虑糖尿病。

OGTT 中 2 小时血糖值<7.7 mmol/L(139 mg/dL)为正常糖耐量；7.8～11.0 mmol/L(140～199 mg/dL)为 IGT；≥11.1 mmol/L(200 mg/dL)应考虑糖尿病。

表 8-2　糖代谢状态分类

糖代谢分类	静脉血浆葡萄糖水平(mmol/L)	
	空腹血糖(FPG)	糖负荷后 2 小时血糖水平
正常血糖(NGR)	<6.1	<7.8
空腹血糖受损(IFG)	6.1～6.9	<7.8
糖耐量减低(IGT)	<7.0	7.8～11.0
糖尿病(DM)	≥7.0	≥11.1

注：2003 年 11 月国际糖尿病专家委员会建议将 IFG 的界限值修订为 5.6～6.9 mmol/L

（2）糖尿病的临床诊断推荐采用葡萄糖氧化酶法测定静脉血浆葡萄糖。

（3）对于无糖尿病症状，仅一次血糖值达到糖尿病诊断标准者，必须在另一天复查核实而确定诊断；如复查结果未达到糖尿病诊断标准，应定期复查。IFG 或 IGT 的诊断应根据 3 个月内的两次 OGTT 结果，用其平均值来判断。严重疾病（急性严重感染、创伤）或其他应激情况下，可因拮抗胰岛素的激素（如儿茶酚胺、皮质醇等）分泌增多而发生应激性高血糖；但这种代谢紊乱常为暂时性和自限性，因此在应激因素消失前，不能据此时血糖诊断糖尿病，必须在应激消除后复查才能明确其糖代谢状况。

（4）儿童糖尿病诊断标准与成人相同。

（5）孕期首次产前检查时，使用普通糖尿病诊断标准筛查孕前未诊断的 T2DM，如达到糖尿病诊断标准即可判断孕前就患有糖尿病。如初次检查结果正常，则在孕 24～28 周筛查有无 GDM。

（6）近年对应用糖化血红蛋白作为糖尿病诊断指标的国内外研究很多，并得到了广泛的关注。糖化血红蛋白是评价长期血糖控制的金标准。流行病学和循证医学研究证明糖化血红蛋白能稳定和可靠地反映患者的预后。且糖化血红蛋白具有检测变异小、更稳定、可采用与DCCT/UKPDS一致的方法并进行标化、无须空腹或定时采血且受应激等急性状态影响小等优点。美国糖尿病协会（ADA）已经把糖化血红蛋白≥6.5％作为糖尿病的诊断标准，WHO 也建议在条件成熟的地方采用糖化血红蛋白作为诊断糖尿病的指标。然而由于我国有关糖化血红蛋白诊断糖尿病切点的相关资料尚不足，而且我国尚缺乏糖化血红蛋白检测方法的标准化，包括测定仪器和测定方法的质量控制存在着明显的地区差异，故目前在我国尚不推荐采用糖化血红蛋白诊断糖尿病。

（三）鉴别诊断

注意鉴别其他原因所致尿糖阳性。肾性糖尿因肾糖阈降低所致，尿糖阳性，但血糖及OGTT 正常。某些非葡萄糖的糖尿如果糖、乳糖、半乳糖尿，用班氏试剂（硫酸铜）检测呈阳性反应，用葡萄糖氧化酶试剂检测呈阴性反应。

甲状腺功能亢进症、胃空肠吻合术后，因碳水化合物在肠道吸收快，可引起进食后 0.5～1.0 小时血糖过高，出现糖尿，但 FPG 和餐后 2 小时血糖正常。严重弥漫性肝病患者，葡萄糖转化为肝糖原功能减弱，肝糖原贮存减少，进食后 0.5～1.0 小时血糖过高，出现糖尿，但 FPG 偏低，餐后 2～3 小时血糖正常或低于正常。急性应激状态时，胰岛素拮抗激素（如肾上腺素、ACTH、肾上腺皮质激素和生长激素)分泌增加,可使糖耐量减低,出现一过性血糖升高、尿糖阳性,应激过后可恢复正常。

（四）分型

最重要的是鉴别 T1DM 和 T2DM,由于两者缺乏明确的生化或遗传学标志,主要根据临床特点和发展过程,从发病年龄、起病急缓、症状轻重、体重、有否酮症酸中毒倾向、是否依赖外源胰岛素维持生命等方面,结合胰岛 β 细胞自身抗体和 β 细胞功能检查结果而进行临床综合分析判断。一般来说,T1DM 发病年龄轻,起病急、症状较重,明显消瘦,有酮症倾向,需要胰岛素治疗。但两者的区别都是相对的,临床单靠血糖水平不能区分 T1DM 还是 T2DM,有些患者诊断初期可能同时具有 T1DM 和 T2DM 的特点,如这些人发病年龄较小但进展慢、一般不胖、胰岛素分泌功能降低但尚未达容易发生酮症的程度、其中相当部分患者使用口服降糖药即可达良好血糖控制,这些患者确实暂时很难明确归为 T1DM 或 T2DM;这时可先做一个临时性分型,用于指导治疗。然后依据对治疗的初始反应和 β 细胞功能的动态变化再重新评估和分型。随着疾病的进展,诊断会越来越明确。从发病机制角度来讲,胰岛 β 细胞自身抗体是诊断 T1DM 的特异指标。

MODY 和线粒体基因突变糖尿病有一定临床特点,但确诊有赖于基因分析。

许多内分泌疾病,如肢端肥大症(或巨人症)、库欣综合征、嗜铬细胞瘤可分泌生长激素、皮质醇、儿茶酚胺,抵抗胰岛素而引起继发性糖尿病。还要注意药物影响和其他特殊类型糖尿病。

（五）并发症和伴发病的诊断

对糖尿病的各种并发症及经常伴随出现的肥胖、高血压、血脂异常等也须进行相应检查和诊断以便及时治疗。

T1DM 应根据体征和症状考虑自身免疫性甲状腺疾病、系统性红斑狼疮等的筛查。

六、糖尿病的治疗

由于糖尿病的病因和发病机制尚未完全阐明,目前仍缺乏病因治疗。

糖尿病治疗的近期目标是通过控制高血糖和相关代谢紊乱以消除糖尿病症状和防止出现急性严重代谢紊乱;远期目标是通过良好的代谢控制达到预防和/或延缓糖尿病慢性并发症的发生和发展,维持良好健康和学习、劳动能力,提高患者的生活质量、降低病死率和延长寿命。保障儿童患者的正常生长发育。

近年循证医学的发展促进了糖尿病治疗观念的进步,糖尿病的控制已从传统意义上的治疗转变为系统管理,最好的管理模式是以患者为中心的团队式管理,团队主要成员包括全科和专科医师、糖尿病教员、营养师、运动康复师、患者及其家属等,并建立定期随访和评估系统。

近年临床研究证实:使新诊断的糖尿病患者达到良好血糖控制可延缓糖尿病微血管病变的发生、发展;早期有效控制血糖可能对大血管有较长期的保护作用(代谢记忆效应);全面控制 T2DM 的危险因素可明显降低大血管和微血管病变的发生风险和死亡风险。早期良好控制血糖尚可保护 β 细胞功能及改善胰岛素敏感性。故糖尿病管理须遵循早期和长期、积极而理性、综合治疗和全面达标、治疗措施个体化等原则。IDF 提出糖尿病综合管理 5 个要点(有"五驾马车"之称):糖尿病教育、医学营养治疗、运动治疗、血糖监测和药物治疗。

已有证据显示,将 HbA1c 降至 7% 左右或以下可显著减少糖尿病微血管并发症;如在诊断糖尿病后早期降低 HbA1c,可以减少慢性大血管病变风险。应对血糖控制的风险与获益、可行性和社会因素等进行综合评估,为患者制定合理的个体化 HbA1c 控制目标。对于大多数非妊娠成人,HbA1c 的合理控制目标为<7%。ADA 和 EASD 立场声明建议(2012),对于某些患者(如病程短、预期寿命长、无明显的 CVD 等),在无明显的低血糖或其他不良反应的前提下,可考虑更严格的 HbA1c 目标(如 HbA1c 6.0%~6.5%)。而对于有严重低血糖病史,预期寿命有限,有显著的微血管或大血管并发症,或有严重的并发症,糖尿病病程长,并且尽管进行了糖尿病自我管理教育、合适的血糖监测、接受有效剂量的多种降糖药物包括胰岛素治疗仍然很难达标的患者,应采用较为宽松的 HbA1c 目标(如 HbA1c 7.5%~8.0%,甚至更高些)。即糖尿病患者血糖控制目标应该遵循个体化的原则。

（一）糖尿病健康教育

糖尿病健康教育是重要的基础管理措施之一。每位糖尿病患者一旦诊断即应规范接受糖尿病教育,目标是使患者充分认识糖尿病并掌握糖尿病的自我管理能力。健康教育被公认是决定糖尿病管理成败的关键。良好的健康教育可充分调动患者的主观能动性,积极配合治疗,有利于疾病控制达标,防止各种并发症的发生和发展,降低医疗费用和负担,使患者和国家均受益。健康教育包括糖尿病防治专业人员的培训,医务人员的继续医学教育,患者及其家属和公众的卫生保健教育。应对患者和家属耐心宣教,使其认识到糖尿病是终身疾病,治疗需持之以恒,充分认识自身的行为和自我管理能力是糖尿病能否成功控制的关键。同时促进患者治疗性生活方式改变,定期辅导并应将其纳入治疗方案,让患者了解糖尿病的基础知识和治疗控制要求,学会自我血糖监测,掌握医学营养治疗的具体措施和体育锻炼的具体要求,使用降血糖药物的注意事项,学会胰岛素注射技术,从而在医务人员指导下长期坚持合理治疗并达标,坚持随访,按需要调整治疗方案。同时,糖尿病健康教育应涉及社会心理问题,因为良好情感状态与糖尿病治疗效果密切相关。劝诫患者戒烟和烈性酒,讲求个人卫生,预防各种感染。

（二）医学营养治疗

医学营养治疗是糖尿病基础管理措施,是综合管理的重要组成部分。对医学营养治疗的依从性是决定患者能否达到理想代谢控制的关键影响因素。其主要目标:纠正代谢紊乱、达到良好的代谢控制、减少 CVD 的危险因素、提供最佳营养以改善患者健康状况、减缓 β 细胞功能障碍的进展。总的原则是确定合理的总能量摄入,合理、均衡地分配各种营养物质,恢复并维持理想体重。

1.计算总热量

首先按患者性别、年龄和身高查表或用简易公式计算理想体重[理想体重(kg)＝身高(cm)－105],然后根据理想体重和工作性质,参照原来生活习惯等,计算每天所需总热量。成年人休息状态下每天每千克理想体重给予热量 25~30 kcal,轻体力劳动 30~35 kcal,中度体力劳动 35~40 kcal,重体力劳动 40 kcal 以上。儿童、孕妇、乳母、营养不良及伴有消耗性疾病者应酌情增加,肥胖者酌减,使体重逐渐恢复至理想体重的±5%左右。

2.膳食搭配

膳食中碳水化合物所提供的能量应占饮食总热量的 50%~60%。不同种类碳水化合物引起血糖增高的速度和程度有很大不同,可用食物生糖指数(GI)来衡量。GI 指进食恒量的食物(含 50 g 碳水化合物)后,2~3 小时内的血糖曲线下面积相比空腹时的增幅除以进食 50 g 葡萄糖后的相应增幅。GI≤55%为低 GI 食物,55%~70%为中 GI 食物,GI≥70%为高 GI 食物。低 GI 食物有利于血糖控制和控制体重。应限制含糖饮料摄入;可适量摄入糖醇和非营养性甜味剂。肾功能正常的糖尿病个体,推荐蛋白质的摄入量占供能比的 10%~15%,成人每天每千克理想体重 0.8～1.2 g;孕妇、乳母、营养不良或伴消耗性疾病者增至 1.5～2.0 g;伴有糖尿病肾病而肾功能正常者应限制至 0.8 g,血尿素氮已升高者应限制在 0.6 g 以下;蛋白质应至少有 1/3 来自动物蛋白质,以保证必需氨基酸的供给。膳食中由脂肪提供的能量不超过总热量的 30%,其中饱和脂肪酸不应超过总热量的 7%;食物中胆固醇摄入量应<300 mg/d。

此外,各种富含食用纤维的食品可延缓食物吸收,降低餐后血糖高峰,有利于改善糖、脂代谢紊乱,并促进胃肠蠕动、防止便秘。提倡食用绿叶蔬菜、豆类、块根类、粗谷物、含糖成分低的水果等。

3.糖尿病的营养补充治疗

没有明确的证据显示糖尿病患者维生素或矿物质的补充是有益的(如果没有缺乏)。不建议常规补充抗氧化剂如维生素 E、维生素 C 和胡萝卜素,因为缺乏有效性和长期安全性的证据。目前的证据不支持糖尿病患者补充 n-3(EPA 和 DHA)预防或治疗心血管事件的建议。没有足够的证据支持糖尿病患者常规应用微量元素如铬、镁和维生素 D 以改善血糖控制。没有足够的证据支持应用肉桂或其他中草药/补充剂治疗糖尿病。

4.饮酒

成年糖尿病患者如果想饮酒,每天饮酒量应适度(成年女性每天饮酒的酒精量≤15 g,成年男性≤25 g)。饮酒或许使糖尿病患者发生迟发低血糖的风险增加,尤其是应用胰岛素或促胰岛素分泌剂的患者。教育并保证让患者知晓如何识别和治疗迟发低血糖。

5.钠摄入

普通人群减少钠摄入每天<2 300 mg 的建议对糖尿病患者也是合适的。对糖尿病合并高血压的患者,应考虑进一步减少钠的摄入。

6.合理分配

确定每天饮食总热量和糖类、蛋白质、脂肪的组成后,按每克糖类、蛋白质产热 4 kcal,每克脂肪产热9 kcal,将热量换算为食品后制订食谱,并根据生活习惯、病情和配合药物治疗需要进行安排。可按每天三餐分配为 1/5、2/5、2/5 或 1/3、1/3、1/3。

以上仅是原则估算,在治疗过程中要根据患者的具体情况进行调整。如肥胖患者在治疗措施适当的前提下,体重不下降,应进一步减少饮食总热量;体形消瘦的患者,经治疗体重已恢复者,其饮食方案也应适当调整,避免体重继续增加。

(三)运动治疗

体育运动在糖尿病患者的管理中占重要地位,尤其对肥胖的 T2DM 患者,运动可增加胰岛素敏感性,有助于控制血糖和体重。根据年龄、性别、体力、病情、有无并发症及既往运动情况等不同条件,在医师指导下开展有规律的合适运动,循序渐进,并长期坚持。建议糖尿病患者每周至少进行 150 分钟的中等强度的有氧体力活动(50%～70%最大心率),每周运动时间应该分布在 3 天以上,运动间隔时间一般不超过 2 天。若无禁忌证,应该鼓励 T2DM 患者每周至少进行 2 次阻力性肌肉运动。如果患者觉得达到所推荐的运动量和时间有困难,应鼓励他们尽可能进行适当的体育运动。运动前、中、后要监测血糖。运动量大或激烈运动时应建议患者调整食物及药物,以免发生低血糖。T1DM 患者为避免血糖波动过大,体育锻炼宜在餐后进行,运动量不宜过大,持续时间不宜过长。血糖>14 mmol/L、有明显的低血糖症状或者血糖波动较大、有糖尿病急性并发症和心眼脑肾等严重慢性并发症者暂不适宜运动。

（四）病情监测

糖尿病病情监测包括血糖监测、其他 CVD 危险因素和并发症的监测。

血糖监测基本指标包括空腹血糖、餐后血糖和 HbA1c。HbA1c 是评价长期血糖控制的金指标，也是指导临床调整治疗方案的重要依据之一，推荐糖尿病患者开始治疗时每 3 个月检测 1 次 HbA1c，血糖达标后每年也至少监测 2 次。也可用糖化血清蛋白来评价近 2～3 周的血糖控制情况。建议患者应用便携式血糖计进行自我监测血糖（SMBG），以了解血糖的控制水平和波动情况，指导调整治疗方案。自我血糖监测适用于所有糖尿病患者，尤其对妊娠和胰岛素治疗的患者更应加强自我血糖监测。SMBG 的方案、频率和时间安排应根据患者的病情、治疗目标和治疗方案决定。

患者每次就诊时均应测量血压；每年至少 1 次全面了解血脂及心、肾、神经、眼底等情况，以便尽早发现问题并给予相应处理。

（五）高血糖的药物治疗

1. 口服降糖药物

高血糖的药物治疗多基于 2 型糖尿病的两个主要病理生理改变——胰岛素抵抗和胰岛素分泌受损。口服降糖药物根据作用效果的不同，可以分为促胰岛素分泌剂（碘胺类、格列奈类、DPP-Ⅳ 抑制剂）和非促胰岛素分泌剂（双胍类、噻唑烷二酮类、α 糖苷酶抑制剂）。碘胺类药物、格列奈类药物直接刺激胰岛素分泌；DPP-Ⅳ 抑制剂通过减少体内 GLP-1 的分解而增加 GLP-1 增加胰岛素分泌的作用；噻唑烷二酮类药物可改善胰岛素抵抗；双胍类药物主要减少肝脏葡萄糖的输出；α 糖苷酶抑制剂主要延缓碳水化合物在肠道内的吸收。

（1）二甲双胍：目前临床上使用的双胍类药物主要是盐酸二甲双胍。双胍类药物主要药理作用是通过减少肝脏葡萄糖的输出和改善外周胰岛素抵抗而降低血糖。许多国家和国际组织制定的糖尿病指南中推荐二甲双胍作为 2 型糖尿病患者控制高血糖的一线用药和联合用药中的基础用药。临床试验显示，二甲双胍可以使 HbA1c 下降 1%～2%并可使体重下降。单独使用二甲双胍类药物不导致低血糖，但二甲双胍与胰岛素或促胰岛素分泌剂联合使用时可增加低血糖发生的危险性。二甲双胍的主要不良反应为胃肠道反应。双胍类药物罕见的严重不良反应是诱发乳酸酸中毒。因此，双胍类药物禁用于肾功能不全［血肌酐水平男性＞1.5 mg/dL，女性＞1.4 mg/dL 或肾小球滤过率＜60 mL/(min·1.73 m^2)］、肝功能不全、严重感染、缺氧或接受大手术的患者。在做造影检查使用碘化造影剂时，应暂时停用二甲双胍。

（2）碘胺类药物：碘胺类药物属于促胰岛素分泌剂，主要药理作用是通过刺激胰岛 β 细胞分泌胰岛素，增加体内的胰岛素水平而降低血糖。临床试验显示，碘胺类药物可以使 HbA1c 降低 1%～2%，是目前许多国家和国际组织制定的糖尿病指南中推荐的控制 2 型糖尿病患者高血糖的主要用药。目前在我国上市的碘胺类药物主要为格列苯脲、格列齐特、格列吡嗪和格列喹酮。碘胺类药物如果使用不当可以导致低血糖，特别是在老年患者和肝、肾功能不全者；碘胺类药物还可以导致体重增加。有肾功能轻度不全的患者，宜选择格列喹酮。患者依从性差时，建议服用每天一次的碘胺类药物。

（3）噻唑烷二酮类药物：噻唑烷二酮类药物主要通过增加靶细胞对胰岛素作用的敏感性而降低血糖。目前在我国上市的噻唑烷二酮类药物主要有罗格列酮和吡格列酮。临床试验显示，噻唑烷二酮类药物可以使 HbA1c 下降 1.0%～1.5%。噻唑烷二酮类药物单独使用时不导致低血糖，但与胰岛素或促胰岛素分泌剂联合使用时可增加发生低血糖的风险。体重增加和水肿是噻唑烷二酮类药物的常见不良反应,这种不良反应在与胰岛素联合使用时表现更加明显。噻唑烷二酮类药物的使用还与骨折和心力衰竭风险增加相关。在有心力衰竭(纽约心力衰竭分级Ⅱ以上)的患者、有活动性肝病或转氨酶增高超过正常上限2.5倍的患者及有严重骨质疏松和骨折病史的患者中应禁用本类药物。

(4)格列奈类药物:非磺胺类的胰岛素促泌剂,我国上市的有瑞格列奈,那格列奈和米格列奈。本类药物主要通过刺激胰岛素的早期分泌而降低餐后血糖,具有吸收快、起效快和作用时间短的特点,可降低 HbA1c 0.3%～1.5%。此类药物需在餐前即刻服用,可单独使用或与其他降糖药物联合应用(磺胺类除外)。格列奈类药物的常见不良反应是低血糖和体重增加,但低血糖的发生频率和程度较磺胺类药物轻。

(5)α糖苷酶抑制剂:α糖苷酶抑制剂通过抑制碳水化合物在小肠上部的吸收而降低餐后血糖。适用于以碳水化合物为主要食物成分和餐后血糖升高的患者。国内上市的α糖苷酶抑制剂有阿卡波糖,伏格列波糖和米格列醇。α糖苷酶抑制剂可使 HbA1c 下降 0.5%～0.8%,不增加体重,并且有使体重下降的趋势,可与磺胺类、双胍类、噻唑烷二酮类或胰岛素合用。α糖苷酶抑制剂的常见不良反应为胃肠道反应。服药时从小剂量开始,逐渐加量是减少不良反应的有效方法。单独服用本类药物通常不会发生低血糖;合用α糖苷酶抑制剂的患者如果出现低血糖,治疗时需使用葡萄糖、牛奶或蜂蜜,而食用蔗糖或淀粉类食物纠正低血糖的效果差。

(6)二肽基肽酶-Ⅳ抑制剂(DPP-Ⅳ抑制剂):DPP-Ⅳ抑制剂通过抑制二肽基肽酶-Ⅳ而减少GLP-1 在体内的失活,增加 GLP-1 在体内的水平。GLP-1 以葡萄糖浓度依赖的方式增强胰岛素分泌,抑制胰高血糖素分泌。目前国内上市的 DPP-Ⅳ抑制剂为西格列汀。在包括中国 2 型糖尿病患者在内的临床试验显示 DPP-Ⅳ抑制剂可降低 HbA1c 0.5%～1.0%。DPP-Ⅳ抑制剂单独使用不增加低血糖发生的风险,不增加体重。目前在我国上市的西格列汀在有肾功能不全的患者中使用时应注意减少药物的剂量。

(7)GLP-1 受体激动剂:GLP-1 受体激动剂通过激动 GLP-1 受体而发挥降低血糖的作用。GLP-1 受体激动剂以葡萄糖浓度依赖的方式增强胰岛素分泌、抑制胰高血糖素分泌并能延缓胃排空和通过中枢性的抑制食欲而减少进食量。目前国内上市的 GLP-1 受体激动剂为艾塞那肽,需皮下注射。在包括中国 2 型糖尿病患者在内的临床试验显示 GLP-1 受体激动剂可以使 HbA1c 降低 0.5%～1%。GLP-1 受体激动剂可以单独使用或与其他口服降糖药物联合使用。GLP-1 受体激动剂有显著的体重降低作用,单独使用无明显导致低血糖发生的风险。GLP-1 受体激动剂的常见胃肠道不良反应,如恶心,程度多为轻到中度,主要见于刚开始治疗时,随治疗时间延长逐渐减少。

2.胰岛素治疗

胰岛素治疗是控制高血糖的重要手段。1 型糖尿病患者需依赖胰岛素维持生命,也必须使用胰岛素控制高血糖。2 型糖尿病患者虽然不需要胰岛素来维持生命,但由于口服降糖药的失效或出现口服药物使用的禁忌证时,仍需要使用胰岛素控制高血糖,以减少糖尿病急、慢性并发症发生的危险。在某些时候,尤其是病程较长时,胰岛素治疗可能会变成最佳的,甚至是必需的保持血糖控制的措施。

开始胰岛素治疗后应该继续坚持饮食控制和运动,并加强对患者的宣教,鼓励和指导患者进行自我血糖监测,以便于胰岛素剂量调整和预防低血糖的发生。所有开始胰岛素治疗的患者都应该接受低血糖危险因素、症状和自救措施的教育。

胰岛素的治疗方案应该模拟生理性胰岛素分泌的模式,包括基础胰岛素和餐时胰岛素两部分的补充。胰岛素根据其来源和化学结构可分为动物胰岛素、人胰岛素和胰岛素类似物。胰岛素根据其作用特点可分为超短效胰岛素类似物、常规(短效)胰岛素、中效胰岛素、长效胰岛素(包括长效胰岛素类似物)和预混胰岛素(包括预混胰岛素类似物)。临床试验证明,胰岛素类似物与人胰岛素相比控制血糖的能力相似,但在模拟生理性胰岛素分泌和减少低血糖发生的危险性方面胰岛素类似物优于人胰岛素。

(1)胰岛素的起始治疗:①1 型糖尿病患者在发病时就需要胰岛素治疗,而且需终生胰岛素替代治疗。②2 型糖尿病患者在生活方式和口服降糖药联合治疗的基础上,如果血糖仍然未达到控制目标,即可开始口服药物和胰岛素的联合治疗。一般经过较大剂量多种口服药物联合治疗后 HbA1c 仍＞7％时,就可以考虑启动胰岛素治疗。③对新发病并与 1 型糖尿病鉴别困难的消瘦的糖尿病患者,应该把胰岛素作为一线治疗药物。④在糖尿病病程中(包括新诊断的 2 型糖尿病患者),出现无明显诱因的体重下降时,应该尽早使用胰岛素治疗。⑤根据患者的具体情况,可选用基础胰岛素或预混胰岛素起始胰岛素治疗。

胰岛素的起始治疗中基础胰岛素的使用:①基础胰岛素包括中效人胰岛素和长效胰岛素类似物。当仅使用基础胰岛素治疗时,不必停用胰岛素促分泌剂。②使用方法:继续口服降糖药物治疗,联合中效或长效胰岛素睡前注射。起始剂量为 0.2 U/kg。根据患者空腹血糖水平调整胰岛素用量,通常每 3～5 天调整一次,根据血糖的水平每次调整 1～4 U 直至空腹血糖达标。如 3 个月后空腹血糖控制理想,但 HbA1c 不达标,应考虑调整胰岛素治疗方案。

胰岛素的起始治疗中预混胰岛素的使用:①预混胰岛素包括预混人胰岛素和预混胰岛素类似物。根据患者的血糖水平,可选择每天一到二次的注射方案。当使用每天两次注射方案时,应停用胰岛素促泌剂。②使用方法包括以下 2 条。每天一次预混胰岛素:起始的胰岛素剂量一般为 0.2 U/kg 每天,晚餐前注射。根据患者空腹血糖水平调整胰岛素用量,通常每 3～5 天调整一次,根据血糖的水平每次调整 1～4 U 直至空腹血糖达标。每天两次预混胰岛素:起始的胰岛素剂量一般为每天 0.4～0.6 U/kg,按 1∶1 的比例分配到早餐前和晚餐前。根据空腹血糖,早餐后血糖和晚餐前后血糖分别调整早餐前和晚餐前的胰岛素用量,每 3～5 天调整一次,根据血糖水平每次调整的剂量为 1～4 U,直到血糖达标。1 型糖尿病在蜜月期阶段,可以短期使用预混胰岛素 2～3 次/天注射。

(2)胰岛素的强化治疗。

多次皮下注射:①在上述胰岛素起始治疗的基础上,经过充分的剂量调整,如患者的血糖水平仍未达标或出现反复的低血糖,需进一步优化治疗方案。可以采用餐时＋基础胰岛素或每天三次预混胰岛素类似物进行胰岛素强化治疗。②使用方法包括以下 2 条。餐时＋基础胰岛素:根据睡前和三餐前血糖的水平分别调整睡前和三餐前的胰岛素用量,每 3～5 天调整一次,根据血糖水平每次调整的剂量为 1～4 U,直到血糖达标;每天 3 次预混胰岛素类似物:根据睡前和三餐前血糖水平进行胰岛素剂量调整,每 3～5 天调整一次,直到血糖达标。

持续皮下胰岛素输注(CSII):①是胰岛素强化治疗的一种形式,更接近生理性胰岛素分泌模式,在控制血糖方面优于多次皮下注射且低血糖发生的风险小。②需要胰岛素泵来实施治疗。③主要适用人群:1 型糖尿病患者;计划受孕和已妊娠的糖尿病妇女;需要胰岛素强化治疗的 2 型糖尿病患者。

特殊情况下胰岛素的应用:对于血糖较高的初发 2 型糖尿病患者,由于口服药物很难使血糖得到满意的控制,而高血糖毒性的迅速缓解可以部分减轻胰岛素抵抗和逆转 β 细胞功能,故新诊断的 2 型糖尿病伴有明显高血糖时可以使用胰岛素强化治疗。方案可以选择各种胰岛素强化治疗方案。如多次皮下注射、胰岛素泵注射等。应注意加强血糖的监测及时调整胰岛素剂量,使各点血糖在最短时间接近正常,同时尽量减少低血糖的发生。

胰岛素注射装置:可以根据个人需要和经济状况选择使用胰岛素注射笔(胰岛素笔或者特充装置)、胰岛素注射器或胰岛素泵。

(六)T2DM 高血糖的管理策略和治疗流程

应依据患者病情特点结合其经济、文化、对治疗的依从性、医疗条件等多种因素,制定个体化的治疗方案,且强调跟踪随访,根据病情变化调整治疗方案,力求达到安全平稳降糖、长期达标。

生活方式干预是 T2DM 的基础治疗措施,应该贯穿于糖尿病治疗的始终。如果单纯生活方式干预血糖不能达标,应开始药物治疗。选择降糖药物应考虑有效性、安全性及费用。首选二甲双胍,且如果没有禁忌证,其应一直保留在治疗方案中;不适合二甲双胍治疗者可选择其他种类药物。如单独使用二甲双胍治疗血糖未达标,可加用其他种类的降糖药物。基线 HbA1c 很高的患者(如≥9.0%),也可直接开始两种口服降糖药联合,或胰岛素治疗。两种口服药联合治疗而血糖仍不达标者,可加用胰岛素治疗(每天 1 次基础胰岛素或每天 1~2 次预混胰岛素)或采用 3 种口服药联合治疗。如血糖仍不达标,则应将治疗方案调整为多次胰岛素治疗或 CSII。

在选择治疗药物时也可根据患者血糖特点,如空腹血糖高时可选用双胍类、磺胺类和中长效胰岛素;餐后血糖升高为主时可选用格列奈类和/或 α-糖苷酶抑制剂、短效及超短效胰岛素;DPP-Ⅳ抑制剂及 GLP-1 受体激动剂降低餐后血糖同时可降低空腹血糖,并且低血糖风险小。

(七)手术治疗糖尿病

近年证实减重手术可明显改善肥胖 T2DM 患者的血糖控制,甚至可使部分糖尿病患者"缓解",术后2~5 年的 T2DM 缓解率可达 60%~80%。故近年 IDF 和 ADA 已将减重手术(代谢手术)推荐为肥胖 T2DM 的可选择的治疗方法之一;我国也已开展这方面的治疗。2013 版《中国2 型糖尿病防治指南》提出减重手术治疗的适应证:BMI>32 kg/m² 为可选适应证,28~32 kg/m² 且合并糖尿病、其他心血管疾病为慎选适应证。但目前各国有关手术治疗的 BMI 切点不同,应规范手术的适应证,权衡利弊,避免手术扩大化和降低手术长、短期并发症发生的风险,并加强手术前后对患者的管理。目前还不适合大规模推广。

(八)胰腺移植和胰岛细胞移植

单独胰腺移植或胰肾联合移植可解除对胰岛素的依赖,改善生活质量。治疗对象主要为 T1DM 患者,目前尚局限于伴终末期肾病的 T1DM 患者;或经胰岛素强化治疗仍难达到控制目标,且反复发生严重代谢紊乱者。然而,由于移植后发生的免疫排斥反应,往往会导致移植失败,故必须长期应用免疫抑制剂。

同种异体胰岛移植可使部分 T1DM 患者血糖水平维持正常达数年。但供体来源的短缺和需要长期应用免疫抑制剂限制了该方案在临床上的广泛推广。且移植后患者体内功能性胰岛细胞的存活无法长期维持,移植后随访 5 年的患者中不依赖胰岛素治疗的比率低于 10%。近年还发现采用造血干细胞或间充质干细胞治疗糖尿病具有潜在的应用价值,但此治疗方法目前尚处于临床前研究阶段。

(九)糖尿病慢性并发症的防治原则

糖尿病慢性并发症是患者致残、致死的主要原因,强调早期防治。T1DM 病程≥5 年者及所有 T2DM 患者确诊后应每年进行慢性并发症筛查。现有证据显示：仅严格控制血糖对预防和延缓 T2DM 患者，特别是那些病程长、已发生 CVD 或伴有多个心血管危险因子患者慢性并发症的发生发展的作用有限，所以应早期和积极全面控制 CVD 危险因素。

在糖尿病合并高血压患者的血压目标值方面各指南有所不同。JNC8 将60 岁以下糖尿病高血压患者的血压目标值设定为＜18.7/12.0 kPa(140/90 mmHg)。2013 年和 2014 年美国糖尿病学会(ADA)糖尿病诊疗指南将糖尿病患者的血压目标值设定为＜18.7/10.7 kPa(140/80 mmHg)，而欧洲心脏病学会(ESC)和欧洲糖尿病学会(EASD)联合发布的《2013 糖尿病、糖尿病前期和心血管疾病指南》则将这些目标值设定为＜18.7/11.3 kPa(140/85 mmHg)，《2013 年中国 2 型糖尿病防治指南》在这一指标上与 ADA 指南保持一致。血压≥18.7/12.0 kPa(140/90 mmHg)者，除接受生活方式治疗外，还应立即接受药物治疗，并及时调整药物剂量使血压达标。糖尿病并高血压患者的药物治疗方案应包括一种血管紧张素转化酶(ACE)抑制剂或血管紧张素受体拮抗剂(ARB)。如果一类药物不能耐受，应该用另一类药物代替。避免 ACEI 和 ARB 联用。为使血压控制达标，常需联用多种药物(最大剂量的 2 种或多种药物)。如果已经应用 ACE 抑制剂、ARB 类或利尿剂，应监测血肌酐/估计肾小球滤过率(eGFR)和血钾水平。糖尿病并慢性高血压的孕妇，为了母亲长期健康和减少胎儿发育损害，建议血压目标值为 14.7～17.1 kPa(110～129mmHg)/8.7～10.5 kPa(65～79 mmHg)。妊娠期间，ACE 抑制剂和 ARB 类均属禁忌。

治疗和管理血脂异常的目的是预防心血管终点事件的发生。LDL-C 是首要的治疗靶标，如果不能检测 LDL-C，那么总胆固醇应作为治疗的靶标。其他如 non-HDL-C 和 Apo-B 亦可作为次要的治疗和管理靶标。

心血管风险增加的 T1DM 及 T2DM 患者(10 年风险＞10％)，考虑阿司匹林一级预防治疗(剂量 75～162 mg/d)。这包括大部分＞50 岁男性或＞60 岁女性，并至少合并一项其他主要危险因素(CVD 家族史、高血压、吸烟、血脂异常或蛋白尿)。CVD 低危的成年糖尿病患者(10 年 CVD 风险＜5％，如＜50 岁男性或＜60 岁女性且无其他主要 CVD 危险因素者)不应推荐使用阿司匹林预防 CVD，因为出血的潜在不良反应可能抵消了其潜在益处。

严格的血糖控制可预防或延缓 T1DM 和 T2DM 蛋白尿的发生和进展。已有微量清蛋白尿而血压正常的早期肾病患者应用 ACEI 或 ARB 也可延缓肾病的进展；一旦进展至临床糖尿病肾病期，治疗的重点是矫正高血压和减慢 GFR 下降速度。ACEI 或 ARB 除可降低血压外，还可减轻蛋白尿和使 GFR 下降延缓。糖尿病肾病(Ⅳ期)饮食蛋白量为每天每千克体重 0.8 g，以优质动物蛋白为主；GFR 进一步下降后减至 0.6 g 并加用复方 α-酮酸。尽早使用促红细胞生成素纠正贫血，治疗维生素 D-钙磷失平衡可明显改善进展期患者的生活质量和预后。糖尿病肾病肾衰竭者需透析或移植治疗。

综合眼科检查包括散瞳后眼底检查、彩色眼底照相，必要时行荧光造影检查。有任何程度黄斑水肿、严重 NPDR 或任何 PDR 的患者，应该立即转诊给治疗糖尿病视网膜病变丰富经验的眼科医师。高危 PDR、临床明显的黄斑水肿和部分严重 NPDR 患者，进行激光光凝治疗可以降低失明的危险。糖尿病黄斑水肿是抗血管内皮生长因子(VEGF)治疗的指征。由于阿司匹林不增加视网膜出血的风险且有心脏保护作用，视网膜病变的存在不是阿司匹林治疗的禁忌证。重度 NPDR 应尽早接受视网膜光凝治疗；PDR 患者存在威胁视力情况时(如玻璃体积血不吸收、视网膜前出现纤维增殖、黄斑水肿或视网膜脱离等)应尽早行玻璃体切割手术，争取尽可能保存视力。

所有 T2DM 确诊时和 T1DM 确诊 5 年后应该使用简单的临床检测手段(如 10 g 尼龙丝、音叉振动觉检查等)筛查糖尿病周围神经病变,只有当临床表现不典型时才需要进行电生理学检查;此后至少每年检查一次。除非临床特征不典型,一般不需要进行电生理学检查或转诊给神经病学专家。目前糖尿病周围神经病变尚缺乏有效治疗方法,早期严格控制血糖并保持血糖稳定是防治糖尿病神经病变最重要和有效的方法;其他如甲钴胺、α-硫辛酸、前列腺素类似物、醛糖还原酶抑制剂、神经营养因子等有一定的改善症状和促进神经修复的作用;对痛性糖尿病神经病变可选用抗惊厥药(卡马西平、普瑞巴林和加巴喷丁等)、选择性 5-羟色胺和去甲肾上腺素再摄取抑制剂(度洛西汀)、三环类抗忧郁药物(阿米替林、丙米嗪)减轻神经病变相关的特定症状,改善患者的生活质量。

对所有糖尿病患者每年进行全面的足部检查,以确定溃疡和截肢的危险因素。足部检查应该包括视诊、评估足动脉搏动、保护性感觉丢失的检查(10 g 单尼龙丝＋以下任何一项检查:128 Hz 音叉检查振动觉,针刺感,踝反射或振动觉阈值)。对所有糖尿病患者都应给予糖尿病足自我保护的教育并提供一般的足部自我管理的教育。对于足溃疡及高危足患者,尤其有足溃疡或截肢病史者,推荐多学科管理。吸烟、有 LOPS、畸形或既往有下肢并发症者,应该转诊给足病专家进行持续性预防治疗和终生监护。首次筛查外周动脉病变时,应该包括跛行的病史并评估足动脉搏动。明显跛行或踝肱指数异常者,应该进行进一步的血管评估。对高危足应防止外伤、感染,积极治疗血管和神经病变。对已发生足部溃疡者要鉴别溃疡的性质,给予规范化处理,以降低截肢率和医疗费用。对高足压患者的治疗,除根据引起足压增高的原因给予相应处理外,国外的临床经验已证明,治疗性鞋或鞋垫使压力负荷重新分配,有预防足溃疡发生的作用,尤其是对曾发生过足溃疡和有足畸形的患者效果更好。

所有糖尿病患者应行心理和社会状态评估和随访及时发现和处理抑郁、焦虑、饮食紊乱和认知功能损害等。

(十)糖尿病合并妊娠及 GDM 的管理

糖尿病合并妊娠及 GDM 均与先兆子痫、大于胎龄儿、剖宫产及肩难产等母婴并发症有关,故整个妊娠期糖尿病控制对确保母婴安全至关重要。由于胎儿发生先天性畸形危险性最大的时期是停经 9 周前及受孕 7 周内,因而糖尿病妇女应在接受胰岛素治疗使血糖控制达标后才受孕。受孕前应进行全面检查,由糖尿病医师和妇产科医师共同评估是否合适妊娠。尽早对 GDM 进行诊断,确诊后即按诊疗常规进行管理。医学营养治疗原则与非妊娠患者相同,务使孕妇体重正常增长。应选用胰岛素控制血糖;虽然国外有文献报道二甲双胍和格列本脲应用于妊娠期患者有效、安全,但我国目前尚未批准任何口服降糖药用于妊娠期高血糖的治疗。密切监测血糖,GDM 患者妊娠期血糖应控制在餐前及餐后 2 小时血糖值分别≤5.3、6.7 mmol/L,特殊情况下可测餐后 1 小时血糖(≤7.8 mmol/L);夜间血糖不低于 3.3 mmol/L;妊娠期 HbA1c 宜<5.5%。糖尿病合并妊娠患者妊娠期血糖控制应达到下述目标:妊娠早期血糖控制勿过于严格,以防低血糖发生;妊娠期餐前、夜间血糖及 FPG 宜控制在 3.3～5.6 mmol/L,餐后峰值血糖 5.6～7.1 mmol/L,HbA1c<6.0%。无论 GDM 或糖尿病合并妊娠,经过饮食和运动管理,妊娠期血糖达不到上述标准时,应及时加用胰岛素进一步控制血糖。

密切监测胎儿情况和孕妇的血压、肾功能、眼底等。计划怀孕或已经怀孕的女性糖尿病患者应该进行综合性眼科检查,综合评价糖尿病视网膜病发生和/或发展风险。妊娠前 3 个月应进行眼科检查,随后整个妊娠期间和产后 1 年密切随访。根据胎儿和母亲的具体情况,选择分娩时间和方式。产后注意对新生儿低血糖症的预防和处理。GDM 患者应在产后 6～12 周用 OGTT 及非妊娠糖尿病诊断标准筛查是否有永久性糖尿病，如果血糖正常，应至少每 3 年进行一次糖尿病筛查。

（十一）围术期管理

糖尿病与手术应激之间有复杂的相互影响：糖尿病血管并发症可明显增加手术风险，糖尿病患者更易发生感染及伤口愈合延迟；而手术应激可显著升高血糖，甚至诱发糖尿病急性并发症，增加术后病死率。择期手术前应尽量将空腹血糖控制＜7.8 mmol/L 及餐后血糖＜10 mmol/L；接受大、中型手术者术前改为胰岛素治疗；并对可能影响手术预后的糖尿病并发症进行全面评估。需急诊手术而又存在酸碱、水电解质平衡紊乱者应及时纠正。术中、术后密切监测血糖，围术期患者血糖控制在 8.0～10.0 mmol/L 较安全。

（十二）免疫接种

年龄≥6 个月的糖尿病患者每年都要接种流感疫苗。所有≥2 岁的糖尿病患者须接种肺炎球菌多糖疫苗。年龄≥65 岁的患者如果接种时间超过 5 年者需再接种一次。再接种指征还包括肾病综合征、慢性肾脏疾病及其他免疫功能低下状态，如移植术后。年龄在 19～59 岁的糖尿病患者如未曾接种乙肝疫苗，应该接种。年龄≥60 岁的糖尿病患者如未曾接种乙肝疫苗，也可以考虑接种。

（王　晨）

第七节　糖尿病肾病的中西医结合治疗

糖尿病肾病(Diabetic Nephropathy,DN)即糖尿病肾小球硬化症，是糖尿病最典型的微血管并发症之一。由于缺少有效的治疗措施，随着病情进展，将会导致肾衰竭尿毒症，所以也是糖尿病最重要的致死原因之一。统计资料显示：30％～40％的 1 型糖尿病和 10％～19％的 2 型糖尿病患者会发生糖尿病肾病。观察发现：糖尿病患者一旦出现微量清蛋白尿，病情就将逐步进展至临床糖尿病肾病，而临床糖尿病肾病一旦发生，则几年之内肾小球滤过率就会逐渐下降直至发展为终末期肾病。在西方国家进行透析的肾病患者中已经有一半以上为糖尿病肾病患者，在全世界范围内已经成为家庭和社会的巨大的经济负担。而且，糖尿病患者微量清蛋白尿的出现，不仅标志着早期肾病的存在，而且极大地增加心血管疾病患病率及死亡危险性，因此必须给予高度重视。对于糖尿病肾病的治疗，现代医学主要是应用降糖、降压、控制蛋白摄入等措施，著名的RENAAL 研究和 PRIME 研究，虽然取得了有意义的研究结果，但也只能使不足 30％的糖尿病肾病患者终末期肾病危险率降低，使不足 10％的早期糖尿病肾病患者进展到临床糖尿病肾病进程得以延缓。而且还存在高血钾、一过性肾功能不全、咳嗽等不良反应和花费较大等问题。因此，探索延缓糖尿病肾病进程的有效措施，是目前医学界研究的热点和难点问题，各国政府和医学界都非常重视糖尿病肾病的防治，寻求有效的糖尿病肾病干预措施。中国对中医药防治糖尿病肾病研究也很重视，自"九五"开始，糖尿病肾病的中医药治疗就被列为国家科技攻关和科技支撑计划重点项目。

糖尿病肾病早期，与糖尿病相比，缺少特异性症状，进入临床期则可表现为水肿、尿多浊沫，或夜尿频多,晚期可表现为食少恶心、大小便不通等尿毒症症状,是消渴病继发的"水肿""胀满""关格",与中医文献记载的"肾消"相关,称之为"消渴病肾病"。

一、病因与发病机理

(一)现代医学对糖尿病肾病发病机理和病理的认识

1.糖尿病肾病发病机理

(1)血流动力学改变:糖尿病肾病早期,普遍存在肾小球高滤过、高灌注等血流动力的改变。这种高滤过、高灌注,可以刺激肾小球毛细血管系膜细胞及其基质增生,并由此成为结节性肾小球硬化形成的基础。研究发现:糖尿病早期甚至新诊断的 1 型糖尿病和某些 2 型糖尿病患者,肾小球滤过率(GFR)增高(40%)和肾体积增大,Mogensen 证明糖尿病早期 GFR 增高者易得糖尿病肾病。至于引起肾小球高滤过、高灌注的原因,包括高血糖、胰高血糖素和生长激素及高蛋白饮食等多个方面。

(2)蛋白非酶糖基化:高血糖可引起循环蛋白,如血红蛋白、清蛋白及包括细胞外基质和细胞膜成分的组织蛋白发生非酶糖化。高血糖时:葡萄糖＋蛋白→Schiff 碱基→Amadori 产物。正常基底膜(GBM)和系膜基质含有胶原,胶原中赖氨酸及羟赖氨酸的 ε-氨基的糖化反应对葡萄糖最具特异性,血糖增高使赖氨酸或羟赖氨酸被糖化,糖化胶原的 Amadori 产物分子重排的已糖化赖氨酸或羟赖氨酸,通过葡萄糖分子氧络基和邻近分子的另一个赖氨酸/羟赖氨酸 ε-氨基起反应。胶原分子上所有的肽链都能参与葡萄糖介导的这种共价交联,形成一种异常而稳定的分子构型,不受正常赖氨酰氧化酶的影响也不易被氧化降解。糖尿病肾病病理特点:①GBM 增厚和系膜基质增加;②GBM 胶原合成增加;③GBM 糖化胶原蛋白的降解减少。

(3)多元醇通道活性增加:正常与醛糖还原酶(AR)相关的多元醇通道(PP)相对是不活动的,血糖正常时葡萄糖很少受 AR 作用而减少,但在高血糖状态下,葡萄糖不需要胰岛素可自由进入晶状体、神经和血管壁等组织,葡萄糖浓度增加超过了糖原合成及葡萄糖氧化的能力,PP 活化,葡萄糖成为 AR 的底物,使葡萄糖→山梨醇→果糖。山梨醇不易透出细胞膜而果糖又很少进一步代谢,结果细胞内山梨醇和果糖堆积:①细胞高渗肿胀和破坏;②多元醇含量增加,AR 活性增高使醇糖和醛糖含量增加,醛糖增多使细胞外基质中胶原成分的非酶糖化作用增强,胶原增加;醇糖增多导致胶原水合增加,基底膜增厚;③引起肌醇(MI)代谢异常,MI 为一种糖醇,其三维结构与葡萄糖极相似,正常细胞内普遍存在少量 MI,来源于 1-磷酸葡萄糖与 1-磷酸肌醇的合成,MI 直接参与膜磷脂酰肌醇(PI)池的合成与调节。PP 活化→细胞内 MI 降解→细胞内 MI 减少→PI 合成降低→细胞膜 Na^+-K^+-ATP 酶活性降低→细胞功能与结构异常。高血糖可通过活化 PP 改变 MI 代谢和干扰 Na^+-K^+-ATP 酶在肾小球内某一点或多处的正常调节作用,引起糖尿病肾病早期肾小球高滤过。

(4)肾小球滤过屏障的改变:组化分析发现,无论是 1 型糖尿病或 2 型糖尿病肾小球基底硫酸类肝素降低→GBM 阴电荷减少→肾小球滤过屏障改变,GBM 通透性增加→尿蛋白增加。

(5)细胞外基质及细胞因子参与:随着分子生物学的研究发展,近年认为在糖尿病肾病发生的细胞分子机制中,有细胞外基质(ECM)及多种细胞生长因子参与。比较肯定的有白细胞介素-1(IL-1)、IL-6、IL-8、转化生长因子(TGF)、肿瘤坏死因子(TNF)、血小板激活因子(PAF)、血小板衍生性生长因子(PDGF)和胰岛素样生长因子(IGF)等,这些细胞生长因子从不同的作用环节引起系膜细胞增生、系膜增殖、ECM 增多,从而导致糖尿病肾病的发生,因此,如何在细胞生物化学及细胞因子水平阻断其对肾小球的损害,已越来越受到关注,并将成为今后糖尿病肾病防治及其机理研究的一个新领域。

肾小球系膜由系膜细胞和肾小球 ECM 两部分组成,GBM 是特殊的 ECM,由Ⅳ胶原、层黏蛋白(LN)硫酸肝素糖蛋白组成。ECM 调节着系膜细胞的增生和分泌各种活性物质如纤维连接蛋白(FN),层黏蛋白(LN),Ⅰ型、Ⅲ型、Ⅳ型胶原基质成分。糖尿病肾病时肾小球系膜细胞出现持续性分泌 ECM、系膜增生、肾小球肥大,最终致肾小球硬化。肾小球系膜细胞分泌多种细胞因子参与糖尿病肾病的发病机制:①IL-1。肾小球系膜细胞及上皮细胞均可分泌 IL-1,系膜细胞表面有 IL-1 受体,IL-1 是一种调节宿主防御、炎症、损伤等多种过程的细胞因子。其作为辅助的有丝分裂原在有血清存在的情况下可刺激系膜细胞的生长,促进系膜细胞分泌 PCE_2、IL-8、产生胶原蛋白、中性蛋白酶和超氧阴离子,导致肾小球 ECM 的分泌增多和基底膜降解、破坏。②IL-6。刺激系膜细胞增生,导致 ECM 增多。人类和大鼠系膜细胞均可分泌 IL-6 和表达 IL-6mRNA、与系膜细胞增殖有关。③TNF。促进系膜细胞合成 PG 和 PAF 使系膜细胞结构和形态改变;增加系膜细胞 cAMP 和 cGMP 的合成,导致 ECM 分泌增加;增加系膜细胞 IL-6、IL-8mRNA 转录和系膜细胞的增殖;减少血浆酶原激活剂的合成,导致肾小球内血小板形成及纤维素样坏死;激活活性氧自由基和膜攻击补体成分,造成细胞膜的损失,导致肾小球结构和功能损害及 ECM 分布异常导致糖尿病肾病。④TGF-β。调节 ECM 的合成和降解,TGF-β 可增加几乎所有 ECM 成分的 mRNA 表达,促进 ECM 合成。调节 ECM 与细胞之间的相互作用,ECM 对肾小球细胞的作用是通过其膜表面特异受体来完成的,TGF-β 能促进这些特异性受体 mRNA 的表达 ECM 分泌。⑤血小板衍生性生长因子(PDGF)。PDGF 是多肽类生长因子中对系膜细胞促有丝分裂作用最强的。PDGF 直接作用于系膜细胞,释放生长因子而调节 ECM 的代谢。PDGF 可明显增加肾小球内毛细血管压力。⑥胰岛素样生长因子(IGF),包括 IGF-Ⅰ、IGF-Ⅱ,IGF-Ⅰ使系膜细胞中Ⅵ胶原合成增加,血管紧张素Ⅱ(ATⅡ)可刺激系膜细胞增殖,IGF-I 可使 ATⅡ与系膜细胞上受体结合增强,细胞内钙含量上升,促进系膜细胞增殖及 ECM 分泌增加,参与 DM 早期 GFR 升高及肾小球肥大。

(6)其他因素:如高血糖→前列腺素 PGE_2、PGI_2 合成增加→肾小球毛细血管扩张→肾脏高灌注→GFR升高,高血压加速糖尿病肾病进展和功能恶化。

2.糖尿病肾病病理

糖尿病肾病在组织学基本病变为肾小球基底膜增厚和系膜基质的增生,依据病变特征又分为结节性肾小球硬化和弥漫性肾小球硬化两种病理类型。

(1)结节性肾小球硬化:糖尿病肾病所特有,结节呈圆形或椭圆形的 PAS 染色阳性物,多发生于肾小球毛细血管的中央,其毛细血管被外推,有时扩张形成微血管瘤。早期糖尿病肾病结节性硬化少见。

(2)弥漫性肾小球硬化:病变广泛,肾小球基底膜增厚,系膜基质增多,系膜区扩大使肾小球略呈分叶状。糖尿病肾病各期患者普遍有不同程度的存在。

(3)肾小球渗出性损害。主要表现:①纤维素冠或透明冠,为嗜伊红性物质,多位于肾小球毛细血管的周缘部分内皮细胞与基底膜之间,而与肾小囊发生粘连。②肾囊小滴为圆形团块状嗜酸性物质,沉着于壁层上皮细胞与球囊之间。

(4)肾小管-间质损害:肾小管常见空泡变性,有脂类沉着;可能影响对蛋白的再吸收。糖尿病肾病晚期可见小管萎缩,基底膜增厚。间质损害为水肿、淋巴细胞、单核细胞等的浸润,晚期可有纤维化出现。

（二）中医对糖尿病肾病病因的认识与"微型癥瘕"形成病机理论

糖尿病肾病属于"消瘅"范畴，"消瘅"病机《内经》谓之"气血逆留，髀皮充肌，血脉不行"所致。提示糖尿病肾病存在血瘀病机。《古今录验》"……三渴而饮水不能多，但腿肿，足先瘦小，阴痿弱，数小便者，此肾消病也。"提示肾消病病位在肾，属于糖尿病肾病等多种并发症并存的情况。《景岳全书》指出："下消者，下焦病也，小便如膏如脂，面黑耳焦，日渐消瘦，其病在肾，故又名肾消也。"明确下消病位在肾。《证治要诀》指出："下消消肾，肾衰不能摄水，故小便虽多而不渴"。指出糖尿病肾病常见症状"小便虽多而不渴"，是肾衰固摄无权所致。《圣济总录》指出："此病久不愈，能为水肿痈疽之病"。《杂病源流犀烛》指出："有消渴后身肿者，有消渴面目足肿而小便少者"。皆是论消渴病继发水肿，是糖尿病肾病中期的常见症状。《圣济总录》还指出："消渴病，肾气受伤，肾主水，肾气虚衰，气化失常，开阖不利，水液聚于体内而出现水肿"。提示消渴病日久伤肾，肾虚气化不行，则可以导致水肿。

从今天的认识来看，糖尿病肾病作为消渴病的重要继发病证，仍然是消渴病日久，肾体受损，肾用失司所致。其病一旦形成，病情就会不断进展，由虚损渐成劳衰。其病因除与长期高血糖有关外，我们从实践中也观察到，与素体肾亏（禀赋不足，素体肾虚，或后天劳倦过度伤肾）、情志郁结（郁怒不解，思虑过度）、饮食失宜（过食肥甘厚味，醇酒辛辣之品，或偏食豆制品，或嗜咸味）、失治误治等密切相关。临床上经常可见到糖尿病患者因长期过食豆类食品，迅速进展为肾病导致血肌酐、尿素氮升高的情况，教训非常深刻。

糖尿病肾病"微型癥瘕"形成病机理论：消渴病日久，体质因素加以情志、饮食失调等，内热或伤阴，或耗气，或气阴两伤，或阴损及阳，久病致虚基础上，久病入络，气虚血瘀，痰郁热瘀互相胶结，则可在肾之络脉形成微型癥瘕，使肾体受损，肾用失司。"聚者，聚也，聚散而无常也；""瘕者，假也，假物以成形也；""积者，积也，积久而成形也；""癥瘕，征也，有形而可征也。"意思是说，癥瘕为病，初为瘕聚，有聚散无常、假物成形的特点，易治；终为癥积，有积久成形、有形可征的特点。糖尿病肾病发生发展的过程，实际上就是肾之络脉病变，微型"瘕聚"，渐成"癥积"的过程。肾主藏精，肾气不固，精微外泄，则可见尿蛋白，或见夜尿频多等。肾主水，肾气不化，或阴损及阳，阳不化气，水湿气化不利，水液滞留，溢于肌肤，故可见浮肿胀满。病情继续发展，肾体劳损，肾元虚衰，气血俱伤，气化不行，浊毒内留，则诸症峰起。终成肾元衰败，五脏俱病，升降失常，三焦阻滞，水湿浊毒泛滥，一身气机升降出入俱废，则为关格危证。病位以肾为中心，常涉及肝、脾诸脏，后期还会涉及心肺，导致五脏俱病。病性多虚实夹杂。早期气阴两虚为主，晚期则气血阴阳俱虚，浊毒内留。

发病之初，多气阴两虚，络脉瘀结。肾主水，司开阖，消渴病日久，肾阴亏损，阴损耗气，而致肾气虚损，固摄无权，开阖失司，尿频尿多，尿浊而甜。肝肾同源，精血互化，肝肾阴虚，精血不能上承于目而致两目干涩；阴虚火旺，灼伤目之血络，则眼底出血，视物模糊，肝肾阴虚，阴虚阳亢，头晕、耳鸣，血压偏高；肝肾阴虚，络脉瘀阻，筋脉失养，则肢体麻痛。

病程迁延，气阴不足的基础上，阴损及阳，脾肾渐虚，则水湿内停。脾肾气虚，甚或阳虚，气化不行，运化失职，水湿潴留，或加之血瘀水停，皆可致面足水肿，甚则胸腔积液腹水，阳虚不能温煦四末，血脉不行，则畏寒肢冷、麻木疼痛。

病变晚期，肾体劳衰，肾用失司，肾元失司，一身气化不行，湿浊邪毒内停，五脏受损，气血阴阳衰败，气机升降失司，则变证蜂起。浊毒上泛，胃失和降，则恶心呕吐，食欲缺乏；脾肾衰败，浊毒内停,血液化生无源,则见面色萎黄,唇甲舌淡,血虚之候;水湿浊毒上犯,凌心射肺,则心悸气短,胸闷喘憋不能平卧;肾元衰竭,浊邪壅塞三焦,肾关不开,则少尿或无尿,已发展为关格病终末阶段。

二、诊断及鉴别诊断

(一)诊断标准

(1)有确切的糖尿病史。

(2)尿清蛋白排泄率(UAER):3个月内连续尿检查三次 UAER 在 $20\sim200~\mu g/min(28.8\sim288.0~mg/24~h)$,且可排除其他引起 UAER 增加的原因者,可诊断为早期糖尿病肾病。

(3)持续性蛋白尿:尿蛋白$>0.5~g/24~h$连续2次以上,并能排除其他引起尿蛋白增加的原因者,可诊断为临床 DN。

临床凡糖尿病患者,病程较长,尿清蛋白排泄率、尿蛋白定量异常,或出现水肿、高血压、肾功能损害,或伴有糖尿病视网膜病变,都应考虑到糖尿病肾病诊断。

(二)鉴别诊断

DN 临床上应与多种原发性、继发性肾小球疾病及心力衰竭、高血压病等所引起的肾脏损害相鉴别。

1.糖尿病合并泌尿系统感染

糖尿病合并泌尿系统感染,尤其是合并肾盂肾炎时,常有尿糖、尿蛋白阳性,与 DN 相似。但前者有尿频、尿急、尿痛、腰痛、少腹拘急等症状,尿检有白细胞,甚至大量脓球,清洁中段尿培养细菌数可连续数次$\geq10^5/mL$,其中有慢性肾盂肾炎病史者,还可见肾脏体积缩小。而 DN 患者无尿频尿急等膀胱刺激征,尿中无白细胞,尿培养阴性,肾脏不缩小,早期甚至可增大,眼底检查常有糖尿病视网膜病变,常并发有其他糖尿病慢性血管神经并发症。

2.糖尿病合并原发性肾小球疾病

糖尿病合并慢性肾炎、肾病综合征,可发生于糖尿病病程较短的患者,可出现持续性蛋白尿、持续性镜下血尿,甚至肉眼血尿,尿红细胞形态学检查可证实为肾小球性血尿,或伴有红细胞管型。于各种感染后,旋即引起蛋白尿、血尿、水肿加重,或迅速出现肾功能减退、眼底检查呈肾炎改变,无糖尿病视网膜病变。DN 则发生于糖尿病发病后多年,持续性蛋白尿,血尿少见,与感染关系不大,眼底检查常伴有糖尿病视网膜病变,肾活检病理检查则有助于最后确诊。表现为肾病综合征者,常对激素治疗反应敏感。

3.糖尿病合并高血压性肾损害

糖尿病合并高血压性肾损害,可发生于糖尿病病程较短,而有长期高血压病史的患者,可出现较少量的蛋白尿,一般无血尿,可伴有水肿,肾功能减退,眼底检查多呈动脉硬化眼底,无糖尿病视网膜病变,若有眼底出血,多呈火焰状出血。常常伴有高血压性心脏病、动脉硬化闭塞症等。

4.其他

目前,随着高尿酸血症发病率的提高,痛风性肾病发病率也在提高,所以也应该注意鉴别。其他如糖尿病合并继发性肾小球疾病,如狼疮性肾病、乙型肝炎相关性肾炎,糖尿病合并充血性心力衰竭,糖尿病合并肝硬化、肝肾综合征等,也可表现为蛋白尿、肾功能损害等,也应该与糖尿病肾病相鉴别。

（三）糖尿病肾病分期方案

目前国际上以丹麦学者 Mogensen 分期影响最大。我们认为：糖尿病肾病临床分期方案的提出，既要便于临床具体操作，又要与国际医学实现良好接轨，所以，必须结合临床实际，充分参考 Mogensen 糖尿病肾病分期意见。

1.Ⅰ期

肾小球滤过率增高，GFR＞150 mL/min，肾体积增大，尿无清蛋白，无病理组织学损害。肾血流量、肾小球毛细血管灌注及内压均增高，其初期改变为可逆性。

2.Ⅱ期

正常清蛋白尿期。尿清蛋白排泄率（UAE）正常，GBM 增厚，系膜基质增加，GFR 多高于正常。

3.Ⅲ期

早期糖尿病肾病。尿清蛋白排泄率（UAE）持续在 20～200 μg/min 或 30～300 mg/24 h。GBM 增厚，系膜基质增加明显，出现肾小球结节型和弥漫型病变及小动脉玻璃样变，肾小球荒废开始出现。①Ⅲ1 期：UAE 在 20～70 μg/min 或 30～100 mg/24 h；②Ⅲ2 期：UAE 在 70～200 μg/min 或 100～300 mg/24 h。

4.Ⅳ期

临床糖尿病肾病或显性糖尿病肾病。UAE 持续 200 μg/min 或尿蛋白＞0.5 g/24 h，血压增高，水肿出现。肾小球荒废明显，GFR 开始下降。①Ⅳ1 期：GFR70～130 mL/min；②Ⅳ2 期：GFR 30～70 mL/min；③Ⅳ3 期：GFR 10～30 mL/min。

5.Ⅴ期

终末期肾衰竭。GFR＜10 mL/min。肾小球广泛荒废，血肌酐、尿素氮增高，伴严重高血压、低蛋白血症和水肿等。

三、中医辨证标准

糖尿病肾病证候学研究发现：糖尿病肾病早期普遍存在肾气不足，同时本虚证可兼有阴虚、阳虚，或阴阳两虚，辨证可分为三型，其中气阴两虚最为多见。标实证有血瘀、气滞、痰湿、热结、郁热、湿热之分，辨证可分为六候，其中血瘀普遍存在，热结、痰湿也比较为多见。糖尿病肾病中期，本虚证与早期相类。标实证除表现为早期六证外，还常表现为水湿、停饮证，共八证。而糖尿病肾病晚期肾元虚衰、湿浊内生，普遍存在气血亏虚，本虚证可兼有阴虚、阳虚，甚或气血阴阳俱虚，三者均存在气血之中，辨证可分为三型。标实证除可表现为早中期八证外，更可表现为湿浊内留、肝风内动、浊毒动血、浊毒伤神，患者普遍存在湿浊内留证候，辨证共分十二候。所以，糖尿病肾病不同阶段，辨证方案当有所区别。根据正虚定证型，以标实定证候的精神，我们把糖尿病肾病早期分为三型六候，中期分为三型八候，把晚期分为三型十二候。

（一）早期（消渴病·肾消病）

分为三型六候。

1.本虚证

（1）阴虚型（气虚、阴虚证同见）：神疲乏力，腰膝酸软，四肢困倦，气短自汗，易感，口燥咽干，腰膝酸软，五心烦热，心烦失眠，午后发热，盗汗，尿频量多，口渴欲饮，舌质淡红，或舌红体瘦，苔薄黄或少苔，脉沉细或数。

(2)阳虚型(气虚、阳虚证同见):神疲乏力,心悸气短,夜尿频多,或有尿少浮肿,腰膝冷痛,畏寒肢冷,阳痿早泄,手足背冷凉,大便溏稀,舌体胖大,有齿痕,舌苔白或灰腻水滑,脉沉细无力。

(3)阴阳俱虚型(气虚、阴虚、阳虚证同见):神疲乏力,气短懒言,口干咽燥,腰膝冷痛,怕冷怕热,阳痿早泄,妇女月经不调,或手足心热而手足背冷凉,大便时干时稀,舌体胖大,有齿痕,舌苔白或灰腻,脉沉细无力。

2.标实证

(1)血瘀证:唇舌紫黯,均腹腰背手足刺痛,肢体麻木,偏瘫,脉沉弦,或涩。

(2)气滞证:胸脘胀满,纳食不香,情志抑郁,腹满痛得矢气则舒,善太息,舌黯苔起沫,脉弦。

(3)痰湿证:形体肥胖,神疲喜卧,胸脘满闷,肢体困重,口淡口腻,舌苔白腻,脉滑。

(4)热结证:口渴多饮、多食、大便干结、小便频多、喜凉、舌红苔黄干,脉滑数而实。

(5)郁热证:胸胁满闷,太息频频,口苦咽干,头晕目眩,烦躁易怒,失眠多梦,小便黄赤,舌质红,苔薄黄,脉弦数。

(6)湿热证:头晕沉重,脘腹痞闷,四肢沉重,口中黏腻,大便不爽,小便黄赤,舌偏红,舌苔黄腻,脉滑数或濡数滑、弦滑。

(二)中期(消渴病·尿浊、消渴病·水肿)

1.本虚证

三型,同早期。

2.标实证

八候,即早期六候加水湿证、停饮证。

(1)水湿证:面目及肢体浮肿,或小便量少,四肢沉重,舌体胖大有齿痕,苔水滑,脉弦滑或沉。

(2)停饮证:背部恶寒,咳逆倚息不得卧,或胸膺部饱满,咳嗽引痛,或心下痞坚,腹胀叩之有水声,舌苔水滑,脉沉弦或滑。

(三)晚期(消渴病·肾劳、消渴病·关格)

1.本虚证

(1)阴虚型(气虚、血虚、阴虚同见):神疲乏力,口燥咽干,乏力体倦,头晕心悸,腰膝酸软,五心烦热、心烦失眠,多饮尿频,皮肤瘙痒,灼热干燥,或小腿抽筋,厌食,呕恶吐酸,舌略红瘦,苔薄黄或少苔,脉沉细或数。

(2)阳虚型(气虚、血虚、阳虚同见):神疲乏力,体倦懒言,畏寒肢冷,头晕心悸,腰膝冷痛,腹胀喜暖,厌食恶心,呕吐清水,大便稀溏,嗜卧,夜尿频多,小便清长,皮肤湿痒,舌胖大,舌质淡黯,脉沉细无力。

(3)阴阳俱虚型(气血阴阳俱虚):神疲乏力,头晕耳鸣,心悸气短,咽干口燥,口中尿味,心烦失眠,腰膝酸冷,手足心热而手足背寒,自汗盗汗,夜尿频多,或尿少水肿,厌食,恶心呕吐,大便时干时稀,舌体胖大,黯淡有齿痕,舌苔黄或灰腻,脉沉细或沉细而数。

2.标实证

十二候,包括早中期常见八候加湿浊内留、肝风内动、浊毒动血、浊毒伤神证。

(1)湿浊内留证:脘腹痞闷,食欲减退,恶心呕吐,口中黏腻,或有尿臭,皮肤瘙痒,头晕头沉,二便不畅,舌苔浊腻,脉滑。

(2)肝风内动证:肢体抽搐,甚则角弓反张,或手足震颤,手足抽筋,全身骨骼酸痛、乏力,舌淡,脉细弱或弦细。

(3)浊毒动血证:牙龈出血,皮下紫癜,呕血,咳血,吐血,便血。

(4)浊毒伤神证:表情淡漠,或躁扰不宁,嗜睡,甚则意识模糊,昏不知人,神昏谵语。

四、治疗

(一)基础治疗

1.早期糖尿病肾病(Ⅲ期)

(1)心理教育:此期应使患者和家属了解,本症早期是糖尿病严重并发症的开始,将逐渐进展为肾衰尿毒症,以引起重视。同时应使患者和家属了解,早期患者合理防治,症状可以减轻,指标可以降低,甚至可恢复正常,以减轻心理负担。

(2)活动量:糖尿病肾病患者可进行轻体力活动或休息,但应避免重度活动。

(3)饮食治疗:糖尿病肾病患者应禁食豆类食品,并适当减少主食。增加优质蛋白质(牛奶、鸡蛋等)。每天蛋白质摄入总量应少于糖尿病饮食蛋白质供给量的20%。具体用量,可据标准体重、体型等计算。

2.中期糖尿病肾病(Ⅳ1期)

(1)心理教育:此期应使患者及家属了解,病到中期病情已进入较严重的阶段。但也有可能存在可逆因素,如合并感染性疾病,或服用肾毒性药物、进食高蛋白饮食等。要使患者重视,认真配合医师治疗,努力解除不利因素,减轻肾脏负担,或可使已受伤害的肾脏恢复。

(2)活动量:糖尿病肾病缓慢进展的患者,可进行轻体力活动,但应量力而行,不能勉强行事。生活中坐、卧、立、走,以卧为优,因为卧位有利于肌肉放松,有利于改善肾血流量。

(3)饮食:总热量按体力活动强度及体型,标准体重计算。蛋白质摄入总量宜控制。忌食豆类食品,严格限制主食。优质蛋白应占蛋白质摄入总量的50%以上,以牛奶和鸡蛋最好;脂肪每天一般在25~40 g,视体型增减。适当多给高碳水化合物食品,若血糖升高则调整胰岛素用量。有水肿者,应注意低盐饮食。

3.晚期患者(Ⅳ2期、Ⅳ3期、Ⅴ期)

(1)心理教育:糖尿病肾病晚期,已发展为肾衰甚至尿毒症,患者和家属普遍存在悲观情绪,所以医师必须综合分析,除外各种可逆因素,认真做出诊断。应科学地向患者及家属交代病情,简单明确地告知治疗方案,争取医患合作,稳定患者情绪,使其了解保持乐观情绪对提高生存质量、延长生存时间的重要意义。

(2)活动量:量力而行,平卧最好。静可做"内养功",动可做"气功八段锦"。因为"气功八段锦"姿势多变,锻炼过程中可快可慢,可多可少,可急可缓,可轻可重,再加上"内养功"的调息运气,容易放松入静,使全身的经络疏通,气血流畅,所以非常适宜于该期患者。

(3)饮食:饮食摄入总热量的计算同中期糖尿病肾病患者,蛋白质以牛奶和鸡蛋白为主,植物蛋白应尽量减少。蛋白质供给量和蛋白质分配应根据内生肌酐清除率来确定:Ccr 40~50 mL/min,每天45~40 g;Ccr>40 mL/min,每天35~40 g;Ccr 15~30 mL/min,每天30~35 g;Ccr 15 mL/min以下,20~30 g/天。饮食治疗原则:优质低蛋白饮食、适当碳水化合物低脂饮食、高钙低磷饮食、高纤维素饮食。

(二)现代医学治疗

1.早期糖尿病肾病(Ⅲ期)

(1)降糖药物:首选格列喹酮,若对血糖控制不理想,可加用拜糖平,或应用胰岛素治疗。

（2）降压药物：血压高者选用硝苯地平、卡托普利、科素亚等，血管紧张素转换酶抑制剂洛丁新和血管紧张素转换酶受体Ⅱ抑制剂氯沙坦等研究发现可延缓糖尿病肾病病理的进展。

（3）其他对症处理：如调节血脂药物治疗等。

2.中期糖尿病肾病（Ⅳ1期）

此期降糖药最好是应用胰岛素，以使血糖控制在良好水平，其他对症治疗与早期糖尿病肾病相同。水肿突出者，可选用呋塞米20 mg，晨服，逐渐加大剂量。血钾偏低，用螺内酯20 mg，晨服，必要时可两药合用，20 mg，1～2次/天，或在应用呋塞米的同时，配合缓释钾补钾。而糖尿病肾病综合征的治疗，只能对症治疗，即利尿消肿，但治疗困难。所以常需先静脉滴注胶体液扩容，再静脉注射袢利尿剂（呋塞米或布美他尼等）才能获效。应用静脉胶体液时要注意：

（1）宜首选低分子右旋糖苷（分子量2.0～4.0万道尔顿）或羟乙基淀粉（706代血浆，分子量2.5～4.5万道尔顿）。此分子量的胶体物质既能扩容又能渗透性利尿，两者兼顾。

（2）要用含葡萄糖而不含氯化钠的胶体液，以免加重水钠潴留，不过此时必须加适量胰岛素入滴注瓶以帮助利用葡萄糖。

（3）若每日尿量少于400 mL，要慎用或不用上述胶体液，以免造成渗透性肾损害。此外，患者必须严格采用低盐饮食（食盐每天3 g）。如果患者水肿及体腔积液极重上述治疗无效时，还可用血液净化技术进行超滤脱水。若患者存在血容量不足，超滤前宜适量补充胶体液，并控制好超滤速度及脱水量，以避免发生低血压。

3.晚期糖尿病肾病（Ⅳ2期、Ⅳ3期、Ⅴ期）

（1）西药对症处理：糖尿病肾病肾功能不全患者，对症处理很重要，因为这不仅与提高患者生存质量、延长寿命有关，而且还可纠正某些慢性肾衰的可逆因素，有助于肾功能的保护。

抗心衰：晚期DN引起心力衰竭（简称心衰）的原因很多，如贫血、高血糖、感染、酸中毒、营养不良、水肿、失眠、电解质紊乱、精神紧张、过度活动、毒物蓄积、血糖过高或过低、气管痉挛、补液过快、补钠过多、停用强心利尿药过早、饮食过饱、突然受惊等。心衰的早期临床表现为心悸气短，肺底有湿啰音，或患者在睡梦中突然憋醒，坐位可缓解。一旦急性心衰发生，应采用扩张血管、强心、利尿及消除各种诱因的治疗。强心药应用速效制剂如毛花苷C等，一般用半量。

降血压：高血压是DN患者病情进展的重要因素，处理不好，也可能成为脑出血及心功能衰竭的直接诱因。紧急处理先舌下含服硝酸甘油0.6 mg，硝苯地平20 mg，然后再按常规高血压处理。必要时可用硝酸甘油或压宁定静脉滴注。

抗感染：DN患者合并呼吸、泌尿及消化道感染，常是肾衰治疗的可逆因素，治疗宜积极。应选用不损害肾脏而且疗效好的药物，如青霉素、头孢哌酮等，尽早控制感染。禁用氨基苷类抗生素等肾毒性药物。对某些抗生素的应用，应根据肌酐清除率调整剂量。

抗贫血：肾性贫血有关患者生存质量，并可能成为心力衰竭、感染的重要因素，所以也应重视。可尽早注射促红细胞生成素，每次2 000～3 000 U，每周2～3次，血红蛋白（Hb）升到10 g/L，改为1周注射一次维持。贫血严重，必要时可输血。

纠正电解质紊乱：常见高钾、低钾、高磷、低钙等，应注意及时处理。低血钙症，可用10%葡萄糖酸钙10 mL，静脉滴注。

纠正酸中毒：可酌用5%碳酸氢钠100～250 mL，每周2～3次，静脉滴注，或用口服苏打片治疗。为防止发生低钙抽搐，可予10%葡萄糖酸钙10 mL静脉输入。

（2）透析疗法：糖尿病肾病晚期治疗，透析是其有效途径之一。一般说来，透析时机宜稍早于非糖尿病患者。一般地说,血肌酐达到 530 μmol/L,肌酐清除率 15～20 mL/min,就应该考虑透析。

不卧床持续腹膜透析(CAPD):CAPD 是糖尿病肾病首选的透析疗法,优点:①可避免循环负荷过重,减轻心脏负担;②清除血中分子量毒物;③胰岛素可从腹膜吸收,将胰岛素(按 4 g 葡萄糖加 1 U 普通胰岛素)直接加入透析液中,可有效控制血糖;④提高透析液渗透压,纠正血容量过多,有效地控制血压;⑤对视力影响较血透少;⑥没有医院和机器的依赖性,可自行操作。缺点:①腹膜血管可因糖尿病而硬化,致毛细血管床面积减少,使透析效率降低;②腹透液中丢失蛋白较多,每天可达 10～20 g,易发生低蛋白血症;③易发生腹膜感染。腹透 1 年存活率 90%,2 年存活率 75%,5 年存活率 45%。

长期血透:糖尿病肾病血透 1 年存活率 85%,3 年存活率 60%,5 年存活率 45%。但血透有以下缺点:①患者常有心血管系统损害,透析期间易发生心衰,心肌硬塞及脑血管意外;②肢体动脉硬化,动静脉瘘不易成功;③常用神经病变,术中易发生低血压;④患者高血糖时渗透压升高,术中渗透压降低过快易发生透析失衡症;⑤血透时需应用肝素,易引起视网膜出血。

肾移植,或胰-肾联合移植:肾移植是治疗终末期 DN 的有效方法,糖尿病肾衰患者的肾脏移植在近年已有较大进步,存活率及生存率均有所上升,肾移植对保护视力及减轻神经病变也有良好影响。肾移植后的死因主要为心血管病变和感染,但糖尿病肾病患者肾移植存活率较非糖尿病患者为低,5 年存活率尸体肾移植为 79%,活体肾移植为 91%,但单纯肾移植并不能防止 DN 再发生,已有报告将非糖尿病患者的肾移植给糖尿病患者后,移植肾再度发生 DN 而导致尿毒症。因此自 60 年代末开始了胰-肾双联合移植,肾移植患者和移植物的三年存活率,单纯肾移植分别为 71% 和 47%,胰-肾双移植分别为 70% 和 52%。因此,开展联合胰肾移植手术,有重要意义。

(三)中医药辨证治疗

糖尿病肾病是消渴病内热伤阴耗气,阴损及阳,久病及肾,久病入络,肾之络脉"微型癥瘕"形成,肾体受损,肾用失司所致。早中期普遍存在肾气虚,肾之络脉瘀结,肾精不固,则精微下流,气化不行,则水湿内停,故可出现尿蛋白、水肿表现,为消渴病·尿浊、消渴病·水肿。治疗重在补肾化瘀散结。水饮内停者,利水化饮。晚期,病情再进一步发展,气阴两虚进展为气血阴阳俱虚,肾元虚衰,湿浊内留,三焦闭塞,五脏受累,气机逆乱,则可出现胀满,尿少、呕逆不能食、二便不畅危症。属于中医学消渴病·肾劳、消渴病·关格。以其肾脏真气已伤,单纯补肾终难取效。治疗重在和胃调中、泄浊解毒,养后天即所以补先天,存胃气即所以保肾元。

1.早中期(消渴病·尿浊、消渴病·水肿)

(1)本虚证(三型)。

证型一:阴虚型(气虚、阴虚证同见)。

治法:滋肾固肾,益气培元。

方药:四君子汤、参芪地黄汤、二至丸、金锁固精丸、清心莲子饮等方化裁。

典型处方:黄芪 15 g,沙参 15 g,玄参 25 g,黄精 15 g,生地黄 25 g,枸杞子 15 g,当归 12 g,川芎 12 g,鬼箭羽 15 g,茯苓 15 g,白术 15 g,山药 15 g,葛根 25 g,丹参 15 g,莲子肉 15 g,地骨皮 25 g,土茯苓 30 g,生薏苡仁 30 g,夏枯草 15 g。每天 1 剂,水煎服。

临床应用:常适用于糖尿病肾病早中期气阴不足、肾虚证。少阴肾虚体质,肺肾阴虚者,配合麦味地黄丸;心肾阴虚者,配合天王补心丹;厥阴阴虚肝旺体质,肝肾阴虚者,配合杞菊地黄丸;厥阴阴虚肝旺体质,肝阳上亢病机突出者,可配合镇肝息风汤、建瓴汤,或加用磁石、黄芩、夏枯草、怀牛膝、钩藤等;兼胃肠结热,大便干结者,治当清泄热结,可配合增液承气汤、三黄丸加味,或加用生大黄等;兼肝经郁热,视物模糊者,治当解郁清热,可配合小柴胡汤,或加用柴胡、黄芩、决明子等;兼血脉瘀阻,手足麻木疼痛,肌肤甲错,舌质紫黯,脉弦或涩者,治当活血化瘀,可配合桃红四物汤,或加用山楂、大黄、水蛭、姜黄、三七等。

证型二:阳虚型(气虚、阳虚证同见)。

治法:温阳益气,固肾培元。

方药:四君子汤、济生肾气丸、人参汤、水陆二仙丹、五苓散等方化裁。

典型处方:黄芪 15 g,当归 12 g,川芎 12 g,丹参 15 g,鬼箭羽 15 g,生地黄、熟地黄各 12 g,山萸肉 12 g,山药 12 g,苍术 15 g,白术 15 g,茯苓 15 g,枸杞子 15 g,黄精 15 g,苏叶 6 g,淫羊藿 15 g,芡实 12 g,金樱子 9 g。每天 1 剂,水煎服。

临床应用:该方在补气的基础上温阳补肾,常用于久病肾虚,阳虚气弱之人。阳虚突出,畏寒,男子阳痿,妇女带下清稀,治当补肾壮阳,方可用五子衍宗丸、玄菟丸,药可加用菟丝子、沙苑子、枸杞子、仙茅、淫羊藿加鹿茸片、露蜂房等;若证兼胃肠结热、大便干结者,治当清泄热结,药可加用熟大黄等;兼脾虚湿停、脘腹胀满者,可健脾化湿,药可加用苍术、白术、苏叶、藿香、佩兰等;脾肾阳虚,水饮内停,呕吐痰涎、清水,背寒,或眩晕,或脘腹痞满,治当通阳化饮,可配合苓桂术甘汤,药可用猪苓、泽泻、土茯苓、石韦等;久病入络,手足麻木疼痛,舌质紫黯,脉弦或涩者,治当活血化瘀,配合桃红四物汤,或加用水蛭、地龙、姜黄、三七等,活血通络。

证型三:阴阳俱虚型(气虚、阴虚、阳虚证同见)。

治法:滋阴助阳,固肾培元。

方药:黄芪汤、金匮肾气丸、右归丸、二仙汤、玄菟丸、五子衍宗丸等方化裁。

典型处方:黄芪 30 g,生地黄、熟地黄各 12 g,山萸肉 12 g,山药 12 g,玄参 15 g,知母 15 g,当归 12 g,川芎 12 g,白术 12 g,茯苓 10 g,黄精 15 g,鹿角片 6 g,磁石 25 g,牛膝 15 g,枸杞子 15 g,地骨皮 25 g,淫羊藿 15 g。每天 1 剂,水煎服。

临床应用:该方滋阴助阳、益气补肾,在滋阴补气的基础上温阳,常用于久病及肾,阴阳俱虚之人。偏重于阴虚者可加用黄檗、黄连等清热;阳虚突出,畏寒,男子阳痿者,治当补肾壮阳,可加用仙茅、巴戟天,甚至肉桂、炮附子等。若证兼胃肠结滞、大便干结者,可加用熟大黄等;兼脾虚湿停、脘腹胀满者,可加用苍术、白术、苏叶、藿香、佩兰等;兼脾肾阳虚、脘腹胀痛,泄泻,甚至完谷不化者,可配用附子理中丸,药可加炮附子、人参、苍术、白术、干姜、黄连等;脾肾阳虚,水饮内停,呕吐痰涎、清水,背寒,或水肿者,可配用五苓散,可加用猪苓、泽泻、桂枝、白术、冬瓜皮、玉米须等;络脉瘀结,出现多种并发症,见胸痛、胁痛、肢体偏瘫,手足麻木疼痛,肌肤甲错,舌质紫黯,脉弦或涩,可加用水蛭、僵蚕、地龙、姜黄、三七、鬼箭羽等,活血通络。

(2)标实证(六候)。

证型一:血瘀证。

治法:活血化瘀。

方药:桃红四物汤、下瘀血汤、丹参饮等方化裁。

典型处方:桃仁 12 g,红花 9 g,当归 12 g,川芎 12 g,赤芍 25 g,山楂 12 g,葛根 25 g,丹参 15 g,酒大黄 9 g,水蛭 12 g,姜黄 12 g,三七粉 3 g(分冲),鬼箭羽 15 g。每天 1 剂,水煎服。

临床应用:该方活血化瘀,有散结通络作用,适用于糖尿病肾病血瘀证候突出者。气虚突出者,益气活血,方可用补阳还五汤,重用生黄芪 30～60 g;兼阴虚者,治当重视养阴活血,可配合六味地黄丸,药可用生地黄、玄参、沙参、黄精等;少阳肝郁体质,或有气滞血瘀者,当行气活血,可加用柴胡、枳壳、郁金等;兼痰湿阻滞、肢体沉重、口中黏腻者,治当重视化痰活血,药可加僵蚕、清半夏、瓜蒌等;兼痰火阻滞、烦闷失眠、头晕者,治当化痰清火活血,可加用黄连、瓜蒌、清半夏、海蛤壳、僵蚕等;久病入络,或见肢体麻木、疼痛、偏瘫、痿痹者,可加用地龙等虫药和鸡血藤、忍冬藤等;有时用海藻、昆布、夏枯草、莪术、薏苡仁等软坚散结,也有疗效。

证型二:气滞证。

治法:理气开郁。

方药:四逆散、大七气汤、五磨饮子、柴胡疏肝散等方化裁。

典型处方:柴胡 9 g,赤芍、白芍各 15 g,当归 12 g,川芎 12 g,白术 12 g,茯苓 15 g,葛根 25 g,丹参 15 g,苏叶 6 g,土茯苓 25 g,姜黄 12 g,枳壳 9 g,荔枝核 15 g,鬼箭羽 15 g。每天 1 剂,水煎服。

临床应用:该方有理气开郁,行气散结作用,适用于糖尿病肾病气机阻滞病机突出者。虚气留滞、气虚突出者,治当益气,可加用生黄芪 15～30 g;兼痰湿阻滞、肢体沉重、口中黏腻者,治当重视化痰除湿、软坚散结,可加用僵蚕、清半夏、瓜蒌、海藻、昆布、夏枯草、薏苡仁等;久病入络,或见肢体麻木、疼痛、偏瘫、痿痹者,可加用水蛭、地龙等虫药。

证型三:痰湿证。

治法:化痰除湿。

方药:二陈汤、指迷茯苓丸、白金丸等方化裁。

典型处方:陈皮 9 g,清半夏 9 g,云苓 12 g,白术 12 g,茵陈 12 g,泽泻 12 g,桑白皮 15 g,当归 12 g,川芎 12 g,蝉蜕 9 g,僵蚕 12 g,姜黄 9 g,海藻 12 g,夏枯草 15 g,薏苡仁 25 g,甘草 6 g。每天 1 剂,水煎服。

临床应用:该方化痰除湿的同时,加用了当归、川芎、蝉蜕、僵蚕、姜黄、海藻、夏枯草、薏苡仁等散结之品,适用于糖尿病肾病肥胖体形属痰湿阻滞证候者。太阴脾虚体质,气虚突出者,治当重视健脾益气,方可用六君子汤,药可用苍术、沙参等;肝郁体质气郁痰阻者,当重视疏肝解郁,药可加枳壳、瓜蒌、荔枝核等;痰郁化火,心胸烦闷,头晕沉重,失眠多梦,四肢沉重,口干黏腻,舌红,苔腻而黄,脉象滑数,或弦滑而数者,治当化痰清火,方用温胆汤、礞石滚痰丸、导痰汤,药用黄连、栀子、瓜蒌、清半夏、陈皮、枳壳、大黄、胆南星、海蛤壳、僵蚕等,心胸烦闷、失眠多梦症状突出者,应重用清半夏 12～15 g,即《内经》半夏秫米汤和《金匮要略》瓜蒌薤白半夏汤之意;痰湿中阻、气机痞塞,脘腹胀满,恶心呕吐者,可加用苏叶、藿香、佩兰、灶心土等。

证型四:热结证。

治法:清泄结热。

方药:三黄丸、黄连解毒汤、增液承气汤、凉膈散等方化裁。

典型处方:生大黄 9 g,黄连 12 g,苏叶 6 g,生地黄 25 g,蝉蜕 9 g,僵蚕 9 g,姜黄 12 g,葛根 25 g,丹参 15 g,当归 12 g,川芎 12 g,玄参 25 g,知母 15 g,夏枯草 15 g。每天 1 剂,水煎服。

临床应用:该方由大黄黄连泻心汤和升降散加味而成,清泄热结的同时,有活血散结之用,适用于糖尿病肾病见胃肠热结证候者。若热毒壅盛,有疮疖、皮肤瘙痒、灼热,便干尿黄,舌质红,苔黄,脉数者,治当清热解毒,方可用野菊花、金银花、蛇莓、地肤子、猫爪草、土牛膝等;若兼肝经郁热,口苦咽干,胸胁脘腹胀满者,治当清泄肝胃郁热,方可用柴胡、黄芩、大黄、赤芍、白芍、枳壳等;肾阴虚兼胃肠结热,则当重视补肾阴,可加用女贞子、旱莲草、枸杞子、黄精等。

证型五:郁热证。

治法:清解郁热。

方药:小柴胡汤、丹栀逍遥散化裁。

典型处方:柴胡 12 g,黄芩 9 g,栀子 6 g,夏枯草 15 g,牡丹皮 9 g,枳壳 9 g,赤芍 25 g,白芍 25 g,当归 12 g,川芎 12 g,葛根 25 g,丹参 15 g,天花粉 25 g,茵陈 12 g,决明子 15 g,荔枝核 15 g,生薏苡仁 25 g,蛇莓 12 g,甘草 6 g。每天 1 剂,水煎服。

临床应用:该方有清解郁热、化瘀散结作用,适用于糖尿病肾病见肝经郁热证候者。用化瘀散结药物者,乃针对糖尿病肾病络脉瘀结病机而设。见胃肠热结,大便干结者,治可清泄胃热,可加用黄连、知母、姜黄、大黄等;兼肾阴亏虚,腰膝酸软者,当重视滋阴补肾,可加用枸杞子、生地黄、玄参、知母、女贞子、旱莲草等。

证型六:湿热证。

治法:清热化湿。

方药:三仁汤、四妙散、茵陈蒿汤等方化裁。

典型处方:苍术 15 g,白术 15 g,苏叶 6 g,佩兰 6 g,茯苓 12 g,黄连 12 g,黄芩 9 g,薏苡仁 25 g,陈皮 9 g,川厚朴 9 g,茵陈 12 g,土茯苓 25 g,石韦 25 g。每天 1 剂,水煎服。

临床应用:该方由芳香化湿、苦寒清热和淡渗清利药物组成,适用于糖尿病肾病湿热内蕴证候者,常随方加入当归、川芎、丹参、姜黄等活血化瘀药物。湿热在中焦,黄连平胃散为主,湿热下注,四妙散为主,湿热影响三焦,可用三仁汤化裁。湿热阻于膜原,见恶寒发热、头身疼痛、胸脘痞闷、舌苔白如积粉者,可用柴胡达原饮加味。脾虚湿热邪内困,脘腹胀满,食欲缺乏,口渴不欲饮,恶心,四肢沉重,头晕头沉,舌苔白腻,脉象濡缓者,治当化湿醒脾,可加用苍术、白术、云苓、陈皮、藿香叶、佩兰、石菖蒲、草果、苏梗等,甚至用参苓白术散、七味白术散加苍术、黄连、苏叶等;胃热夹湿,大便干结,数天一行,舌质红,苔黄厚,脉滑数者,治当清泄,可加用生大黄、黄连、莱菔子等,或用升降散加味。

2.中期

本虚证三型和与早期相同的六个标实证候治疗可参考早期方案。

(1)水湿证。

治法:利水除湿。

方药:五苓散、五皮饮、导水茯苓汤等方化裁。

典型处方:陈皮 9 g,桑白皮 30 g,云苓 15 g,白术 12 g,猪苓 15 g,泽泻 12 g,当归 12 g,川芎 12 g,丹参 15 g,牡蛎 25 g(先煎),苏梗 6 g,枳壳 9 g,木香 6 g,槟榔 12 g,薏苡仁 25 g,土牛膝 25 g,猫爪草 15 g,土茯苓 30 g,石韦 30 g。每天 1 剂,水煎服。

临床应用:通行三焦,行气利水,是治疗水肿的方剂,用当归、川芎、丹参、牡蛎为化瘀散结之意,适用于糖尿病肾病中期水肿突出者。脾虚、气虚突出者,可重用黄芪,或加苍术等;腹胀甚、恶心、呕吐清水气滞水停者,可加重行气药用量,或加用炒莱菔子、大腹皮、砂仁等;恶心、呕吐症状突出者,治当和胃降逆,药可加用清半夏、苏叶、生姜等;胸闷气喘,咳逆倚息不得平卧者,可加用葶苈子、大枣、车前子等,泻肺利水;畏寒肢冷、背寒,或脘腹冷凉,痞满者,可加用桂枝、生姜等。

(2)停饮证。

治法:通阳化饮。

方药:苓桂术甘汤、茯苓甘草汤、木防己汤,葶苈大枣泻肺汤等方。

典型处方:陈皮9 g,清半夏9 g,猪苓15 g,云苓15 g,白术12 g,桂枝9 g,泽泻15 g,桑白皮15 g,当归12 g,川芎12 g,苏叶9 g,车前子15 g(包煎),石韦25 g,土茯苓25 g,薏苡仁25 g,炒葶苈子15 g,大枣6枚。每天1剂,水煎服。

临床应用:该方为通阳化饮之方,方意是遵照《金匮要略》"病痰饮者,当以温药和之"的意思。淡渗利水诸药中,加桂枝通阳,当归、川芎活血,应用车前子、石韦、炒葶苈子等有泻肺利水作用,对于心衰所致的肺水肿有一定疗效。气短、胸闷、心慌,气虚症状突出者,治当重视益气养心,方可用生脉散或用升陷汤加味,药可加用黄芪、太子参、沙参等。胸闷、腹满、气滞水停者,当重视理气行水,药可加枳壳、大腹皮、木香、槟榔等。

3.晚期(消渴病·肾劳、消渴病·关格)

(1)本虚证三型。

证型一:阴虚型:气虚、血虚、阴虚同见。

治法:益气养血,滋阴补肾。

方剂:当归补血汤、八珍汤、六味地黄汤、麦味地黄汤、归芍地黄汤、杞菊地黄汤、升降散、三黄丸等方化裁。

典型处方:黄芪15 g,沙参15 g,黄精15 g,生地黄25 g,当归12 g,川芎12 g,鬼箭羽15 g,茯苓15 g,葛根25 g,丹参15 g,石韦25 g,土茯苓30 g,生薏苡仁30 g,夏枯草15 g,熟大黄9 g。每天1剂,水煎服。

临床应用:适用于糖尿病肾病晚期气血不足、肾阴虚证。因该期有湿浊内留病机,所以方中用大黄泄浊解毒,恶心呕吐症状突出者,药可加用苏叶、黄连清热和胃。肺肾阴虚患者,可配合麦味地黄丸;心肾阴虚患者,可配合天王补心丹;肝肾阴虚患者,可配合杞菊地黄丸。心胸烦闷,恶心欲呕,头晕,便干者,可配合升降散加味。

证型二:阳虚型:气虚、血虚、阳虚同见。

治法:益气养血,温阳补肾。

方药:当归补血汤、十全大补汤、济生肾气丸、人参汤、温脾汤、大黄附子汤等方化裁。

典型处方:黄芪15 g,当归12 g,川芎12 g,丹参15 g,苍术15 g,白术15 g,茯苓15 g,枸杞子15 g,苏叶6 g,陈皮9 g,半夏12 g,淫羊藿15 g,大黄9 g。每天1剂,水煎服。

临床应用:该方适用于糖尿病肾病晚期气血不足、肾阳虚证。因有湿浊内留,所以必用大黄泄浊解毒,如大便偏稀,可用熟大黄,更配干姜、砂仁等;恶心,呕吐清水症状突出者,药可加用苏叶、生姜、吴茱萸温中和胃。肾阳虚症状突出的患者,可配合肾气丸;小便不利的患者,可配合济生肾气丸。畏寒肢冷,恶心,呕吐清涎,大便不通者,可配合大黄附子汤加味。阳虚突出,畏寒,男子阳痿,妇女带下清稀,治当补肾壮阳,方可用五子衍宗丸、玄菟丸,药可加用菟丝子、沙苑子、枸杞子、仙茅、淫羊藿加鹿茸片、露蜂房等。

证型三:阴阳俱虚型:气血阴阳俱虚。

治法:滋阴助阳,益气养血,补肾培元。

方药:当归补血汤、人参养荣汤、金匮肾气丸、右归丸、大补元煎、大黄甘草饮子等方化裁。

典型处方:黄芪30 g,生地黄、熟地黄各12 g,山萸肉12 g,山药12 g,当归12 g,川芎12 g,白术12 g,茯苓15 g,猪苓15 g,生薏苡仁25 g,黄精15 g,鹿角片6 g,枸杞子15 g,陈皮9 g,半夏12 g,淫羊藿15 g,大黄9 g。每天1剂,水煎服。

临床应用:该方滋阴助阳、益气养血、补肾培元,适用于糖尿病肾病晚期尿毒症气血阴阳俱虚之人。若证兼胃肠结滞、大便干结者,可加用生大黄,再加蝉蜕、僵蚕、姜黄等;兼脾虚湿停、脘腹胀满、食欲缺乏者,可加用苍术、白术、苏叶、香橼、佛手、藿香、佩兰等;兼脘腹胀痛、泄泻者,可加用苍术、白术、干姜、黄连、砂仁等;阳虚水饮内停,呕吐痰涎、清水,背寒,或水肿者,可配用五苓散,可加用猪苓、泽泻、桂枝、白术、冬瓜皮、玉米须、石韦、土茯苓等。

(2)标实证十二候:包括早中期常见八候,见前文。

证型一:湿浊内留证。

治法:化湿泄浊。

方药:二陈汤、温胆汤等方化裁。

典型处方:陈皮9 g,清半夏9 g,云苓12 g,苏叶6 g,藿香6 g,佩兰6 g,当归12 g,川芎12 g,蝉蜕9 g,僵蚕12 g,姜黄9 g,大黄9 g,土茯苓25 g,薏苡仁25 g。每天1剂,水煎服。

临床应用:该方以二陈汤加苏叶、藿香、佩兰,化湿和胃的同时,加用了当归、川芎、蝉蜕、僵蚕、姜黄、大黄等,有活血化瘀、升清降浊的作用。几乎所有糖尿病肾病晚期患者,均可随方选用。兼气滞湿阻者,当重视理气,可加用枳壳、苏梗、香橼、佛手等;湿浊痰火相兼,心胸烦闷,脘腹痞满,口干黏腻,舌红苔腻而黄,脉象滑数者,方可用温胆汤加味。寒热错杂,心下痞满,呕恶心烦,舌苔黄白相间者,治当辛开苦降,方可用半夏泻心汤、黄连汤化裁。寒湿内结,大便不通,畏寒,脉沉弦者,方可用大黄附子汤加味;食谷则呕者,可用吴茱萸汤,散寒降逆。

证型二:肝风内动证。

治法:解痉息风。

方药:芍药甘草汤、驯龙汤、桂枝加龙骨牡蛎汤等方化裁。

典型处方:白芍25 g,川牛膝、怀牛膝各15 g,珍珠母25 g(先煎),生薏苡仁25 g,生龙骨25 g(先煎),生牡蛎25 g(先煎),甘草6 g。每天1剂,水煎服。

临床应用:该方为《伤寒杂病论》芍药甘草汤加介类潜镇息风药组成,功擅解痉,可缓急止痛,更加薏苡仁缓急解痉,对于糖尿病肾病肾衰低血钙症肢体抽筋,有良好疗效。肢体畏寒,骨骼疼痛者,可加入桂枝等,温经通络,或用川乌、草乌、白芷、细辛等,水煎外洗,有引火下行的功效。

证型三:浊毒动血证。

治法:凉血宁血。

方药:犀角地黄汤、大黄黄连泻心汤等方化裁。

典型处方:生地黄25 g,白芍25 g,大黄9 g,三七粉6 g(冲服),黄芩9 g(先煎),侧柏叶12 g,生龙骨25 g(先煎),生牡蛎25 g(先煎),仙鹤草30 g。每天1剂,水煎服。

临床应用:该方有清热凉血、活血止血作用,适用于糖尿病肾病晚期浊毒内留、毒邪伤血的证候。"入血尤恐耗血动血,直须凉血散血",所以必用生地黄、白芍、大黄、三七粉等凉血、活血、止血之品。若表现为呕血者,可加用白及;若为皮下出血,可加用紫草、茜草根等。咳血加桑叶、桑白皮;尿血加白茅根、生地榆、大蓟、小蓟等。

证型四:浊毒伤神证。

治法:化浊醒神。

方药:大黄甘草饮子、菖蒲郁金汤、苏合香丸、玉枢丹等方化裁。

典型处方:陈皮9 g,清半夏9 g,云苓12 g,石菖蒲12 g,郁金15 g,当归12 g,川芎12 g,丹参15 g,大黄9 g,苏叶6 g,荷叶6 g。每天1剂,水煎服。

临床应用:本方除湿浊而泄下解毒,方中用石菖蒲、郁金有化湿醒神的作用。加用当归、川芎可化瘀散结,加用苏叶、荷叶可醒脾化湿、升发清阳,适用于糖尿病肾病晚期尿毒症脑病神志异常者。临床除可以积极采取透析疗法外,也可给予清开灵、醒脑静脉注射射液静脉滴注。恶心呕吐症状突出者,也可用玉枢丹内服。

五、糖尿病肾病分期疗效判定标准

(一)糖尿病肾病Ⅲ期(早期)

显效:临床症状减轻≥50%,尿微量清蛋白排泄率减少≥50%,或正常;有效:临床症状减轻≥30%,但不足≥50%,尿微量清蛋白减少≥30%,但不足≥50%;无效:未达到上述有效标准者。

(二)糖尿病肾病Ⅳ1期(中期)

显效:临床症状减轻≥50%,尿清蛋白或蛋白减少≥50%;有效:临床症状减轻≥30%,但不足 50%,尿清蛋白或蛋白减少≥15%,但不足 50%;无效:未达上述有效标准者。

(三)糖尿病肾病Ⅳ2期、Ⅳ3期、Ⅴ期(晚期)

显效:临床症状减轻≥50%,提高≥10%,血肌酐降低≥10%;有效:临床症状减轻≥15%,但未达到 50%,Ccr 提高不足 10%或 Ccr 稳定,血肌酐减少不足 10%或稳定;无效:临床症状减轻不足 10%,或加重,Ccr 降低,血肌酐增高。

(王 晨)

第八节 甲状腺癌的中西医结合治疗

甲状腺癌是最常见的内分泌系统恶性肿瘤,内分泌恶性肿瘤中占 89%,占内分泌恶性肿瘤病死率的 59%,占全身恶性肿瘤的 0.2%(男性)~1%(女性),约占甲状腺原发性上皮性肿瘤的 1/3。国内的普查报道,其发生率为 11.44/10 万,其中男性为 5.98/10 万,女性为 14.56/10 万。甲状腺癌的发病率一般随年龄的增大而增加,女子的发病率约较男子多 3 倍,地区差别亦较明显,一般在地方性甲状腺肿的流行区,甲状腺癌的发病率较高,而在地方性甲状腺肿的非流行区则甲状腺癌的发病率相对较低。近年来统计资料显示,男性发病率有逐渐上升的趋势,可能与外源性放射线有关。甲状腺癌的发病率虽不是很高,但由于其在临床上与结节性甲状腺肿、甲状腺腺瘤等常难以鉴别,在具体处理时常感到为难,同时,在诊断明确的甲状腺癌进行手术时,究竟应切除多少甲状腺组织及是否行颈淋巴结清扫及方式等方面尚存在诸多争议。

一、病因

与其他肿瘤一样,甲状腺癌的发生与发展过程至今尚未完全清楚。现代研究表明,肿瘤的发生与原癌基因序列的过度表达、突变或缺失有关。在甲状腺滤泡细胞中有多种原癌基因表达,对细胞生长及分化起重要作用。最近从人甲状腺乳头状癌细胞中分离出所谓 ptc 癌基因,被认为是核苷酸序列的突变,有研究发现,ptc 癌基因位于Ⅱa 型多发性内分泌瘤(MEN-Ⅱa)基因染色体 11 的近侧长臂区,其机制尚不清,ptc 基因仅出现于少数甲状腺乳头状癌。H-ras、K-ras 及 N-ras 等癌基因的突变形式已被发现于多种甲状腺肿瘤。在髓样癌组织中发现高水平的 H-ras、c-myc 及 N-myc 等癌基因的表达,p53 多见于伴淋巴结或远处转移的甲状腺癌灶,但这些癌基因也可在其他癌肿或神经内分泌疾病中被检出。实际上甲状腺癌的发生和生长是复杂的生物过程,受不同的癌基因和多种生长因子的影响,同时还有其他多种致癌因素的作用。已知的可能致甲状腺癌的因素包括以下几种。

（一）缺碘

缺碘一直被认为与甲状腺的肿瘤发生有关,但这种观点在人类始终未被证实。一些流行病学调查资料提示,甲状腺癌不仅在地方性甲状腺肿地区较多发,即使沿海高碘地区,亦较常发。地方性甲状腺肿地区所发生的多为甲状腺滤泡或部分为间变癌,而高碘地区则多为乳头状癌;同时在地方性甲状腺肿流行区,食物中碘的增加降低了甲状腺滤泡癌的发病率,但乳头状癌的发病却呈上升趋势,其致癌因素有待研究。

（二）放射线的影响

放射线致癌的机制被认为是放射线诱导细胞突变,并促使其生长,在亚致死量下可杀灭部分细胞而致减少 TSH 分泌,反馈到脑垂体的促甲状腺细胞,增加 TSH 的产生,从而促进具有潜在恶性的细胞增殖、恶变。Winships 等(1961 年)收集的 562 例儿童甲状腺癌,其中 80% 过去曾有射线照射史,其后许多类似的报道相继出现。放射线作为致甲状腺癌的因素之一,已经广为接受。放射线致癌与放射方式有关,放射线致癌皆产生于 X 线外照射之后;从放疗到发病的时间不一,有报道最短为 2 年,最长 14 年,平均 8.5 年。

（三）家族因素

在一些甲状腺癌患者中,可见到一个家庭中一个以上成员同患甲状腺乳头状癌者,Stoffer 等报道,甲状腺乳头状癌家族中 3.5%～6.2% 同患甲状腺癌;而甲状腺髓样癌,有 5%～10% 甚至 20% 有明显家族史,是常染色体显性遗传,多为双侧肿瘤。

（四）甲状腺癌与其他甲状腺疾病的关系

这方面尚难肯定。近年关于其他甲状腺病合并甲状腺癌的报道很多,据统计甲状腺腺瘤有 4%～17% 可以并发甲状腺癌;一些甲状腺增生性病变,如腺瘤样甲状腺肿和功能亢进性甲状腺肿,分别有约 5% 及 2% 合并甲状腺癌。另有报道,桥本甲状腺炎的甲状腺间质弥漫性局灶性淋巴细胞浸润超过 50% 的患者易伴发甲状腺乳头状癌。但甲状腺癌与甲状腺疾病是否有因果关系尚需进一步研究。

二、病理和临床表现

甲状腺癌按细胞来源可分为滤泡源性甲状腺癌和 C 细胞源性甲状腺癌两类。前者来自滤泡上皮细胞,包括乳头状癌、滤泡状癌和未分化癌等类型;后者来自滤泡旁(C)细胞,称甲状腺髓样癌。乳头状癌和滤泡状癌又可归于"分化性癌",与未分化癌相区别。不同类型的甲状腺癌,其生物学行为包括恶性程度、发展速度、转移规律和最终预后等有较大差别,且病理变化和临床联系密切。

（一）乳头状癌

1.病理

乳头状癌为甲状腺癌中最常见类型,一般占总数的 75%。此外,作为隐性癌,在尸检中屡被发现,一般占尸检的 6%～13%,表明一定数量的病变,可较长时期保持隐性状态,而不发展为临床癌。乳头状癌根据癌瘤大小、浸润程度,分隐匿型、腺内型和腺外型三大类型。

小的隐匿型(直径≤1 cm),病变局限,质坚硬,呈显著浸润常伴有纤维化,状似"星状瘢痕",故又称为隐匿硬化型癌,常在其他良性甲状腺疾病手术时偶尔发现。

大的直径可超过 10 cm,质硬或囊性感,肿瘤呈实质性时,切面粗糙、颗粒状、灰白色,几乎无包膜,约半数以上可见钙化的砂粒体。镜下癌组织由乳头状结构组成,乳头一般皆细长,常见三级以上分支,有时亦可粗大,间质水肿。乳头的中心为纤维血管束,覆盖紧密排列的单层或复层立方或低柱状上皮细胞。细胞大小不均匀,核间变一般不甚明显。

乳头状癌最重要的亚型是乳头状微小癌、滤泡状癌及弥漫性硬化型癌。新近的 WHO 分型,将乳头状微小癌代替隐匿型癌。该型指肿瘤直径<1 cm。其预后好,很少发生远处转移。

对甲状腺乳头状癌的病理组织学诊断标准,近年已基本取得一致意见,即乳头状癌病理组织中,虽常伴有滤泡癌成分,有时甚至占较大比重,但只要查见浸润性生长且有磨砂玻璃样核的乳头状癌结构,不论其所占成分多少,均应诊断为乳头状癌。

2.临床表现

甲状腺乳头状癌,好发于 20～40 岁,儿童及青年人常见,女性发病率明显高于男性。70％儿童甲状腺癌及 50％以上成人甲状腺癌均属此型。肿瘤多为单发,亦有多发,不少病例与良性肿瘤难以区别,无症状,病程长,发展慢。肿瘤质硬,不规则,表面不光滑,边界欠清,活动度较差。呈腺内播散而成多发灶者可达 20％～80％。淋巴转移为其特点,颈淋巴结转移率为 50％～70％,而且往往较长时间局限于区域淋巴结系统。病程后期可发生血行转移。肺和其他远处转移少于 5％。有时颈淋巴结转移可作为首发症状。由于生长缓慢,早期常可无症状,若癌组织侵犯周围组织,则出现声音嘶哑、呼吸困难、吞咽不适等症状。

(二)滤泡状癌

1.病理

其占全部甲状腺癌的 11.6％～15％,占高分化癌中第二位。大体形态上,当局部侵犯不明显时,多不易与甲状腺腺瘤区别。瘤体大小不一,圆形或椭圆形,分叶或结节状,切面呈肉样、褐红色,常被结缔组织分隔成大小不一的小叶。中心区常呈纤维化或钙化。较大的肿瘤常合并出血、坏死或静脉内癌栓。

镜下本型以滤泡状结构为其主要组织学特征,瘤细胞仅轻或中度间变,无乳头状形成,无淀粉样物。癌细胞形成滤泡状或腺管状,有时呈片状。最近,世界卫生组织病理分类将胞浆内充满嗜酸性红染颗粒的嗜酸性粒细胞癌亦归入滤泡癌中。

滤泡状癌多见于中老年女性,病程长,生长慢,颈部淋巴转移较少。而较早出现血行转移,预后较乳头状癌差。

2.临床表现

此癌 40～60 岁多见。与乳头癌相比,男性患病相对较多,男与女之比为 1∶2,患病年龄以年龄较大者相对为多。一般病程较长,生长缓慢,少数近期生长较快,常缺乏明显的局部恶性表现,肿块直径一般为数厘米或更大,多为单发,少数可为多发或双侧,实性,硬韧,边界不清,较少发生淋巴结转移,血行转移相对较多,主要转移至肺,其次为骨。

(三)甲状腺髓样癌

在胚胎学上甲状腺滤泡旁细胞与甲状腺不是同源的。甲状腺髓样癌起源于甲状腺滤泡旁细胞,故又称滤泡旁细胞癌或 C 细胞癌,可分泌降钙素,产生淀粉样物质,也可分泌其他具有生物活性物质,如前列腺素、5-HT、促肾上腺皮质激素、组胺酶等。

甲状腺髓样癌分为散发型(80％～90％)、家族型(8％～14％)及多发性内分泌瘤(少于10％)三种。甲状腺髓样癌可以通过常染色体显性遗传发展为不同的类型。甲状腺髓样癌是甲状腺癌的一个重要类型,较少见,恶性度中等,存活率小于乳头状瘤,而远大于未分化癌。早期诊断、治疗可改善预后,甚至可以治愈。甲状腺髓样癌的发病率占甲状腺癌的 3%～10%,女性较多,中位年龄在 38 岁左右,其中散发型年龄在 50 岁;家族型年龄较轻,一般不超过 20 岁。

其发病机制、病理表现及临床表现均不同于一般甲状腺癌,独成一型。

1.病理

瘤体一般呈圆形或卵圆形,边界清楚,质硬或呈不规则形,伴周围甲状腺实质浸润,切面灰白色、浅色、淡红色,可伴有出血、坏死、纤维化及钙化,肿瘤直径大多为 3～4 cm,小至数毫米,大至 10 cm。镜下癌细胞多排列成实体性肿瘤,偶见滤泡,不含胶样物质。癌细胞呈圆形或多边形,体积稍大,大小较一致,间质有多少不等的淀粉样物质,番红花及刚果红染色皆阳性。淀粉样物质为肿瘤细胞产生的降钙素沉积,间质还可有钙沉积,似砂粒体,还有少量浆细胞和淋巴细胞,常见侵犯包膜和气管。在家族性甲状腺髓样癌中,总是呈现双侧肿瘤且呈多中心,大小变化很大,肿瘤具有分布在甲状腺中上部的特点。在散发性甲状腺髓样癌中一般局限于一叶,双侧多中心分布者低于 5%。

2.临床表现

所有的散发型甲状腺髓样癌及多数家族型甲状腺髓样癌都有临床症状和体征。通常甲状腺髓样癌表现为颈部肿块,70%～80%的散发型患者,因触及无痛性甲状腺结节而发现,近 10%可侵及周围组织出现声嘶、呼吸困难和吞咽困难。临床上男女发病率大致相仿。家族型为一种常染色体显性遗传性疾病,属多发性内分泌肿瘤 II 型(MEN-II),它又分为 IIa 型和 IIb 型,占 10%～15%,发病多在 30 岁左右,往往累及两侧甲状腺。临床上大多数为散发型,发病在 40 岁以后,常累及一侧甲状腺。MTC 恶性程度介于分化型癌与未分化型癌之间,早期就发生淋巴结转移。临床上,MTC 常以甲状腺肿块和淋巴结肿大就诊,由于 MTC 产生的 5-HT 和前列腺素的影响,约 1/3 患者可发生腹泻和面部潮红的类癌综合征。本病可合并肾上腺嗜铬细胞瘤,多发性唇黏膜神经瘤和甲状腺瘤等疾病。有 B 型多发性内分泌瘤(MEN-II)和髓样癌家族史患者,不管触及甲状腺结节与否,应及时检测基础的五肽胃泌素激发反应时血清降钙素水平,以早期发现本病,明显升高时常强烈提示本病存在。此外,甲状腺结节患者伴 CEA 水平明显升高,也应考虑此病存在可能,甲状腺结节细针穿刺活检或淋巴结活检常可做出明确诊断。

(四)甲状腺未分化癌

未分化癌为甲状腺癌中恶性程度最高的一种,较少见,占全部甲状腺癌的 5%～14%,主要是指大细胞癌、小细胞癌和其他类型癌(鳞状细胞癌、巨细胞癌、腺样囊性癌、黏液腺癌及分化不良的乳头状癌、滤泡状癌等)。未分化癌以老年患者居多,中位年龄为 60 岁,女性中常见的是小细胞弥漫型,男性常是大细胞型。

1.病理

未分化癌生长迅速,往往早期侵犯周围组织。肉眼观癌肿无包膜,切面呈肉色、苍白,并有出血、坏死。镜下组织学检查未分化癌可分为大细胞型及小细胞型两种。前者主要由巨细胞组成,但有梭形细胞,巨细胞体积大,奇形怪状,核大、核分裂多;后者由圆形或椭圆形小细胞组成,体积小,胞质少、核深染、核分裂多见。有资料提示表明,有的未分化癌中尚可见残留的形似乳头状或滤泡状的结构,提示这些分化型的甲状腺癌可能转变为未分化癌,小细胞型分化癌与恶性淋巴瘤在组织学上易发生混淆,可通过免疫过氧化酶染色做出鉴别。

2.临床表现

该病发病前常有甲状腺肿或甲状腺结节多年,在巨细胞癌此种表现尤为明显。肿块可于短期内急骤增大,发展迅速,形成双侧弥漫性甲状腺巨大肿块,质硬、固定、边界不清,往往伴有疼痛、呼吸或吞咽困难,早期即可出现淋巴结转移及血行播散。细针吸取细胞学检查可做出诊断,但需不同位置穿刺,因癌灶坏死、出血及水肿会造成假阴性。

三、诊断

声嘶、吞咽困难、哮喘、呼吸困难和疼痛是常见的症状。甲状腺癌的诊断是一个困难而复杂的问题,临床上甲状腺癌多以甲状腺结节为主要表现,而甲状腺多种良性疾病亦表现为甲状腺结节,两者之间无绝对的分界线。对一个甲状腺结节患者,在诊断的同时始终存在着鉴别诊断的问题,首先要确定它是非癌性的甲状腺结节、慢性甲状腺炎或良性腺瘤,还是甲状腺癌;其次由于不同的甲状腺癌、同种甲状腺癌的不同分期其治疗方法及预后差异很大,诊断时还要决定它是哪种甲状腺癌及它的病期(包括局部生长情况、淋巴结转移范围和有无远处转移)。由于目前所具备的辅助检查绝大多为影像学范围,对甲状腺癌的诊断并无绝对的诊断价值,而细胞组织学检查虽有较高的诊断符合率,但患者要遭受一定的痛苦,且因病理取材、检验师的实践经验等影响,存在一定的假阴性。故而,常规的询问病史、体格检查更显出其重要性。通过详细地询问病史、仔细体检获得一个初步的诊断,再结合必要的辅助检查以取得进一步的佐证是诊断甲状腺癌的正确思路。

(一)诊断要点

1.临床表现

患者有甲状腺结节性肿大病史,如有下述几点临床表现者,应考虑甲状腺癌的可能:①肿块突然迅速增大变硬。②颈部因其他疾病而行放射治疗者,尤其是青少年。③甲状腺结节质地硬、不平、固定、边界不清、活动差。④有颈部淋巴结肿大或其他组织转移。⑤有声音嘶哑、呼吸困难、吞咽障碍。⑥长期水样腹泻、面色潮红、伴其他内分泌肿瘤。

2.辅助检查

进一步明确结节的性质可行下列检查。

(1)B超检查:应列为首选。B超探测来区别结节的囊性或实性。实性结节形态不规则、钙化、结节内血流信号丰富等则恶性可能更大。

(2)核素扫描:对实性结节,应常规行核素扫描检查,如果为冷结节,则有 $10\%\sim20\%$ 可能为癌肿。

(3)X线检查(包括 CT、MRI):主要用于甲状腺癌转移的发现、定位和诊断。在甲状腺内发现砂粒样钙化灶,则提示有恶性的可能。

(4)针吸细胞学检查:诊断正确率可达 $60\%\sim85\%$,但最终确诊应由病理切片检查来决定。

(5)血清甲状腺球蛋白测定:采用放射免疫法测定血清中甲状腺球蛋白(Tg),在分化型腺癌其水平明显增高。

实际上,部分甲状腺结节虽经种种方法检查,仍无法确定其良恶性,需定期随访、反复检查,必要时可行手术探查,术中行快速冰冻病理学检查。

(二)甲状腺癌的临床分期

甲状腺癌的临床分期以往较杂,现统一采用国际抗癌学会关于甲状腺癌的 TNM 临床分类法,标准如下。

1.T——原发癌肿

T_0:甲状腺内无肿块触及。

T_1:甲状腺内有单个结节,腺体本身不变形,结节活动不受限制,同位素扫描甲状腺内有缺损。

T_2:甲状腺内有多个结节,腺体本身变形,腺体活动不受限制。

T_3:甲状腺内肿块穿透甲状腺包膜,固定或侵及周围组织。

2.N——区域淋巴结

N_0:区域淋巴结未触及。

N_1:同侧颈淋巴结肿大,能活动。

N_{1a}:临床上认为肿大淋巴结不是转移。

N_{1b}:临床上认为肿大淋巴结是转移。

N_2:双侧或对侧淋巴结肿大,能活动。

N_{2a}:临床上认为肿大淋巴结不是转移。

N_{2b}:临床上认为肿大淋巴结是转移。

N_3:淋巴结肿大已固定不动。

3.M——远处转移

M_0:远处无转移。

M_1:远处有转移。

根据原发癌肿、淋巴结转移和远处转移情况,临床上常把甲状腺癌分为四期。

Ⅰ期:$T_{0\sim2}N_0M_0$(甲状腺内仅一个孤立结节)。

Ⅱ期:$T_{0\sim2}N_{0\sim2}M_0$(甲状腺内有肿块,颈淋巴结已肿大)。

Ⅲ期:$T_3N_3M_0$(甲状腺和颈淋巴结已经固定)。

Ⅳ期:$T_xN_xM_1$(甲状腺癌合并远处转移)。

四、治疗

甲状腺癌除未分化癌外,主要的治疗手段是外科手术。其他,如放射治疗、化疗、内分泌治疗和中医中药治疗等,仅是辅助性治疗措施。

（一）手术治疗

1.乳头状腺癌

手术是分化型甲状腺癌的基本治疗方法,术后辅助应用核素,甲状腺素及外照射等综合治疗。手术能根治性切除原发灶和转移灶,达到治愈目的。甲状腺乳头状腺癌为临床上最常见的高分化型腺癌,具有恶性程度低、颈淋巴结转移率高等特点,在根治性切除的原则下,应兼顾功能与美观。手术治疗包括三个方面。

（1）原发灶切除范围:目前尚存在争论,主要是行甲状腺全切除或腺叶加峡部切除。

主张全切除的主要理由:①对侧多中心或微小转移灶可达20%～80%,全切除可消除潜在复发。②有利于术后放射性碘检测复发或转移灶并及时治疗。③全切除可避免1%高分化癌转变为未分化癌。④全切除可增加甲状腺球蛋白检测复发或转移灶的敏感性。

持反对观点者认为,全切除会增加手术后并发症,喉返神经损伤及甲状腺功能减退发生率可达 23%～29%，其次对侧微小转移灶，可长期处于隐匿状态，未必发展成临床肿瘤，一旦复发再切除也不影响预后。

目前多数学者认为，病灶限于腺叶内，对侧甲状腺检查无异常，行患侧腺叶、峡部加对侧次全切除，疗效与全切除术差不多，而术后并发症明显减少，是比较合理的术式。这种术式优点是可以避免因全甲状腺切除后所引起的永久性甲状腺功能减退的后遗症，又可减少或避免喉返神经及甲状旁腺损伤机会。如术中探查患侧腺叶已累及对侧或双侧腺叶均存在病灶，则改行甲状腺全切除术。Sarde 等报道，采用甲状腺近全切除术，喉返神经及甲状旁腺损伤发生率明显降低至4%和3.2%，或许是取代全切除术的一种较好的术式。

(2)颈淋巴结切除：乳头状腺癌颈淋巴结转移率可达 50%～70%。淋巴结转移是否影响预后曾有不同看法。甲状腺癌协作组大宗病例表明，淋巴结转移影响预后。颈淋巴结阳性的患者行颈淋巴结清扫术已达成共识。以往很多人主张包括原发灶在内的经典式颈淋巴结清扫术，曾作为根治性手术的一个重要组成部分，通过实践目前已被改良或功能性颈清扫术所取代。因这种手术同样能达到治疗目的，且能兼顾功能与美容，特别为年轻女子所乐于接受。但胸锁乳突肌、副神经和颈内静脉三者究竟能保留多少，则需视肿瘤大小、局部浸润和淋巴结转移等情况而定。颈淋巴结的清扫范围主要包括气管旁(气管食管沟及胸骨柄上区)及颈内静脉区淋巴结链。对乳头状腺癌无淋巴结转移的患者，预防性颈淋巴结清扫并不能改善预后，国内外多数学者均不主张采用。

近年来大宗回顾性研究资料提示，预防性颈淋巴结清扫组和对照组的预后无明显差异，甲状腺乳头状癌的淋巴结转移趋向局限在淋巴结内，即使以后发现淋巴结肿大时再手术，也不影响预后。

(3)对局部严重累及的乳头状癌的处理：有些乳头状癌局部浸润广泛，可累及气管、食管、喉返神经、双侧颈内静脉等。如患者全身情况允许，应争取行扩大手术。如双侧喉返神经受侵，可将入喉端找出与迷走神经中的喉返束直接吻合，效果良好。如侵累气管，要根据侵累范围，行全喉或部分气管切除修补。一侧颈内静脉受累，可予以切除；若双侧受累、确实无法保留，则一侧颈内静脉切除后行静脉移植，也可采用保留双侧颈外静脉代替颈内静脉回流。如果 CT 或 MRI 证实上纵隔有肿大淋巴结，也可将胸骨劈开至第二肋间平面，显露上纵隔再沿颈内静脉向下解剖，把部分胸腺和纵隔淋巴结一并切除，有时癌肿和气管固定，或累及食管肌层，只要未破坏气管壁和侵入食管腔内，可将癌肿从气管前筋膜下钝性剥离，并将食管肌层切除，仍可取得满意效果。

2.滤泡性腺癌

原发癌的治疗原则基本上同乳头状癌，颈淋巴结的处理与乳头状癌不同，因本型甚少发生淋巴结转移，所以除临床上已出现颈淋巴结转移时需行颈淋巴结清除术外，一般不做选择性颈清术。

3.髓样癌

MTC 对放疗和化疗均不敏感，主要用外科治疗。彻底手术是一种行之有效的办法，不少患者可因此治愈。采取甲状腺全切除，加淋巴结清扫术，但散发性甲状腺髓样癌也可根据探查情况行患侧腺叶加峡部切除。由于髓样癌隐匿性淋巴结转移癌发生率较高，即使无淋巴结转移也应做根治性颈淋巴结清扫；至于采取传统性或功能性颈清扫术，需视病灶及淋巴结浸润和转移程度而定。术中同时探查甲状旁腺，肿大时应予切除。术前发现合并嗜铬细胞瘤者，应先行肾上腺切除，否则术中会继发高血压，影响手术顺利进行，术后应定期复查血清降钙素、癌胚抗原，并做胸部 X 线片、CT、MRI 等检查以早期发现颈部、前纵隔淋巴结和其他脏器的复发或转移。

4.未分化癌

由于恶性程度高,就诊时多属晚期,已无手术指证,近年也采用手术、化疗、放疗等联合治疗本病。目前在延长存活率上尚无明显改善。但对局部控制癌肿还是有效的,可以降低死于局部压迫或窒息的危险。

（二）外放射治疗

不同病理类型的甲状腺癌放射治疗的敏感度不同,其中尤以未分化癌最为敏感,而其他类型癌较差。未分化癌由于早期既有广泛浸润或转移,手术治疗很难达到良好的疗效,因而放射治疗为其主要的治疗方法。即使少数未分化癌患者做手术治疗,也仅可达到使肿瘤减量的目的,手术后仍可继续放射治疗,否则复发率较高。部分有气管阻塞的患者,只要条件允许,仍可行放射治疗。分化型腺癌首选手术根治而无须放疗。对无法完全切除的髓样癌,术后可行放疗,虽然本病放疗不甚敏感,但放射治疗后,肿瘤仍可缓慢退缩,使病情得到缓解,有的甚至完全消除。甲状腺癌发生骨转移并不多见,局部疼痛剧烈,尤其在夜间。放射治疗可迅速缓解其症状,提高患者生活质量。

（三）放射性碘治疗

手术后应用放射性碘治疗可降低复发率,但不延长生命。应用放射性碘治疗甲状腺癌,其疗效完全视癌细胞摄取放射性碘的多少而定;而癌细胞摄取放射性碘的多少,多与其分化程度成正比。未分化癌已失去甲状腺细胞的构造和性质,摄取放射性碘量极少,因此疗效不良;对髓样癌,放射性碘也无效;分化程度高的乳头状腺癌和滤泡状腺癌,摄取放射性碘量较高,疗效较好;特别适用于手术后 45 岁以上的高危患者、多发性乳头状腺癌癌灶、包膜有明显侵犯的滤泡状腺癌及已有远处转移者。

如果已有远处转移,对局部可以全部切除的腺体,不但应将患者的腺体全部切除,颈淋巴结亦应加以清除,同时还应切除健叶的全部腺体。这样才可用放射性碘来治疗远处转移。腺癌的远处转移,只能在切除全部甲状腺后才能摄取放射性碘。但如果远处转移摄取放射性碘极微,则在切除全部甲状腺后,由于垂体前叶促甲状腺激素的分泌增多,反而促使远处转移的迅速发展。对这种试用放射性碘无效的病例,应早期给予足够量的甲状腺素片,远处转移可因此缩小,至少不再继续迅速发展。

（四）内分泌治疗

分化型甲状腺癌做次全、全切除者应该口服甲状腺素,以防甲状腺功能减退及抑制 TSH。乳头状和滤泡状癌均有 TSH 受体,TSH 通过其受体能影响分泌型甲状腺癌的功能及生长,一般剂量掌握在保持 TSH 低水平,但以不引起甲亢为宜。一般用甲状腺片每天 80~120 mg,也可选用左甲状腺素片每天 $100~\mu g$,并定期检测血浆 T_3、T_4、TSH,以此调整用药剂量。甲状腺癌对激素的依赖现象早已被人们认识。某些分化性的甲状腺癌可受 TSH 的刺激而生长,故 TSH 可促使残留甲状腺增生、恶变,抑制 TSH 的产生,可减少甲状腺癌的复发率。任何甲状腺癌均应长期用抑制剂量的甲状腺素作维持治疗。对分化好的甲状腺癌尤为适用,其可达到预防复发的效果。即使是晚期分化型甲状腺癌,应用甲状腺素治疗,也可使病情有所缓解,甚至在治疗后病变消退。

（五）化学治疗

近年来化学治疗的疗效有显著提高。但至今尚缺少治疗甲状腺癌的有效药物,故而化疗的效果尚不够理想。目前临床上主要用化疗治疗复发者和病情迅速进展的病例。对分化差或未分化的甲状腺癌,尚可选作术后的辅助治疗。曾用于甲状腺癌的单药有多柔比星(阿霉素)、放线菌素 D(更生霉素)、甲氨蝶呤等。单药治疗的效果较差,故现常采用联合化疗,以求提高疗效。

五、预后

甲状腺癌的生物学行为存在巨大差异,发展迅速的低分化癌,侵袭性强,可短期致人死亡,而发展缓慢的高分化癌患者往往可长期带瘤生存。高分化型甲状腺癌,特别是乳头状癌术后预后良好,弥漫性硬化型乳头状癌预后较差,有时呈侵袭性。因此不能认为甲状腺乳头状癌的临床过程总是缓和的,各种亚型的组织学特点不同,其生物学特性有显著差异。对甲状腺癌预后的判断,常采用年龄、组织学分级、侵犯程度(即肿瘤分期)和大小分类方法及其他预测肿瘤生物学行为的指标。

(1)癌瘤对放射性碘摄取能力:乳头状、滤泡状或乳头滤泡混合型癌能摄取碘者比不能摄取的预后要好。

(2)腺苷酸环化酶对 TSH 有强反应的癌其预后似较低反应者好。

(3)癌瘤 DNA 呈双倍体比异倍体预后要好。

(4)癌瘤细胞膜表皮生长因子(EGF)受体结合 EGF 的量越高,预后越差。

(岳兰玉)

第九节　肺癌的中西医结合治疗

肺癌是最常见的肺原发性恶性肿瘤,绝大多数肺癌起源于支气管黏膜上皮,故亦称支气管肺癌。肺癌的发病率和病死率均迅速上升,死于癌症的男性患者中肺癌已居首位。城市肺癌发病率高于农村,就性别来讲,男性高于女性。但是近来女性患者呈上升的趋势。患病年龄为 50～60 岁,近来有年轻化的趋势。肺癌按部位分为周围型和中心型。按细胞学分非小细胞和小细胞癌,非小细胞癌有腺癌、鳞癌、肺泡细胞癌。临床表现为持续咳嗽,痰中带血。

肺癌属于中医的"肺痨""肺积""痨咳""肺疽""肺痈"等范畴。

一、病因病理

肺为娇脏,耐不得寒热,外邪入侵肺部,肺气失于宣肃,脾气失于健运。气机不畅,脉络受阻,血运不畅。造成气滞血瘀。加上痰湿蕴肺,久郁化热,成为毒热之邪。气滞、血瘀、痰凝、毒热郁于肺部而成肿瘤。肝郁犯肺,平素情绪急躁或抑郁之人,肝气不舒,肝郁日久化火,导致"木火刑金",使肺的功能受损,火热损伤肺络,离经之血内蓄,而成血瘀,加之肺失宣肃,浊痰不去,痰瘀互结而成有形之物。再者老年人正气已衰,或虚弱之体,心、脾、肾三脏之气不足,均可导致肺气虚弱。外邪易于侵及肺脏,邪毒留滞不去,与肺内之痰浊互结也可成为肿瘤恶肉。所以有人认为本病是因虚而得病,因虚而致实。虚是指整体虚,实指肺部邪实。

现代研究,肺癌的发病与空气污染、吸烟、职业因素关系最大。同时目前已公认长期接触铀、镭等放射性物质及其衍化物,致癌性碳氢化合物、砷、铬、镍、铜、锡、铁、煤焦油、沥青、石油、石棉、芥子气等物质,均可诱发肺癌。肺部慢性疾病如肺结核、矽肺、尘肺等可与肺癌并存。人体内在因素如家族遗传也是病因之一。

二、诊断

肺癌有多样的临床表现,早期可无任何症状,仅在体检中发现肺部阴影,通过进一步的检查而确诊肺癌,也有的是因骨痛,通过检查才明确是肺癌骨转移。还有些患者因头痛恶心就诊,经检查发现肺癌脑转移。

（一）临床表现

1.咳嗽

咳嗽为最常见的早期症状,约有 3/4 的患者出现不同程度的咳嗽。其特点以阵发性刺激性咳嗽为主,无痰或少量泡沫白痰。肿瘤增大引起支气管狭窄,咳嗽可加重,多为持续性,呈高音调金属音。支气管狭窄远端有继发感染时,痰量增加,呈黏液脓性痰。

2.咯血

咯血也是肺癌常见的首发症状之一,呈间断性反复少量血痰,偶见大咯血,见于肿瘤侵及血管,血色多鲜红。咯血持续时间不一,一般仅数天,但也有达数月者。如侵及大血管,咳血量多堵塞气管造成死亡。

3.胸痛

肺癌本身无胸痛,当肿瘤累及胸膜,可产生胸部钝痛或隐痛;肿瘤侵及胸壁肋骨或压迫肋间神经,则胸脯尖锐剧痛,且有定点或局部压痛,并随呼吸、咳嗽、变换体位而加重。

4.发热

有 21.2% 的肺癌以发热为首发症状。发热有 2 种:一是肿瘤压迫气管引起气管阻塞,发生阻塞性的肺炎,为炎性发热,往往反复发作;另一种是因癌组织变性坏死,成为致热原,引起癌性发热。

5.气急

由于肿瘤压迫、阻塞、气管支气管狭窄,支气管阻塞导致不张时或肺癌广泛播散时,肺的有效气体交换少,可出现气急。胸膜转移合并大量胸腔积液,出现气急,患者往往不能平卧,坐起来稍微舒服一些。

6.晚期肺癌压迫侵犯邻近器官组织或发生远处转移

晚期肺癌压迫侵犯邻近器官组织或发生远处转移时,可以产生下列症状。

（1）压迫或侵犯膈神经,引起同侧膈肌麻痹。

（2）压迫或侵犯喉返神经,引起声带麻痹、声音嘶哑。

（3）压迫上腔静脉,引起面部、颈部、上肢和上胸部静脉怒张,组织水肿,上肢静脉压升高。

（4）侵犯胸膜,可引起胸膜腔积液,往往为血性。大量积液,可以引起气促。此外,癌肿侵犯胸膜及胸壁,可以引起持续剧烈的胸痛。

（5）癌肿侵入纵隔,压迫食管,可引起吞咽困难。

（6）上叶顶部肺,可侵入和压迫位于胸廓上口的器官组织。如侵入第 1 肋骨、锁骨下动静脉、臂丛神经、颈交感神经等,产生剧烈胸痛,上肢静脉怒张、水肿,臂痛和上肢运动障碍,同侧上眼睑下垂、瞳孔缩小、眼球内陷、面部无汗等颈交感神经症候。肺癌血行转移后,按侵入器官而产生不同症状。

还有少数肺癌病例,由于癌肿产生内分泌物质,临床上呈现非转移性的全身症状,如骨关节病(杵状指、骨关节痛、骨膜增生等)、Cushing综合征、重症肌无力、男性乳腺增大、多发性肌肉神经痛等。这些症状在切除肺部癌肿后可能消失。

(二)X线检查

胸片检查是首选的检查,发现肺内结节的限度是直径大于1 cm的病灶。X线下表现有肺部阴影,肺不张,肺门增宽等。

(三)CT及PET-CT检查

CT是目前在影像诊断中的有效方法,可表现为肺内结节、片状阴影、玻璃样改变影、卫星结节等。特别是螺旋CT对中心型肺癌所引起的继发性改变及病变对肺门、纵隔大血管侵犯的发现率较高,对周围型肺癌病灶内各征象均有较高的检出率,明显优于常规CT扫描。近几年PET-CT在大城市使用,PET-CT能了解病变的部位及能鉴别良性、恶性肿瘤。但费用昂贵。

(四)MRI检查

MRI对肺内小结节的显示不及CT,仅能发现直径约1 cm以上的结节。对于肿块边缘毛刺、棘状突起、胸膜凹陷征、细支气管征等细节的显示,MRI检查不及CT。肺门和纵隔淋巴结转移时,MRI检查易于发现肺门、纵隔淋巴结增大。当肿瘤侵犯胸壁时,尽管MRI检查对肋骨破坏显示有一定限度,但由于肿块、肌肉、脂肪信号不同而易于发现胸壁受侵。

(五)针刺活检

经皮细针针吸活检在诊断肺部恶性结节方面十分准确,但为有创性检查,有一定的并发症,如气胸和咯血等。

(六)痰脱落细胞检查

痰细胞学检查利用痰液检查寻找癌细胞,特别是多次痰检,对诊断起源于大气管的中心性肿瘤,如鳞癌和小细胞癌是有帮助的。起源于小气管的外周性肿瘤,如腺癌,特别是直径小于2 cm者,偶尔可在痰检中发现,却有重要意义。痰细胞学检查最大优势在于无创。

(七)纤维支气管镜检查

支气管镜是获得肺癌组织学证据最常用的诊断工具,然而在诊断早期肺癌方面却有局限性,因为这些病变肉眼难以判断。荧光内镜可明显提高癌前病变和原位癌的检出率,在肺癌高危人群的筛查和随访中可起重要作用,但检查费用昂贵。

(八)肿瘤标记物测定

血清癌胚抗原(CEA)、细胞角蛋白19片段(CYFRA21-1)对肺癌的诊断有较高的特异性,鳞状细胞癌抗体(SCC)特异性亦较好,但敏感性差。于是人们开始探索支气管肺泡灌洗液TM的测定,希望能提高对肺癌诊断的准确性。

三、鉴别诊断

(一)肺结核与肺癌的鉴别

特别是结核球易于诊断为肺癌。两者均有咳嗽、咯血、胸痛、发热、消瘦等症状,两者很容易混淆,应注意鉴别。肺结核多发生于青壮年,而肺癌好发于40岁以上的中老年男性。部分肺结核患者已愈合的结核病灶所引起的肺部瘢痕可恶变为肺癌。肺结核经抗结核治疗有效,肺癌经抗结核治疗则病情无好转。此外,借助现代诊断方法,如肺部X线检查、痰结核菌检查、痰脱落细胞学检查、纤维支气管镜检查等,有助于两者的鉴别。

(二)肺痈与肺癌的鉴别

两者都可有发热、咳嗽、咯痰的临床表现。但是典型的肺痈是急性发病，高热，寒战，咳嗽，咳吐大量脓臭痰，痰中可带血，可伴有胸痛；肺癌发病较缓，热势一般不高，呛咳，咯痰不爽或痰中带血，伴见神疲乏力，消瘦等全身症状。肺癌患者在外感寒邪时，也可出现高热、咳嗽加剧等症，应注意鉴别。此时更应详细询问病史，并借助肺部 X 线检查、痰和血的病原体检查、痰脱落细胞学检查等实验室检查加以鉴别。

(三)肺部孤立性转移癌与原发性肺癌的鉴别

主要依靠详细病史和原发癌肿的症状和体征。肺转移癌一般较少出现呼吸道症状和咳出痰血。同时结合其他检查明确诊断。

(四)中央型肺癌与纵隔肿瘤的鉴别

中央型肺癌有时可能与纵隔肿瘤混淆。诊断性人工气胸有助于明确肿瘤所在的部位。纵隔肿瘤较少出现咯血，痰细胞学检查未能找到癌细胞。支气管镜检查和支气管造影有助于鉴别诊断。纵隔淋巴瘤较多见于年轻患者，常为双侧性病变，可有发热等全身症状。

四、并发症

(一)阻塞支气管引起肺癌肺不张及肺部炎症

由于肿瘤阻塞支气管引起肺不张及肺部炎症，可引起胸闷气短，咳嗽。炎症不易消退，经常反复发作。

(二)胸腔积液

肿瘤侵犯胸膜可引起呼吸疼痛及胸腔积液（即胸腔积液），胸腔积液为血性表示预后不好。胸腔积液内查到恶性瘤细胞则失去手术机会。

(三)肿瘤侵犯邻近组织产生综合征

若肿瘤侵及纵隔左侧，使喉返神经受到压迫，出现声音嘶哑。压迫上腔静脉，造成上腔静脉回流障碍，出现颈静脉压迫综合征，表现颜面、胸壁上部青紫水肿，颈静脉怒张，呼吸困难，甚至昏迷。转移淋巴结压迫交感神经产生 Horner 综合征，表现同侧瞳孔缩小，上眼睑下垂，额部少汗等症状。

(四)其他并发症

穿刺部位出血或血肿；动脉栓塞；脊髓损伤；压疮；肺癌术后感染；肺癌脑转移可出现癫痫；偏瘫及失语。

五、中医治疗

(一)中医证治枢要

肺癌在正气不足的情况下患病，痰湿、瘀血、热毒是肺癌实证的主要病机，而且三者可同时存在。因此治疗肺癌，实证阶段需要化痰。而饮是痰之源，祛湿，活血化瘀，清热解毒是中医的基本治疗原则，以攻邪为主。当病情发展到一定阶段，阴津内耗，气血双亏同时邪毒内结，治疗需要扶正与祛邪相结合，大凡患者体质尚可，应在补虚的情况下兼顾攻邪。体质差者以扶正为主辅以攻邪，需根据临床状况灵活掌握。

现代的肺癌治疗一般采用中西医结合的治疗办法，现代医学治疗会影响中医证型，如肺癌化疗时首先影响胃肠功能，很快会影响骨髓造血功能，因此在化疗时，中医治则益气健脾，滋补肝肾,保护胃肠功能和骨髓造血功能,使患者顺利完成化疗,减轻化疗的不良反应,提高化疗的疗效。放射治疗易于耗伤人体阴液,所以养阴清热是放疗时的基本治疗原则。适当加用活血的药物可以增加放疗的效果。

(二)辨证施治

1.脾虚痰湿

主症:咳嗽痰多,清稀色白,神疲乏力,胸闷纳少,腹胀便溏,肢体浮肿,面色㿠白,动则气促。舌胖,舌边有齿印,舌质淡,苔薄白腻,濡缓或濡滑。

治法:益气健脾,宣肺化痰。

处方:六君子汤加减。黄芪 20 g,党参 30 g,白术 10 g,茯苓 12 g,陈皮 10 g,法半夏 10 g,猪苓 15 g,山药 20 g,薏苡仁 20 g,八月札 15 g,鱼腥草 30 g,铁树叶 30 g,白花蛇舌草 30 g。

阐述:方中黄芪、党参、白术、茯苓、猪苓、薏苡仁健脾利湿;陈皮、鱼腥草化痰,散结,清肺;八月札、白花蛇舌草、铁树叶解毒抗癌。痰多难咯者加川贝、瓜蒌。多汗气短加五味子,并加重党参用量;胸腔积液难消,浮肿加葶苈子、龙葵、车前子;高热者加生石膏、知母、水牛角。

2.气滞血瘀

主症:咳嗽咯痰不爽,咳嗽带血,胸闷胸痛如刺,痛有定处,大便秘结,唇甲紫黯,甚则肌肤甲错,皮肤浅静脉怒张暴露。舌质黯或瘀斑瘀点,苔薄腻或薄黄腻,脉细涩或弦细。

治法:活血化瘀,理气止痛。

处方:血府逐瘀汤加减。柴胡 6 g,赤芍 10 g,枳壳 10 g,当归 15 g,生地 15 g,桃仁 9 g,丹参 20 g,瓜蒌 12 g,红花 9 g,生黄芪 15 g,青、陈皮各 10 g,桔梗 10 g,白花蛇舌草 30 g,干蟾皮 10 g,石见穿 15 g。

阐述:方中四物汤调血行瘀,合桃仁、红花、牡丹皮、香附、延胡索等通络活血,行气止痛。若反复咯血,血色黯红者加蒲黄、藕节、仙鹤草、三七、茜草根祛瘀止血;瘀滞化热,暗伤气津,舌燥者加沙参、天花粉、生地、玄参、知母等清热养阴生津;食少,乏力,气短者加党参、白术益气健脾。

3.阴虚内热

主症:咳嗽无痰,或痰少难咯,痰中带血丝,或少量咯血,心烦口干,胸痛气急,潮热盗汗,尿短赤,形体消瘦。舌质红少津,苔少或花剥,脉细数。

治法:滋阴清热,润肺生津,佐以抗癌。

处方:百合固金汤加减。百合 10 g,生地 10 g,熟地 10 g,玄参 12 g,麦冬 15 g,当归 5 g,白芍 10 g,川贝 10 g,杏仁 10 g,桑白皮 20 g,瓜蒌 20 g,黄芩 15 g,半枝莲、白花蛇舌草各 30 g。

阐述:方中用生地、百合、玄参、麦冬养阴清热;黄芩、半枝莲、白花蛇舌草、川贝清热解毒散结。若见咯血不止,可选加白茅根、仙鹤草、茜草根、参三七凉血止血;大便干结加瓜蒌、桃仁润燥通便;低热盗汗加地骨皮、白薇、五味子育阴清热敛汗。

4.气阴两虚

主症:咳嗽气短,动则喘促,咳声低微,痰中带血,午后潮热,自汗盗汗,神疲乏力,口干少饮,面色淡白。舌质淡红或偏红,苔薄,脉沉细或细数。

治法:益气养阴,化痰散结。

处方:沙参麦门冬汤加减。北沙参 30 g,麦冬 15 g,五味子 10 g,黄芪 20 g,川贝 10 g,夏枯草 30 g,山慈菇 15 g,蛇莓 15 g,全瓜蒌 15 g,山药 15 g,半枝莲 15 g,鱼腥草 15 g,白花蛇舌草 30 g。

阐述:北沙参、麦冬、五味子等养阴增液;夏枯草、川贝、瓜蒌化痰散结;加用鱼腥草、山慈菇、蛇莓、白花蛇舌草、半枝莲有解毒化痰抗癌的作用。

5.肺肾气虚

主症：咳嗽声低，气短不足，痰多而黏，语言低微，纳少脘闷，胸闷纳少，腹胀便溏，肢体浮肿，面色㿠白，动则气促，大便不实，形体消瘦，倦怠无力。舌胖，舌边有齿印，舌质淡，苔薄白腻，脉细数。

治法：温补脾肾，化痰散结。

处方：金匮肾气丸加减。五味子 30 g，麦冬 15 g，冬虫草 10 g，山萸肉 12 g，生黄芪 30 g，女贞子 10 g，生薏苡仁 30 g，山药 30 g，杏仁 10 g，川贝 10 g，熟地 15 g，山萸肉 15 g，茯苓 10 g。

阐述：此证见于肺癌晚期，久病正气殆尽，肺不能主气，肾不能纳气，并见气虚脾弱之证，痰滞不化，气散无根之象，危殆随时发生。治则补肺肾之气，方用金匮肾气丸加减。上补肺气，下补肾气五味子平补肺肾；杏仁、川贝化痰止咳，以利气道。气喘动则更甚，宜加人参、蛤蚧，或用参蛤散，以纳气归肾。若阳虚水逆，上凌心肺，加葶苈子、水红花子、细辛、炙麻黄宣阳利水。病至此期，生命难以长久。

（三）特色经验探要

1.关于肺癌胸腔积液的中医治疗

肺癌出现胸腔积液是癌瘤侵犯胸膜而出现的并发症。患者往往出现胸闷气短、息促等症状。若患者正气尚可，一般情况好，可选用十枣汤、控涎丹攻逐水饮，但多从小剂量开始，如大便泻下如水即暂停用药。然后视胸腔积液之进退，间隔投药。若患者正虚邪实，喘憋较重，心下痞坚，面色黧黑烦渴，此阳为阴结，饮欲化热，治宜行水散结，补虚清热，可用木防己汤加减。如肾阳衰微，出现喘促，动则更甚，形寒神疲，脉沉细，此属肾虚不能纳气，水饮未尽之证。治疗宜温肾纳气，以化水饮，可用真武汤加减。胸腔积液一症，其本属脾肾两虚，不能运化水湿，其标为水饮内停，肺气不得肃降。张仲景称之为悬饮。总属于阳虚阴盛，本虚标实之证。因此胸腔积液采用健脾温肾为其正治，行水、攻逐皆权宜之法，胸腔积液消除当以扶正固本为要，目前胸腔积液治疗大多数是在益气健脾的基础上加用葶苈子、抽葫芦、水红花子、石韦、半枝莲等药物，很少用纯攻之品。

2.关于肺癌咳嗽的中医治疗

肺癌大多数有咳嗽症状，中医通过清热化痰，宣肺止嗽能减轻患者症状，常用黄芩、银花、连翘、杏仁、前胡、桔梗、百部、百合、枇杷叶、僵蚕、薄荷等药物，能很好地缓解咳嗽症状。痰多加鱼腥草、白芥子、莱菔子。黄痰加锦灯笼、蒲公英、冬瓜仁。

六、西医治疗

（一）手术治疗

对 0、Ⅰ、Ⅱ和Ⅲ期的肺癌病例，凡无手术禁忌证者，皆可采用肺癌手术治疗。肺癌手术切除的原则：根治性手术要求彻底切除原发灶和胸腔内有可能转移的淋巴结，且尽可能保留正常的肺组织，全肺切除术宜慎重。对于不能行根治手术者只能行姑息性切除术。

（二）放射治疗

放射治疗是肺癌的重要治疗手段之一，放疗对小细胞癌最佳，鳞状细胞癌次之，腺癌最差。但小细胞癌容易发生转移，故多采用大面积不规则野照射，照射区应包括原发灶、纵隔双侧锁骨上区，甚至肝、脑等部位，同时要辅以药物治疗。鳞状细胞癌对射线有中等度的敏感性，病变以局部侵犯为主，转移相对较慢，故多用根治治疗。放疗的适应证，根据治疗的目的分为根治治疗、姑息治疗、术前放疗、术后放疗及腔内放疗等。

伽马刀治疗是放射治疗的一种特殊方式,为肺癌特别是早期肺癌提供了一种新的有效的治疗手段。

(三)化学药物治疗

当前,肺癌的化疗药物主要有紫杉类(包括紫杉醇、多西他赛、多柔比星脂质体、清蛋白结合型紫杉醇及聚谷氨酸紫杉醇等)、吉西他滨、长春瑞滨、培美曲塞、依托泊苷、伊立替康、托泊替康及铂类等。这些药物的给药方式、疗效及毒副作用等与早期化疗药物相比有了很大进步。按照抗肿瘤药物的药理作用分类,可将抗肿瘤药物分为破坏 DNA 化学结构的药物、干扰核酸生物合成的药物、干扰蛋白质生物合成的药物等类型。

1.非小细胞肺癌常用一线化疗方案

非小细胞肺癌常用一线化疗方案见表 8-3。

表 8-3 非小细胞肺癌常用一线化疗方案

常用方案	用法
PP 方案(首选)	每 3 周为 1 个周期,4～6 个周期
培美曲塞	500 mg/m² ,第 1 天
顺铂	75 mg/m² ,第 1 天
CE 方案	每 3 周为 1 个周期,4～6 个周期
卡铂	AUC 6～7,第 1 天
依托泊苷	100 mg/m² ,第 1～5 天
NP 方案	每 3 周为 1 个周期,4～6 个周期
长春瑞滨	25 mg/m² ,3 周 1 次
顺铂	75 mg/m² ,第 1 天
PC 方案	每 3 周为 1 个周期,4～6 个周期
紫杉醇	135～175 mg/m² ,第 1 天
卡铂	AUG 6～7,第 2 天
DP 方案	每 3 周为 1 个周期,4～6 个周期
多西他赛	75 mg/m² ,第 1 天
顺铂	75 mg/m² ,第 1 天
DN 方案	每 25 天为 1 个周期,4～6 个周期
多西他赛	75 mg/m² ,第 1 天
长春瑞滨	25 mg/m² ,第 1 天,第 8 天
GP 方案	每 3 周为 1 个周期,4～6 个周期
吉西他滨	1 000～1200 mg/m² ,第 1 天,第 8 天
顺铂	75 mg/m² ,静脉用药,第 1 天
GN 方案	每 3 周为 1 个周期,4～6 个周期
吉西他滨	1 000～1200 mg/m² ,静脉用药,第 1 天,第 8 天
长春瑞滨	25 mg/m² ,静脉用药,第 1 天,第 8 天

化疗是晚期 NSCLC 最为常用的治疗方式和肿瘤内科主要治疗方法之一。按照 NCCN 指南和中国原发性肺癌诊疗规范(2015 年版),一线化疗的适应证主要是针对晚期 NSCLC 患者。三代含铂两药方案是晚期 NSCLC 一线化疗的标准方案。在 20 世纪 90 年代早期,三代细胞毒药物用于 NSCLC 的治疗,在缓解率和耐受性方面均显示出较好的效果;无论是单药方案还是多药联合方案均不是晚期 NSCLC 患者一线化疗的合适选择,含铂两药方案才是晚期 NSCLC 患者的标准方案;对无法耐受铂类不良反应的患者可采用三代药物联合方案,其中吉西他滨联合多西他赛在不良反应方面有优势,可作为一线含铂方案的替代治疗。值得注意的是,该方案间质性肺病的发生率可达 5%。

一线化疗一般给予 4~6 周期。尽管 NSCLC 患者的疗效与化疗周期数相关,即周期数越多临床累计效果越好,但多数患者由于严重的不良反应而无法接受多于 6 周期的化疗。

在 NSCLC 一线化疗中,个体化化疗概念的提出是基于 PS 评分。化疗方案最具异质性的是 PS=2 的晚期 NSCLC 患者。目前,对这类患者,各大指南均推荐首选单药化疗,当然,含铂两药方案也可酌情选用。

JMDB 研究已经充分证明,对于鳞癌,吉西他滨/顺铂的疗效比培美曲塞/顺铂更具优势;对于非鳞 NSCLC,培美曲塞/顺铂比吉西他滨/顺铂的疗效更好。

2.小细胞肺癌常用一线化疗方案

小细胞肺癌常用一线化疗方案见表 8-4。

表 8-4　小细胞肺癌常用一线化疗方案

常用方案	用法
局限期小细胞肺癌化疗方案	
EP 方案 1	
顺铂	60 mg/m², 第 1 天
依托泊苷	120 mg/m², 第 1~3 天
EP 方案 2	
顺铂	80 mg/m², 第 1 天
依托泊苷	100 mg/m², 第 1~3 天
EC 方案	
卡铂	AUC 5~6, 第 1 天
依托泊苷	100 mg/m², 第 1~3 天
广泛期小细胞肺癌化疗方案	
EP 方案 1	
顺铂	75 mg/m², 第 1 天
依托泊苷	100 mg/m², 第 1~3 天
EP 方案 2	
顺铂	80 mg/m², 第 1 天
依托泊苷	80 mg/m², 第 1~3 天
EP 方案 3	
顺铂	25 mg/m², 第 1~3 天

续表

常用方案	用法
依托泊苷	100 mg/m², 第 1～3 天
EC 方案	
卡铂	AUC 5～6, 第 1 天
依托泊苷	100 mg/m², 第 1～3 天
IP 方案 1	
顺铂	60 mg/m², 第 1 天
伊立替康	60 mg/m², 第 1 天, 第 8 天, 第 15 天
IP 方案 2	
顺铂	30 mg/m², 第 1 天
伊立替康	65 mg/m², 第 1 天, 第 8 天
IC 方案	
卡铂	AUC＝5, 第 1 天
伊立替康	50 mg/m², 第 1 天, 第 8 天, 第 15 天

全身化疗作为 SCLC 的主要治疗手段,其在 SCLC 治疗中的地位是其他治疗手段所无法替代的。EP/EC 方案是 SCLC 经典的一线化疗方案,但由于顺铂的毒副作用及治疗诱导性耐药等缺点限制了其长期广泛的应用。所以,人们一直在试图寻找低毒高效的药物来替代 EP/EC 方案。虽然拓扑替康、氨柔比星、紫杉醇等药物在 SCLC 的化疗中取得了一定疗效,但这些药物的疗效始终没有超越 EP/EC 方案。洛铂联合依托泊苷疗效上不劣于顺铂联合依托泊苷,且毒副作用明显少于顺铂,故洛铂联合依托泊苷有可能成为 ES-SCLC 新的一线标准方案,但由于研究资料几乎全部来自中国,缺少国际性、多中心临床试验资料,故该方案目前仍难以被国际肿瘤研究组织所采信。目前,伊立替康联合顺铂仍是 EP/EC 方案以外唯一被推荐用于一线治疗 SCLC 的化疗方案。关于二线化疗药物,尽管 NCCN 指南根据复发时间不同推荐紫杉醇、多西他赛、拓扑替康、伊立替康、替莫唑胺等多种药物的单药化疗,但拓扑替康仍然是唯一被 FDA 批准的治疗复发性 SCLC 的标准化疗方案。虽然多项临床研究显示氨柔比星在复发性 SCLC 化疗中优于拓扑替康,但因数据大多来源于日本,故目前氨柔比星仍不能取代拓扑替康。EPI 方案疗效肯定,但其毒性反应大,对于体质较好的患者有望成为复发性 SCLC 的标准二线治疗方案,NCCN指南中仍然推荐 CAV 方案为唯一的联合化疗二线方案。总之,SCLC 化疗的发展可谓一路坎坷,鲜有药物能突破传统的化疗方案;明确每一种方案的获益人群和研发新的化疗药物可能是今后的研究方向。

（四）肺癌的其他治疗

1.肺癌的靶向治疗

临床研究已经证实,以厄洛替尼为代表的肺癌靶向治疗具有肯定的疗效。它不仅仅为准备接受再次化疗的患者提供了一个替代的治疗方案,也为那些一般情况差、不能接受二、三线化疗的患者提供了治疗的希望。现在临床上证实不吸烟的女性肺腺癌疗效好,有效率 90%。但是吉非替尼(易瑞沙)和厄洛替尼(特罗凯)并不适合所有人,只有在 EGFR 发生突变的时候才有效,而这个突变率又很低,才 30％ 都不到,而这个药又很贵,所以作一个 EGFR 基因检测是很有必要的。

2.氩氦刀

微创治疗系统,可以快速消融大部分肿瘤,减轻肿瘤负荷。

3.生物细胞免疫治疗

PD-1 是 T 细胞表面的分子量为 50～55 kDa 的免疫球蛋白超家族Ⅰ型跨膜糖蛋白,属于另一个重要的抑制性受体,与 CD28 和 CTLA-4 具有同源性,可干扰 T 细胞抗原受体信号,可诱导性地表达于活化的 CD4、CD8 细胞、B 细胞、NK 细胞、巨噬细胞、树突状细胞、Treg 及单核细胞,但在静息的淋巴细胞表面无表达;动物模型证明,缺乏 PD-1 的小鼠能够抑制肿瘤细胞生长;当 TILs 的抗肿瘤应答受损时,这种细胞上的 PD-1 表达往往上调;体外阻断 PD-1 时,抗原特异性细胞毒性 T 细胞数量增加,Th1 和 Th2 细胞因子水平升高。

PD-L1(B7-H1,CD274)和 PD-L2(B7-DC,CD273)位于活化的 DC 细胞表面、T 细胞及 B 细胞(细胞膜及细胞浆)。PD-L1 和 PD-L2 也是Ⅰ型跨膜糖蛋白,氨基酸序列有 40％ 的同源性。多数研究显示,PD-L1 表达与巨噬细胞、DC 的数量及炎性浸润有关,但也有研究发现 PD-L1 表达与 TILs 数量呈负相关;PD-L1 表达可能与 EGFR、K-RAS 突变及 ALK 基因重排无关;PD-L1 在多种肿瘤中呈高表达,尤其是在肿瘤组织中的 TILs 上高表达;肿瘤部位的微环境也可诱导肿瘤细胞上 PD-L1 的表达。这可能与肿瘤诱导 T 细胞无能及免疫逃逸有关。PD-L1 在 NSCLC 中的表达率为 20％～65％,在 SCLC 中为 70％ 以上(尤其与 LS-SCLC 相关)。在晚期 NSCLC 及 SCLC 中,PD-L1 表达与患者生存之间的关系莫衷一是,其原因可能在于检测 PD-L1 的方法、标本(小活检标本和手术切除的标本,后者含丰富的肿瘤细胞)、所用抗体不统一、判读结果的临界值不一致等有关。

PD-L1/PD-1 是继 CTLA-4/B7 之后发现的又一条负向调节 T 细胞活化的协同刺激通路。PD-L1 与 PD-1 结合可招募并激活 Src 同源区域包括磷酸酶 1 和磷酸酶 2,使多个 TCR 信号通路成员去磷酸化,从而抑制 T 细胞增殖、分化和细胞因子 IL-2、IL-4、IFN-α、IFN-β、IFN-γ 及 IL-10 等的分泌,使肿瘤细胞逃避机体的免疫监控和杀伤,促进 CD$^+$ T 细胞向 Foxp3$^+$ Treg 细胞分化和 Treg 细胞增殖。PD-L2 与 PD-1 结合亦可抑制 T 细胞的活化、增殖和细胞因子的产生;PD-L2 仅表达于巨噬细胞和 DC,提示 PD-L2 调节外周 T 细胞活性的能力较 PD-L1 弱。理论上,同时阻断 PD-L1 和 PD-L2 治疗效果可能会更好,但会增加毒副作用(如自身免疫病等)。CD8$^+$ T 细胞可能对 PD-L1/PD-1 的调节更敏感,因为其本身很少产生 IL-2。

上述机制的发现使人们设想通过阻断 PD-1 和 PD-L 的结合而挽救耗竭的 T 细胞,识别肿瘤抗原(主要是 TAA)、启动机体免疫应答进而恢复其抗肿瘤活性,同时,保留 PD-1/PD-L2 信号通路以维持机体外周免疫稳态。于是,以 PD-1 和 PD-L1 为靶点的免疫检查点抑制剂便应运而生。BMS-936558 及 pembrolizumab 是针对 PD-1 的完全人源化 IgG4 单抗,pidilizumab(CT-011)是一种靶向于 PD-1 的人源化 IgG1k 重组单克隆抗体,这些单抗与 T 细胞上的 PD-1 具有高度亲和力,能选择性阻断 PD-1 与 PD-L1/2 的相互作用。人源化 IgG1 单抗 atezolizumab、BMS-936559(IgG4)、MEDI-4736(IgG1)及 MSB0010718C 是针对 PD-L1 的单抗,和 PD-L1 具有高度亲和力,能阻断 PD-1 与 PD-L1 的相互作用;与 PD-1 单抗不同,PD-L1 单抗不干扰 PD-L2 与 PD-1 结合,亦不会与 PD-L2 结合,故更加安全。

基础研究发现,固有的抗体依赖性细胞毒作用(antibody-dependent cellular cytotoxicity, ADCC)可以使激活的 T 细胞和肿瘤浸润淋巴细胞(tumor-infiltrating lymphocytes,TILs)耗竭, 降低表达在 T 效应细胞和其他免疫细胞上的 PD-1 的活性。上述 IgG4 同种型抗体是一种基因 工程修饰的单抗,消除了 ADCC 效应。迄今,大多数治疗肿瘤的单克隆抗体由于含有 IgG1 亚 型,往往会出现严重的 ADCC 效应。提示 IgG4 同种型抗体的治疗效果可能会更好,不良反应 更少。

七、中西医优化选择

肺癌,是当今严重威胁人类健康和生命的主要恶性肿瘤之一,5 年生存率不足 15%。手术治 疗肺癌疗效是肯定的,能手术的患者尽量手术。一旦确诊,多数患者已失去手术机会,有的细胞 类型对放疗不敏感,全身化疗局部又难以达到有效浓度,综合疗法已成为当今治疗肺癌的主流。 特别是Ⅲ、Ⅳ期的非小细胞肺癌中医中药的治疗生存期和生存质量超过单纯化疗,具体治疗原则 如下:非小细胞肺癌,局灶性病变,先化疗再放疗。效果好的病变选择手术切除病灶,再加上中医 中药治疗。对于广泛期的非小细胞癌先化疗,对效果好的再行放疗,放化疗期间运用中医中药治 疗,在化疗期间中医以益气健脾为主。放射治疗须用益气养阴治法为主。放化疗后长期用扶正 祛邪中药调理。非小细胞肺癌Ⅰ、Ⅱ、Ⅲ期能手术应该首选手术,对于失去手术机会通过化疗肿 瘤缩小能进行手术的也应该手术。对于肿瘤病灶不大,但是生长的部位不能手术,应该用伽马刀 治疗。病灶较小的病灶也可以选用伽马刀治疗。术后适当化疗,加中医中药治疗,术后的中药治 疗主要恢复胃肠功能,恢复气血。化疗时中药采用益气健脾,滋补肝肾治疗法则。Ⅲ、Ⅳ期的患 者以中药治疗为主,以辨证施治的原则,化痰散结,活血化瘀,清热解毒,益气养阴,做到保护机体 的同时抑制肿瘤,可配合化疗,鳞癌可行放疗。肿瘤缩小能手术可行手术切除。年龄较大只能单 纯中药治疗。

(岳兰玉)

第十节　食管癌的中西医结合治疗

食管癌是发生于食管上皮的恶性肿瘤,食管癌是常见的肿瘤之一,占消化道肿瘤的第二位, 也是严重威胁人民健康与生命的疾病之一。我国每年约有 20.9 万人死于食管癌。我国食管癌 的发病有明显的区域性,以河南林县及河北山西交界地区发病率较高。其中鳞状细胞癌最多,腺 癌次之,未分化癌少见。发病最多在 40 岁以上,60~70 岁者最多,男性多于女性。本病早期无 明显症状,少数患者只有胸骨后痛。进食偶有哽咽感,易被患者和医务人员疏忽。当有明显吞咽 困难,呛吐黏液,进行性消瘦时已属于中晚期阶段,疗效与预后均很差。

食管癌与中医的"噎膈"病症状相似,故历来多按噎膈病辨证论治。

一、病因病理

食管癌的发生常因于情志变化,忧思伤脾。脾伤则津液不得输布,遂聚而为痰,肝郁气滞,气结生痰,气滞痰凝而成瘀血,以致痰、气、瘀互结食管。还有脾虚造成津液失充,而阴虚,气郁化火,痰阻郁热,阴虚火旺则内热日盛,津液日耗。食管无津液上乘濡养,此为膈证之内因。《黄帝内经》所说的"三阳结,谓之膈"即是此意。过于辛辣热饮或饮酒过度,痰热内生,损伤食管,壅塞气机。最终痰、气、瘀内阻积而成瘤。阻塞食管而成噎膈。现代研究认为亚硝胺类化合物是公认的强致癌物,从膳食中摄入亚硝胺的量与食管癌的发病率成正比。而酸菜、腌制和发霉食物均含有亚硝胺类化合物和真菌毒素,如喜欢吃酸菜、腌制食物的河北、河南、山西部分地区,食管癌尤其高发。由于长期嗜食过于辛辣、偏硬、过热和制作粗糙的食物,进食过快,饮烈酒,吃大量胡椒,咀嚼槟榔或烟丝,这些对食管黏膜的慢性刺激,在不断地损伤-修复过程中,也容易引起癌变。

二、诊断

对年龄 40 岁以上,有吞咽不适和/或异物感,尤其是进行性吞咽困难者,应想到本病之可能性,必须做进一步的检查。

(一)临床表现

1.食管癌的早期表现

常被忽略。早期诊断具有意义的是进食时胸骨后痛、心窝部烧灼或针刺状不适感。食管内异物感,进食时食管内停滞感,呃逆及吞咽疼痛等均应该考虑有食管癌的可能,应进一步检查。

2.中期症状

其表现为持续性、进行性吞咽困难,开始吃干食受阻,以后出现半流食,或流食下咽困难。可伴体重下降、消瘦等。

3.晚期表现

病情严重,患者进行性消瘦,呈恶病质,同时可有发热、胸痛、呕血或便血等表现,并可触及锁骨上肿大淋巴结。

(二)X 线钡餐造影

目前仍为食管癌重要诊断方法之一。早期表现为食管黏膜的细微改变,小的溃疡龛影及不太明显而恒定存在的充盈缺损。晚期病例 X 线所见明确,包括软组织影、黏膜破坏、溃疡、龛影、充盈缺损、食管通道扭曲狭窄、管壁僵硬、下段食管癌可侵及胃底大小弯。

(三)食管脱落细胞学检查

食管脱落细胞学检查方法简便,受检者痛苦小,假阳性率低,实践证明是在高发区进行大面积普查的最切实可行的方法,总的阳性检出率可达 90% 左右。脱落细胞学检查在晚期病例中阳性率反而有所下降。这是由于狭窄重,网套通不过肿瘤生长段而致。值得注意的是,脱落细胞学检查的禁忌证为高血压、食管静脉曲张、严重的心脏及肺部疾病。

(四)纤维食管镜检

纤维食管镜检是食管癌诊断中最重要的手段之一,对于食管癌的定性定位及手术方案的选择有重要的作用。可以看到肿瘤的位置、大小、性状,可以取肿瘤组织进行病理分析。食管癌内镜下表现为局部黏膜增粗、增厚、表面糜烂,组织脆弱易出血,或有溃疡。

(五)胸部 CT 及 PET-CT 检查

胸部 CT 及 PET-CT 在诊治食管癌中对分期和预后的估计均有帮助,能判断食管周围淋巴结转移状况。

（六）内镜超声检查

近年来食管内镜超声检查(EUS)逐渐应用于临床。内镜超声其发生系统通过充水囊而工作,正常情况下第一层黏膜是回声发生的,第二层黏膜肌层是暗区,第三层黏膜下有回声。

三、鉴别诊断

（一）食管良性狭窄

食管良性狭窄可由误吞腐蚀剂、食管灼伤、异物损伤、慢性溃疡等引起的瘢痕所致。病程较长,咽下困难,发展至一定程度即不再加重。经详细询问病史和 X 线钡餐检查或胃镜检查可以鉴别。

（二）食管良性肿瘤

食管良性肿瘤主要为少见的平滑肌瘤,病程较长,咽下困难多间歇性。X 线钡餐检查可显示食管有圆形、卵圆形或分叶状的充盈缺损,边缘整齐,周围黏膜正常。

（三）癔症

癔症多见于青年女性,时有咽部异物感,进食时消失,常由精神因素诱发。本症并无器质性的食管病变,不难与食管癌鉴别。

（四）缺铁性假膜性食管炎

患者多为女性,除咽下困难外,尚可有小细胞低色素性贫血、舌炎、胃酸缺乏和反甲等表现。

（五）食管周围器官病变

如纵隔的肿瘤、主动脉瘤、甲状腺肿大、心脏增大等。除纵隔肿瘤侵入食管外,X 线钡餐检查可显示食管有外压迹,黏膜光滑正常。

（六）功能性吞咽困难

患者常有异物感、梗塞感和吞咽困难。但是通过 X 线钡透及食管镜检查,未发现器质性病灶。

四、并发症

食管癌的并发症多见于晚期患者。

（一）恶病质

在晚期病例,由于咽下困难与日俱增,造成长期饥饿导致负氮平衡和体重减轻,对食管癌切除术后的并发症的发生率和手术死亡率有直接影响。实际上每 1 例有梗阻症状的晚期食管癌患者因其经口进食发生困难,都有程度不同的脱水和体液总量减少。患者出现恶病质和明显失水,表现为高度消瘦、无力、皮肤松弛而干燥,呈衰竭状态。

（二）出血或呕血

一部分食管癌患者有呕吐,个别食管癌患者因肿瘤侵袭大血管有呕血,偶有大出血。呕血一般为晚期食管癌患者的临床症状。

（三）器官转移

若有肺、肝、脑等重要脏器转移,可能出现呼吸困难、黄疸、腹水、昏迷等相应脏器的特有症状。食管癌患者若发生食管气管瘘、锁骨上淋巴结转移及其他脏器的转移、喉返神经麻痹及恶病质者,都属于晚期食管癌。

（四）交感神经节受压

癌肿压迫交感神经节，则产生交感神经麻痹症（Horner 综合征）。

（五）水、电解质紊乱

因下咽困难，这类患者有发生严重的低钾血症与肌无力的倾向。正常人每天分泌唾液约1～2 L，其中的无机物包括钠、钾、钙及氯等。唾液中钾的浓度高于任何其他胃肠道分泌物中的钾浓度，一般为20 mmol/L。因此，食管癌患者因下咽困难而不能吞咽唾液时，可以出现显著的低钾血症。有些鳞状细胞癌可以影响甲状旁腺激素而引起高血钙症，即使患者在无骨转移的情况下同样可以有高钙血症。术前无骨转移的食管癌患者有高血钙症，往往是提示预后不良的一种征象。

（六）吸入性肺炎

由于食管梗阻引起的吸入性肺炎，患者可有发热与全身性中毒症状。

（七）癌转移所引起的并发症

如癌细胞侵犯喉返神经造成声带麻痹和声音嘶哑；肿瘤压迫和侵犯气管、支气管引起的气急和刺激性干咳；侵犯膈神经，引起膈肌麻痹；侵犯迷走神经，使心率加快；侵犯臂丛神经，引起臂酸、疼痛、感觉异常；压迫上腔静脉，引起上腔静脉压迫综合征；肝、肺、脑等重要脏器癌转移，可引起黄疸、腹水、肝功能衰竭、呼吸困难、昏迷等并发症。

（八）食管穿孔

晚期食管癌，尤其是溃疡型食管癌，因肿瘤局部侵蚀和严重溃烂而引起穿孔。因穿孔部位和邻近器官不同而出现不同的症状。穿通气管引起食管气管瘘，出现饮食时呛咳，尤其在进流质饮食时症状明显；穿入纵隔可引起纵隔炎，发生胸闷、胸痛、咳嗽、发热、心率加快和白细胞数升高等；穿入肺引起肺脓疡，出现高热、咳嗽、咯脓痰等；穿通主动脉，引起食管主动脉瘘，可引起大出血而导致死亡。

（九）其他

据文献报道，有的食管鳞状细胞癌患者有肥大性骨关节病，有的隐性食管癌患者合并有皮肌炎，还有个别食管腔有梗阻的患者发生"吞咽晕厥"，可能是一种迷走神经-介质反应。

五、中医治疗

（一）中医证治枢要

气机郁滞、痰湿内阻、瘀血停留是本病实证阶段的主要病机。三者交阻为患，故疏肝解郁、理气化痰、活血祛瘀为攻实邪的基本法则；而阴虚内耗、气血亏损则是虚证阶段的常见病机，故养阴生津、补益气血、扶助正气为治疗原则。大凡治法，体质较好，病程较短者，以攻邪为主，佐以扶正。病程已久，体质虚弱者，以扶正为主。兼顾攻邪；介乎两者之间，虚实之证并现者，原则上是攻补兼施，但所用药物如何调配组合及其主辅关系，应该视具体证情灵活掌握。

抑癌消瘤是治疗食管癌的最终目标，尽管难度很大，但须勇于探索，根据有关资料，着眼局部，重视整体不失为具有可行性的基本路子。既要看到癌性病灶吞噬食管这一症结所在，又要注意气血津液、肝肾脾胃等在本病发生发展过程中所起的重要作用。因此治疗一定要着力寻觅抑制癌瘤生长、铲除病灶的有效方药。同时，也要采取积极有效的措施充分调动机体的抗病能力。有学者认为在辨证论治的原则指导下，注意养胃生津、调肝通络、化痰软坚等法的选择使用，是值得深入研究探讨的思路。

（二）辨证施治

1.痰气互阻

主症：时感咽部不适，嗳气不舒，食入不畅，吞咽不顺，胸胁苦闷，两肋窜痛，或胸骨后郁闷疼痛，头晕目眩。舌质淡红，苔薄白，脉弦细。

治法：开郁降气，化痰散结。

处方：用启膈散合旋覆代赭汤加减。沙参30 g，茯苓15 g，代赭石30～60 g，浙贝母10～15 g，法半夏10 g，青陈皮各6 g，郁金10 g，荷叶蒂6 g，全瓜蒌30～50 g，杵头糠30 g，砂仁6 g。

阐述：本证型由于痰气交结，阻于食管，使传递食物功能失常，据证而使用启膈散。方中以郁金、旋覆花、砂仁壳顺气降逆开郁；沙参滋养阴津，此药虽属阴药但不碍气机；瓜蒌、贝母、青陈皮化痰开膈。从辨证而论，川楝子、杏仁、白蔻仁、枳壳、苏梗、薏仁等皆可选用。以痰病而言，则白花蛇舌草、半枝莲、石见穿亦理当入方。

2.痰瘀互结

主症：吞咽困难，水饮难下，食入易吐，黏涎甚多，胸背固定疼痛，或如锥刺感，可有吐下如赤豆汁。舌有瘀点瘀斑，舌苔厚腻或中黄，脉多滑数或细涩。

治法：化痰软坚，活血散瘀。

处方：血府逐瘀汤加减。炒柴胡6 g，桃仁10 g，红花10 g，当归尾10 g，川芎10 g，赤芍10 g，枳壳10 g，乳香没药各10 g，蜣螂虫30 g，枳实10 g，陈胆星10 g，法半夏10 g，海浮石15 g，桔梗10 g。

阐述：病情到此证已较重，为有形之痰与内停之瘀血混杂，阻于食管，不仅食管失去传送之权，而且已损伤胃腑之通降功能，故用血府逐瘀汤为主以活血行瘀。乳香、没药、蜣螂虫增其祛瘀通络之力。加胆星、半夏、海浮石是为祛痰软坚之需。失笑散也可配入其中，有人主张选服玉枢丹，或用烟斗盛药点燃吸入以开膈降逆，随后再服煎药，不妨一试。

3.热毒伤阴，久则成瘀

主症：口干唇燥，咽痛烦躁，梗阻较甚，胸背灼痛，午后低热，或有盗汗，大便干结，或发音嘶哑。舌苔黄，质红少津，脉细弦数。

治法：滋阴解毒，涤痰化瘀。

处方：麦味地黄汤合血府逐瘀汤加减。生地30 g，麦冬15 g，天花粉15 g，知母15 g，玄参20 g，炒柴胡6 g，桃仁10 g，红花10 g，当归尾10 g，川芎10 g，赤芍10 g，枳壳10 g，乳香10 g，没药10 g，蜣螂虫30 g，桔梗10 g，陈胆星10 g，浮石15 g。

阐述：此证病情较重，有阴虚血槁，痰瘀毒互结，阻于食管。阻于食管，不仅食管失传送之权，而且亦损及胃腑通降之功，故用血府逐瘀汤为主以活血行瘀，协乳香没药蜣螂虫增其祛瘀通络之力，加胆星、半夏、海浮石是为祛痰软坚之需。失笑散亦可配用其中，有人主张选服玉枢丹，或用烟斗盛药点燃吸入，以开膈降逆，随后再服煎药，不妨一试。

4.气血两亏

主症：噎膈日重，食水难下，面色萎黄无华，消瘦无力，大骨枯槁，形寒肢冷，面浮足肿。舌质淡，苔薄，脉弦细或沉细。

治法：益气养血，佐以祛邪。

处方：生脉饮加参苓白术散。人参5 g，麦冬15 g，五味子10 g，生黄芪30 g，白术10 g，茯苓10 g，山药15 g，扁豆10 g，砂仁3 g，石斛15 g，天花粉30 g，陈皮10 g，鸡内金10 g。

阐述:此证多见于食管癌晚期,特别是晚期食管癌加用化疗的患者,或放疗的患者。多属于气阴两伤,脾胃亏虚。由于晚期,攻瘤消癌已非中药所能。改善症状,减轻痛苦,延长生命,已尽医之职责。生脉饮养阴津,以救欲涸之液。参苓白术散健脾胃,有助纳运之功。加生黄芪则补气力专。谷麦芽、焦山楂、鸡内金等助运之品均可选用。饮食难入者可服五汁饮(芦根汁、生姜汁、韭菜汁、竹沥汁、沉香汁),不拘多少,频频呷服。呕吐痰者可加橘红、杏仁、法半夏等化痰药物。

(三)特色经验探要

1.关于食管癌放射治疗时的中医中药治疗

食管上段、中段癌及手术困难者,目前常用放射治疗,中医认为放射治疗时射线易伤人体阴液,放射治疗可出现放射性食管炎,表现为局部疼痛吞咽时加重,中药治疗常以养阴清热,理气止痛法。常用药物有沙参、麦冬、石斛、天花粉、郁金、瓜蒌、草河车、芦根等。由于放射治疗还可能引起骨髓抑制,出现白细胞或血小板减少,中药可采用益气健脾、滋补肝肾、补气养血等治疗法则,在放射治疗的同时配合活血化瘀中药如丹参、川芎、红花、三七等,有改善微循环,提高肿瘤对放射线的敏感性,提高放射治疗的效果。

2.关于食管癌化疗时的中医中药治疗

食管癌以鳞状上皮癌为主,对化疗不敏感,疗效较差,化疗常用于无法手术、放疗及术后复发的病例。食管癌化疗时的中药治疗以减轻化疗的毒副作用为主要目的。常采用补益气血、健脾和胃、滋补肝肾等法。如八珍汤、益气养荣汤、六味地黄汤、参芪注射液等药物。可根据临床实际情况选用。但食管癌化疗方案中常用博来霉素或平阳霉素,有引起肺纤维化的可能。另外,联合化疗中常用的顺铂,有损伤肾功能的不良反应,除按要求大量输液以外,中药可加渗湿利尿之品,如猪苓、茯苓、车前子、车前草、泽泻等以减轻毒副作用。

3.关于晚期食管癌的通道启膈

食管癌晚期,由于肿瘤较大,使整个食管堵塞,临床上出现滴水难下的证候,此时当以开通起关为主。硇砂制剂有一定的疗效,可以改善梗阻症状。某些治疗食管癌配方中亦以硇砂为主要药物。如经验方醋熬硇砂(紫硇砂 15 g、醋 500 mL,熬成糊状,做成 30 粒小丸,每服 1 丸,每天 3 次。服后患者涌出大量的痰液,然后可进稀的饮食。也可用生硼砂、生硇砂、皂角刺各等份研末,每次 1~1.5 g,每天 3 次)北京中医医院肿瘤科自制通道散(硼砂 1 g、硇砂 0.6 g、冰片 0.1 g、人工牛黄 2 g、玉枢丹 1.5 g,共研细末),有一定的疗效。

但是应该注意硇砂制剂有腐蚀作用,过量可造成食管穿孔,特别是对溃疡性食管癌需慎用。缓解噎塞症状除上述腐蚀法外,尚有一些方药有通道启膈作用。如守宫酒。用活守宫即壁虎5~6 条,浸入白酒 500 mL 中,7 天后可用,每次 10 mL,每天 2 次,试用有效。有学者还自制急灵仙方(急性子 10 g、木鳖子 10 g、威灵仙 30 g、半夏 10 g、瓜蒌 30 g、郁金 10 g、老刀豆 15 g、山豆根 8 g,水煎分服)用于食管癌梗塞症状,有化痰解毒,降逆,消噎之功,方中急性子和威灵仙有扩张食管之力;如哽噎明显配合通道散,改善症状效果更好一些。

六、西医治疗

(一)手术治疗

我国食管癌的手术治疗效果较好,手术切除率为 56.3%~80%,5 年生存率 30% 左右;早期食管癌切除率 100%,5 年生存率 90%。病变越早,切除率越高;髓质型及蕈伞型切除率较缩窄型及溃疡型高;下段食管癌切除率高,中段次之,上段较低;病变周围,有软组织块影较无软组织块影切除率低;食管轴有改变者较无改变者低。这些因素综合分析,对术前肿瘤切除可能性判断有较大帮助。食管癌手术分为开胸手术和非开胸手术。

1.开胸手术

(1)左胸后外侧切1:3,适用于中、下段食管癌。

(2)右胸前外侧切口,适用于中、上段食管癌,肿瘤切除后,经腹将胃经管裂孔提至右胸与食管吻合,食管切除长度至少应距肿瘤边缘5~7 cm。

(3)若病变部位偏高,食管足够切除长度,可行颈部切口,胃送至颈部与食管吻合,即右胸、上腹及颈部三切口,目前对中段以上的食管癌多主张采用三切口的方法。应同时行淋巴结清扫。

2.非开胸食管切除术

(1)食管内翻拔脱术,主要适用于下咽及颈段食管癌。

(2)食管钝性分离切除术,可用于胸内各段食管癌,肿瘤无明显外侵的病例;食管缺损后应用内脏代食管的选择:经过20余年的临床经验,应用内脏代食道有3个选择:胃、结肠或空肠。

对于食管全部梗阻,滴水难入,可行胃造瘘术,现在已经开展很少。目前开展比较多的是行内镜下食管内支架植入,解决患者不能进食的问题,延长生命。

(二)放射治疗

食管癌放射治疗包括根治性和姑息性两大类。照射方法包括外放射和腔内放射、术前放射和术后放射。

治疗方案的选择,需根据病变部位、范围、食管梗阻程度和患者的全身状况而定。颈段和上胸段食管癌手术的创伤大,并发症发生率高,而放疗损伤小,疗效优于手术,应以放疗为首选。凡患者全身状况尚可、能进半流质或顺利进流质饮食、胸段食管癌而无锁骨上淋巴结转移及远处转移、无气管侵犯、无食管穿孔和出血征象、病灶长度<8 cm而无内科禁忌证者,均可行根治性放疗。其他患者则可进行旨在缓解食管梗阻、改善进食困难、减轻疼痛、提高患者生存质量和延长患者生存期的姑息性放疗。近来研究的三维适形放疗已用于临床。

(三)化学药物治疗

化疗对食管癌疗效差,近20年无明显突破。常用药物有博莱霉素(BLMO)、平阳霉素(PYM)、顺铂(PDD)、草酸铂(L-OHP)、5-氟尿嘧啶(5-FU)、嘧氟啶(FT207)、优福啶(UFT)、多柔比星(ADM)、丝裂霉素(MMC)、长春地辛(VDS)、依托泊苷(VP-16),最高有效率不超过20%。临床上多采用联合化疗。表8-5介绍几种化疗方案供参考。

表 8-5　食管鳞癌化疗方案

方案	药物	剂量(mg/m^2)及途经	时间(天)及周期
DF 方案	顺铂	60~80 mg;静脉用药	1;21 天 1 个周期
	5-Fu	600~1 000 mg;静脉用药	1~4;21 天 1 个周期
TP 方案	紫杉醇	135~175 mg;静脉用药	1;21 天 1 个周期
	顺铂	60~75 mg;静脉用药	2;21 天 1 个周期
IP 方案 1	伊立替康	65 mg;静脉用药	1,8;21 天 1 个周期
	顺铂	30 mg;静脉用药	1,8;21 天 1 个周期
IP 方案 2	伊立替康	120 mg;静脉用药	1;21 天 1 个周期
	顺铂	60~75 mg;静脉用药	1;21 天 1 个周期

续表

方案	药物	剂量(mg/m²)及途经	时间(天)及周期
DP方案1	多西他赛	60～75 mg;静脉用药	1;21天1个周期
	顺铂	60～75 mg;静脉用药	1;21天1个周期
DP方案2	吉西他滨	800～1 000 mg;静脉用药	1,8;21天1个周期
	顺铂	60～75 mg;静脉用药	1,8;21天1个周期

（四）晚期食管癌的支持治疗及对症处理

1.补液

食管癌晚期,表现为滴水不入,患者摄入量严重不足,需要静脉补液及补充营养。其中包括血液制品、氨基酸、脂肪乳、葡萄糖、维生素、电解质等。对于滴水难入的患者每天补充3 000～4 000 mL的液体量,才能满足患者的需要。对于根本不能进食、尚无重要脏器转移的患者可考虑胃肠外营养的补给。

2.止痛

部分患者可有胸骨后痛、背痛,食管癌骨转移肝转移亦可产生剧烈疼痛,可用曲马多、氨酚待因、布桂嗪、吗啡等药物。

3.抗感染

食管癌由于肿瘤分泌物及食管堵塞致吞咽困难,患者可出现呛吐黏液,合并吸入性肺炎,引起发烧、咳嗽等症状,可适当选用抗生素治疗。

4.免疫治疗

有研究报道,通过免疫组化方法检测胃、食管癌的手术标本,约有12%的患者在肿瘤细胞膜上表达PD-L1,在细胞基质表达的约为44%。该研究还发现CD8$^+$T细胞的密集程度与PD-L1的表达水平有一定的正相关性,提示获得性免疫可能发挥着一定的作用。结合多项研究数据发现,食管癌中PD-L1的表达水平约在40%,腺癌与鳞癌的表达水平未见明显差异。

Pembrolizumab是目前最有代表性的PD-1单抗之一。有研究表明pembrolizumab对食管癌(EC/GEJ)有较好的抗肿瘤活性且安全性良好。

Avelumab是一种PD-L1单抗。有研究结果显示avelumab治疗进展期GC/GEJ具有一定的疗效,不良反应可接受,PD-L1阳性患者的mPFS更长。

还有一些PD-L1单抗如MEDI4736(durvalumab)治疗食管癌的临床研究报道,入组16例患者,其中4例达到PR(NCT02639065)。其他免疫检查点抑制剂,如mogamulizumab、MP-DL3280A(atezolizumab)、国产的SHR-1210在食管癌中初显成效。

七、中西医优化选择

食管癌目前治疗仍不满意,平均病程9.5个月,早期食管癌手术切除率高,5年生存率可达90%以上。中晚期多失去根治的机会。为提高食管癌的治疗效果,应采用中西医结合的综合治疗措施。中西医结合治疗,扶正祛邪紧密结合,发挥中西医两法的优势。具体原则如下:早期食管癌应考虑手术治疗,术后不必化疗,可适当采用中医中药治疗。中期以手术为主,还要行术前、术后、放射治疗,不宜手术的患者应行放射治疗。在放疗中、放疗后常用中药治疗,法则是清热解毒、活血化瘀、益气养阴等以减轻放疗的不良反应,提高疗效。

中医中药治疗食管癌的优势在于对食管癌术后、放疗后的患者长期调理;调理免疫功能,调理内脏功能,调理气血运行,可以提高5年生存率。化疗时中药常采用理气和胃、健脾养血的治疗方法,以减轻化疗的毒副作用,保护患者的胃肠功能、免疫功能、骨髓造血功能。对于晚期食管癌患者能耐受化疗的可考虑行联合化疗。对于既不能手术,又不能耐受化疗和放疗的患者可单用中医中药治疗,能在一定程度上改善患者的症状,延长生存期,提高生活质量。

(岳兰玉)

第十一节　胃癌的中西医结合治疗

胃癌是发生在胃部的恶性肿瘤,是一种严重威胁健康的疾病。我国的胃癌发病率以西北最高,东北及内蒙古次之,华东及沿海又次之,中南及西南最低。胃癌可发生于任何年龄,但以40～60岁多见,男多于女,约为2:1。胃癌的病理类型主要是腺癌,其他类型的胃癌有鳞状细胞癌、腺鳞癌、类癌、小细胞癌等,后几种类型较少见。早期胃癌多无症状或仅有轻微症状。当临床症状明显时,病变已属晚期。因此,要十分警惕胃癌的早期症状,做到早发现、早诊断、早治疗。

胃癌由于生长部位及病程长短不一,临床上可出现相应的不同症状和体征;早期症状往往不明显或仅有轻度胃脘不适,进展期如生长在胃体部的肿瘤可出现胃脘疼痛、进食减少、消瘦等症。生长在贲门的肿瘤可出现进食发噎,饮食难下。生长在幽门区的肿瘤可出现幽门梗阻症状:朝食暮吐、暮食朝吐。胃癌晚期肿瘤增大,上腹部可能触及肿块。

胃癌分属于中医的"胃脘痛""反胃""噎膈""心下痞""伏梁""癥积"等范围。

一、病因病理

胃癌的病因较为复杂,中医认为是饮食不洁、忧思伤脾,饮食不化精微而生浊痰,气滞痰凝则血行阻滞,形成瘀血。浊痰、瘀血互阻互结,加之内外之因侵袭,血分蕴毒,与痰瘀互结,痰火毒瘀不散,人体正虚之际壅积结聚而成肿瘤。肿瘤一旦形成,病邪随血流、经络播散,可侵害全身多个组织器官,进一步耗伤正气,邪越盛,正越耗,终至气血阴津匮乏,病邪难以遏制,毒瘀蕴结越盛,以致危及生命。

二、诊断

胃癌早期诊断比较困难,其主要原因是患者在早期多无明显的异常感觉,如果患者能在最初有轻微症状时就引起重视并进行进一步检查和治疗,则基本上可达到满意效果。

(一)临床表现

1.早期表现

临床上常被忽视,有的在普查中发现早期胃癌可无任何症状和体征,早期胃癌主要症状为上腹胀痛,有少量出血,多数为大便潜血阳性,内科治疗不易转阴,或即使转阴,以后又呈阳性反应。

2.中期表现

较为明显,上腹部疼痛,腹胀,时有呕吐,大便潜血持续阳性。

3.晚期表现

病情严重时表现为上腹部疼痛,顽固持续,不易为制酸剂所缓解,并出现顽固的恶心呕吐和脱水征,乏力,贫血,恶病质等症状。如果出现肝、卵巢、腹腔转移,可产生相应的临床表现。

(二)实验室检查

半数以上大便潜血持续阳性,大便潜血检查对胃癌诊断有一定的帮助。血常规检查,胃癌发展期可产生贫血,多为低血色素性,不明原因贫血伴胃脘不适者应想到胃癌的可能。胃液分析,多数患者胃酸低下或缺乏,用五肽胃泌素刺激仍无胃酸分泌,考虑胃癌可能。胃液检查也可检测是否存在出血。

(三)X线钡餐造影

X线上消化道钡餐造影有较高的诊断价值,特别是气钡双重造影,可清楚显示胃轮廓、蠕动情况、黏膜形态、排空时间、有无充盈缺损龛影等,检查准确率近80%。

(四)纤维内镜检查

纤维内镜检查是诊断胃癌最直接准确有效的诊断方法,可以直接观察病灶大小、部位、形态、范围,可取活组织进行病理诊断。

(五)组织细胞检查

组织细胞检查是胃癌确诊的最主要方法,除胃镜活检以外,还有胃脱落细胞检查,晚期胃癌出现锁骨上淋巴结肿大,可行淋巴结活检。如有腹膜转移及卵巢转移出现腹水,可抽腹水找癌细胞以明确诊断。

(六)早期胃癌诊断要点

用纤维胃镜可直接观察胃内形态变化,并能取病变组织行活检,是诊断早期胃癌的首选方法。胃镜检查加病变组织活检能使早期胃癌的诊断率达90%以上。提高早期胃癌检出率的关键在于提高临床检查技能及医患双方对胃癌的警觉性。对40岁以上出现不明原因上腹部症状者,可常规行内镜检查,对慢性胃病患者应定期复查胃镜。胃镜下活检病理报告为中重度不典型增生的患者,应重复多次胃镜及活检,以免延误诊断。积极开展普查是发现早期胃癌的关键。

三、鉴别诊断

(1)胃癌与胃部其他疾病相鉴别,如萎缩性胃炎、胃溃疡、胃息肉、胃部其他良恶性肿瘤、平滑肌瘤及平滑肌肉瘤、胃的恶性淋巴瘤等相鉴别。

(2)胃癌肝转移应与原发性肝癌相鉴别,肝脏出现多发性转移应与肝囊肿相鉴别,与其他部位肿瘤肝转移相鉴别。

(3)胃癌出现卵巢转移和腹膜转移出现腹水要与卵巢癌相鉴别。

(4)胃癌腹膜转移出现癌性腹膜炎与感染性腹膜炎相鉴别。

四、并发症

(一)出血

消化道出血表现为呕血和/或黑粪,偶为首发症状。约5%患者可发生大出血,表现为呕血和/或黑便,偶为首发症状。可出现头晕、心悸、柏油样大便、呕吐咖啡色物。

(二)梗阻

梗阻决定于胃癌的部位。邻近幽门的肿瘤易致幽门梗阻。可出现呕吐,上腹部见扩张之胃型、闻及震水声。

（三）胃穿孔

胃穿孔比良性溃疡少见，可见于溃疡型胃癌，多发生于幽门前区的溃疡型胃癌，穿孔无粘连覆盖时，可引起腹膜炎，出现腹肌板样僵硬、腹部压痛等腹膜刺激征。

（四）继发性贫血

由于胃癌细胞可分泌一种贫血因子。部分患者虽然没有出血，但表现为贫血貌。

五、中医治疗

（一）中医证治枢要

胃癌的基本病机是正气虚损，邪气内实。正气虚是指脾胃虚弱，故扶正治疗的重点是健脾和胃。邪气实主要是指痰瘀内结和毒热蕴结，故祛痰化瘀，清热解毒亦是本病的重要治疗法则，常需要相互兼顾。

本病初期正虚而邪不盛，仅显示脾胃功能不足，治疗当以祛邪为主，适当扶助脾气。晚期则正不胜邪，邪毒内窜，病变可累及肺、肾、肝等诸脏器。而邪毒久羁又使机体阴阳气血进一步亏损，呈现出一派正虚邪实之象，临床上常用扶正为主兼以祛邪的治疗法则。在灵活运用温补脾肾、大补气血的基础上适当给予解毒散结、活血化瘀之品，力求恢复正气，稳中求效。

（二）辨证施治

1. 痰湿凝结

主症：胃脘闷胀，或隐隐作痛，呕吐痰涎，面黄虚胖，腹胀便溏，纳呆食少。舌淡，苔白腻、脉细濡或滑。

治法：燥湿化痰，健脾和胃。

处方：宽中消积汤（自拟方）。柴胡 10 g，香附 10 g，枳壳 10 g，法半夏 10 g，陈皮 10 g，党参 15 g，白术 10 g，砂仁 3 g，瓜蒌 15 g，白屈菜 15 g，茯苓 10 g，老刀豆 30 g，八月札 15 g，藤梨根 15 g。

阐述：此证多见于生长在贲门胃底等部位的早期患者，由于脾胃虚弱，而致痰湿凝滞，阻碍气机。方中党参、白术、茯苓益气健脾；陈皮、半夏、柴胡、香附、枳壳等理气化痰散结；白屈菜、八月札缓急止痛，行气散结；老刀豆具有扩张食管贲门的作用。若呕吐较重可加旋覆花、代赭石以降逆止呕；胃脘疼痛较重者加杭芍、元胡以缓急止痛。若脾胃功能尚可，方中可辨证加 2～3 味抗癌的中草药。

2. 气滞血瘀

主症：胃脘部刺痛或拒按，痛有定处，或可扪及肿块，腹胀满不欲食，呕吐宿食或如赤豆汁，或见柏油样大便。舌紫黯或有瘀斑、瘀点，脉涩细。

治法：行气活血，化瘀止痛。

处方：膈下逐瘀汤加减。生蒲黄 10 g，五灵脂 10 g，三棱 10 g，莪术 10 g，桃仁 10 g，红花 10 g，白花蛇舌草 30 g，半枝莲 30 g，元胡 15 g，大黄 10 g，沙参 30 g，玉竹 10 g，赤茯苓 15 g，龙葵 15 g，黄精 10 g。

阐述：此证表现血瘀毒热并存，多属于胃癌进展期，正气盛而邪气实，治疗以祛邪为主。方中半枝莲、白花蛇舌草、龙葵有清热解毒作用，又是用于胃癌的常用抗肿瘤药物，选用于本证最为合适。桃仁、红花、三棱、莪术化瘀以止痛，其中三棱、莪术具有一定的抗肿瘤作用。本证病情进展迅速而多变,临床上应注意。由于肿瘤侵及大血管可引起大出血,出现休克,危及生命,此时应及时采取中西医措施给予止血,停用活血化瘀药物。

3.脾胃虚寒

主症:面色㿠白,神倦无力,胃脘部隐痛,喜温喜按,呕吐清水,或朝食暮吐,暮食朝吐,四肢欠温,浮肿便溏。舌淡胖,有齿印,苔白润,脉沉缓或细弱。

治法:温中散寒,健脾和胃。

处方:附子理中汤加减。党参15 g,白术10 g,茯苓10 g,良姜10 g,陈皮10 g,附片10 g,半夏10 g,荜茇10 g,紫蔻10 g,娑罗子15 g。

阐述:本证主要特征为脾胃虚寒,运化迟缓。多见于肿瘤晚期或久有脾胃虚寒者。以温中散寒,健脾温胃为主法。方中党参、白术、茯苓、陈皮、半夏健脾和胃;良姜、附片、紫蔻温中散寒。其中荜茇,具有温中同时又有抗肿瘤作用,用于此证最宜。其他用于抗肿瘤药物,一般性味偏凉,于此证应少用或不用,以免加重患者症状。

4.胃热伤阴

主症:胃脘灼热,时有隐痛,口干欲饮,喜冷饮,或胃脘嘈杂,饥不欲食,食欲缺乏,五心烦热,大便干燥。舌质红或绛,或舌见裂纹,舌苔少或花剥,脉细数。

治法:养阴清热解毒。

处方:养胃汤加减。沙参30 g,玉竹15 g,黄精10 g,白术10 g,白芍10 g,茯苓10 g,姜半夏10 g,生地15 g,玄参15 g,陈皮10 g,神曲15 g,麦冬15 g,藤梨根15 g,肿节风15 g。

阐述:本证为胃热伤阴,方中沙参、玉竹、黄精以养胃阴,白术、茯苓、陈皮、半夏和胃醒脾,生地、麦冬、玄参可增液润便,藤梨根、肿节风清热解毒,并有抗癌的作用,陈皮、神曲和胃助消化。

5.气血双亏

主症:神疲乏力,面色无华,唇甲色淡,自汗盗汗,或见低热,纳呆食少,胃脘疼痛或有肿块,食后胃胀,形体消瘦。舌淡白,苔薄白,脉细弱无力。

治法:益气补血,健脾和胃。

处方:八珍汤加减。潞党参15 g,生黄芪30 g,生白术15 g,生薏米15 g,仙鹤草30 g,白英15 g,白花蛇舌草30 g,七叶一枝花15 g,石见穿15 g,陈皮10 g,姜半夏9 g,内金10 g。

阐述:此证特征为正虚邪实,虚多实多,体弱难以攻邪,攻邪又虑伤正。治疗时应注意侧重于用扶正之品。方中党参、黄芪、薏米、白术益气健脾,如患者出现元气大伤之象,可重用黄芪30~60 g,并以人参易党参;白花蛇舌草、七叶一枝花、石见穿、白英、仙鹤草均具有抗癌散结的作用。此类药物不宜多用重用,否则肿瘤未消,而正气徒伤,反而可促使肿瘤进一步恶化,以重补缓攻,缓缓图治为要。

(三)特色经验探要

1.胃癌各阶段的中医治疗原则

脾气虚弱是胃癌的特点,在胃癌的早期即可出现,并贯穿于各个阶段,故属于胃癌患者共有的临床特征。因此,益气健脾法是中医治疗胃癌最常用的治法。常用方剂有四君子汤、参苓白术散、补中益气汤等。此类药物多为甘缓之品,柔而不烈,可大剂量使用。一般来说,胃癌初期治以辛开苦降,寒温并用;中期治以补虚降逆,消痰涤饮;晚期治以补虚升提为主。

2.关于胃癌化疗期间中医药的配合治疗

胃癌患者在化疗期间,由于化疗药物在杀伤癌细胞的同时,也往往损伤患者机体的正常细胞和组织,特别是机体增殖活跃的细胞,如消化道黏膜细胞、骨髓造血细胞等。化疗还可导致脏腑气血津液受损,这不仅影响化疗药物作用的发挥,而且使部分患者不得不中断治疗,有时由于患者对化疗药物不敏感,正气严重受损,反而促使病情恶化,因此,在化疗的同时需要密切配合中药治疗。中医根据辨证施治能很好地缓解化疗的毒副作用,保护患者的胃肠功能、骨髓造血功能和免疫功能,使机体免受过大损伤,从而使化疗得以顺利进行,并提高化疗的治疗效果。这种化疗与中药的有机结合,实际上是扶正与祛邪的有机结合,应该积极提倡。胃癌化疗中常常采用益气健脾、滋补肝肾等治疗法则。

3.关于抗癌中草药的选择

常用于胃癌的中草药有数十种之多,每一种中药又具有不同的性味和功效,因此,在选用抗癌中草药时要根据药物的性味辨证选择药物,做到辨病与辨证相结合,方臻完善。如果热证可选用藤梨根、肿节风、半枝莲、白花蛇舌草、白英、蛇莓等;寒证可选用乌头、菝葜、蛇六谷、喜树果等;虚证可选用黄芪、党参、陈皮、枳实、半夏、砂仁、内金、焦三仙等药物。

4.关于胃癌术后化疗后的中药维持性治疗

胃癌术后的药物治疗包括化疗、免疫治疗和中药治疗,目的是为了提高远期治疗效果,提高5～10年的生存率,防止肿瘤的复发和转移。化疗药物由于其毒性不能长期使用,免疫治疗又具有一定的局限性,因而中医中药在维持阶段显得尤为重要。常用的原则是扶正与祛邪相结合,益气健脾与解毒抗癌相结合,基本方:生黄芪 30 g、太子参 30 g、白术 10 g、茯苓 10 g、陈皮 10 g、姜半夏 10 g、鸡内金 15 g、焦三仙 30 g、半枝莲 30 g、白花蛇舌草 30 g、肿节风 15 g、草河车 15 g。维持性的中药治疗,对于维持机体内环境的稳定、提高患者的生存期有重要意义。

六、西医治疗

(一)手术治疗

手术是目前治疗胃癌的主要方法,其中包括以下几种。

1.胃癌根治术

胃癌根治术指除了切除肿瘤病灶,还要清扫淋巴结。

2.姑息性手术

患者病期较晚,已无法清扫淋巴结,只能单纯切除肿瘤病灶。

3.短路术

胃癌晚期,肿瘤巨大或出现转移,并有梗阻时所采取的一种手术方式,如幽门梗阻出现呕吐无法进食,病程很晚又不能切除病灶,也不能清扫淋巴结,只能行胃空肠吻合术,此种手术可以缓解患者症状,使消化道重新开通,暂时解决患者进食问题和改善患者营养状况,有利于争取下一步治疗机会。

(二)化学药物治疗

胃癌对化疗药物有一定的敏感性,近年来新的抗癌药物不断涌现,使得不少新的联合化疗方案在临床应用。单一化疗药物疗效低,临床上多采用联合化疗。胃癌化疗广泛运用于术后的辅助性治疗,术后复发转移及晚期不能切除病灶的病例的姑息性治疗,也有用于术前化疗,以提高手术切除肿瘤的成功率。

胃癌常用的化疗药物:多西他赛(TAT)、5-氟尿嘧啶(5-FU)、顺铂(PDD)、伊立替康(CPT-11)。胃癌有不少常用化疗方案,现提供以下方案,供参考。

1.DF 方案

多西他赛,175 mg/m²,静脉滴注(3 小时),第 1 天。氟尿嘧啶(5-FU),750 mg/m²,静脉滴注(24 小时连续输注),第1～5 天。每3 周重复。

2.ECF 方案

表柔比星(Epi-ADM),50 mg/m²,静脉滴注(3 小时输注),第 1 天。卡铂(CBP),300 mg/m²,静脉滴注,第 1 天。5-氟尿嘧啶(5-FU),200 mg/m²,静脉滴注,第 1～5 天。每21 天重复。

3.PF 方案

顺铂(PDD),30 mg/m²,静脉滴注 3 小时,第 1 天。氟尿嘧啶(5-FU),500 mg/m²,静脉滴注,第1 天。本方案顺铂可以改用卡铂或奥沙利铂,5-氟尿嘧啶改用希罗达口服,不良反应相对减少,适用于身体弱和年纪较大的患者。4 周后重复。

4.ELF

依托泊苷(VP-16),20 mg/m²,静脉滴注(50 分钟输注),第 1～3 天。四氢叶酸(CF),300 mg/m²,静脉滴注(10 分钟输注),第 1～3 天。5-氟尿嘧啶(5-FU),500 mg/m²,静脉滴注(10 分钟输注),第 1～3 天。每 3～4 周重复。

5.CP 方案

伊立替康(CPT-11),350 mg/m²,静脉滴注,第 1 天。顺铂(PDD),30 mg/m²,静脉滴注 3 小时,第 1 天。每 3 周重复。本方案为胃癌的二线治疗用药,对 5-氟尿嘧啶耐药的胃癌患者有效。

(三)胃癌的其他治疗

1.胃癌的放射治疗

胃癌对放疗不敏感,胃癌的术前放疗、术中放疗可降低局部肿瘤的复发率,提高生存期。

2.胃癌的免疫治疗

PD-1 是 T 细胞表面一个重要的抑制分子,为 CD28 超家族成员,其配体为 PD-L1/PD-L2,当 PD-1 与 PD-L1/L2 配接,抑制活化 T 细胞的增殖;PD-1 与 PD-L1 的配接,抑制 IL-2 的分泌,抑制 T 细胞的活化,抗 PD-1/PD-L1 单抗解除活化和增殖抑制,使肿瘤特异性 T 细胞处于活化状态,促进增殖。CTLA-4 通路主要在免疫系统活化的早期发挥作用,而 PD-1/PD-L1 通路主要在免疫系统效应期的肿瘤微环境中发挥重要作用。目前有多个抗 PD-1 药物(Nivolumab、Pembrolizumab)、抗 PD-L1 药物(Atezolizumab、Avelumab)已被批准用于恶性黑色素瘤、非小细胞肺癌、肾细胞癌、梅克尔细胞癌、膀胱癌等的治疗。

3.胃癌的靶向治疗

采用阿帕替尼靶向治疗晚期胃癌现已在临床应用多年,且疗效肯定。

(1)适应证:甲磺酸阿帕替尼是我国自主研发新药,是高度选择 VEGFR-2 抑制剂,其适应证是晚期胃或胃食管结合部腺癌患者的三线及三线以上治疗,且患者接受阿帕替尼治疗时一般状况良好。

(2)禁忌证:同姑息化疗,但需特别注意患者出血倾向、心脑血管系统基础病和肾脏功能。

(3)治疗前评估及治疗中监测:阿帕替尼的不良反应包括血压升高、蛋白尿、手足综合征、出血、心脏毒性和肝脏毒性等。治疗过程中需严密监测出血风险、心电图和心脏功能、肝脏功能等。

(4)注意事项:①目前不推荐在临床研究以外中,阿帕替尼联合或单药应用于一线及二线治疗;②前瞻性研究发现,早期出现的高血压、蛋白尿或手足综合征者疾病控制率、无复发生存及总生存有延长,因此积极关注不良反应十分重要,全程管理,合理调整剂量,谨慎小心尝试再次应用;③重视患者教育,对于体力状态评分 ECOG≥2、四线化疗以后、胃部原发灶未切除、骨髓功能储备差、年老体弱或瘦小的女性患者,为了确保患者的安全性和提高依从性,可先从低剂量如每天口服一次 500 mg 开始。

4.晚期患者的支持治疗和对症治疗

(1)补液:胃癌患者出现高烧或进食困难,摄入量不足者,必须静脉补液及补充营养,其中包括输鲜血及血液制品、氨基酸、脂肪乳、葡萄糖、维生素、电解质等。出现梗阻或根本不能进食的患者可以考虑胃肠外营养治疗。

(2)止血:胃癌出血,可用氨甲苯酸、酚磺乙胺加入静脉滴入。局部止血可用冰水加入肾上腺素或孟氏液局部止血。亦可通过内镜下进行电凝止血。

(3)止痛:胃癌晚期出现脏器转移可出现疼痛,药物可选择阿托品、布桂嗪、曲马多等,后期疼痛剧烈可考虑用吗啡类止痛药物。

七、中西医优化选择

胃癌目前尚无特殊治疗办法,其自然生存期为 12.9 个月。早期胃癌,病变在胃黏膜层手术治疗效果好,5 年生存率在 90％以上。病灶超过黏膜层,手术治疗后的 5 年生存率在 30％以下。临床上大多数患者均属于中晚期,治疗效果差。所以胃癌必须采用综合治疗手段,其中包括中西医结合的综合治疗。各期患者,首先考虑手术,尽可能行根治性手术,不能行根治性手术的行姑息性手术,尽量切除肿瘤病灶,对于姑息性手术也不能采用的患者如果出现严重梗阻,根据情况可做短路术。胃癌患者即使做了根治性手术,术后 2 年内复发率为 50％～60％。虽然胃癌的辅助性化疗的远期疗效仍在探索中,但是目前主张病灶超过黏膜下层者,应该术后进行最少6 个周期的维持性化疗。具体原则如下。

(一)Ⅰ期

根治性手术切除,术后定期复查,一般不需化疗,应加中药维持治疗 2 年。

(二)Ⅱ、Ⅲ期

行根治性手术切除,术后应加化疗,必要时加局部放疗。在术后、化疗及放疗期间及以后采用中药治疗。

(三)Ⅳ期

以化疗和中药治疗为主,手术和放疗均为姑息性治疗手段。对于各期术后需要化疗的病例及不能手术切除癌瘤的病例,如出现严重的肝肾功能损害、白细胞低下、体弱不能耐受化疗的病例均以中医中药治疗为主,这是中医中药治疗胃癌的优势所在。中医治疗强调整体观,能很好地调理机体的胃肠功能、骨髓造血功能和免疫功能,对于改善患者的营养状况,减轻症状,促进精神体力的恢复,预防胃癌术后的复发和转移具有重要作用。

(岳兰玉)

第九章　传染病的预防与控制

第一节　急性传染病的管理

传染病一直是威胁人类生命与健康的严重疾病。随着社会经济的发展,传染病不再是单纯的卫生和健康问题,而成为一个与政治、经济、安全、稳定等密切相关的重大社会问题。

自 2003 年传染性非典型肺炎(严重急性呼吸综合征,SARS)暴发以后,国家逐步建立了公共卫生事件应急机制及传染病防控和救治体系。但由于全球化步伐的加快、人类生存环境的破坏、人们生活观念和行为方式的改变,使传染病变得越来越复杂化,危害性越来越大。同时,我国目前按人口计算经济水平较低,传染病各项监控制度尚不健全,群众防治意识仍有待提高,这些都给我国传染病的防控带来诸多困难。

为加强我国新形势下传染病防控工作,我国人大修订了《中华人民共和国传染病防治法》,2004 年12 月1 日正式实施。新传染病防治法着重突出以下六个方面:①突出传染病的预防和预警。②完善传染病疫情报告、通报和公布制度。③进一步完善传染病暴发、流行时的控制措施。④设专章规定传染病救治工作制度。⑤加强传染病防治保障制度建设。⑥做到保护公民个人权利与维护社会公众利益的平衡。

针对急性呼吸道传染病,于 2007 年 5 月制定并开始实施《全国不明原因肺炎病例监测、排查和管理方案》,并于 2013 年进行修订,在全国范围内进行急性呼吸道传染病的排查和管理,并应用于随后发生的人感染 H7N9 禽流感病毒及中东呼吸综合征新型冠状病毒感染的管理。

通过立法和宣传,提高全社会对传染病严重性的认识,加大防治宣传力度,加强传染病的依法管理、科学管理和严格管理,对保障社会稳定与建设的顺利进行具有重大的现实意义。

一、认真落实《中华人民共和国传染病防治法》,建立和完善各项规章制度

2003 年非典(SARS)的暴发,暴露了我国公共卫生基础建设和突发公共卫生应急系统建设与管理中的许多不足。党和国家对此高度重视及时总结了抗击 SARS 和人感染高致病性禽流感(avian influenza,简称禽流感)疫情的经验教训,先后颁布、修改了《突发公共卫生事件应急条例》和《传染病防治法》等一系列法律、法规,为传染病的现代化管理提供了法律依据。各级相关部门应该加强监管,同时完善一些相关制度,加强执行力。

二、大力加强传染病防治宣传

由于我国地区发展水平不平衡,受教育程度参差不齐,对传染病的危害认识不足。大多数农村地处偏远地区,经济落后,缺乏传染病防控技术和设备,专业人员和资金短缺,群众防治知识和意识薄弱。因此,应加大传染病防治宣传力度,提高群众对传染病的防范意识,增加防治知识,改变不良生活习惯和行为,提高素质,创建全民参与防治传染病的良好社会氛围。传染病防治的经验和实践表明,防控传染性疾病全社会都有责任,只有人人参与,才能合力防控传染病。

三、加强国内外的交流与合作

经济全球化同时也使传染病全球化,使得传染病可在全球范围内迅速传播。因此,对传染病,特别是有全球大流行潜在威胁的传染病的监控和预防,不是一个地区和国家能够承担的,需要国际、国内各个层次和领域之间的通力合作,SARS 和禽流感的防治经验就充分证明了这一点。加强各个层次和领域之间的交流与合作,首先是需要加强国际间的交流与合作,特别是对有全球流行趋势的传染病的防治管理。其次是需要国内各个层次和领域之间的交流与合作。如卫生、农业、科学、交通口岸、制药业等部门的大力协作及社会和公众的配合。只有这样才能达到迅速、全面控制传染病流行的目的。

四、采取有效传染病预防措施

(一)控制和管理传染源

对患者、病原携带者应早期发现,早期诊断及时隔离,尽早治疗。对传染病的接触者进行检疫和处理,对感染和携带病原体动物及时处理。应加强传染病患者、病原携带者的管理,严格执行法律、法规、规章,认真落实各种常规和技术规范,在规定时间内进行准确网络上报。

卫生部颁布的《突发公共卫生事件与传染病疫情监测信息报告管理办法》要求:对突发公共卫生事件和传染病要实行属地化管理,当地疾病预防控制机构负责对突发公共卫生事件和传染病进行信息监督报告和管理,并建立流行病学调查队伍和实验室,负责公共卫生信息网络维护和管理、疫情资料报告等工作。卫生部要求各级疾病预防控制机构要按照国家公共卫生监测体系网络系统平台的要求,充分利用报告的信息资料,建立突发公共卫生事件和传染病疫情定期分析通报制度,常规监测时每个月不少于 3 次疫情分析与通报,紧急情况下每天进行疫情分析与通报。对突发公共卫生事件和传染病疫情,卫生部将如实通报公布。

对传染病患者和病原携带者按照"强制管理、严格管理、分类管理、监测管理"的原则,进行综合防控,对各类传染病患者统一由传染病专科医院收治,严禁进入食品、饮水等行业。加强对高危人群的监控,定期进行查体、监测,以防患于未然。尽可能减少传染病对人民群众健康和生命的危害。传染病的管理也应该与时俱进,不同时期,管理的侧重点也有所不同。目前阶段,应关注以下几方面。

1.加强对农民工等流动人员的传染病管理

随着市场经济的发展,大量的农民工进入城市,由于从一个相对封闭的区域进入开放地区,使农民工成为传染病的高危人群。同时,由于其流动性和聚居性,也成为了传染病流行的重要途径。因此加强对农民工等流动人口的教育和管理,为他们提供必要的医疗保障,是传染病防治管理工作中的重要环节。

2.加强对传染源动物的防治措施

很多急性传染病通过动物可引起更大范围的传播和流行。除了鼠疫、肾综合征出血热、钩体病、狂犬病等经典传染病以外,一些新发传染病如禽流感、人感染猪链球菌病等也被明确与某些动物传染播散有关。因此,必须对可疑动物采取捕杀、隔离治疗、检疫等相关措施,以利于疫情的控制、疾病的预防。

3.加强医院感染管理,防止医源性感染

医院是各种患者的聚居处,人员流动大,病种情况复杂,如缺乏对传染病的高度警惕,很可能成为传染病传播的源头,SARS流行期间,我国有惨痛的教训。因此,应大力加强医院管理,按照布局科学、结构合理、设施先进、功能齐全的原则,严格按照国家的有关标准进行。综合医院应坚持开设不同出、入口的肠道门诊和发热门诊,防止交叉感染做好疫源检查。严格消毒隔离工作,控制好传染病源头。积极对医务人员进行传染病防治教育及时更新传染病防治知识,强化法制观念,认真执行疫情报告制度。

加强一次性医疗用品和医疗废物的管理:按照《医院感染管理办法》要求,医院应对购进的消毒药械、一次性使用医疗器械、器具的相关证明进行审核,必须各种证件齐全,才能进入医院,要求临床科室在使用一次性无菌医疗用品前认真检查,凡有质量问题或过期产品严禁使用,并及时反馈。医疗废物严格分类收集,感染性废弃物、病理性废弃物、损伤性废弃物、药物性废弃物及化学性废弃物等不得混合收集,做到分类放置、专人回收。

4.公共卫生系统的快速反应和隔离观察的管理

SARS和禽流感之后,卫生系统认真总结了经验和教训,建议了一系列公共卫生事件的应急措施和快速反应的管理流程。不仅要求对急性期患者进行网络上报、积极治疗及隔离,同时基于完善的登记制度,对所有与传染源有密切接触、可能受染的易感者进行管理,不仅接种相应的疫苗和特异性免疫球蛋白及药物的预防,同时应对接触者进行严格的医学观察、卫生处理及检疫。

(二)切断传播途径

各种传染病通过不同的传播途径进行传播和流行。对于新发传染病,一定要尽快研究确定传染源和传播途径,才能消除公众恐慌并进行有效的疫情控制。根据《中华人民共和国传染病防治法》《医院感染管理办法》及《消毒管理办法》制定了《医院隔离技术规范》标准。规定了医院隔离的管理要求、建筑布局与隔离要求、医务人员防护用品的使用和不同传播途径疾病的隔离与预防。其中明确了一些相关定义。

标准预防:针对医院所有患者和医务人员采取的一组预防感染措施。包括手卫生,根据预期可能的暴露部位选用手套、隔离衣、口罩、护目镜或防护面屏及安全注射。也包括穿戴合适的防护用品处理患者环境中污染的物品与医疗器械。标准预防基于患者的血液、体液、分泌物(不包括汗液)、非完整皮肤和黏膜均可能含有感染性因子的原则,进行相应的预防。

空气传播:带有病原微生物的微粒子(直径≤5 μm)通过空气流动导致的疾病传播。

飞沫传播:带有病原微生物的飞沫核(直径>5 μm),在空气中短距离(1 m 内)移动到易感人群的口、鼻黏膜或眼结膜等导致的传播。

接触传播:病原体通过手、媒介物直接或间接接触导致的传播。

不同的传染病,传播途径不同。应根据实际情况,做以下隔离消毒。

1.呼吸道隔离

主要措施如下。

(1)患同种疾病的病员安置一室,有条件的医院应使此种病员远离其他病区。病室通向走廊的门窗须关闭,出入应随手关门,以防病原体随空气向外传播,接触病员须戴口罩、帽子及穿隔离衣。

(2)病室内每天用紫外线进行空气消毒一次。

(3)病员的口鼻分泌物及痰需用等量的20%含氯石灰(漂白粉)溶液或生石灰混合搅拌后静置2小时才能倒掉。也可将痰液煮沸15~30分钟。

2.消化道隔离

主要措施如下。

(1)不同病种最好能分室居住,如条件不许可,也可同居一室,但必须做好床边隔离,每一病床应加隔离标记,病员不准互相接触,以防交叉感染。

(2)每一病员应有自己的食具和便器(消毒后方可给他人使用),其排泄物、呕吐物、剩余食物均须消毒。

(3)护理人员在接触病员时,须按病种分别穿隔离衣,并消毒双手。

(4)病室应有防蝇设备,保持无蝇,无蟑螂。

3.洗手

要符合卫生部颁发的医务人员手卫生规范标准(WS/T 313)。大力宣传六步洗手法。

4.环境、食品、水卫生的管理和监督

大多数传染病与环境卫生、食品卫生不良及水污染相关。因此,加强环境、食品及水源的卫生管理和监督至关重要。

(三)保护易感人群

积极开展预防接种,提高人群的免疫力、降低易感性是十分重要的措施。继乙型肝炎疫苗纳入计划免疫后,已取得了喜人成绩,我国1~59岁人群HBsAg流行率已由1992年的9.75%降至2006年的7.18%。此外,天花的消灭、脊髓灰质炎的控制,均与接种疫苗有关。因此,继续坚持有效的预防接种,对传染病的预防可起到关键作用。此外,还应注意生活规律,加强身体锻炼,提高体质。

(四)检疫

对有全球流行趋势的传染病的防治管理中,检疫起到非常重要的作用。分为国境卫生检疫和疫区检疫。

1.国境卫生检疫

为控制传染病由国外传入或由国内传出,在海关、边境、口岸等国境对人员、行李、货物及交通工具实施医学、卫生检查和处理。根据不同疾病的潜伏期制定检疫期并按规定进行预防接种或医学观察。

2.疫区检疫

包括国内不同流行区(疫区)或疫区与非疫区之间限制往来;对传染源进行隔离治疗;对疫区进行消毒、杀虫、带菌动物处理;对接触者进行医学观察、隔离治疗;对易感者进行预防接种、被动免疫或药物预防等。

虽然我国传染病的防治和管理工作取得了可喜的成绩,但由于新的传染病不断出现、旧的传染病的重新肆虐,其防治和管理工作仍任重而道远。我们要认真贯彻落实《中华人民共和国传染病防治法》等法律、法规和规章,努力把传染病纳入法制化、科学化和规范化管理的轨道,为人类最终消灭传染病做出应有的贡献。

(许明昭)

第二节　医院内感染

一、定义

医院内感染又称医院获得性感染。

(一)广义的定义

凡患者、陪护人员和医院工作人员因医疗、护理工作而被感染所引起的任何有临床症状的微生物性疾病,不管受害对象在住院期间是否出现症状,均视为医院内感染。简言之,即任何人员在医院内发生的、与医院有关的一切感染均可称医院内感染。

(二)狭义的定义

医院内感染是指住院患者在医院内获得的感染,包括在住院期间发生的感染和在医院内获得出院后发生的感染,但不包括入院前已开始或者入院时已处于潜伏期的感染。医院工作人员在医院内获得的感染也属医院内感染。

二、类型

根据病原体的来源,将医院内感染分为外源性感染和内源性感染(表 9-1)。

表 9-1　外源性感染和内源性感染

项目	外源性感染(交叉感染)	内源性感染(自身感染)
病原体来源	患者体外	患者体内或体表
感染途径	直接感染与间接感染	免疫功能受损、正常菌群移位、正常菌群失调
预防	用消毒、灭菌、隔离等技术,基本能有效预防	难预防。提高患者免疫力、合理使用抗生素能起到一定的预防作用

三、形成

医院内感染的形成必须具备 3 个基本条件,即感染源、传播途径和易感人群,三者组成感染链(图 9-1),当这 3 个基本条件同时存在并相互联系便导致感染。只要阻断或控制其中某一环节,就能终止医院内感染的传播。

(一)感染源

感染源是导致感染的来源,指病原体自然生存、繁殖及排出的场所或宿主(包括人和动物)。

1.周围已感染者及病原携带者

已感染者排出的病原体数量多、毒力强,且多具有耐药性,是最重要的感染源。病原携带者体内的病原体不断生长繁殖、排出体外,但自身无明显症状而不受重视,也是主要的感染源。这种感染源主要是指到医院就诊的患者,也包括已感染或携带病原体的医务人员、患者家属和探视者。

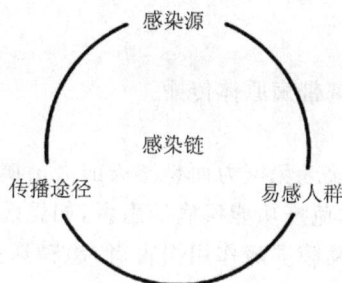

图 9-1 感染链

2.自身正常菌群

人体的特定部位如肠道、呼吸道、皮肤、泌尿生殖道、口腔黏膜等,在正常情况下均寄居有无致病性的菌群,在侵入性操作或其他原因促使它们在新的部位定植时,可以引起感染性疾病。

3.动物感染源

动物感染源包括鼠类、苍蝇、蟑螂、蚊子、臭虫、跳蚤等。

4.医院环境

医院特殊的潮湿环境与液体也是不容忽视的感染源"储存库",如洗手池、洗手皂、空调系统等。

(二)传播途径

传播途径是指病原体从感染源传播到易感人群的途径与方式。不同的病原体可经不同的传播方式从感染源传播到易感人群。常见的传播方式有接触传播、飞沫传播、空气传播、共同媒介传播、生物媒介传播,以前 3 种最为常见。

1.接触传播

接触传播指病原体通过与手、媒介直接或间接接触导致的传播,是医院内感染最常见和重要的传播方式。接触传播可分为直接接触传播和间接接触传播。直接接触传播指感染源与易感人群之间有身体的直接接触,如母婴传播;间接接触传播通过媒介传递,最常见的传播媒介是医务人员的手,其次是共用的医疗器械与用具。

2.飞沫传播

带有病原体的飞沫核(直径>5 μm),在空气中短距离(1 m 内)移动到易感人群的口、鼻黏膜或眼结膜等导致的传播。其本质属于特殊的接触传播。

3.空气传播

空气传播是指带有病原体的微粒子(直径≤5 μm)通过空气流动导致的疾病传播。飞沫核传播能长时间、远距离传播,常引起多人感染,甚至导致医院内感染暴发流行,如肺结核、流感、麻疹、腮腺炎等。菌尘传播是通过吸入菌尘或接触降落的菌尘引起感染,易感人群往往没有与患者直接接触。

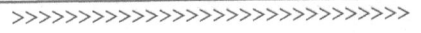

4.共同媒介传播

共同媒介传播也称共同途径传播,如通过污染的饮水、饮食传播,或通过污染的药液、血制品、医疗器械与设备传播。共同媒介传播常可导致医院内感染暴发流行,在医院内感染中具有重要意义。

5.生物媒介传播

生物媒介传播指动物或昆虫携带病原体传播。

(三)易感人群

易感人群是指对感染性疾病缺乏免疫力而易感染的人。属于易感人群的有以下几种。

(1)患有严重影响或损伤机体免疫功能疾病的患者,如患癌症、系统性红斑狼疮、艾滋病等免疫系统疾病者,烧伤、创伤等皮肤黏膜屏障作用损害者,患糖尿病、肾病、慢性阻塞性肺部疾病等慢性病者,患白血病等影响白细胞杀菌功能者。

(2)接受介入性检查、治疗和植入物者。

(3)长期接受免疫、放射、皮质类固醇类药物治疗者。

(4)长期使用大量抗生素尤其是广谱抗生素者。

(5)其他:如休克、昏迷、术后患者,老年,婴幼儿,产妇等。

四、预防和控制

控制医院内感染是贯彻预防为主的方针,提高医疗、护理质量的一项主要工作。建立健全医院内感染管理组织,制定针对性强的预防与控制规范,并保证各措施付诸实践,是预防与控制医院内感染的基本途径。

(一)根据医院规模,建立医院内感染管理责任制

住院床位总数在 100 张以上的医院应当建立以医院内感染管理委员会为主体的三级监控体系(图 9-2)和独立的医院内感染管理部门。住院床位总数在 100 张以下的医院应当指定分管医院内感染管理工作的部门。其他医疗机构应当有医院内感染管理专(兼)职人员。

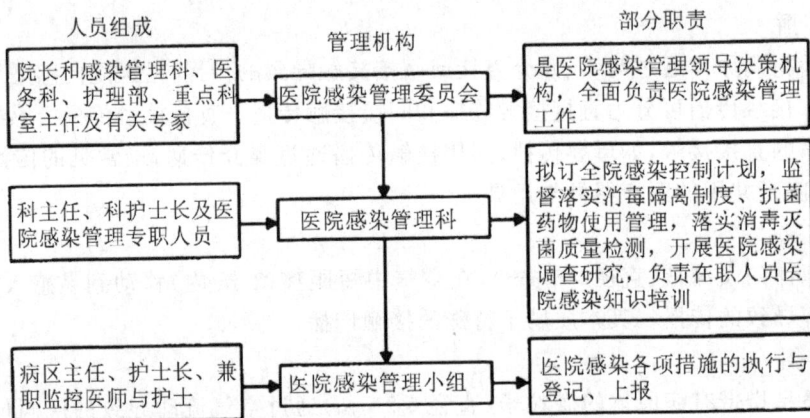

图 9-2 医院内感染三级管理体系的组织机构与任务

(二)健全医院内感染管理规章制度

医院内感染管理制度必须依照国家有关卫生行政部门的法律法规来制定,如《中华人民共和国传染病防治法》《消毒管理办法》等。

1.管理制度

清洁卫生制度、消毒灭菌制度、隔离制度、医务人员医院内感染知识培训制度、医院内感染管理报告制度等。

2.监测制度

消毒灭菌效果检测制度；对手术室、供应室、换药室、导管室、监护室、新生儿室、血液病室、肿瘤病室、分娩室、器官移植室等感染高发科室的消毒卫生标准的监测；一次性医疗器材及门诊、急诊常用器械的检测。

3.消毒质控标准

如《医院消毒卫生标准》规定了从事医疗活动环境的空气、物体表面、医护人员手、医疗用品、消毒剂、污水、污物处理卫生标准。

（三）落实医院内感染管理措施

预防与控制医院内感染必须切实做到控制感染源、切断传播途径、保护易感人群。具体措施包括以下几点。

（1）医院环境布局合理。

（2）清洁、消毒、灭菌及其效果检测。

（3）正确处理医院污水、污物。

（4）严格执行无菌、隔离、洗手技术。

（5）合理使用抗生素，加强患者及医务工作者的感染检测等。

（四）加强医院内感染教育

对全体医务人员加强医院内感染教育，以明确医务人员在医院内感染管理中的职责，增强预防与控制医院内感染的自觉性及自我防护意识。

（许明昭）

第三节　隔离技术

一、基本知识

（一）基本定义

隔离是指采用各种方法、技术，防止病原体从患者及携带者传播给他人的措施。凡是为了达到管理感染源、切断传播途径、保护易感人群等目的而采取的措施，包括医院的建筑布局、隔离设施、穿戴防护用品、探视陪伴制度、隔离防护的知识教育、疫源地消毒和预防性消毒等，均属于隔离范畴。

根据隔离的目的与措施不同可分为感染源隔离和保护性隔离。感染源隔离是将感染患者与非感染患者分开安置，并对感染患者所污染的环境及时消毒处理，以防止疾病传播和不同病种的交叉感染；保护性隔离是将免疫功能低下的易感者置于基本无菌的环境中，使其免受他人传染。

（二）医院建筑分区

根据患者获得感染危险性的程度，可将医院建筑分为 4 个区域。同一等级分区的科室相对集中，高危险区的科室相对独立，且与普通病区和生活区分开，防止因人员流程、物品流程、通风系统交叉导致污染。

1.低危险区域

低危险区域包括行政管理区、教学区、图书馆、生活服务区等。

2.中等危险区域

中等危险区域包括普通门诊、普通病房等。

3.高危险区域

高危险区域包括感染性疾病科（门诊、病房）等。

4.极高危区域

极高危区域包括手术室、重症监护病房（ICU）、器官移植病房等。

（三）不同病区的建筑布局与隔离要求

1.感染性疾病病区

感染性疾病病区适用于主要经接触传播疾病患者的隔离。应设在医院相对独立的区域，远离儿科病房、ICU 和生活区。设单独入、出口，单独的入院、出院处理室。中小型医院可在建筑物的一端设立感染性疾病病区。病区内分区明确，标志清楚。病房应通风良好，每间病房不应超过 4 人，病床间距应不少于 1.1 m。

（1）三区：即清洁区、潜在污染区和污染区。三区界限清楚，标志明显，区域间有实际隔离屏障。①清洁区：不易受到患者血液、体液和病原体等物质污染及传染病患者不得进入的区域，包括医护人员的值班室、男女更衣室、浴室及储物间、配餐间等。②潜在污染区：介于清洁区与污染区之间，有可能被患者血液、体液和病原体等物质污染的区域。主要有医务人员的办公室，治疗室，护士站，消毒室，患者用后的物品、医疗器械等的处理室，内走廊等。③污染区：呼吸道传染病患者和疑似患者接受诊疗的区域，包括被其血液、体液、分泌物、排泄物污染物品的暂存和处理场所，如病房、处置室、污物间及患者出入院处理处。

（2）两通道：即医务人员通道、患者通道。医务人员通道设在清洁区一端，患者通道设在污染区另一端。

（3）两缓冲：清洁区与潜在污染区之间、潜在污染区与污染区之间专门设立的区域。缓冲间两侧均有门，出入时应关闭一侧门后再开启另一侧门，两侧门不应同时开启，以减少区域间的空气流通。有条件的医院尽量采用感应自控门。

"三区"的区域流程：工作人员穿好隔离衣、隔离鞋，必要时戴口罩、帽子、手套等防护用具，才能进入污染区；接触患者后须先在缓冲间脱去隔离衣、隔离鞋或鞋套，消毒手，方可进入清洁区。患者及患者接触过的物品未经消毒处理不得带出污染区，更不能进入清洁区。患者或工作人员通过潜在污染区时，不得接触潜在污染区的墙壁、家具等。

2.普通病区的建筑布局与隔离要求

在普通病区的末端，应设一间或多间隔离病房，以将感染性疾病患者与非感染性疾病患者分室安置。受条件限制的医院，同种感染性疾病、同种病原体感染患者可安置于一室，病床间距应至少大于 0.8 m。

二、隔离原则

（一）隔离设施齐全

1.隔离标志

隔离病区、病房门前或床头应悬挂隔离标志,通常空气传播的隔离标志为黄色,飞沫传播的隔离标志为粉色,接触传播的隔离标志为蓝色。

2.防护设施

设立专用隔离衣、隔离衣悬挂架(柜或壁橱),安装适量的非手触式开关的流动水洗手设施。

3.通风系统

加强自然通风或安装通风设施,隔离病区应使用独立空调设备。保护性隔离室可采用正压通风,呼吸道隔离室要采用负压通风。

（二）严格隔离分室标准

感染患者与非感染患者分开安置,不同种类的感染患者分开安置,同类感染患者可同住一室。凡一种疾病有多种传播途径,未确诊的疑似患者具有高度传染性、特殊感染、混合感染、高度耐药菌感染,或其他需要隔离者(包括保护性隔离),应住单人隔离室,每位患者有单独的生活环境和用具。

（三）隔离实施

隔离实施应遵循"标准预防"和"基于疾病传播途径的预防"的原则。即在标准预防的基础上,根据疾病的传播途径、结合医院的实际条件采取相应的隔离措施。隔离室应限制人员的出入,被隔离的患者应限制其活动范围。如病情需要转运时,应采取有效措施,以减少对其他患者、医务人员和环境表面的污染。

（四）尽量集中操作,操作前备齐用物

工作人员进入、离开隔离区应按照规定穿脱防护用品。穿戴防护用品后只能在规定范围内活动,因此各项护理操作应有计划并尽量集中执行,操作前将所需的物品备齐,以减少穿脱防护用品的次数和手卫生的频率。

（五）加强健康宣教与心理护理,严格执行探视、陪伴制度

隔离期间,甲类传染病患者禁止探视和陪伴,其他传染病患者可在指定的时间、地点隔栏探视或电视探视。应加强心理护理,以尽量减轻患者因隔离而产生的恐惧、孤独、自卑等心理反应,取得家属的理解与配合。当患者度过隔离期,应遵医嘱及时解除隔离。

（六）严格做好消毒工作

根据有无感染源的存在,消毒可分预防性消毒和疫源地消毒。

1.预防性消毒

预防性消毒指未发现感染源的情况下,对可能受到病原微生物污染的物品和场所进行的消毒。

2.疫源地消毒

疫源地消毒指对存在或曾经存在感染源的场所进行的消毒。

（1）随时消毒:指疫源地内有感染源存在时进行的消毒,其目的是及时杀灭或清除患者排出的病原微生物。凡是患者接触过的物品或落地的物品均视为污染,隔离病区产生的生活垃圾均视为医疗废物,应严格按照国家《医疗废物管理条例》,做好分类收集、密闭转运、无害化处理和交

接、登记等工作。

(2)终末消毒:指感染源离开疫源地后进行的彻底消毒。包括对患者(或尸体)及其所住病房、用物、医疗器械等进行的消毒处理。①患者或尸体:患者出院或转科前应沐浴,换上清洁衣服,个人用物需消毒后一并带出。如患者死亡,一般患者尸体以清水擦洗即可;肝炎、结核、艾滋病等一般传染病患者尸体,以1 500 mg/L含氯消毒剂擦拭或0.2%~0.5%过氧乙酸溶液喷洒;炭疽、霍乱、鼠疫等烈性传染病患者尸体应立即消毒,以浸有2 000~3 000 mg/L有效氯的含氯消毒剂或0.5%过氧乙酸的棉球填塞口、鼻、耳、阴道、肛门等孔道,并以浸有上述浓度消毒剂的被单包裹尸体后装入不透水的塑料袋内,密封就近焚烧。感染朊病毒的患者尸体以同样方法处理,但消毒剂改用1 mol/L的氢氧化钠液。②病房及用物:关闭病房门窗、打开室内家具柜门、摊开棉被、竖起床垫,用消毒液熏蒸或用紫外线照射;然后打开门窗,擦拭家具、地面;体温计用消毒液浸泡,血压计及听诊器送熏蒸箱消毒;被服类袋装标记集中处理;床垫、棉被和枕芯可用日光暴晒或用病床消毒器消毒。

三、标准预防

(一)手卫生

1.相关概念

(1)手卫生:医务人员洗手、卫生手消毒和外科手消毒的总称。因外科手消毒属于外科护理教学内容,本书中"手卫生"仅指洗手、卫生手消毒。

(2)洗手:医务人员用肥皂(皂液)和流动水洗手,去除手部皮肤污垢、碎屑和部分致病菌的过程。

(3)卫生手消毒:指医务人员用速干手消毒剂揉搓双手,以减少手部暂居菌的过程。

(4)速干手消毒剂:用于手部皮肤消毒,以减少手部皮肤细菌的消毒剂称手消毒剂,如乙醇、异丙醇、氯己定、碘伏等。其中含有醇类和护肤成分的手消毒剂称速干手消毒剂,有水剂、凝胶和泡沫型。

2.原则

(1)洗手或卫生手消毒:当没有直接接触患者的血液、体液和分泌物及被传染性致病微生物污染的物品,手部没有肉眼可见的污染时,使用肥皂(皂液)和流动水洗手即可。在连续操作过程中,也可使用速干手消毒剂消毒双手代替洗手,以减少操作时间。

(2)洗手和卫生手消毒:当接触患者的血液、体液和分泌物及被传染性致病微生物污染的物品后,或者直接为传染病患者进行检查、治疗、护理之后,手部有肉眼可见的污染时,应先用肥皂(皂液)和流动水洗手,然后进行卫生手消毒。

3.指征

(1)直接接触每个患者前后,从同一患者身体的污染部位移动到清洁部位时。

(2)接触患者黏膜、破损皮肤或伤口前后,接触患者的血液、体液、分泌物、排泄物、伤口敷料等之后。

(3)穿脱隔离衣前后,摘手套后。

(4)进行无菌操作、接触清洁或无菌物品之前。

(5)接触患者周围环境及物品后。

(6)处理药物或配餐前。

（二）个人防护用品

个人防护用品是用于保护医务人员避免接触感染性因子的各种屏障用品。包括口罩、手套、护目镜、防护面罩、防水围裙、隔离衣、防护服等。防护用品应符合国家相关标准，在有效期内使用。

1.口罩

目前临床常用的口罩有外科口罩、纱布口罩、医用防护口罩。

（1）不同口罩的功能与用途：见表9-2。

表9-2　不同口罩的功能与用途

种类	功能	用途
纱布口罩	保护呼吸道免受有害粉尘、气溶胶、微生物及灰尘伤害	为普通患者进行生活护理等一般诊疗活动时
外科口罩	能阻止血液、体液和飞溅物	手术室工作，或护理免疫功能低下的患者，或进行体腔穿刺等有创操作时
医用防护口罩	能阻止经空气传播的直径≤5 μm的感染因子	接触经空气传播或近距离接触经飞沫传播的呼吸道传染病患者时

（2）口罩的使用：外科口罩只能一次性使用，连续使用不超过4小时。纱布口罩应保持清洁，一般使用4～8小时应更换、清洁与消毒。纱布口罩暂时不戴时，应用双手取下，将紧贴口鼻的一面向里对折后，放入胸前小口袋或存放在小塑料袋内，不能挂在脖子上。不管何种口罩，当口罩潮湿或受到患者血液、体液污染时，均应及时更换。

2.隔离衣

隔离衣是用于保护医务人员避免受到血液、体液和其他感染性物质污染，保护特殊易感人群免受感染的防护用品。隔离衣多为布制，后开口，衣长超过工作服，无破洞。隔离衣应保持干燥，如潮湿或被污染，经清洗消毒后可重复使用。穿隔离衣的指征如下。

（1）接触经接触传播的感染性疾病患者时，如传染病患者、多重耐药菌感染患者。

（2）对患者实行保护性隔离时，如对大面积烧伤、骨髓移植等患者进行诊疗、护理时。

（3）有可能受到患者血液、体液、分泌物、排泄物喷溅时。

3.其他防护用品

（1）一次性手套：目的是当接触患者的血液、体液、分泌物、排泄物、呕吐物及污染物品时，或操作者皮肤有破损时，戴一次性手套对医务人员可起到一定的保护作用，并可防止病原体通过医务人员的手传播。使用注意事项：①戴手套不能替代洗手，操作完毕脱去手套后，必须按规定程序与方法洗手，必要时消毒手。②诊疗护理不同的患者，从同一患者的污染部位移到清洁部位时，必须更换手套。③操作中手套有破损时，应立即更换。④医务人员皮肤有破损而要接触患者的血液、体液、分泌物、排泄物、呕吐物时，应戴双层手套。⑤一次性手套避免重复使用，如重复使用，应确保手套的完整性和清除微生物。

（2）避污纸：目的是做简单隔离操作时保持双手或物品不被污染，以省略消毒手续。方法：从页面抓取，不可掀页撕取（图9-3）。用后弃在污物桶内，定时焚烧。在使用过程中，注意保持避污纸清洁，以防交叉感染。

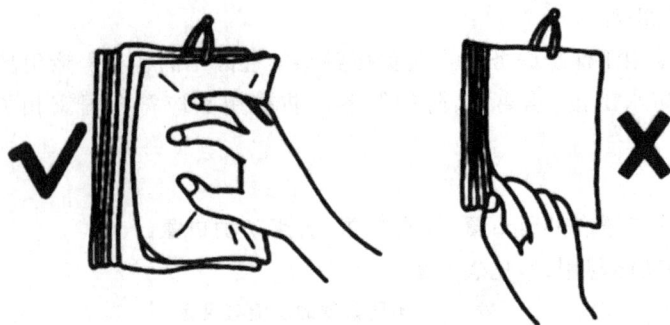

图 9-3　拿取避污织法

（3）防护镜、防护面罩：在进行可能发生患者血液、体液、分泌物等喷溅的诊疗、护理操作时或近距离接触经飞沫传播的传染病患者时，操作者应戴防护镜或防护面罩，以防止患者的血液、体液等具有感染性的物质溅入眼部或面部。佩戴前应仔细检查防护镜是否破损，佩戴装置是否松懈。用后及时消毒与清洁。

四、隔离技术操作

（一）医务人员手卫生

1.目的

除去手上的污垢或沾染的病原体，切断以手为媒介的疾病传播途径，减少医院内感染的发生。

2.评估

（1）手的污染程度，有无可见污染物，洗手后是否需要手消毒。

（2）手卫生设施是否齐全、便捷、有效。①洗手用水：应用流动水，有条件的医疗机构宜配备非手触式水龙头，如脚踏式、肘碰式、感应式开关。②清洁剂：液体皂的盛放容器应每周清洁与消毒，或使用小瓶装，当皂液有混浊或变色时及时更换，并清洁、消毒容器。③干手设备：使用合格的一次性纸巾或毛巾干手，避免二次污染。④速干手消毒剂：尽量选用无异味、无刺激性的手消毒剂。

3.计划

（1）操作前洗手的准备：操作者行为规范：工作时手上不戴饰物，不戴甲饰，不涂指甲油，天然指甲及时剪短。必要时取下手表，卷高衣袖。规划好操作项目与顺序，备齐操作所需用物，以尽量减少洗手次数。

（2）操作中或操作后洗手的准备：操作前应估计操作中手污染的可能性，酌情好手套或手消毒剂。

4.实施

手卫生的步骤见表 9-3。

5.评价

（1）双手所有皮肤都得到了有效的清洗，包括指背、指尖和指缝。

（2）卫生手消毒的效果应达到监测的细菌菌落总数≤10 cfu/cm^2。

（3）洗手时未溅湿工作服，未污染水池（图 9-4）。

表 9-3　手卫生的实施

流程	步骤详解	要点与注意事项
1.洗手		
（1）湿手	打开水龙头	◇若手上有可见污染,而又无非手触式水龙头时,应使用避污纸包裹水龙头开关,不可用污手直接接触水龙头
	在流动水下充分淋湿双手	◇身体勿靠近水池,水流勿过大过急,避免溅湿工作服
（2）取液	取适量肥皂或皂液,均匀涂抹至整个手掌、手背、手指和指缝	
（3）揉搓	按以下步骤认真揉搓双手,至少15秒(图9-4)	◇揉搓快速有力,使泡沫丰富。每个步骤至少五次
	①掌心相对,手指并拢,相互揉搓	◇交替进行
	②手心对手背沿指缝相互揉搓	◇交替进行
	③掌心相对,双手交叉指缝相互揉搓	◇交替进行
	④弯曲手指使关节在另一手掌心旋转揉搓	◇交替进行
	⑤右手握住左手大拇指旋转揉搓	◇交替进行
	⑥将五个手指尖并拢放在另一手掌心旋转揉搓	◇交替进行
	⑦必要时增加对手腕的清洗,一手手指的掌面及手掌包绕另一手的腕部转动搓擦	◇交替进行,范围为腕上10 cm
（4）冲洗	用流动水彻底冲净双手	◇若为操作前洗手,冲洗时指尖朝上,使水由指尖流向手腕;操作后洗手反之
（5）干燥	使用合格的一次性纸巾或毛巾擦干手	◇避免二次污染
（6）护肤	取适量护手液护肤	
2.消毒手		
（1）取液	取适量的速干手消毒剂于掌心	
（2）揉搓	严格按照洗手方法揉搓的步骤进行揉搓,直至手部干燥	◇揉搓时保证手消毒剂完全覆盖手部皮肤

（二）戴外科口罩法

1.目的

（1）预防经空气、飞沫传播的疾病,保护环境和他人不受污染或传染。

（2）减少患者的体液、血液等传染性物质溅入医务人员的口及鼻腔黏膜的风险。

2.评估

（1）患者病情,是否经空气传播或经飞沫传播的呼吸道传染病患者,是否需要保护性隔离的患者。

（2）将要执行的操作的目的,是否属于有创操作,是否需要无菌操作。

（3）操作有无血液或体液飞溅的风险。

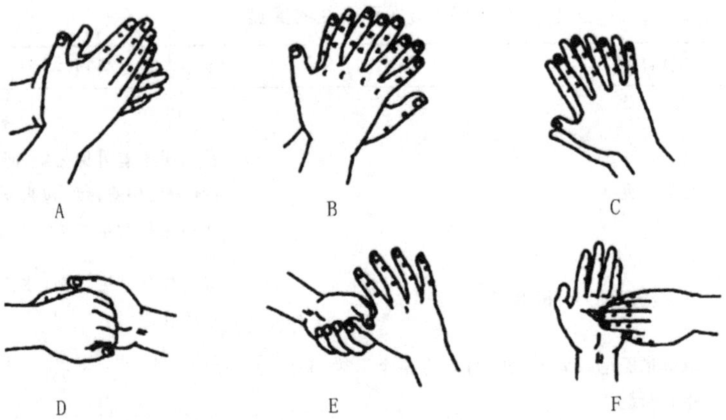

图 9-4　六步洗手法

A:揉搓掌心;B:揉搓手背;C:揉搓手指掌面和指缝;D:揉搓手指背面;E:揉搓大拇指;F:洗指尖

3.计划

(1)选用合适的口罩。

(2)戴口罩前要洗手。

4.实施

戴外科口罩步骤见表 9-4、图 9-5、图 9-6。

表 9-4　戴外科口罩

流程	步骤详解	要点与注意事项
1.戴口罩	见图 9-5	◇外科口罩可分 3 层,由外至内依次为阻水层、过滤层、吸湿层,佩戴时不可两面交替佩戴
(1)辨正反	区分口罩的正反面	◇有色口罩通常以无色或浅色的一面为内侧
(2)分上下	将鼻夹的一侧对准鼻翼上方	◇鼻夹为硬质可塑性材料,作用是使口罩的鼻梁部分更贴合面部
(3)罩口罩	将口罩内侧朝向面部,将口罩罩住鼻、口及下巴	
(4)系带	将口罩下方带系于颈后,上方带系于头顶中部	◇使口罩紧贴面部,与面部有较好的密合性
(5)塑形	将双手指尖放在中间位置的鼻夹上,向内按鼻夹,并分别逐步向两侧移动,根据鼻梁形状塑造鼻夹	◇不要用一只手捏鼻夹,防止口罩鼻夹处形成死角漏气,降低防护效果
(6)调松紧	调整系带的松紧度	◇使更舒适
2.摘口罩	见图 9-6	
(1)洗手	操作毕洗手	
(2)解带	先解开下面的系带,再解开上面的系带	◇口罩外面为污染面,手不要接触,以免污染
(3)废弃	用手仅捏住口罩的系带丢至医疗废物容器内	◇医用外科口罩只能一次性使用

5.评价

佩戴方法正确,达到防护效果。

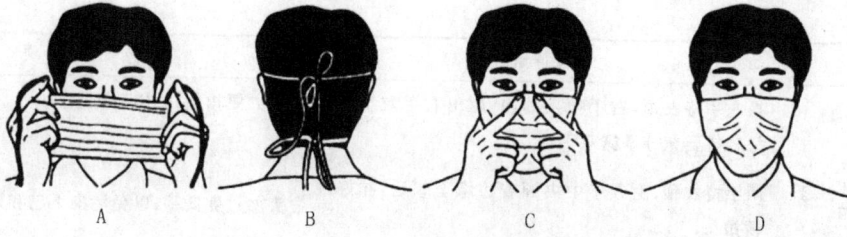

图 9-5　戴外科口罩法
A.罩口罩；B.绑头带；C.将鼻夹塑形；D.口罩覆盖鼻至下巴,紧贴面部

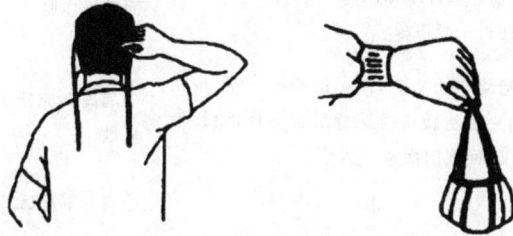

图 9-6　摘口罩法

（三）穿、脱已使用的隔离衣法

1.目的

保护患者和医务人员免受感染；防止病原体传播,避免交叉感染。

2.评估

（1）患者病情、隔离种类及将要操作的项目：以判断是否具有穿隔离衣的指征,是否需要同时备手套、口罩、隔离裤、隔离鞋等其他防护用品。

（2）操作者：双手皮肤黏膜是否完整。

（3）隔离衣：大小是否符合要求,有无破洞。已穿过的隔离衣是否有潮湿或肉眼可见的污染。

（4）环境：穿、脱隔离衣所在的区域是属于潜在污染区还是污染区,有无齐全适用的隔离设施,如手卫生设施、避污纸等。

3.计划

（1）规划好操作项目与顺序,备齐操作所需用物,以尽量减少穿脱隔离衣的次数。

（2）穿隔离衣前要洗手。必要时戴口罩,穿隔离裤、隔离鞋,备手套。

4.实施

穿、脱已使用的隔离衣步骤见表9-5、图9-7、图9-8。

表 9-5　穿、脱已使用的隔离衣

流程	步骤详解	要点与注意事项
1.穿衣	见图9-7	
（1）提领取衣	手持衣领取下隔离衣,清洁面面向自己,将衣领两端向外折齐,露出袖笼	◇衣领及隔离衣内面为清洁面,穿、脱时注意避免污染
（2）穿袖露手	右手提衣领,左手伸入袖内,右手将衣领向上拉,露出左手	◇外面除衣领以外的部分为污染面。注意勿使衣袖触及面部、衣领、帽子及口罩

流程	步骤详解	要点与注意事项
	换左手持衣领,右手伸入袖内,露出右手双手上举轻抖至充分暴露双手	◇以方便扣领扣;抖动勿过剧
(3)扣领扣	两手持衣领,由领子中央顺着边缘至领后,扣好领扣	◇头勿过度低垂,以免污染下巴和颈部
(4)扣袖扣	扎好袖口	◇此时手已被污染
(5)对衣襟	①捏住隔离衣一边侧缝(约在腰下5 cm处)渐向前拉,见到后侧衣襟边缘捏住 ②同法捏住另一侧边缘	◇手不可触及隔离衣内面,也不可触及隔离衣里面的工作服
(6)系腰带	双手在背后将衣边对齐,向一侧折叠,一手按住折叠处,另一手将腰带拉至背后折叠处,使腰带在背后交叉,回到前面系一活结	◇隔离衣应能遮盖背面的工作服,勿使折叠处松散
2.脱衣	见图9-8	◇离开隔离区域前需脱下隔离衣
(1)松腰带	解开腰带,在前面打一活结	◇如操作时戴有手套,脱隔离衣前先脱去手套
(2)解袖扣	解开袖扣,在肘部将部分衣袖塞入工作服袖下,充分暴露双手	◇污染的手及衣袖外面勿接触衣袖内
(3)手卫生	根据手污染情况实施手卫生	◇若用流动水洗手,注意身体与水池保持一定距离,勿污染水池,也不能溅湿隔离衣
(4)解领扣	解开颈后领扣	◇洗手后手是清洁的,可接触清洁的衣领
(5)脱衣袖	①右手伸入左袖内,拉下袖子过手 ②用衣袖遮盖左手,握住右手隔离衣袖子的外面,拉下右侧袖子 ③两手从袖管中轮换拉袖,逐渐退至衣肩面	◇已清洁的双手勿触及隔离衣外面
(6)挂衣钩	左手握住衣领,右手将隔离衣两边对齐,挂在衣钩上	◇挂在潜在污染区,清洁面向外;挂在污染区,污染面向外
3.换衣		◇当隔离衣污染、受潮或需更换时
(1)脱衣	同脱隔离衣步骤的(1)~(4)	
(2)翻转法脱袖	双手持领带或领边将隔离衣从胸前向下拉。右手捏住左衣领内侧清洁面脱去左袖,左手握住右侧衣领内侧下拉脱下右袖	◇已清洁的双手勿触及隔离衣外面
(3)卷衣	将隔离衣污染面、衣领及衣边卷至中央,呈包裹状	◇勿露出污染面
(4)送洗	放入污衣袋,送清洗消毒后备用	◇污衣袋外应有隔离标志

5.其他注意事项

(1)隔离衣只限在规定区域内穿、脱,穿隔离衣后只限在规定区域内进行操作活动。

(2)护理不同种隔离患者不能共穿一件隔离衣。

（3）隔离衣应每天更换，若有潮湿或污染，应立即更换。

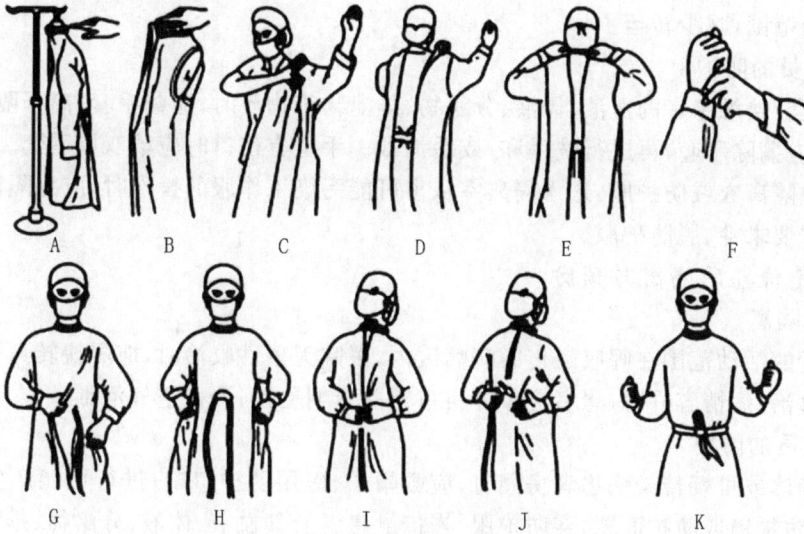

图 9-7 穿隔离衣

A.提领取衣；B.清洁面朝自己；C.穿左袖；D.穿右袖；E.扣领扣；F.扣衣袖；
G.捏一侧衣边；H.捏另侧衣边；I.对齐衣边；J.向一侧折叠；K.系好腰带

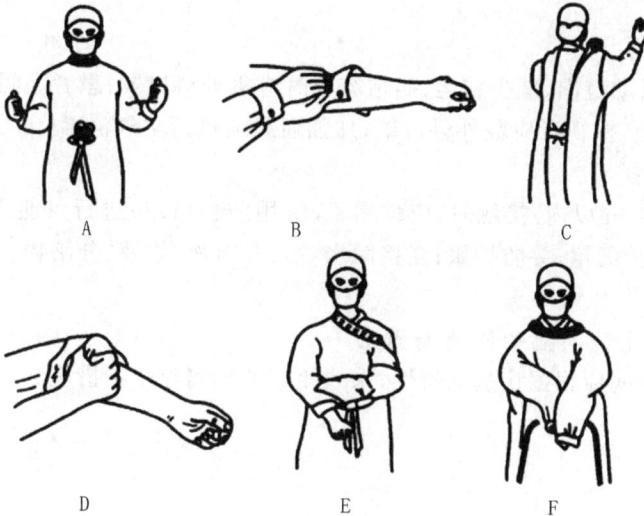

图 9-8 脱隔离衣

A.解腰带；B.接袖口；C.解领扣；D.拉下左袖；E.用遮盖着的
左手从右袖外拉下右袖；F.轮换拉袖

五、基于传播途径的隔离预防

不同感染性疾病有不同的传播途径，一种疾病也可能同时有多重传播途径。在标准预防的基础上，还需根据疾病的传播途径采取相应的隔离与预防措施。

（一）接触传播的隔离与预防

需要接触隔离的有肠道感染、多重耐药菌感染、皮肤感染的患者。

1.患者的隔离

限制活动范围,减少转运。

2.医务人员的防护

(1)戴手套:接触患者的血液、体液、分泌物、排泄物等物质时,应戴手套;离开隔离室前、接触污染物品后,应摘除手套,再进行洗手和/或手消毒。手上有伤口时应戴双层手套。

(2)穿、脱隔离衣或防护服:进入隔离室从事可能污染工作服的操作时,应穿隔离衣。接触甲类传染病应按要求穿、脱防护服。

(二)空气传播的隔离与预防

1.患者的隔离

限制患者的活动范围在呼吸道传染病病区内,医院无条件收治时,应尽快转送至有条件的医疗机构进行收治;病情容许时,患者应戴外科口罩并定期更换;严格空气消毒。

2.医务人员的防护

当进入确诊或可疑传染病患者房间时,应戴帽子、医用防护口罩;进行可能产生喷溅的诊疗操作时,应戴防护镜或防护面罩,穿防护服,当接触患者及其血液、体液、分泌物、排泄物等物质时应戴手套。

(三)飞沫传播的隔离与预防

需要隔离的飞沫传播疾病有百日咳、白喉、流行性感冒、病毒性腮腺炎、流行性脑脊髓膜炎等。

1.患者的隔离

应限制患者的活动范围,减少转运;病情容许时应戴外科口罩;患者之间、患者与探视者之间相隔距离在1 m以上,探视者应戴外科口罩;加强通风或进行空气消毒。

2.医务人员的防护

与患者近距离(1 m以内)接触时,应戴帽子、医用防护口罩;进行可能产生喷溅的诊疗操作时,应戴防护镜或防护面罩,穿防护服;当接触患者及其血液、体液、分泌物、排泄物等物质时应戴手套。

(四)其他传播途径疾病的隔离与预防

其他传播途径疾病应根据疾病的特性,采取相应的隔离与防护措施。

(许明昭)

第四节　清洁、消毒、灭菌

一、定义

(一)清洁

清洁是指去除医疗器械、器具和物品上污物的过程。去除污物的同时可以去除和减少物品表面的微生物,但并非杀灭微生物。去除污物可增加物品接触的安全性,并使物品在消毒、灭菌过程中能有效地与消毒、灭菌剂接触,防止有机物等理化因素影响消毒、灭菌效果。

（二）消毒

消毒是指用化学、物理、生物的方法杀灭或消除环境中的病原体，使经消毒的物品接触正常的皮肤黏膜时，达到无害化程度。

（三）灭菌

灭菌是指杀灭或者消除传播媒介上的一切微生物，包括致病微生物和非致病微生物，也包括细菌芽孢和真菌孢子。凡是进入人体组织、无菌器官的医疗器械、器具和物品必须达到灭菌水平。

二、清洁法

清洁常用于地面、家具、墙壁等物体表面的处理及物品消毒、灭菌前的处理。其中医疗器械、器具和物品清洗的流程包括：使用流动水冲洗；使用含化学清洗剂的清洗用水洗涤；用流动水漂洗；再用软水、纯化水或蒸馏水进行终末漂洗，以去除洗涤后物品上的残留物。清洗方法有机械清洗、手工清洗。大部分常规器械可采用机械清洗；无机器清洗设备，或复杂器械、有特殊要求的精密器械、有机物污染较重器械的初步处理等，可采用手工清洗。清洗时被清洗的器械、器具和物品应充分接触水流，轴节应充分打开，可拆卸的零部件应拆开，管腔类器械应用压力水枪或专用清洗架清洗。

三、物理消毒灭菌法

物理消毒灭菌法是利用物理因素作用于病原体，将之杀灭或清除。物理消毒灭菌法包括热力、光照、辐射、微波、过滤等方法。

（一）热力消毒灭菌法

热力消毒灭菌法是应用最早、效果可靠、使用最广泛的消毒灭菌方法。通过利用热力破坏微生物的蛋白质、核酸、细胞壁和细胞膜，从而导致其死亡。

根据消毒灭菌时相对湿度的高低，热力消毒灭菌法可分干热法和湿热法。干热法有燃烧法、干烤法等，湿热法有煮沸法、高压蒸汽灭菌法、低温蒸汽消毒法、流通蒸汽消毒法等。由于湿热通过水导热，传热快而穿透力强，干热通过空气导热，传热慢而穿透力弱，且湿热所含的蒸汽释放的潜热能迅速提高被灭菌物品的温度，加之蛋白质在含水量多时比含水量少时凝固所需温度低，故湿热比干热杀菌力强而所需温度较低。

1.燃烧法

燃烧法是一种简单、迅速、彻底的灭菌方法。

（1）适用范围与方法：无保留价值的污染物品可在焚化炉内直接焚毁（如污染的废弃物、病理标本、带脓性分泌物的敷料和纸张等）；微生物实验室接种环、某些金属器械、搪瓷类物品可在火焰上烧灼 20 秒；金属容器内可倒入 95% 乙醇并使分布均匀，然后点火燃烧至熄灭。

（2）注意事项：①锐利刀剪一般不用此法，以免锋刃变钝。②注意安全，远离易燃易爆物品，燃烧过程中不能添加燃料。

2.干烤法

干烤法是使用特制的电热或红外线烤箱高热烘烤进行灭菌。

（1）所需温度和时间：一般箱温 160 ℃作用 120～150 分钟，170 ℃作用 60～90 分钟，或 180 ℃作用 30～40 分钟获灭菌效果。

(2)适用范围:适用于耐热、不耐湿、蒸汽或气体不能穿透的物品的灭菌,如油剂、粉剂、玻璃器皿和金属制品等。不可用于纤维织物、塑料制品灭菌。

(3)注意事项:①待灭菌的物品在干烤前应洗净,以防附着在表面的污物炭化。②物品包装体积不应超过 10 cm×10 cm×20 cm,油剂、粉剂的厚度不应超过 0.6 cm,凡士林纱布条厚度不应超过 1.3 cm。装载时,物品不应与灭菌器内腔底部及四壁接触,高度不应超过灭菌器内腔高度的 2/3,物品间应留有充分的空间。③根据所消毒灭菌的物品性质选择合适的箱温。有机物品灭菌时,温度应≤170 ℃。④烤箱工作中不可开箱,玻璃类物品消毒后待箱内温度下降至40 ℃以下方可开箱取物。

3.煮沸消毒法

煮沸消毒是应用最早,且经济、简便、有效的消毒方法。

(1)使用方法:将待消毒物品完全浸没水中,加热至水沸腾 15 分钟以上即可达到消毒目的。

(2)适用范围:煮沸消毒的杀菌能力较强,可杀灭细菌繁殖体、真菌、立克次体、螺旋体和病毒,但需数小时才能杀灭芽孢。适用于耐湿且耐热的物品,如餐饮具、食物、金属、玻璃制品、衣物和被褥的消毒。

(3)注意事项:①煮沸消毒用水及被消毒物品应尽量保持清洁。水中若加入碳酸氢钠,配成1%~2%的浓度,可提高沸点达 105 ℃,增强杀菌作用,且能去污除锈。②被消毒物品应完全浸没于水中,大小相同的碗、盆不能重叠;有轴节的器械将轴节打开,可拆卸物品应充分拆开,空腔导管须先在腔内灌水,不透水的物品应垂直放入,以保证物品各面都与水相接触。③消毒锅装载物品不超过容器容量的 3/4。④玻璃器皿于冷水时放入,橡胶制品水沸后放入。⑤消毒时间从水沸开始计时,中途加入物品需重新计时,海拔每增高 300 m 消毒时间应延长 2 分钟。⑥物品消毒后应及时取出。

4.压力蒸汽灭菌

压力蒸汽灭菌是目前使用最广泛、效果最可靠的热力消毒灭菌法,兼具作用快速、无残余毒性、灭菌成本相对廉价等优点。

(1)灭菌原理:利用高温及饱和蒸汽所释放的潜热使物品加热,破坏微生物的蛋白质、核酸、细胞壁和细胞膜,从而导致其死亡而达到灭菌效果。根据灭菌器排放冷空气的方式和程度不同,分为下排气式压力蒸汽灭菌器和预真空压力蒸汽灭菌器两大类。下排气式压力蒸汽灭菌器(图 9-9)是利用重力置换原理,从灭菌器的上方导入热蒸汽,同时由下排气孔排出冷空气,排出的冷空气逐渐由饱和蒸汽取代;预真空压力蒸汽灭菌器(图 9-10)是先利用机械排气的方法,待灭菌柜内形成负压再导入蒸汽,使蒸汽得以迅速穿透到物品内部,提高灭菌效果,缩短灭菌周期。

(2)适用范围:适用于耐热、耐湿的物品的灭菌,如各类器械、敷料、搪瓷、玻璃制品及溶液等(预真空压力蒸汽灭菌法不适用于液体灭菌),但不能用于油类及粉剂的灭菌。本方法可加速橡胶的老化,锐利器械的钝化,降低内镜等光学仪器的透光能力。

(3)灭菌所需温度与时间:见表 9-6。

(4)操作程序:包括灭菌前准备、灭菌物品装载、灭菌操作、无菌物品卸载和灭菌效果的监测等步骤。

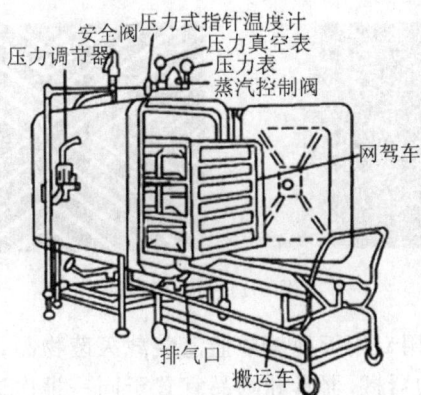

图 9-9　下排气式压力蒸汽灭菌器

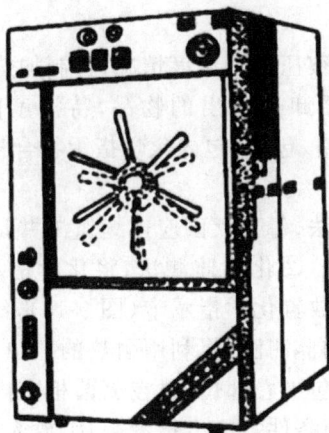

图 9-10　预真空压力蒸汽灭菌器

表 9-6　压力蒸汽灭菌参数

设备类别	物品类别	温度/℃	所需最短时间/min	压力/kPa
下排气式	敷料	121	30	102.9
	器械	121	20	102.9
预真空式	器械、敷料	132～134	4	205.8

（5）注意事项如下。

灭菌前：①每天设备运行前应进行安全检查，进行灭菌器的预热，预真空灭菌器应在每天灭菌工作前空载进行 B-D 试验［使用 B-D 试纸（图 9-11）测试］，试验合格后灭菌器方可使用。②器械或物品必须清洗干净并擦干或晾干才可包装。③包装不宜过大、过紧，下排气式压力蒸汽灭菌法不超过 30 cm×30 cm×25 cm，预真空压力蒸汽灭菌法不超过 30 cm×30 cm×50 cm。捆扎不宜过紧，灭菌包外用化学指示胶带贴封，内置化学指示剂。启闭式筛孔容器，应将筛孔的盖打开以利蒸汽进入。

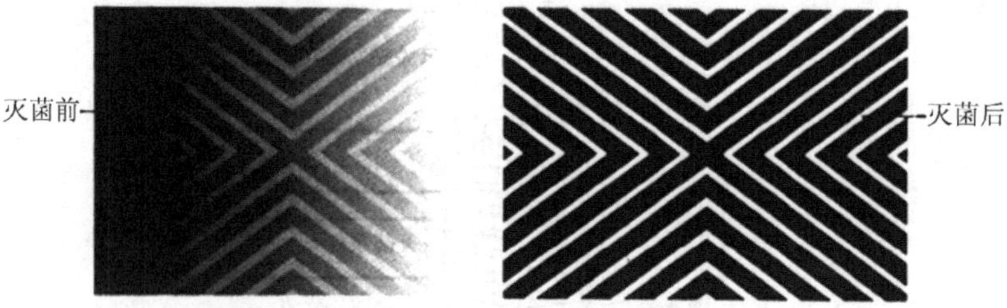

图 9-11　B-D 试纸

装载灭菌物品时：①应使用专用灭菌架或篮筐装载灭菌物品，灭菌包之间应留间隙，利于灭菌介质的穿透。②同类材质的器械、器具和物品宜置于同一批次进行灭菌，材质不相同时，纺织物品应放置于上层，金属器械类放置于下层。③难于灭菌的大包放上层，易于灭菌的小包放下层。④适量装载，下排气式的装载量小于柜室容积80%，预真空式的以装载柜室容积的10%～90%为宜。

灭菌过程中注意安全，随时观察压力及温度情况，控制加热速度，充分排除冷空气。

卸载无菌物品时：①从灭菌器卸载取出的物品，待温度降至室温时方可移动，冷却时间应＞30分钟。②确认灭菌过程合格，包外、包内化学指示物合格，无湿包现象。③无菌包掉落地上或误放到不洁处应视为被污染。

灭菌效果的监测：①物理监测法，每次灭菌应连续监测并记录灭菌时的温度、压力和时间等灭菌参数，结果应符合灭菌的要求。②化学监测法，将化学指示胶贴（图 9-12）粘贴于每一待灭菌物品包外，高度危险物品包内应放置化学指示卡（图 9-13），经一个灭菌周期后，根据其颜色改变判断是否达到灭菌条件。③生物监测法，将利用耐热的嗜热脂肪杆菌芽孢做成指示剂的菌片装入灭菌小纸袋内，置于标准试验包中心部位，放在灭菌柜室内排气口上方，并设阳性对照和阴性对照；经一个灭菌周期后，在无菌条件下取出指示菌片，放入培养基中经 56 ℃培养 7 天，若阳性对照组培养阳性，阴性对照组培养阴性，试验组培养阴性，判定为灭菌合格。使用中的灭菌器应每周检测一次，新灭菌器使用前必须先进行生物检测。

5.低温蒸汽消毒法

低温蒸汽消毒法主要用于不耐高热的物品如内镜、塑料制品、橡胶制品等的消毒。将蒸汽输入预先抽空的压力蒸汽灭菌锅内，并控制其温度在 73.8 ℃，持续 10～15 分钟，可杀灭大多数致病微生物。

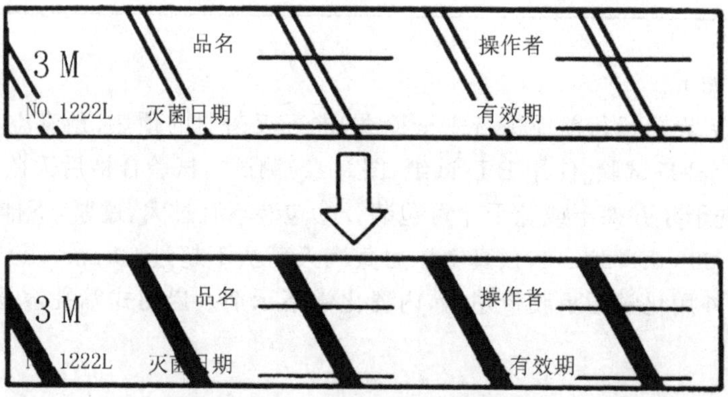

图 9-12　化学指示胶贴

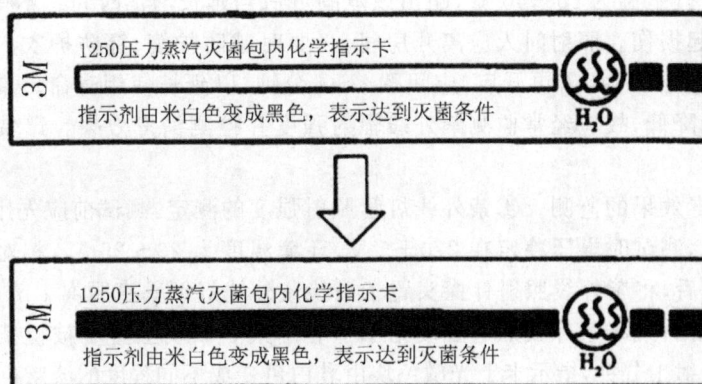

图 9-13　化学指示卡

6.流通蒸汽消毒法

通过蒸笼、流通蒸汽消毒器等,在常压下用 100 ℃左右的水蒸气作用 15～30 分钟,常用于餐饮具和部分卫生用品等一些耐热耐湿物品的消毒。

(二)光照消毒法

1.紫外线消毒法

紫外线是一种低能的电磁辐射,消毒用的是 C 波紫外线,杀菌作用最强的波段是 250～270 nm。

(1)主要杀菌机制:①破坏菌体蛋白质中的氨基酸,使菌体蛋白光解变性。②作用于微生物的 DNA,使菌体 DNA 失去转换能力而死亡。③降低体内氧化酶的活性。④使空气中的氧电离产生具有极强氧化作用的臭氧。

(2)杀菌特点:①紫外线可以杀灭包括细菌繁殖体、芽孢、分枝杆菌、病毒、真菌、立克次体和支原体等各种微生物,但不同微生物对紫外线的敏感性不同,其中细菌繁殖体敏感,芽孢不敏感,病毒介于细菌和芽孢之间;真菌孢子的抵抗力比细菌芽孢更强,HIV 对紫外线耐受力强。②紫外线照射强度低,穿透力弱,杀菌效果受有机物和物体表面光滑程度的影响较大。

(3)适用范围与消毒方法:广泛用于室内空气、物体表面和水及其他液体的消毒。①对物品表面的消毒:使用便携式紫外线消毒器近距离移动照射,也可采取紫外线灯悬吊式照射,小件物品可放于紫外线消毒箱内照射。有效距离为 25～60 cm,消毒时间为 20～30 分钟。被消毒物品应摊开或悬挂并定时翻动,使其表面受到直接照射。对纸张、织物等粗糙、反光差的表面,应适当延长照射时间。②对室内空气的消毒:紫外线消毒空气前关闭门窗,保持环境清洁、干燥。悬吊式或移动式紫外线灯用于无人环境,紫外线消毒灯的安装数量为平均每立方米空间不少于1.5 W,照射后须通风换气;有人活动的环境首选低臭氧高强度紫外线循环风空气消毒器。一般30 分钟可达消毒目的。

(4)注意事项:防止影响紫外线穿透的因素:保持紫外线灯管表面清洁,至少每 2 周用无水乙醇棉球擦拭一次,有灰尘、油污时应随时擦拭。室内应保持清洁干燥,停止人员走动;适宜相对湿度为 40%～60%,相对湿度大于 60%时应适当延长照射时间;使用紫外线循环风空气消毒机时,应保持进风口和出风口的通畅。消毒物品表面时应直接照射物体表面,照射剂量足够,被消毒物品表面无油脂、血迹等有机物,表面粗糙或有有机物时,应适当延长照射时间。

消毒空气的适宜室温为 20～40 ℃,超出该范围可适当延长消毒时间。不得使紫外线光直接照射到人,以免引起损伤。照射时人应离开房间,必要时戴防护镜、穿防护衣。消毒时间从灯亮7 分钟后开始计时,关灯后如需再开启,应间歇 3～4 分钟,以延长使用寿命。紫外线灯使用过程中其照射强度逐渐降低,故应经常监测紫外线辐射强度并检测消毒效果。严禁在易燃易爆的场所使用紫外线消毒。

(5)紫外线消毒效果的监测。①紫外线灯管照射强度的测定:测试前应先用乙醇棉球擦除灯管上的灰尘和油垢,测试时电压稳定在 220±5 V,环境温度为 20～25 ℃,相对湿度＜60％。开启紫外线灯 5 分钟后,将紫外线照射计探头置于被检紫外线灯下垂直距离 1 m 的中央处,待仪表稳定后读出所示数据;或将紫外线照射强度指示卡有图案一面朝上置于被检紫外线灯下垂直距离 1 m 的中央处照射 1 分钟,指示卡上光敏色块由乳白色变成不同程度的淡紫色(图 9-14),将其与标准色块比较,读出照射强度。合格标准:普通 30 W 新灯(不加反光罩)照射强度≥90 $\mu W/cm^2$,使用中灯管照射强度≥70 $\mu W/cm^2$,30 W 高强度紫外线新灯的照射强度≥180 $\mu W/cm^2$。②生物监测:消毒后的空气和物品表面消毒效果监测达到消毒标准。

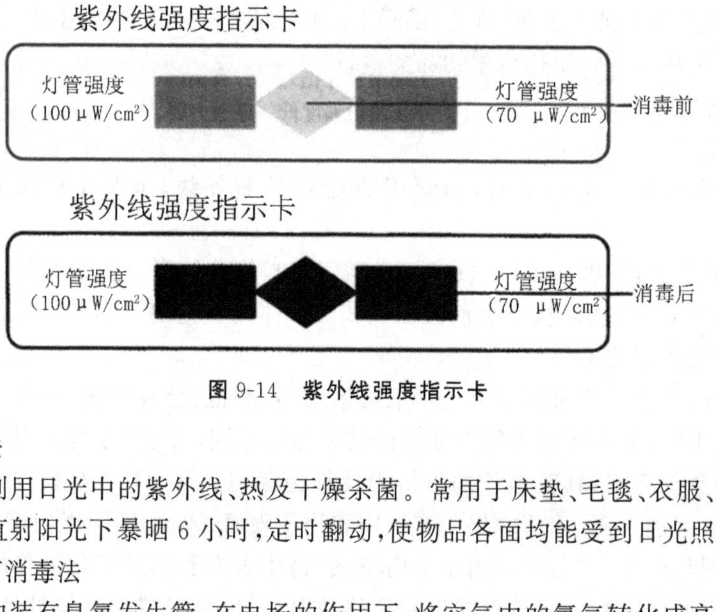

图 9-14　紫外线强度指示卡

2.日光暴晒法

日光暴晒法利用日光中的紫外线、热及干燥杀菌。常用于床垫、毛毯、衣服、书籍等物品的消毒。将物品放在直射阳光下暴晒 6 小时,定时翻动,使物品各面均能受到日光照射。

3.臭氧灭菌灯消毒法

臭氧灭菌灯内装有臭氧发生管,在电场的作用下,将空气中的氧气转化成高纯臭氧。臭氧是一种强氧化剂,在常温下可自行分解,其强大的氧化作用可杀灭细菌繁殖体和芽孢、病毒、真菌等,并可破坏肉毒杆菌毒素。主要用于医院污水和诊疗用水的消毒,饮食用具、理发工具、食品加工用具、衣物等物品表面消毒,封闭空间及无人室内空气的消毒。因臭氧对人有毒,空气消毒结束后通风 30 分钟以上方可进入室内。

(三)电离辐射灭菌法

电离辐射灭菌法利用放射性核素⁶⁰Co 发射高能 γ 射线或电子加速器产生的高能电子束杀死一切微生物的方法。由于其穿透力强,广谱灭菌而不使物品升温,故又称冷灭菌。适用于不耐热物品的灭菌,如精密医疗器械、一次性医疗用品(注射器、输液器、输血器)、药物、食品、工业产品、生物医学制品等。

(四)微波消毒

微波是一种频率高、波长短、穿透性强的电磁波。它以类似于光的速度直线传播,当遇到物品阻挡时就会产生反射、穿透或吸收,频繁地改变方向、互相摩擦,使温度迅速升高。可以杀灭各种微生物,包括细菌繁殖体、真菌、病毒和细菌芽孢、真菌孢子等。可用于食物、餐饮具、医疗药品的消毒及纸张、接触镜(隐形眼镜)、口腔器材等不耐高温的物品消毒。金属物品采用微波消毒时需用湿布包裹。

（五）过滤除菌

过滤除菌是以物理阻留、静电吸附的原理,将欲消毒的气体或液体通过致密的过滤材料,去除其中的微生物,以达到净化的目的。其机械阻隔效果与过滤材质的最小孔径有关,高效过滤可以滤除介质中99.6%以上直径≥0.3 μm粒子。过滤除菌并非将微生物杀灭,不破坏介质,也无残留毒性,主要用于血清、毒素、抗生素等不耐热生物制品及无菌手术室、器官移植室和ICU等无菌护理室的空气除菌。

四、化学消毒灭菌法

化学消毒灭菌法是利用化学制剂抑制微生物的生长繁殖或杀死微生物的方法,所采用的化学制剂称化学消毒剂。凡不适用于热力消毒灭菌且耐潮湿的物品,如皮肤、黏膜、某些塑料制品、患者的排泄物及周围环境、锐利器械和光学仪器等,均可采用化学消毒灭菌法。

（一）杀菌原理

化学消毒剂使菌体蛋白凝固变性,酶蛋白失去活性,抑制细菌代谢和生长,或破坏细菌细胞膜的结构,改变其通透性,使细胞破裂、溶解,从而达到消毒灭菌的作用。

（二）化学消毒剂的分类

按照化学消毒剂的作用水平,将其分为4类。

1.灭菌剂

灭菌剂可杀灭一切微生物(包括细菌芽孢),达到灭菌要求的制剂。

2.高效消毒剂

高效消毒剂可杀灭一切细菌繁殖体(包括分枝杆菌)、病毒、真菌及其孢子等,对细菌芽孢(致病性芽孢菌)也有一定的杀灭作用,达到高水平消毒要求的制剂。

3.中效消毒剂

中效消毒剂可以杀灭分枝杆菌、真菌、病毒及细菌繁殖体等微生物,达到中水平消毒要求的制剂。

4.低效消毒剂

低效消毒剂仅可杀灭细菌繁殖体和亲脂病毒,达到低水平消毒要求的制剂。

（三）化学消毒剂的使用原则

（1）根据待消毒对象性能、各种病原体的特性、要达到的消毒水平及可能影响消毒效果的因素,选择最适宜、最有效的消毒剂。

（2）待消毒的物品必须先洗净、擦干。

（3）严格掌握消毒剂的有效浓度、消毒时间及使用方法。

（4）消毒剂应定期更换,易挥发的要加盖,并定期检测,调整浓度。

（5）消毒液中不能放置纱布、棉花等物,以免吸附消毒剂降低消毒效力。

（6）消毒后的物品在使用前用0.9%氯化钠注射液冲净,以避免残留的消毒剂刺激人体组织。

（四）化学消毒剂的使用方法

1.浸泡法

浸泡法选用杀菌谱广、腐蚀性弱、水溶性消毒剂，将物品完全浸没于消毒剂内，在标准的浓度和时间内，达到消毒灭菌目的。注意物品浸泡前须打开轴节与套盖，有管腔的物品须将腔道内注满消毒液。

2.擦拭法

擦拭法选用易溶于水、穿透性强、无显著刺激的消毒剂，擦拭物品表面或皮肤，在标准的浓度和时间里达到消毒灭菌目的。

3.喷雾法

喷雾法借助普通喷雾器或气溶胶喷雾器，使消毒剂产生微粒气雾，均匀地弥散在空气中，或涂布于物品表面进行消毒。

4.熏蒸法

熏蒸法将稍毒剂加热或加入氧化剂，使消毒剂呈气体，在标准的浓度和时间里达到消毒灭菌目的。适用于室内空气消毒，或精密贵重仪器和不能蒸、煮、浸泡的物品（血压计、听诊器及传染病患者用过的票据等）的消毒。

（1）空气消毒：关闭门窗，将消毒剂加热或加入氧化剂，熏蒸 30～120 分钟后开窗通风。常用的消毒剂：2％过氧乙酸 8 mL/m³；纯乳酸 0.12 mL/m³，加等量水；食醋 5～10 mL/m³，加热水 1～2 倍。

（2）物品消毒：将物品放入特制的甲醛消毒箱密闭熏蒸。

（五）使用中的化学消毒剂的监测

1.消毒剂有效成分测定

常用的有消毒剂浓度试纸或测试卡，将试纸或测试卡在消毒剂中蘸湿，其中的化学试剂与消毒剂有效成分发生化学反应变色，在自然光下与标准色块比较而判断消毒剂的有效成分浓度。性质不稳定的消毒剂如含氯消毒剂、过氧乙酸等，应每天进行化学监测。

2.生物检测

生物检测包括消毒液染菌量检测和消毒物品消毒效果的检测。要求：消毒液染菌量≤100 cfu/mL（cfu 为菌落形成单位），不得检出致病性微生物；灭菌剂不得检出任何微生物；消毒后的每件内镜细菌总数≤20 cfu，且不能检出致病菌；灭菌后物品不能检出任何微生物。

五、选择消毒灭菌方法的原则

选择消毒灭菌方法时，在保证消毒灭菌效果的前提下，还要考虑所采取的措施对物品的损害程度、对环境的污染程度、操作人员的安全防护、消毒或灭菌后临床应用的安全性及是否经济实用。

（一）根据临床应用的危险性选择

医用物品对人体的危险性是指物品污染后造成危害的程度。

1.高度危险性物品必须达到灭菌水平

高度危险性物品是穿过皮肤或黏膜而进入无菌组织或器官内部，或与破损的组织、皮肤、黏膜密切接触的器材和用品，如手术器械、穿刺针、透析器、导尿管、膀胱镜、腹腔镜、脏器移植物和活体组织检查钳等。

2.中度危险性物品选用高水平消毒

这类物品仅和破损皮肤、黏膜相接触,而不进入无菌的组织内,如呼吸机管道、内镜、麻醉机管道、避孕环、压舌板、体温计等。有些中度危险性物品表面比较光滑,并对患者的危险性相对较小,可以采用中水平消毒,如温度计。

3.低度危险性物品选用低水平

消毒或清洁法这类物品和器材仅直接或间接地和健康无损的皮肤相接触。例如,生活卫生用品(毛巾、面盆、被褥等)、环境中的物品(地面、墙面、桌面等)、一般诊疗用品(听诊器、听筒、血压计等),一般情况下宜采用低水平消毒方法或做清洁处理;当受到致病菌污染时,必须针对污染微生物的种类选用有效的消毒方法。

(二)根据污染微生物的种类和数量选择

(1)对受到致病性芽孢、真菌孢子、分枝杆菌和经血传播病原体(乙型肝炎病毒、丙型肝炎病毒、HIV 等)污染的物品,应采用灭菌法或高水平消毒法。

(2)对受到细菌和真菌、亲水病毒、螺旋体、支原体、衣原体和病原微生物污染的物体,选用高水平或中水平消毒法。

(3)对受到一般细菌和亲脂病毒污染的物品,可选用中水平或低水平消毒法。

(4)消毒物品上微生物污染特别严重或存在较多的有机物时,应加大消毒因子的使用剂量和/或延长消毒时间。

(三)根据消毒物品的性质选择消毒方法

(1)耐高温、耐湿物品和器材首选压力蒸汽灭菌,耐高温的玻璃器材、油剂和干粉类可选用干热灭菌。

(2)怕热、忌湿和贵重物品,应选择低温灭菌如过氧化氢等离子体灭菌、低温蒸汽甲醛气体消毒或环氧乙烷气体消毒灭菌。

(3)金属器械的浸泡灭菌,应选择对金属基本无腐蚀性的灭菌剂。

(4)消毒物体表面,应根据表面性质选择消毒方法:光滑表面应选择紫外线消毒器近距离照射或液体消毒剂擦拭,多孔材料表面可采用喷雾消毒法。

六、消毒灭菌工作中的个人防护

消毒因子大多数对人体有害,消毒工作人员应掌握自我防护知识,根据消毒与灭菌方法的不同,自觉采取适宜的自我防护措施,防止消毒事故和消毒操作方法不当对人的伤害。

(一)防物理损伤

(1)干热灭菌时应防止燃烧;压力蒸汽灭菌应防止发生灼伤及爆炸事故;环氧乙烷气体灭菌时防止发生燃烧和爆炸事故。

(2)紫外线、微波消毒时应避免对人体的直接照射。辐射灭菌操作中注意使用器械传递物品。

(3)处理锐利器械和用具应避免对人体的刺、割等伤害。

(二)防化学损伤

气体化学消毒、灭菌剂应防止有毒有害消毒气体的泄漏,液体化学消毒、灭菌剂应防止过敏和可能对皮肤、黏膜的损伤。

（三）防医院内感染

在污染器械、器具和物品的回收、去污、清洗等过程中预防医院内感染。

（许明昭）

第五节　环境因素对感染的影响

除病原体的致病性和机体的防御功能之外，环境因素的影响也是决定感染发生、发展与转归的重要条件。自然环境因素包括气候、温度、湿度及其他因素，例如，寒冷能使呼吸道黏膜的抵抗力降低；空气中的污染粉尘或刺激性气体等也能损害呼吸道黏膜，降低屏障作用。环境中存在放射性物质或有毒物质，对免疫系统的影响也是显而易见的。社会环境因素包括经济条件、营养调配、体育锻炼、卫生习惯及卫生设施等，均会对感染过程产生重要影响。如果上述环境因素及机体防御功能完善良好，适度的病原体入侵后，均有可能被机械防御功能及化学性杀菌、溶菌能力及时消灭清除，病原体不能在特定部位有机地结合，更不会生长繁殖，感染不能成立。这种抵御、清除病原体的机制在呼吸道、消化道等处是随时经常发生的，但机体大多都能保持健康而不被感染。一旦上述条件失去稳定平衡，寄生物得以侵犯或侵入机体的特定部位并定植下来生长繁殖，造成感染。如前所述，感染是一种病理概念，只有特殊的实验室检验才能证实，临床上是看不到的。以往所谓的"隐性感染"实际上大多是隐性染病，例如，灰髓炎病毒侵入消化道，仅引起轻微的损害及症状，或者完全无症状，但病毒并未能侵犯神经组织即被终止，从此获得持久的特异性免疫；又如肝炎病毒感染后，不少人并无自觉症状，但化验时，却会有生化的异常及病毒感染标志的出现，根据前述定义，这些均属已患病的范畴。把感染与隐性染病严格分开，有时是困难的。显性发病后，有些患者虽自我感觉良好，但医师看来已有异常症状或体征者，可以称之为亚临床型发病。感染过程大致有以下表现形式或经过。

一、一过性感染

寄生物仅有少量定植，少量生长繁殖，其侵袭力及毒力不足以引起机体的病理生理改变，很快可被机体消灭清除。机体不一定能获得免疫力，即使用免疫学方法也难以证明机体已发生过该病原体的感染。

二、潜伏性感染

病原体侵犯或侵入机体，可在特定部位定植，可能仅有少量生长繁殖，故不会排出大量病原体。尚未被机体免疫系统所识别，也不足以引起病理生理反应，因而未能清除，和机体防御免疫功能处于暂时的平衡局面。一旦此种平衡被打破，便可能发病后清除病原体，或不发病而成为长期携带状态。

三、病原体携带状态

病原体侵犯或侵入机体特定部位定植，不断生长繁殖，可能经常排出病原体，局部可能有轻微损害，但并不足以引起机体的病理生理反应，也不足以被机体免疫系统所识别，因而未能获得免疫力。宿主大多较长时间仍保持健康,故有人称为健康携带者。一旦此种稳定平衡打破,有可能会发病。潜伏期带病原体及恢复期仍携带病原体者,均有其特殊的感染过程表现形式,也多有机体的免疫学识别应答,故不同于此类携带者。

四、隐性染病

可能由于机体原有部分免疫力,或是数量不多、毒力不强的病原体感染时,只能引起机体发生轻微的生物化学、病理生理异常反应。免疫学应答后,可获得特异性免疫力。隐性染病一般没有临床症状及体征,但与症状体征轻微而不易被察觉的亚临床型传染病,有时难以鉴别。在许多传染病中,隐性染病远远超过显性发病的病例数。

五、显性发病

当机体抵抗力降低时,病原体得以侵犯,不断增殖并释放有毒物质,引起宿主各种功能异常及组织学病变,在临床上出现特有的症状及体征者为显性发病。

感染过程的上述 5 种表现形式,在一定条件下可互相转化。在发病的过程中,病情的发展与转归也是很复杂的。病情开始缓解,体温尚未降至正常时,病情又见加重,体温再次升高者称再燃。此情况大多由于病原体仅暂时受到抑制而未被消灭,得以恢复生长繁殖之故。病情已进入恢复期或痊愈初期,体温已降至正常时,症状重现,体温再次上升者为复发。此种情况可能由于第一批病原体已被消灭,而潜在的病原体开始活跃所致。再感染乃指同一种病原体一次痊愈后,又再次感染。同时感染乃指两种病原体同时感染而发病,很难分清病原体的主次地位,如乙型肝炎与丁型肝炎病毒等。叠加感染乃指两种病原体先后感染,常使病加剧。重复感染乃指同一病原体先一次未愈而再次感染,如血吸虫病等。先有病毒或细菌感染,又夹杂真菌感染,常称为双重感染或混合感染。

(许明昭)

第六节　结核病的预防与控制

一、结核病防治机构的管理体系

结核病防治机构是指国家、省、地市和县级专门从事结核病防治管理的专业机构。在我国结核病防治机构有多种形式存在,大部分隶属各级疾病预防控制中心,小部分以结核病防治所、慢性病防治中心(站、院)的独立形式存在,还有个别地方由卫生行政部门指定综合性医院承担结核病防治机构的职责。

结核病防治机构作为卫生系统的一个重要组成部分,除了接受卫生系统的领导和管理外,还形成了其独特的管理体系。结核病防治机构管理体系包括国家、省、地市和县级四个层次,每个层次又分成卫生行政管理部门和业务管理部门。这些部门相互交织形成了一个完整的结核病防治网络系统。

（一）国家级结核病防治机构及其管理部门

国家级结核病防治机构的行政管理部门为卫健委,卫健委下设疾病控制局,疾病控制局下设结核病控制处,具体负责国家级结核病防治机构的行政管理。国家级结核病防治机构设置于中国疾病预防控制中心内,作为中国疾病控制中心的一个处室,以中国结核病预防控制中心的形式存在。另外,还同时设置中国疾病预防控制中心结核病防治临床中心。

（二）省级结核病防治机构及其管理部门

省级结核病防治机构的行政管理部门为各直辖市、省和自治区的卫生厅,卫生厅下设疾病控制处,具体负责省级结核病防治机构的行政管理。省级结核病防治机构大部分设置于同级疾病预防控制中心内,小部分以结核病防治研究所的独立形式存在。

（三）地市级结核病防治机构及其管理部门

地市级结核病防治机构的行政管理部门为各地市级卫生局,卫生局下设疾病控制科,具体负责地市级结核病防治机构的行政管理。地市级结核病防治机构大部分设置于同级疾病预防控制中心内,小部分以结核病防治所、慢性病防治中心（站、院）的独立形式存在。

（四）县级结核病防治机构及其管理部门

县级结核病防治机构的行政管理部门为各县级卫生局,卫生局下设疾病防治机构,具体负责县级结核病防治机构的行政管理。县级结核病防治机构大部分设置于同级疾病预防控制中心内,小部分以结核病防治所、慢性病防治中心（站、院）的独立形式存在。

（五）市级辖区结核病防治机构及其管理部门

市级内辖区,一部分不设置结核病防治机构。而部分设置结核病防治机构的区,多为本市级结核病防治机构的派出机构。

（六）县级以下的结核病防治机构及其管理部门

县级以下不设独立的结核病防治机构,一般在乡镇卫生院或社区卫生中心内设立疾病预防保健组,作为各级疾病控制机构的网底,承担其行政区域内的疾病预防保健任务,其行政管理部门为县级卫生局。此外,乡镇卫生院或社区卫生中心下还设村级卫生室。

二、结核病防治管理机构的职责

结核病防治管理机构分为结核病防治卫生行政管理机构（卫健委、卫生厅、卫生局）和结核病防治业务管理机构（疾病预防控制中心、结核病防治研究所、慢性病防治中心、站、院）两类。由于它们行政职能的不同,因此,它们承担着不同的管理职责。

（一）卫生行政机构主要职责

在政府的领导下,各级卫生行政部门对结核病防治工作进行统一监督管理,组织和协调结核病防治机构和医疗机构,实施本地区结核病防治规划。其职责如下。

（1）协助政府制订本地区结核病防治规划、实施计划和年度计划。

（2）协助政府制订本地区结核病防治经费预算,多方筹集经费,保证落实结核病防治经费。

（3）健全结核病防治网络,加强结核病防治能力建设。

（4）组织实施结核病控制措施,保证及时发现肺结核病患者并进行有效的治疗和管理,降低结核病疫情。

（5）将结核病防治工作列入医疗机构的工作目标之中,充分发挥医疗机构在结核病防治工作的作用。

(6)对结核病防治工作的实施情况进行督导检查。

(二)结核病防治业务管理机构的职责

结核病防治业务管理机构包括各级结核病防治专业机构和各类医疗机构。从国家到省、地、县都有结核病防治专业机构,它们按其管辖地域、覆盖人口和工作任务,配备相应的专职人员从事结核病控制工作。

1.国家级结核病防治业务管理机构

中国疾病预防控制中心结核病预防控制中心是负责全国结核病预防控制业务工作的组织协调和指导中心,是集结核病预防控制资源协调、业务指导、疫情监测管理、项目组织实施及技术人员培训等功能于一体的国家级结核病防治业务专业管理机构。

其主要职责:为政府制订有关结核病预防控制法规、标准、规范及规划等提供技术支持,开展防治策略和控制措施研究;对全国结核病防治工作进行技术指导、督导检查和考核评价;对全国结核病防治机构实验室工作进行技术指导和质量控制;承担结核病监测、信息收集、处理、上报和专项分析;承担国家结核病防治指南的制订;实施健康教育策略的制订、评价与推广应用;负责国际合作、援助等项目的实施与管理;组织开展结核病防治的相关研究;开展对外交流与合作,引进和推广先进技术、新方法;培训专业技术人员,组织编写各类人员培训教材。

中国疾病预防控制中心结核病防治临床中心在中国疾病预防控制中心的领导下,协助中国疾病预防控制中心结核病预防控制中心,开展全国结核病防治人员和医疗单位有关人员的临床技术培训工作;编写结核病防治工作相关培训材料;开展结核病防治科研、临床技术咨询和指导;开展结核病诊断、治疗和抗结核病药物临床观察研究及耐药监测工作;协助开展结核病健康教育工作;参与结核病防治工作国内外技术交流与合作。

2.省级结核病防治业务管理机构

省级疾病预防控制中心和省级结核病防治研究所是负责全省结核病预防控制业务工作的组织协调和指导中心,是集结核病预防控制资源协调、业务指导、疫情监测管理、项目组织实施及技术人员培训等功能于一体的省级结核病防治业务专业管理机构。其主要职责如下。

(1)为政府制订有关结核病预防控制法规、标准、规范、规划、年度计划(含经费预算)等提供技术支持,并协助组织实施。

(2)做好辖区内肺结核病患者的报告、确诊、登记和治疗管理及转诊、追踪和密切接触者检查的组织和技术指导工作。进行涂阴肺结核病患者诊断质量的评价。承担患者诊断和治疗工作的疾病预防控制(结核病防治)机构要完成区级的职责。

(3)在卫生行政部门组织下,对医疗机构疫情报告和管理情况进行督导、检查和指导。

(4)设立专职人员负责结核病报表收集、核对和上报工作,定期完成结核病月、季报表和年报表填报,并对信息质量进行督导。对信息资料进行及时评价,提出改进工作的建议。

(5)加强痰菌检查的质量控制,对所辖县区进行实验室痰涂片检查的质量保证工作,对有关人员进行培训。

(6)制订本辖区的培训计划,开展对本省地、市级结防机构业务人员和医疗保健单位有关人员的培训,并接受上级的培训。

(7)制订本辖区的健康促进计划,并组织实施。负责培训地市或县级健康促进人员,组织编发健康促进宣传材料,评价全省健康促进活动的质量。

(8)编制并上报药品计划,建立药品管理制度,保证货源充足及时向市(地)或县提供抗结核药品。保证有专人管理药品,建立药品账目,保证药品库房条件达到要求。及时检查库存药品的有效期,保证账物相符。

(9)在卫生行政部门的领导下,组织本地区结核病防治工作的督导、检查和评价工作。

(10)开展结核病实施性研究工作。

3.地、市级结核病防治业务管理机构

地、市级疾病预防控制中心、结核病防治所或慢性病防治中心(站、院)是负责全地、市结核病预防控制业务工作的组织协调和指导中心,是集结核病预防控制资源协调、业务指导、疫情监测管理、项目组织实施及技术人员培训等功能于一体的地、市级结核病防治业务专业管理机构。其主要职责如下。

(1)为政府制订有关结核病预防控制法规、标准、规范、规划、年度计划(含经费预算)等提供技术支持,并协助组织实施。

(2)做好辖区内肺结核病患者的报告、确诊、登记和治疗管理及转诊、追踪和密切接触者检查的组织和技术指导工作。进行涂阴肺结核病患者诊断质量的评价。承担患者诊断和治疗工作的疾病预防控制(结核病防治)机构完成区级的职责。

(3)在卫生行政部门的组织下,对各医疗机构的疫情报告和管理情况进行督导、检查和指导。对县级主要医疗机构的有关领导和医师进行培训。

(4)对所辖县区进行实验室痰涂片检查的质量保证工作。对有关人员进行培训。

(5)设立专职人员负责结核病报表的收集、核对和上报工作,定期完成结核病月、季报表和年报表填报,并对信息质量进行督导。对信息资料进行及时评价,提出改进工作的建议。

(6)制订本辖区培训计划,开展对本市(地)结防机构业务人员和医疗保健单位有关人员的培训,并接受上级的培训。

(7)制订本辖区健康促进计划,并组织实施。负责培训县级健康促进人员,组织编发健康促进宣传材料,评价全省健康促进活动的质量。

(8)编制并上报药品计划,建立药品管理制度,保证货源充足及时向县区提供抗结核药品。保证有专人管理药品,建立药品账目,保证药品库房条件达到要求。及时检查库存药品的有效期,保证账物相符。

(9)在卫生行政部门领导下,组织本地区结核病防治工作的督导、检查和评价工作。

4.县级结核病防治业务管理机构

县级疾病预防控制中心、结核病防治所或慢性病防治中心(站、院)是负责全县结核病预防控制业务工作的组织协调和指导中心,是集结核病预防控制资源协调、业务指导、疫情监测管理、项目组织实施及技术人员培训等功能于一体的县级结核病防治业务专业管理机构。其主要职责如下。

(1)为政府制订有关结核病预防控制法规、标准、规范、规划和年度计划(含经费预算)等提供技术支持,并协助组织实施。

(2)做好肺结核病患者报告、确诊和登记工作。开展肺结核病患者筛查工作,负责落实肺结核可疑症状者、疑似患者诊断工作;完成肺结核病患者追踪工作和密切接触者检查。对肺结核病患者的确诊主要由结核病诊断技术小组实施。不承担患者治疗工作的疾病预防控制(结核病防治)机构由各地结核病定点诊疗机构承担患者诊断的具体工作。

(3)负责实施肺结核病患者不住院化疗工作,应设立专职人员,负责管理活动性肺结核病患者化疗的工作,不承担患者治疗工作的疾病预防控制(结核病防治)机构由各地结核病定点诊疗机构承担患者治疗的具体工作。

(4)对开展痰涂片的医疗机构进行痰涂片质量保证工作。

(5)指导各医疗机构开展结核病转诊工作。在卫生行政部门的组织下,对各医疗机构的疫情报告和管理情况进行核实、检查、指导。对医疗机构的有关医师进行培训。

(6)设立专职人员负责结核病报表填报,定期完成结核病月、季报表和年报表填报,结核病定点诊治机构负责将所有三个登记本资料录入结核病管理信息系统。并对信息质量进行督导。对信息资料进行及时评价,提出改进工作的建议。

(7)制订本辖区培训计划,开展对本辖区医疗机构和乡镇级、社区有关人员的培训,并接受上级的培训。

(8)制订本辖区健康促进计划,并组织实施。负责培训县级健康促进人员,组织编发健康促进宣传材料,评价全县健康促进活动的质量。

(9)编制并上报药品计划,建立药品管理制度,保证货源充足。保证有专人管理药品,建立药品账目,保证药品库房条件达到要求。及时检查库存药品的有效期,日清月结,保证账物相符。

(10)在卫生行政部门领导下,组织本地区结核病防治工作督导、检查和评价工作。

5.乡镇卫生院或社区卫生中心疾病预防保健组

乡镇卫生院或社区卫生中心疾病预防保健组设专职或兼职结核病防治医师。负责其乡镇或社区卫生中心的结核病防治工作。其主要职责如下。

(1)负责村医结核病防治知识培训。

(2)对村医结核病的治疗管理工作进行定期督导、检查。

(3)对肺结核可疑症状者或疑似肺结核病患者的转诊及转诊工作的记录。

(4)执行统一化疗方案,对结核病患者进行规范管理。

(5)乡(镇、街道)预防保健机构负责本单位及所辖区域内疫情报告工作。

6.村级卫生室

村级卫生室设乡村医师,负责本级结核病防治工作。其主要职责如下。

(1)向村民和患者宣传结核病防治知识。

(2)将肺结核可疑症状者及时转至县结核病防治机构就诊、确诊,并做好转诊记录。

(3)执行县级结防机构制订的化疗方案,对结核病患者进行化疗管理,负责落实患者的短程化疗,负责督导患者按时按量服药。

(4)对上级通知需追踪的患者或可疑者进行追踪。

(5)督促患者按时复查、取药,按期留送合格的痰标本。

(6)负责对实施督导化疗的患者家庭成员或志愿者进行指导。

7.医疗机构

各级各类医疗机构(包括厂矿、企事业单位医疗机构)虽然不属于结核病防治机构。但是,它们作为当地的主要卫生医疗力量,要主动参与到当地的结核病防治工作之中。其主要职责如下。

(1)对初诊发现的肺结核病患者或肺结核可疑症状者,按国家有关法规及规定进行患者报告及转诊。

(2)负责对肺结核危重患者的抢救工作。在结核病防治工作中,按有关标准和规范对患者进行诊断和转诊。对收治住院的肺结核病患者,应及时向当地结核病防治机构报告,出院后应将治疗结果报告给患者居住地结防所(科),若患者需继续化疗,应将患者转至患者居住地结核病防治机构继续进行治疗管理。

(3)负责在医院内开展结核病健康教育活动。

三、结核病防治机构的资源配置

结核病防治机构作为结核病管理的主要业务机构,承担着所在区域结核病防治规划的制订、结核病预防控制资源的协调、业务指导、疫情监测管理、项目组织实施及技术人员培训等结核病防治业务专业管理工作。同时,一部分结核病防治机构还承担着结核病的临床诊疗和患者管治工作。因此,结核病防治机构需要良好的资源配置。

(一)资源配置的原则

(1)整合资源,合理布局。各地要根据实际情况,统筹规划省、市、县(市、区)级结核病防治机构的布局,本着填平补齐的原则建设业务用房和配备设备。

(2)完善功能、满足基本要求。结核病防治机构承担着辖区内的结核病防治工作,房屋、科室、设备的资源配备要满足结核病防治业务工作的要求。在一些省市,结核病防治机构如果同时承担麻风病防治、皮肤性病防治、精神疾病防治及慢性非传染性疾病防治任务时,房屋、科室、设备的资源配备除要满足结核病防治业务工作的要求外,还要满足麻风病防治、皮肤性病防治、精神疾病防治及慢性非传染性疾病防治任务工作的要求。

(3)分类指导、规范建设。结核病防治机构资源配置标准要根据覆盖人口及服务功能来确定资源配置的规模,实行统一技术规范,做到规模适宜、功能适用、装备合理,切实提高结核病预防控制能力。

(二)机构设置的要求

(1)原则上每个省、市、县(市)应有一所结核病防治机构,区级结核病防治机构的设置各地可根据实际情况和工作需要确定是否设置。

(2)结核病防治机构根据工作的需要设立的部门包括行政管理科室、业务科室和后勤保障科室。行政管理科室包括办公室、人事科、党团、工会和妇女组织。业务科室包括门诊部、诊室、治疗室、实验室(BSL-2级)、放射科、防治科、信息资料室和药房等科室。后勤保障科室包括总务科和消毒供应室等。同时承担麻风病防治、皮肤性病防治、精神疾病防治及慢性非传染性疾病防治任务时,还应设立相应的麻风病防治科、皮肤性病防治科、精神疾病防治科和慢性非传染性疾病防治科等。

(三)工作人员的配备

(1)结核病防治机构工作人员的配备要严格准入制度,除行政管理人员外,严禁非专业技术人员进入结核病防治机构。同时,要优化结核病防治机构人员的学历和专业职称构成。各级结核病防治机构行政管理人员、专业技术人员和工勤人员所占比例为15%、80%和5%。省级以上的结核病防治机构专业技术人员的学历构成要求本科以上,并以研究生学历人员为主体。地级结核病防治机构专业技术人员的学历构成要求专科以上,并以本科学历人员为主体。县级结核病防治机构专业技术人员的学历构成要求中专以上,并以本科学历人员为主体。专业技术人员的职称构成省级结核病防治机构高、中、初级人员比例不应低于1:2:3;地级结核病防治机构高、中、初级人员比例不应低于1:4:6;县级结核病防治机构高、中、初级人员比例不应低于1:6:9。

（2）各级结核病防治机构的人员配备标准要根据机构管理区域的大小和服务人口的多少而定。但是，一个独立的结核病防治机构要正常运转，必须要有基本的人员配备。各级独立的结核病防治机构人员配备可参考下列标准。

（3）各级结核病防治机构同时承担麻风病防治、皮肤性病防治、精神疾病防治及慢性非传染性疾病防治任务时，可根据具体需要增加人员配备标准。

（四）业务用房的配置

结核病防治机构房屋的建设应遵循以下原则。

（1）满足开展疾病预防控制工作的需要，业务用房、实验室、行政及保障等功能用房布局合理，既要符合建筑要求，又符合专业要求的原则。

（2）应贯彻适用、经济、环保、美观的原则。

（3）建筑材料和结构形式的选择，应符合建筑耐久年限、防火、抗震、防洪、建筑节能、保温隔热及施工等方面要求的原则。

独立的结核病防治机构要开展正常结核病防治工作，必须要有基本的业务活动场地用房。各级独立的结核病防治机构基本的业务活动场地用房可参考下列标准配置。

各级结核病防治机构同时承担麻风病防治、皮肤性病防治、精神疾病防治及慢性非传染性疾病防治任务时，可根据具体需要增加业务活动场地用房建设标准。

四、结核病患者的发现

结核病患者的发现是指通过公认的、可靠的流行病学手段和临床程序及以痰菌检查为代表的实验室方法完成对结核病患者的诊断，继而进行规范的抗结核病治疗，达到治愈患者，控制传染源的目的。目前世界卫生组织在全球推广应用并取得良好效果的现代结核病控制策略认为，发现和治愈肺结核患者是当前控制结核病疫情的最有效措施。通过 20 世纪 90 年代以来现代结核病控制策略的实践，我国结核病防治工作已经取得重大阶段性成果。至 2005 年底，新涂阳肺结核患者发现率达到 79％，新涂阳肺结核患者治愈率达到 91％。随着我国结核病防控体系不断扩展和完善，结核病患者将获得更高治愈率，以此为前提，加大患者发现的力度，使更多的结核病患者得到及时、规范的治疗对控制结核病疫情至关重要。

（一）发现对象

按照我国新修订的肺结核诊断标准（WS288－2008），肺结核分疑似病例、确诊病例和临床诊断病例。其中，确诊病例和临床诊断病例是发现对象，痰涂片阳性的肺结核患者是主要的发现对象。在临床工作中，肺结核可疑症状者和疑似病例是发现结核病患者的重要线索，应引起包括结防机构、各级综合医疗机构的广大医务工作者高度重视。

1.肺结核可疑症状者和疑似病例

（1）肺结核可疑症状者：咳嗽、咳痰≥2 周、咯血或血痰是肺结核的主要症状，具有以上任何一项症状者为肺结核可疑症状者。此外，胸闷、胸痛、低热、盗汗、乏力、食欲减退和体重减轻等为肺结核患者的其他常见症状。这里需要提出的是，虽然多数肺结核病患者有咳嗽症状，但咳嗽并非结核病所特有。急性呼吸道感染、哮喘和慢性阻塞性肺病等一系列呼吸系统疾病也有咳嗽、咳痰症状，同样，咳嗽 2 周以上也不是一个特异性的条件，但按照惯例和早期的一些研究结果，2 周以上的咳嗽、咳痰一直被作为怀疑患有结核病的标准而被多数国家指南和国际指南所采纳，在结核病疫情高发地区尤其如此。

（2）肺结核疑似病例：5岁以下儿童有肺结核可疑症状时，一般不主张以放射性检查为首选检查手段，如果有肺结核可疑症状同时有与涂阳肺结核患者密切接触史，或结核菌素试验强阳性，即可判断为肺结核疑似病例。5岁以上就诊者，无论有无可疑症状，只要胸部影像学检查显示活动性肺结核影像学可疑的表现，即可作为肺结核疑似病例处理。特别需要强调的是，除了X线检查外，还需结合其他检查来确立结核病的诊断，否则容易导致结核病的过诊、漏诊和其他疾病的漏诊。

2.确诊病例

包括涂阳肺结核、仅培阳肺结核和病理学诊断为肺结核三类。

（1）涂阳肺结核：对所有肺结核疑似患者或具有肺结核可疑症状的患者（包括成年人、青少年和能够排痰的儿童）均应至少收集两份最好是3份痰标本用于显微镜或结核分枝杆菌培养检查，而3份痰标本中，至少含有一份清晨痰标本。随着实验室诊断技术不断发展，免疫学、分子生物学方法的探索和应用广受重视，但直至目前，结核菌培养阳性仍然是诊断结核病的"金标准"。而通过显微镜检查发现痰涂片中抗酸杆菌虽然对结核分枝杆菌不具有绝对特异性，但在结核病疫情高发地区，仍然作为确诊手段在结核病控制工作中广泛应用。

由于目前我国尚有很多结防机构的实验室因资源有限而不能开展培养，因此，从可操作性和服务可及性出发，将标准定为凡符合下列任一条件者可诊断为涂阳肺结核病例：①2份痰标本直接涂片抗酸杆菌镜检阳性。②1份痰标本直接涂片抗酸杆菌镜检阳性加肺部影像学检查符合活动性肺结核影像学表现，或者加1份痰标本结核分枝杆菌培养阳性。

（2）仅培阳肺结核：与培养相比，痰涂片镜检的敏感性只有30%～40%。痰涂片阴性，同时肺部影像学检查符合活动性肺结核影像学表现加1份痰标本结核分枝杆菌培养阳性者可归为仅培阳肺结核。因此，在有条件的情况下，应对涂片检查为阴性的疑似病例收集痰标本进行培养，一方面为了避免结核病的过诊和漏诊，一方面还可使结核病患者得到明确的病原学诊断而获得及时治疗。

（3）病理学诊断：对肺部病变标本病理学诊断为结核病变者，即使没有病原学支持，也可确诊为肺结核。但由于开展此项检查技术要求高，不适用于大范围人群的结核病防治，目前一般仅限于疑难病例的鉴别诊断使用。

3.临床诊断病例

所谓临床诊断病例，也可称为活动性涂阴肺结核。此类病例诊断一般应包括三方面依据。

（1）至少3个痰涂片镜检均为阴性且其中至少1份为清晨痰标本。

（2）二是胸部X线片显示与结核相符的病变，即与原发性肺结核、血行播散性肺结核、继发性肺结核、结核性胸膜炎任意一种肺结核病变影像学表现相符。

（3）是对于一般广谱抗生素的治疗反应不佳或无反应，而在诊断性抗感染治疗过程中，注意不应使用氨基糖苷类或氟喹诺酮类等对结核分枝杆菌有杀灭作用的广谱抗生素。对经抗感染治疗仍怀疑患有活动性肺结核的患者可进行诊断性抗结核治疗，推荐使用初治活动性肺结核治疗方案，一般治疗1～2月。此类患者可登记在"结核病患者登记本"中，如最后否定诊断，应变更诊断。

临床诊断病例的确定因情况复杂多变，既需要系统性，又需要灵活性，临床医师根据患者实际情况掌握好这两方面的平衡对于避免结核病的过诊和漏诊具有重要意义。另外，结核菌素实验强阳性、抗结核抗体检查阳性、肺外组织病理检查为结核病变等均可作为涂阴肺结核的诊断参考,诊断流程详见"接诊和诊断程序"。符合临床诊断病例的特点,但确因无痰而未做痰菌检查的未痰检肺结核患者也可按涂阴肺结核的治疗管理方式采取治疗和管理。

(二)发现方式

长期以来,我国大部分地区在结核病防治工作中采用了"因症就诊"为主的被动的发现方式。目前随着我国疾病控制网络化建设的不断完善,以综合医院转诊和结核病防治机构追踪为标志的主动发现模式在结核病发现工作中发挥了越来越重要的作用。下文将以《中国结核病防治规划实施工作指南》中有关内容为线索,将目前我国肺结核患者发现方式做一系统阐释。

1.因症就诊

指患者出现肺结核可疑症状后主动到结防机构就诊,是我国结核病控制患者发现的最主要方式。目前我国已经将完善社会动员和健康促进工作列为中国结核病控制策略的重要内容之一,制订并在全国范围内实施倡导、交流和社会动员策略(ACSM),与多部门合作,开展结核病防治健康促进工作。通过建立并充分利用《结核病防治健康教育材料资源库》,有计划、有针对性地在诸如学校、工厂、社区等地开展多种形式的健康促进活动,取得了较好的成效。随着社会民众结核病防治知识知晓率逐步提高,越来越多具有可疑症状的患者能够主动到疾控中心、结核病防治所、慢性病防治中心等结防机构就诊。

2.转诊和追踪

全国结核病防治规划(2001-2010年)中,特别强调了结核病患者归口管理和督导治疗,相应的在我国的结核病防治规划实施工作指南中也要求,各级综合医疗机构和结核病防治机构要在患者的发现、治疗等环节开展紧密合作,共同遏制结核病流行,简称"医防合作"。在医防合作中,卫生行政部门负责领导、协调开展转诊和追踪工作;要将肺结核患者转诊和追踪实施情况纳入对医疗卫生机构和结防机构目标考核内容,至少每年考核一次;应建立例会制度,定期听取医疗卫生机构和结防机构关于转诊和追踪工作的进展情况汇报,解决实施过程中出现的问题,并提出下一步工作要求。

转诊和追踪是医防合作的重要组成部分,是两个主体不同,相互关联的环节,其中转诊指患者出现肺结核可疑症状后到医疗卫生机构(不包括结防机构)就诊,经胸部X线或痰菌检查等诊断为肺结核或疑似肺结核患者后,患者携带医师填写的转诊单到结防机构就诊。医疗机构在具体执行的过程中,可以根据自身情况,采取感染科、呼吸科、实验室、放射科多科室共同转诊,或采取由医院预防保健科统一登记、转诊等模式及时将应转诊对象转诊到结防机构接受治疗管理。

转诊的必要性是由结核病的特点和治疗要求决定的。结核病作为一种慢性传染性疾病,治疗需要长时间规则服药,否则极易产生耐药而治疗失败。在一般的综合医疗机构,结核病患者或许可以得到准确的诊断和正确的治疗方案,但是在至少6~9个月的治疗过程中,难以实施严格的治疗管理措施来保证患者规范治疗,而结核病专业机构则可以在诊断、治疗、跟踪随访、不良反应处理等各个环节实施严格管理和密切监测,保证患者坚持治疗和规律服药,提高结核病治愈率,减少因不规则服药而产生耐药、耐多药等不良后果。

追踪可以说是对转诊工作的重要补充,指对于医疗卫生机构疫情报告并转诊的肺结核和疑似肺结核患者,未按时到结防机构就诊,则须由结防机构或乡、村医师进行追踪,使其到结防机构接受检查和治疗。追踪工作与结核病网络报告关系密切,结防机构需要指定专人负责,对医疗卫生机构在疾病监测信息报告管理系统(以下简称"网络直报")中报告的肺结核患者或疑似肺结核患者信息进行浏览、核实,并与结防机构临床医师紧密协作,对转诊未到位的患者进行追踪。下面分别就转诊、追踪两个环节进行阐述。

(1)转诊。

转诊主体:各综合医疗单位、私营医疗机构门诊或住院部的医务人员,特别是呼吸科、感染科等密切相关科室的医师,通常采取首诊医师负责制原则。

转诊对象:在各综合医疗单位、私营医疗机构门诊就诊的不需要住院治疗的肺结核患者或疑似肺结核患者;需住院治疗者,出院后仍需治疗的肺结核患者均为转诊对象。在我国结核病网络报告系统中,对应转诊对象有更为明确的要求。

转诊程序:①填写转诊单和转诊登记本:转诊单一般由省级或市级结防机构根据国家结核病防治规划实施手册要求统一印制逐级分发至各级医疗机构,对需转诊对象,医疗卫生机构除填写传染病报告卡外,还要填写"肺结核患者或疑似肺结核患者转诊/推荐单"一式 3 份,一般采用复写纸方式以减少工作量,提高工作效率。一份留医疗卫生机构存档;一份由医疗卫生机构送达指定的结防机构;一份由患者携带,到指定的结防机构就诊。各级医疗机构应在感染科、医疗保健科或其他指定科室安排人员每天收集院内转诊单,并及时核对填写资料,对患者相关信息,尤其是患者联系信息不详的,要督促转诊医师及时更正。同时填写"医院肺结核患者及疑似肺结核患者转诊登记本"。②转诊前健康教育:结核病防治机构应在卫生行政部门协调下,积极开展对综合医疗机构医务人员在结核病健康教育方面的培训,使医疗卫生机构转诊医师或护士能够熟练掌握宣传教育技巧和内容,以保证患者转诊前能接受良好的健康教育。良好的健康教育即可由医师实施、也可由护士实施,许多医院根据自身实际情况,采取了委派专门护士进行健康教育的方式,效果非常理想。健康教育的内容应包括:向患者解释其可能患了肺结核,并讲解结核病相关知识和国家为结核病患者提供的各项优惠和减免政策及转诊到结防机构的必要性或原因等内容。③转诊:一般在进行健康教育后,即嘱咐患者及时到结防机构就诊。部分结核病防治机构为院所合一的模式或结核病防治专科医院,在患者的住院管理和门诊管理之间、普通门诊和肺结核门诊之间要建立规范的转诊机制,保证患者及时接受规范的督导治疗。

转诊要求:及时转诊;按照转诊程序规范转诊;患者转诊单填写不能漏项,患者联系地址和电话须填写清楚、准确;患者的住院和出院情况要及时在传染病信息报告系统中进行订正;各医疗机构根据自身特点,制订规范的转诊流程图。

转诊评价指标:转诊率和转诊到位率是目前评价转诊工作的主要指标。

在实际工作中,评价指标还应包括一些过程指标,如:是否将结核病转诊纳入了医疗机构考核体系;是否制订转诊制度和流程;是否建立了转诊患者登记本等,还要特别强调医疗卫生机构内各有关科室要及时详细填写门诊工作日志、放射科结核病患者登记本、实验室登记本、出入院登记本等,保证基础资料的完善。应鼓励部分有条件的医院对部分病情较重、传染性较强或耐药、耐多药患者采取救护车转送到结防机构等更为积极的做法,以提高转诊到位率、减少结核病的传播。

(2)追踪。

追踪主体:各级结防机构或乡村卫生医疗机构的医务人员。

追踪对象:辖区内、外医疗卫生机构报告或转诊现住址为本辖区的非住院肺结核患者或疑似肺结核患者,在报告后 24 小时内未到当地结防机构就诊者;在医疗卫生机构进行住院治疗的肺结核患者,出院后 2 天内未与当地结防机构取得联系。

有关追踪对象的确定需要综合临床和网络信息,主要包括以下几个环节:①结防机构的工作人员需要每天将前一天医疗卫生机构网络直报的确诊或疑似肺结核患者逐一进行浏览、查重,对于重复报告的传染病报告卡按照有关要求进行删除。②查重后网络直报中的肺结核患者基本信息转录到"县(区)结防机构肺结核患者和疑似肺结核患者追踪情况登记本"(简称"追踪登记本"),追踪登记本也可以通过网络导出装订成册。③将"追踪登记本"信息与结防机构"初诊患者登记本"和"肺结核患者或疑似肺结核患者转诊/推荐单"进行核对并记录所有具有报告信息患者"转诊日期"及"追踪、到位信息"。④对"传染病报告卡""备注"栏中注明的住院患者,通过与报告医疗卫生机构住院部核实,确定患者已住院,则应在追踪登记本"备注"栏中注明。

追踪方法:①电话追踪是目前最为常用的追踪方法:由县(区)结防机构负责追踪的人员直接与患者电话联系了解患者未就诊原因,劝导患者到结防机构就诊和治疗。该方法的前提是转诊单或报告卡所填患者联系电话必须准确可靠,这也是转诊、报病阶段对临床医师和信息填报人员须反复强调的重点。②逐级开展现场追踪:对报病信息或转诊单上没有电话或通过电话追踪3天内未到位的患者,县(区)结防机构追踪人员与乡镇级卫生服务机构的医师电话联系,或将"患者追访通知单"传真或邮寄至乡镇医师,告知患者的详细情况。乡镇医师接到信息后及时通知村医与患者进行联系,通过对患者进行结核病相关知识健康教育,说服患者到结防机构就诊;若5天内未到结防机构就诊,乡镇医师应主动到患者家中家访并劝导患者到结防机构就诊。同时电话通知或填写"患者追访通知单"第二联,向县(区)级结防机构进行反馈。经电话、乡(村)医师追踪,7天内仍未到位的患者,县(区)结防机构追踪人员应主动到患者家中,充分与患者交流,了解患者未能及时到结防机构就诊的原因并努力劝导患者到结防机构就诊。

追踪评价指标:追踪率和追踪到位率是主要评价指标。

关于追踪工作的评价同样包括一些非量化指标,如:是否建立了追踪流程和追踪制度;是否设立了结核病患者转诊、追踪登记本;是否与综合医疗机构建立了良好的反馈机制等。

(3)转诊、追踪的总体评价:转诊、追踪是两个紧密衔接的环节,实施的总体情况在很大程度上反映一个地区的医防合作成效。在数据录入质量较高的情况下,转诊追踪总体到位率目前可通过网络报表统计得出,是对转诊追踪情况的总体评价指标。

(4)转诊和追踪结果的反馈与激励措施:为强化各级医疗机构和结防机构医务人员对转诊追踪的认识,县(区)结防机构应每月采用反馈表的方式将患者转诊和追踪到位情况、结核病的核实诊断情况反馈给转诊单位、参与追踪的乡镇卫生院(社区卫生服务中心)医师和村卫生室(社区卫生服务站)医师,对他们的合作表示感谢,并结合本地实际和相关政策给予一定激励。

3.因症推荐

因症推荐大多适用于技术条件相对不足,自己没有能力对患者进行进一步诊治的单位。一般来说,咳嗽、咳痰≥2周、咯血或血痰是肺结核的主要症状,具有以上任何一项症状者均可考虑为肺结核可疑症状者。医务人员或有关人员应将发现的肺结核可疑症状者推荐并督促其到结防机构接受检查。积极、及时地推荐病例非常关键,常常取决于接诊医师对结核病防治工作的认识和重视程度。因此,有计划地开展结核病防治知识、政策等培训,是促进因症推荐成效的重要因素。

4.接触者检查

指对涂阳肺结核患者的密切接触者进行结核病可疑症状筛查或结核病检查。涂阳肺结核病患者是公认的传染源。据统计,一个涂片阳性肺结核病患者如果得不到正规治疗,一年中可传染10～15人,被感染者一生中发生结核病的可能性为5%～10%。因此,对涂阳肺结核患者的密切接触者进行筛查是更为积极地干预结核病传播链的重要举措。目前,我国已经将涂片阳性肺结核病患者的密切接触者筛查和检查纳入结核病防治免费政策,密切接触者检查已经成为结核病控制日常工作的重要内容。

(1)密切接触者含义:一般指新登记痰涂片阳性肺结核病患者(含初治和复治患者)的密切接触者,包括与痰涂片阳性肺结核病患者直接接触的家庭成员、同事、同学或同宿舍居住者。在判定密切接触者,分析其感染、发病可能性时,要综合考虑与病例接触时,病例是否处于传染期、病例临床表现、与病例的接触方式、接触时所采取的防护措施及暴露于病例污染的环境和物体的程度等因素,进行综合判断,在进行检查的同时,建议及时采取有针对性的防控措施。

(2)检查程序:①对每一位新登记涂片阳性肺结核病患者进行常规询问,调查其密切接触者信息,接触者中有肺结核可疑症状者,应填写在"涂阳肺结核病患者密切接触者登记本"上。②结防机构人员对新登记涂阳患者需进行有关密切接触者检查重要性的宣传教育。根据密切接触者范围、场所等实际情况,开展有针对性的结核病防治知识宣传或请患者将防治知识宣传卡或其他宣传资料转交给密切接触者,特别要注意通知已经出现或近期曾经出现肺结核病可疑症状的密切接触者到结防机构检查。③密切接触者接受检查后,应及时将检查结果记录到"涂阳肺结核病患者密切接触者登记本"中。

(3)密切接触者检查方法及处理原则如下。

检查方法:①PPD皮试。适用于0～14岁儿童有肺结核病可疑症状者。②胸部X线片。适用于0～14岁儿童PPD硬结平均直径≥15 mm或有水疱等强烈反应者、≥15岁有肺结核可疑症状者。③痰涂片检查。适用于对0～14岁儿童胸片有异常阴影者、≥15岁有肺结核可疑症状者。

处理原则:①凡符合上述拍片和查痰标准的密切接触者的信息及检查结果,要登记在涂阳肺结核病患者密切接触者登记本上,也要登记在"初诊患者登记本"上。②对检查发现的肺结核患者,按照《中国结核病防治规划实施工作指南》的要求进行治疗管理。③经检查没有异常发现的密切接触者,进行结核病知识宣传。宣传重点:一旦出现可疑肺结核病症状,应立即到指定的结防机构就诊;肺结核不可怕,绝大多数是可以治愈的。④对于学校内、工厂车间内等人群比较密集的场所,建议采取尤其积极主动的措施来进行密切接触者检查,避免结核病疫情暴发和流行。

5.健康检查

健康体检是一种主动发现结核病患者的手段,成本效益比较低,一般不作为患者发现的常规方法。更多适用情况是结核病防治机构积极与开展健康体检的机构合作,在进行健康体检时,特别关注结核病高发人群和重点行业人群,以便及时发现肺结核患者或疑似肺结核患者。健康体检的主要对象如下。

(1)高危人群:①农民工或来自结核病高发地区移民及求职者。②儿童及青少年中结核菌素反应强阳性者。③涂阳肺结核病患者的密切接触者。④糖尿病、接受免疫抑制剂治疗、矽肺、艾滋病病毒感染者及艾滋病患者。结核病和艾滋病病毒双重感染防治是目前结核病防治的重要挑战之一,在艾滋病病毒感染者和艾滋病患者中常规开展结核病调查已经逐步纳入我国艾滋病防治和结核病防治工作体系。⑤羁押人群。对于羁押人群中的结核病患者,大多地区采取了属地化管理的原则,其发现和治疗管理需要司法、监狱、当地结核病防治机构、卫生行政部门等有关各方充分沟通合作。由于羁押人群相对的独立性和固有的特殊性,因此,需要结核病防治机构进一步研究和探讨。

(2)重点人群:①教育系统的工作人员,主要包括托幼机构职工及大、中、小学教职工。②入伍新兵。③食品、卫生服务行业职工和劳动密集型企业职工。④来自偏远少数民族地区,到大中城市就读的学生。

6.结核病流行病学调查

虽然流行病学调查的主要目的是了解一个地区结核病疫情状况,但在调查过程中也会发现一部分结核病患者。

(三)接诊和诊断程序

1.问诊

问诊是接诊的第一环节,问诊的过程也是医师与患者交流的过程,富于技巧的良好问诊对于病情的判断、初步建立医患互信,乃至对后期患者的治疗都会产生深刻的影响。接诊医师应该详细询问初诊患者是否有咳嗽、咳痰、咯血、胸痛、发热、乏力、食欲减退、盗汗等症状,症状出现和持续时间,既往史(结核病史、抗结核治疗史、肝肾病史、药物过敏史、粉尘接触史与肺结核患者密切接触史等),是否已在其他地区结防机构登记和治疗等内容。

对推荐或转诊来的患者要询问发病过程、诊疗经过、诊断结果和治疗情况,并保存其推荐/转诊单,特别要关注治疗方案是否准确、治疗过程中是否有中断现象、不良反应发生等方面的信息,为患者病情判断和治疗管理打下良好基础。

对已在其他地区登记和治疗的患者,要按照"跨区域管理"有关流程(见第五节)在网络直报系统中查阅本单位是否收到该患者转入信息,若无转入信息,则要通过电话等方式与首次登记治疗单位联系,获取该患者既往治疗信息,确保患者得到准确、及时、规范的治疗。

2.填写"初诊患者登记本"

"初诊登记本"是目前结防机构普遍使用的结核病患者登记工具,记录内容是重要的"第一手资料",由县(区)结防机构接诊医师认真填写。凡初次就诊患者都要在"初诊患者登记本"上登记。目前全国结防机构统一执行《中国结核病防治规划实施工作指南》中的规范,部分地区开始逐步推广电子病案、无纸化办公系统,"初诊患者登记本"纸质版仍然需要妥善保留存档。下表为"初诊患者登记本"样板及其填写说明。

3.痰涂片显微镜检查

随着现代结核病诊断技术不断进展,越来越多的快速诊断技术开始在临床应用,但作为结核病控制工作中广泛应用的结核病诊断技术,痰涂片显微镜检查仍是目前肺结核患者诊断不可替代的重要手段。

(1)查痰对象:前来就诊的肺结核患者、疑似肺结核患者和肺结核可疑症状者,对转入患者或在经住院治疗后转诊者,如在外院或外地结防机构就诊时已经做过痰检,根据病历资料或网上转入信息核实后,可参考结果直接登记。

(2)收集3份合格痰标本:对初诊患者,要求当日在门诊留1份"即时痰"标本,同时发给患者两个标记患者姓名的痰标本盒,嘱患者次日带"夜间痰"和"晨痰"进行检查。应告诉初诊患者留取合格痰标本的方法,保证其提供的痰标本是从肺深部咳出的黏性或脓性痰。

(3)乡镇查痰点:一般查痰在县或区级结防机构实验室进行,为减轻部分边远地区、交通不便地区的患者负担,提高结核病防治服务可及性,我国在部分地区设置了乡镇查痰点,一般设立在镇级中心卫生院检验室,相关人员需要接受结防机构检验人员专业培训,工作环境和实验操作要接受上级实验室的质量控制。特别强调所有检查玻片要妥善保存,阳性涂片由当地县级结防机构进行复核后才生效,以保证结果准确性。

4.痰分枝杆菌培养和菌型鉴定

鉴于痰涂片检查无法区别结核分枝杆菌和非结核分枝杆菌,建议在有条件的实验室在进行直接痰涂片检查结果的同时,开展痰分枝杆菌培养、药敏试验、菌型鉴定甚至分子生物学检测等技术资源要求较高的项目以更好地明确诊断和指导治疗。

5.胸部影像学检查

胸部 X 线检查目前对结核病诊断仍然是重要的手段之一,特别是在基层医疗单位。病原学检查和组织病理检查是肺结核诊断的确切依据,但在上述两项无法满足的时候,胸部 X 线检查结果就显得尤为关键。因此,大部分肺结核患者均采用 X 线诊断技术。但为减少放射性损伤,对于孕妇、婴幼儿、儿童患者或疑似病例,应严格掌握指征,防止滥用;对成人亦应尽量减少不必要的重复检查。一般来说,0～14 岁儿童肺结核可疑症状者、结核菌素试验强阳性者拍胸部正位片 1 张,胸部正位片显示异常可加拍侧位片1张;对≥15 周岁肺结核可疑症状者直接拍摄胸片检查,但如患者可提供近 2 周内胸片或胸片报告单,可借阅其胸片核实情况,不再重复拍胸片检查。

胸部 CT 扫描在结核病诊断与鉴别诊断中的价值已经得到了广泛的认可,其优点主要在于:对缺乏病原学诊断的肺部肿块、囊肿阴影、空洞、结节和浸润型阴影的鉴别诊断;血行播散型肺结核早期发现;胸内肿大淋巴结、淋巴结隐匿部位病灶的鉴别诊断;胸腔积液,特别是少量、包裹性胸腔积液和胸膜病变的鉴别诊断等。

6.结核菌素试验

我国是结核病高流行国家,儿童普种卡介苗,因此阳性结果对诊断结核病、区别人工和自然感染结核菌的意义不大。但强阳性结果仍然对结核病诊断具有一定的参考价值。临床上结核菌素试验常应用于0～14 岁儿童肺结核可疑症状者、与涂阳肺结核患者密切接触的 0～14 岁儿童或需与其他疾病鉴别诊断的患者。

7.结核病分类

按照 2001 年《中华人民共和国卫生行业标准》,结核病分为以下 5 类。

(1)原发性肺结核(简写为Ⅰ),为原发结核杆菌感染所致病症,包括原发综合征和胸内淋巴结结核。

(2)血行播散性肺结核(简写为Ⅱ),包括急性、亚急性、慢性血行播散性肺结核。

(3)继发性肺结核(简写为Ⅲ),是肺结核中的最常见类型,包括浸润性、纤维空洞性及干酪性肺炎、气管支气管结核、结核球等。

(4)结核性胸膜炎(简写为Ⅳ),包括干性、渗出性结核性胸膜炎和结核性脓胸。

(5)其他肺外结核(简写为Ⅴ),包括骨关节结核、结核性脑膜炎、肾结核、肠结核等。

8.结核性胸膜炎诊断要点

(1)确诊依据包括病原学和病理学两方面:①病原学,胸腔积液涂片或培养查到结核分枝杆菌。②病理学,胸膜活检符合结核病变病理学特征。

(2)诊断:缺乏上述两项依据者,若具有典型的胸膜炎症状及体征,同时符合以下辅助检查指标中至少一项者或临床上可排除其他原因引起的胸腔积液,可诊断为结核性胸膜炎。①结核菌素皮肤试验反应强阳性或血清抗结核抗体阳性。②胸腔积液常规及生化检查符合结核性渗出液改变。③肺外组织病理检查证实为结核病变。

（四）肺结核疫情报告

1.报告依据

2004 年 12 月 1 日起施行的《中华人民共和国传染病防治法》中,将肺结核病列为乙类传染病。各责任报告单位和报告人应按照乙类传染病报告要求,对肺结核病例限时进行报告。

2.责任报告单位及报告人

各级疾病预防控制机构、各类医疗卫生机构和采供血机构均为责任报告单位;其执行职务的人员、乡村医师和个体开业医师均为责任疫情报告人。

3.报告对象

凡在各级各类医疗卫生机构就诊的肺结核患者(包括确诊病例、临床诊断病例和疑似病例)均为病例报告对象,在报告中分为涂阳、仅培阳、菌阴和未痰检 4 类。需特别提出的是,为使报告信息准确反映疫情状况,对于明确的陈旧性肺结核病例、刚刚完成规范疗程的肺结核病例,均不作为报告对象。

4.报告时限

根据我国《传染病法实施办法》有关规定,责任疫情报告人发现乙类传染病患者、病原携带者和疑似传染病患者时,城镇于 12 小时内,农村于 24 小时内向发病地的卫生防疫机构报出传染病报告卡。

结合上述要求和目前我国肺结核病监测网络现状,我国《结核病防治规划实施工作指南》中要求,凡肺结核或疑似肺结核病例诊断后,实行网络直报的责任报告单位应于 24 小时内进行网络报告;未实行网络直报的责任报告单位应于 24 小时内寄出或送出"中华人民共和国传染病报告卡"(以下简称"传染病报告卡")给属地疾病预防控制机构。县(区)级疾病预防控制机构收到无网络直报条件责任报告单位报送的传染病报告卡后,应于 2 小时内通过网络直报进行报告。

5.报告程序与方式

传染病报告实行属地化管理。传染病报告卡由首诊医师或其他执行职务的人员负责填写。现场调查时发现的传染病病例,由属地结防机构的现场调查人员填写报告卡。肺结核病疫情信息实行网络直报,没有条件实行网络直报的医疗卫生机构,应在 24 小时内将传染病报告卡寄出或送给属地县级疾病预防控制机构。军队医疗卫生机构向社会公众提供医疗服务时,发现传染病疫情应当按照国务院卫生行政部门的规定向属地疾病预防控制机构报告。

6.传染病报告卡的订正与查重

各级政府卫生行政部门指定的结核病防治机构应当对辖区内各类医疗保健机构的结核病疫情登记报告和管理情况定期进行核实、检查、指导及时对报告卡进行订正和查重,内容主要如下。

(1)重新填写传染病报告卡:同一医疗卫生机构发生报告病例诊断变更、死亡或填卡错误时,应由该医疗卫生机构及时进行订正报告,并重新填写传染病报告卡,卡片类别选择"订正"项,并注明原报告病名。对报告的疑似病例,应及时进行排除或确诊。转诊病例发生诊断变更或死亡时,由转诊医疗卫生机构填写订正卡并向患者现住址所在地县(区)级结防机构报告。

(2)患者现住址和联系方式的核实:强调准确填写患者联系电话,便于后期对患者进行随访,对于调查核实现住址查无此人的病例,应由核实单位更正为地址不详。

(3)对肺结核患者进行追踪及报告卡订正:结防机构对其他单位报告的病例进行追踪调查,发现报告信息有误、变动或排除病例时应及时订正。

(4)重报卡的删除:结防机构及具备网络直报条件的医疗卫生机构每天对报告信息进行查

重,对重复报告信息进行删除。

(5)追踪到位情况订正:在"追踪登记本"的"到位情况"和"到位诊断结果"栏目中填写患者的到位情况和核实诊断结果;根据实际情况对网络直报中的原始报告信息予以订正,对于需抗结核治疗的患者进行"收治"并录入患者的相关信息。

五、肺结核患者的登记管理

通过世界银行贷款结核病控制项目,国家"十五""十一五"结核病防治规划,全球基金结核病防治项目等结核病防治项目的实施,我国逐步建立起一套较为完善的肺结核患者登记管理体系。其主要内容包括患者诊断、治疗、随访、转归等各环节情况,主要形式有纸质登记资料和2004年建立并投入使用的结核病网络登记管理系统,本节仅就纸质登记系统管理进行阐述,网络登记系统将在有关章节作详细介绍。

(一)结核病患者登记的意义和方法

对肺结核患者进行登记管理是现代结核病控制策略的重要基础,是实现肺结核患者规范治疗的基本保证,根本目的在于提高结核病治愈率,控制结核病疫情。目前全国结核病防治机构采用统一内容的结核病患者登记本,初步实现了肺结核病患者登记和管理标准化。对耐药、耐多药等特殊情况下的结核病患者登记管理体系尚处于项目试点阶段,有待进一步完善并逐渐推广。

1.对确诊结核病患者进行登记的必要性

首先,长期以来的结核病控制工作实践表明,以县为单位对结核病患者登记是对患者实施较长时间的科学管理,保证和监测治疗效果的有效方法。2005年底,我国结核病防治工作实现十一五规划和全球要求的DOTS覆盖率达到100%,发现率达到70%,治愈率达到85%的阶段性目标,不断完善的登记系统发挥了重要的基础性作用;其次及时、准确登记患者,全程系统地收集每一个个案的治疗管理信息,不仅有利于患者的治疗效果,更重要的是将个案信息分类汇总获取的防治信息,对于及时发现防治工作中出现的问题、考核评价整体防治效果和调整改进防治措施都具有指导意义;最后,通过不断完善登记系统,获取高质量的年度登记率等流行病学数据可以更为准确地反映结核病发病和患病趋势,节约开展大规模流行病学调查所需的人力、物力和财力等宝贵资源。

2.登记单位和责任人

县(区)级结防机构或承担患者治疗管理任务的市级结防机构负责本辖区结核病患者的登记工作。由于目前采用纸质和网络信息并行的方法,门诊医师和信息资料管理人员应紧密沟通,共同负责,保证网络报告数据的高质量。一般来讲,门诊医师负责纸质材料的填写,信息资料管理人员负责将门诊原始资料进行网络录入,也有部分结防机构可在门诊直接完成电脑录入患者病案信息,减少了重复环节,提高了数据的准确性和及时性。

3.登记对象和分类

随着我国结核病控制工作的拓展,目前,所有的活动性肺结核患者都被纳入登记管理。同时,新结核性胸膜炎患者和其他肺外结核患者也成为登记对象。此外,下列患者也应进行重新登记:复发、返回、初治失败、其他几类。

4.结核病患者登记本登记内容和登记方法

结核病患者登记本主要填写患者基本信息、登记分类、治疗期间随访检查结果及转归等内容。结合我国结核病防治工作进展和新挑战,结核病患者登记本也进行了相应的调整,增加了流动人口跨区域管理、TB/HIV 检测、耐多药结核病管理、系统管理率等内涵。《中国结核病防治规划实施工作指南》在患者登记本填写说明中详细列出了登记本中相关名词的定义和具体填写方法，是我国统一标准、统一要求的登记管理模式。

随着中国结核病管理信息系统的不断完善，病案资料录入良好的县（区），可通过计算机直接生成"结核病患者登记本"，可定期打印留存以便于工作中浏览和核查。但无论是纸质还是网络记录资料，均为重要的原始资料，要求准确、完整、及时、妥善保管，并不得随意涂改。

（二）肺结核患者病案记录

我国目前已经在全国结防机构推广使用了统一内容的肺结核患者病案，下简称"病案记录"。对登记并进行治疗的活动性肺结核患者、结核性胸膜炎患者，应按"病案记录"的内容和要求进行记录；对未在结防机构治疗管理的肺外结核病患者，只填写病案首页的主要内容，包括姓名、性别、出生日期、职业、登记号、身份证号、民族和现住址等，然后存档保留。

但现有通用的结核病患者登记和病案记录尚未能满足耐药、耐多药结核病患者管理的需要。如何将全部的肺结核病患者整合入同一病案记录系统或网络报告系统，以更高效地利用各项数据资料是目前我国结核病控制工作面临的亟待解决的问题。2006 年以来，我国已经通过在部分省市实施"中国第五轮全球基金结核病防治项目耐多药结核病防治项目"积累了一定的经验，对于耐药、耐多药等将来设计应用涵盖所有结核病患者的登记和病案记录系统作出了有益探索。

（三）肺结核患者联系卡

良好的医患沟通是提高患者治疗依从性的重要基础。为方便患者与医师保持联系，县（区）结防机构门诊医师要为每位确诊肺结核患者免费发放"联系卡"，同时要对所有肺结核患者进行充分的结核病相关知识健康教育，告知规律治疗重要性和中断治疗的危害，提高患者治疗依从性。部分结核病防治机构设立健康教育室，安排专人（护士或医师）对患者进行更为专业的健康教育，收到了良好效果，值得借鉴。

对于流动人口结核病患者，必要时可采取一定的补助或激励措施，鼓励患者在治疗期间尽量不要离开居住地，如必须离开，提前通知负责治疗的医师，以便启动结核病跨区域管理机制，确保患者离开后在异地继续获得治疗及管理。

六、结核病患者的治疗管理

化学疗法已成为当今控制结核病流行的首要措施。在不住院条件下，采用统一的标准化治疗方案之后，实施有效的治疗管理是化疗成败的关键。只有积极有效地落实患者的治疗管理工作，确保患者能规律治疗，才能取得化疗的成功。活动性肺结核患者均为治疗管理对象。其中，涂阳肺结核患者是重点管理对象。

（一）治疗管理的目的

治疗管理的目的是在医务人员的督导下，确保肺结核病患者在全疗程中，规律、联合、足量和不间断地实施化疗，最终获得治愈。

（二）治疗管理的原则

化学疗法应以传染源为主要对象，即对全部痰细菌学检查阳性（含涂片、集菌和培养阳性）的肺结核病患者，实施在医务人员直接面视下的短程化疗，确保患者全程规律化疗。

（三）治疗管理的组织与分工

在不住院条件下，对活动性肺结核患者进行治疗管理的机构及相关人员分工如下：

1.县(区)结防机构

(1)执行统一的短程标准化治疗方案,为肺结核患者提供免费抗结核药品。

(2)向患者做好有关治疗的健康教育,使每一位患者了解治疗及管理的注意事项。

(3)给患者发放肺结核患者联系卡,与其签订治疗管理协议。

(4)通过电话、结核病管理信息系统或书面等形式,将患者的诊断信息告知乡镇卫生院(社区卫生服务中心)、村卫生室(社区卫生服务站)和厂矿、企事业单位医务室的医护人员,并指导其开展对患者的治疗管理工作。

(5)定期对乡镇卫生院(社区卫生服务中心)、村卫生室(社区卫生服务站)和厂矿、企事业单位医务室的医护人员和肺结核患者进行督导。

(6)对肺结核患者的治疗效果进行考核、分析和评价。

2.乡(镇)卫生院(社区卫生服务中心)

(1)接到县(区)结防机构确诊的肺结核患者诊断信息后,应立即对患者进行访视,并落实患者的治疗管理工作。同时要在"乡(镇)肺结核患者管理登记本"上进行登记。

(2)对每位患者在全疗程中至少访视 4 次,了解患者治疗情况,督导村卫生室(社区卫生服务站)医师和其他督导人员实施直接面视下的短程化疗。并将访视结果记录在"肺结核患者治疗记录卡"上。

3.村卫生室(社区卫生服务站)及企事业单位医务室的医护人员

(1)每次督导患者服药后按要求填写"肺结核患者治疗记录卡"。

(2)患者如未按时服药,应及时采取补救措施,防止患者中断服药。

(3)一旦发现患者出现不良反应或中断用药等情况及时报告上级主管医师并采取相应措施。

(4)督促患者定期复查,协助收集痰标本。

(5)患者完成全程治疗后,督促患者将"肺结核患者治疗记录卡"送至县(区)结防机构归档保存。

(6)在村卫生室(社区卫生服务站)医师实施督导化疗有困难的地区,可选择具备一定文化水平的志愿者(如村干部、小学教师、学生等)或家庭成员进行培训,以代替村卫生室(社区卫生服务站)医师实施督导化疗。

(四)治疗管理的参与人员职责

1.参与肺结核患者督导治疗管理人员

(1)医务人员:县(区)结防机构、乡镇卫生院(社区卫生服务中心)和村卫生室(社区卫生服务站)承担预防保健工作任务的医务人员可对结核病患者进行督导治疗管理。

(2)家庭成员:结核病患者的配偶、父母、子女及与患者一起生活的其他家庭成员,年龄在15 岁以上,具备小学及以上文化程度,经过村级医师培训后能够督促管理患者服药、复查和填写相关记录者也可对结核病患者进行督导治疗管理。

(3)志愿者:除医务人员和家庭成员外志愿承担对结核病患者治疗管理工作的人员,如教师、学生、已治愈的结核病患者及其他人员等。年龄在 18 岁以上,具备初中及以上文化程度,经过结防医师培训后能够督促管理患者服药、复查和填写相关记录者也可对结核病患者进行督导治疗管理。

2.督导治疗管理人员的选择

患者的治疗管理原则上由医务人员进行督导。如果患者居住地离村卫生室(社区卫生服务站)的距离超过 1.5 公里或者村级医师无法承担督导任务时,可以实行家庭成员督导或者志愿者督导。接受国家耐多药结核病治疗方案的患者必须由医务人员进行督导。

3.督导治疗管理人员的职责

(1)应根据肺结核患者实际情况确定服药地点和时间,面视患者服药。

督导治疗管理人员必须经过培训后方可参与患者服药督导工作。医务人员的培训应纳入常规的业务技术培训,家庭督导员和志愿者由村卫生室(社区卫生服务站)医师进行培训。

培训方法:由村卫生室(社区卫生服务站)医师向家庭督导员或志愿者讲述培训内容。培训结束后,考核督导员培训的主要内容。对不能正确回答的相关内容要重复培训。

培训内容:①结核病防治基本知识,如防止结核病传染的方法、治疗疗程等。②患者所用药物的名称、每次用药剂量和方法。③做到送药到手、看服到口,按照化疗方案的要求每天或隔天服药。患者误期未服,每天服药者应顺延服药时间,隔天服药者请在 24 小时内补上。④药物常见不良反应,如有不良反应及时督促患者找医师处理。⑤在患者服药期间,原则上在治疗满 2 个月、5 个月、6 个月(复治 8 个月)时,督促患者带晨痰和夜间痰到结防机构复查,具体时间详见"肺结核患者治疗记录卡"。⑥做好患者每次服药记录。

(2)患者如未按时服药,应及时采取补救措施。

(3)每次督导服药后按要求填写"肺结核患者治疗记录卡"。

(4)一旦发现患者出现不良反应或中断用药等情况及时报告上级主管医师并采取相应措施。

(5)督促患者定期复查,协助收集痰标本。

(6)患者完成全程治疗后,督促患者及时将"肺结核患者治疗记录卡"送至县(区)结防机构归档保存。

(五)治疗管理的主要内容

(1)督导患者服用抗结核药物,确保患者做到全疗程规律服药。

(2)观察患者用药后有无不良反应,对有不良反应者应及时采取措施,最大限度地保证患者完成规定的疗程。

(3)督促患者定期复查,掌握其痰菌变化情况,并做好记录。痰菌检查结果是判断治疗效果的主要标准,国家对治疗期间随访的肺结核患者进行免费痰涂片检查。①初治涂阳、涂阴肺结核患者在治疗至第 2 个月末、5 个月末和疗程末(6 个月末);复治涂阳肺结核患者在治疗至第 2 个月末、5 个月末和疗程末(8 个月末)要分别收集晨痰和夜间痰各 1 份进行涂片检查。②初、复治涂阳肺结核患者在治疗第 2 个月末,痰菌仍为阳性者,应在治疗第 3 个月末增加痰涂片检查 1 次。③确诊并登记的涂阴肺结核患者,即使患者因故未接受治疗,也应在登记后满 2 个月和满 6 个月时进行痰菌检查。

(4)采取多种形式对患者及其家属进行结核病防治知识的健康教育,提高患者的治疗依从性及家属督促服药的责任心。

(5)保证充足的药品储备与供应。

(六)治疗管理的方式

为保证肺结核患者在治疗过程中能坚持规律用药,完成规定的疗程,必须对治疗中的患者采取有效的管理措施。肺结核患者的治疗管理方式有全程督导化疗、强化期督导化疗、全程管理和自服药。

1.全程督导化疗

指在肺结核患者的治疗全过程中,患者每次用药均在督导人员直接面视下进行。涂阳患者和含有粟粒、空洞的新涂阴患者应采用全程督导化疗的治疗管理方式。

2.强化期督导

指在肺结核患者治疗强化期内,患者每次用药均在督导人员直接面视下进行,继续期采用全程管理。非粟粒、空洞的新涂阴肺结核及结核性胸膜炎患者应采用强化期督导的治疗管理方式。

3.全程管理

指在肺结核患者治疗全过程中,通过对患者加强宣传教育,定期门诊取药,家庭访视,复核患者服药情况(核查剩余药品量、尿液抽检等),误期(未复诊或未取药)追回等综合性管理方法,以保证患者规律用药。具体做法如下。

(1)做好对肺结核患者初诊的宣传教育,内容包括解释病情、介绍治疗方案、药物剂量、用法和不良反应及坚持规则用药的重要性。

(2)定期门诊取药,建立统一的取药记录,强化期每2周或1个月取药1次,继续期每月取药1次。凡误期取药者,应及时通过电话、家庭访视等方式追回患者,并加强教育,说服患者坚持按时治疗。对误期者城镇要求在3天内追回,农村在5天内追回。

(3)培训患者和家庭成员,使其能识别抗结核药物,了解常用剂量和用药方法及可能发生的不良反应,并督促患者规则用药。

(4)全程管理也应使用"肺结核患者治疗记录卡",由患者及家庭成员填写。

(5)家庭访视则是建立统一的访视记录,村卫生室(社区卫生服务站)医师接到新的治疗患者报告后应尽早做家庭访视,市区1周内,郊区10天内进行初访,化疗开始后至少每月家庭访视1次。内容包括健康教育,核实服药情况,核查剩余药品量,抽查尿液,督促患者按期门诊取药和复查等。

(6)做好痰结核菌的定期检查工作,治疗期间按规定时间送痰标本进行复查。

4.自服药

其指虽然已对肺结核患者进行了规范化疗的宣传教育,但因缺少有效管理而自服药的患者。

(七)治疗管理的步骤

1.化疗前宣传教育

向患者及家庭成员详细说明肺结核治疗期间的各项要求,使患者能够主动配合治疗。每个患者宣传教育时限不少于10分钟,宣传内容简明扼要,以便患者能够记住。宣传教育主要内容:①结核病是呼吸道传染病,在治疗的前2个月一定注意家人及周围人群的空气传播。②结核病是可以治好的,要树立坚定信心,充分与医师配合。③坚持按医师制订的化疗方案规则治疗,完成规定的疗程是治好结核病的关键。④服药后可能出现不良反应。如一旦出现不良反应及时找医师处理,不要自行停药。⑤治疗满2个月、5个月、6个月(复治菌阳患者8个月)定期送痰到结防机构检查。每次复查痰时,请留好当天的晨痰进行检查。

2.发放联系卡

为每位确诊的肺结核患者免费发放"联系卡",方便患者与医师保持联系。

3.签订治疗协议

县(区)结防机构要与患者签订1份"××县(区)结核病控制免费治疗协议"。

4.落实督导治疗

县(区)级结防医师确定患者化疗方案后,填写"肺结核患者治疗管理通知单",并由患者带回,交给村卫生室(社区卫生服务站)医师保存。村卫生室(社区卫生服务站)医师接到"肺结核患者治疗管理通知单"后,马上落实督导治疗(医务人员、家庭成员或志愿者等督导)。县(区)结防机构同时填写1份"肺结核患者治疗管理通知单"发至乡镇卫生院(社区卫生服务中心)结防医师,乡镇卫生院(社区卫生服务中心)结防医师收到"肺结核患者治疗管理通知单"后,必须在3天内访视村卫生室(社区卫生服务站)医师和患者,了解患者治疗管理落实情况。县(区)级结防医师也可用电话将肺结核患者通知和落实治疗管理的反馈告知乡镇卫生院(社区卫生服务中心)医师。

在肺结核患者治疗过程中,治疗管理人员应加强患者治疗依从性的健康教育,避免患者发生中断治疗。一旦发生中断治疗,督导人员应尽快采取措施追回中断治疗的患者,保证规范治疗。

(1)追踪对象:超过规定时间1周未到县结防机构取药的患者为追踪对象。

(2)追踪方式:①县结防机构电话与患者联系,了解中断原因,并督促患者及时到结防机构取药。同时电话通知乡、镇防痨医师,由乡、镇防痨医师通知村医师到患者家了解中断原因,督促患者到结防机构取药,并将追踪结果向县结防机构电话反馈。②若通知患者1周后仍未到县结防机构取药,县结防机构应到患者家进行家访,了解原因。③若患者离开当地,县结防机构应了解患者去向,同患者居住地结防机构联系,确保患者完成全程治疗。

5.药品保管

患者将抗结核药品带回后,交给村卫生室(社区卫生服务站)医师保存。对实施家庭成员或志愿者督导的患者,村卫生室(社区卫生服务站)医师每2周向负责督导治疗管理的人员发放1次药品。

6.实施督导服药

督导员必须为每例接受抗结核治疗的肺结核患者填写1份"肺结核患者治疗记录卡"。该卡由督导员保存并填写治疗记录。患者取药时要携带"肺结核患者治疗记录卡"。治疗结束时,村卫生室(社区卫生服务站)医师要督促患者将"肺结核患者治疗记录卡"送至县(区)结防机构保存。

7.督导与访视

县(区)、乡镇(社区卫生服务中心)两级医师定期进行督导及时解决发现的问题,并做好记录。对实施家庭成员或志愿者督导的患者,村卫生室(社区卫生服务站)医师每两周访视1次患者。

对实施督导化疗的人员发放治疗管理补助费。发放原则:①督导管理患者完成规定的疗程并定期查痰,按规定的标准发放。②因特殊情况(死亡、药物不良反应)可以按照管理时间的比例发放。

8.治疗管理的评价、考核指标

考核评价应包括管理与疗效两方面的指标,以考核涂阳患者的化疗情况为重点。

(1)化疗管理考核指标:①治疗覆盖率指在一定地区、一定期间接受治疗的初治涂阳肺结核病患者数,占初治涂阳登记患者数的百分比。治疗覆盖率(%)=接受治疗的初治涂阳患者数/初治涂阳患者登记数×100%。②完成治疗率指一定地区、一定期间内完成规定疗程的患者数占涂

阳患者登记数的百分比。完成治疗率(%)＝完成治疗的(涂阳)患者数/涂阳患者登记数×100％
③治疗督导率指一定地区、一定期间内接受督导化疗的涂阳患者数,占登记涂阳患者数的百分比。治疗督导率(%)＝接受督导化疗的涂阳患者数/涂阳患者登记数×100％。

(2)治疗效果考核指标:涂阳患者转归队列分析指一定地区、一定期间涂阳患者完成规定疗程后,治愈、完成疗程、死亡、失败、丢失、迁出等各类转归患者占登记涂阳患者的百分比。①以治愈率为例,公式:治愈率(%)＝治愈涂阳患者数/涂阳患者登记数×100％。注:实际应用时可把涂阳患者分为新发、复发、其他复治等,分别统计分析、评价。②化疗强化期(2个月末)痰菌转阴率指一定地区、一定时期内登记的涂阳患者中,完成强化期治疗时,痰菌阴转患者所占百分比。强化期痰菌转阴率(%)＝强化期末痰菌阴性患者数/涂阳患者登记数×100％。③细菌学复发率指对完成疗程治愈的肺结核病患者,在停止治疗后的2年及5年,进行随访观察,考核其细菌学复阳比率。细菌学复发率(%)＝其中2或5年内痰菌复阳的患者数/随访观察的患者数×100％。注:细菌学复发率用于评价化疗远期效果。

七、耐药结核病的管理

(一)耐药结核病的流行状况

耐药结核病已经对全球结核病控制工作构成了严峻挑战。目前全球大约20亿人感染结核分枝杆菌,其中近5 000万为耐药结核病患者。中国属于22个结核病高负担国家之一,位居全球结核病负担第2位,拥有全世界16％的结核患者,其中至少有27.8％的患者对1种一线药物耐受。WHO/IUATLD的最新耐药监测估计,在新患者中,10.2％的患者至少对1种抗结核药物耐药,耐多药结核(MDR-TB)耐药率1.1％;在复治患者中,18.4％的患者至少对1种抗结核药物耐药,MDR-TB耐药率7.0％。由此估计全球每年新出现30万～60万MDR-TB患者。WHO估计我国耐多药结核病患者数约占全球的1/4。

我国是全球耐药结核病疫情较高的国家之一。全国结核病耐药性基线调查报告(2007－2008年)显示:涂阳肺结核患者菌株的耐多药率为8.32％,其中初治涂阳肺结核患者菌株的耐多药率为5.71％,复治涂阳肺结核患者菌株的耐多药率为25.64％。据此估算,全国每年将新发耐多药肺结核患者12.1万,其中初治患者为7.4万例,复治患者为4.7万例。耐多药结核病控制已成为我国结核病控制工作中的重要内容之一。

(二)耐药结核病的定义

产生耐药为结核菌的重要生物学特性,从流行病学角度可分为原发性耐药和继发性耐药。按耐药的种类分为单耐药、多耐药和耐多药等。常见的耐药结核病的定义如下。

1.原发性耐药

其指无结核病史,未接受过抗结核治疗的患者首次感染耐药结核菌而发生的耐药结核病。

2.获得性耐药

其指感染敏感株的结核病患者在抗结核治疗中由于接受不适当治疗,治疗时间至少在1个月以上而出现耐药性。

3.单耐药

对1种抗结核药物耐药。

4.多耐药

对两种及两种以上的抗结核药物耐药(同时耐异烟肼和利福平除外)。

5.耐多药

其指结核杆菌对两种及两种以上的抗结核药物耐药,同时含耐异烟肼和利福平,即可定为耐多药结核病。

6.广泛耐药

其指在耐多药的基础上,对任何喹诺酮类药物及 3 种二线注射药物(硫酸卷曲霉素、卡那霉素和阿米卡星)中至少 1 种耐药。

(三)耐药结核病的危险评估

耐药结核病诊断的第一步是确认高危人群,并快速进行结核病的实验室诊断。尤其在结核病高流行地区,结核病的诊断通常需要危险性评估。条件允许的情况下,一旦考虑结核病,就应该收集痰液或其他标本进行抗酸杆菌(AFB)涂片、培养和药物敏感试验。如果在数周甚至数月后获得药敏试验结果时再考虑耐药结核病的可能性,可能会导致患者接受不必要、不正确的治疗。因此,快速鉴别结核病患者是否为耐药患者具有重要意义:①采用最恰当的经验方案治疗患者。②降低传播。③减少可能出现的药物不良反应。④提供治愈的最好机会。⑤防止进一步耐药的发生。⑥为接触者提供合理的关怀。

获得药敏结果前,判定耐药结核病高危人群是早期发现工作的第一步,下面 4 种情况可视为耐药结核病的重要预测指征:①既往有结核病治疗史。②结核病治疗中临床和/或胸部 X 线片表现恶化。③在耐药结核病高发地区或国家出生、居住或者经常到耐药结核病高发地区旅行者。④与耐药结核病患者密切接触,例如家庭成员、同事、羁押机构、流浪收容所等。

(四)耐药结核病治疗方案的选择

耐药结核病治疗方案选择理想的情况是,从每个患者分离出结核杆菌进行体外药物敏感试验,并根据药敏结果制订治疗方案。

1.选择药物

选择药物时要考虑:①耐药种类。②既往使用的药物种类。③患者的身体状况。④药物不良反应。⑤药物的可获得性。

2.一线药物的药敏试验结果

一线药物的药敏试验结果需要数周,二线药物的药敏试验结果需要 2 个月甚至更长的时间。因此,在以下几种情况下具有耐药高风险,在药敏结果出来之前就可以考虑耐药结核病的治疗:①结核病治疗失败的患者。②有抗结核治疗史。③与耐药结核病患者密切接触。

获得药敏试验结果后,可酌情修改方案。

3.目前 WHO 推荐的 MDR-TB 治疗策略

(1)标准化治疗:无个体药敏结果或只做一线药敏,根据耐药监测数据,对同一患者群使用统一治疗方案。

(2)经验治疗:无个体药敏结果或只做一线药敏,根据耐药监测数据及患者既往用药史设计个体化治疗方案。

(3)个体化治疗:根据既往用药史和药敏结果(包括二线)设计个体化治疗方案。

(4)先标准化疗治疗,后个体化治疗　开始时同一患者群使用统一方案,有药敏结果后调整为个体方案。

（5）先经验治疗，后个体化治疗 开始时根据患者用药史给予个体方案，待药敏结果回来后进一步调整。

4.注意事项

（1）对于高度可疑的耐药结核病患者，尤其是病情严重或病变广泛患者，采用经验性方案进行治疗。

（2）经验性治疗方案要基于可疑的耐药类型及既往抗结核治疗史。经验性治疗方案要包括4种有效或基本有效药物。

（3）一定不要在治疗失败的方案中仅仅增加1种药物。

（4）MDR-TB治疗用药数量要根据敏感药物种类、可用的一线药物及病情的严重程度确定。

（5）目前公认，MDR-TB的疗程为痰菌阴转后至少18个月。

（五）耐药结核病的管理

患者管理是结核病控制的重要组成部分。患者管理与患者关怀相一致，主要职责是通过合理应用资源，保证患者生理和心理或社会需求得到满足。管理者确保患者能够坚持并完成治疗直至治愈，同时对患者病情进行定期的、系统的回顾。

1.职能与职责

耐药结核病管理是困难和复杂的，需要医师、专家及其他服务提供者（例如宣传教育人员、DOT人员、社会工作者、羁押所护士、校医及接触者的调查人员等）之间的高度协调。管理者主要职责：①通过DOT确保患者完成治疗。②对患者及其周围人员进行关于耐药结核病传播、治疗等知识的健康教育。③确保对患者进行所需的医疗评估，包括临床及药品毒性监测。④对传染源的接触者进行筛查、追踪到位、评估，必要时进行治疗。⑤定期对治疗结果进行评价，如果与预期不一致，进一步进行评价。⑥促进家庭、医疗服务提供者、实验室、药房、保险公司及公共卫生机构之间信息交流。⑦为确保患者获得更好的结果，在这些所有的系统之间建立联系。⑧确保需要时能够获得专家咨询及转诊。⑨为患者关怀人员提供培训、教育和资源。

2.确保治疗依从性

耐药肺结核患者常因疗程长、疗效差、不良反应发生率高等原因，较一般的结核患者更加容易发生中断治疗的问题。此外社会歧视、患者焦虑及可能存在的失业等社会经济问题也是导致耐药肺结核患者治疗依从性差的重要原因。因此对于耐药肺结核患者，需要有足够的支持措施来保证良好的依从性。

（1）直接面视下治疗（DOT）：DOT是耐药结核病患者治疗的重要措施，全球结核病控制领域的专家将其作为一个重要的策略。然而，耐药结核病患者要获得如此的关怀标准，需要的时间及承诺要远大于药物敏感结核病，这是因为：①治疗耐药结核病往往需要应用二线药物或注射剂，部分药物需逐步加量或每天2～3次用药时才可以获得更好的耐受性，管理难度加大。②注射剂的应用较一般口服药物管理需要更多的医务人员、更多的时间及专业技术。③使用二线药物的患者治疗时间较长，需要全程监测药物的不良反应。

管理者应与DOT人员充分交流，确保管理者能够评估可能发生潜在药物毒性反应的症状及体征。任何药物的不良反应都应快速发现、报告和迅速采取措施。

（2）关注心理/社会需要：评估影响患者依从性的有利和不利因素，确保关注措施到位，如精神疾病、药物滥用、无家可归者（流浪者）及健康保险等。受到耐药数量、类型及病变程度影响，耐药结核病治疗管理相关的费用需求差别较大。对于经济较为困难或没有医疗保险的个人或家庭来说,药物、诊断及手术是一个不容忽视的经济负担。由于疾病传染期较长及就业歧视,许多患者会经历一段时间的失业,这也需要管理者对雇主进行干预及教育,从而为找不到工作的患者或其家人找到经济支持或提供其他帮助。成功帮助患者应对这些挑战的关键是通过利用社区资源与患者及其家庭建立信任关系。管理者应在发现第1例耐药结核病病例前熟悉环境及可利用的社区资源,以便于为患者更好地提供帮助。

(3)消除文化障碍:在我国,耐药结核病的诊断及治疗障碍主要如下。①结核病歧视。②对较高的诊断、治疗费用的忧虑。③一些患者倾向于寻求传统医疗。④患者更愿意相信综合医院的医师,而该医师可能并不熟悉耐药结核病的诊断和治疗。⑤害怕失业带来的经济压力。⑥由于许多国家和地区仍在很多领域存在不同程度的性别歧视,对于女性而言,往往面临较男性患者更多的困难和挑战。⑦如果耐药结核病导致患者失去朋友或家庭,那么他(她)将对结核病的诊断产生恐惧。

对于有语言或文化障碍的患者,利用当地卫生部门、社区领导、社区组织及与患者的文化背景一致的卫生人员等资源帮助消除这种障碍,促进交流、沟通及理解。

(4)患者健康教育:所有耐药肺结核患者及其家属都应该接受有关耐药肺结核的宣传教育,包括结核病和耐药肺结核的基本常识、治疗的过程及要求、潜在的不良反应及坚持治疗的必要性。宣传教育应该开始于治疗初始阶段,并贯穿治疗的整个过程。宣传教育可以由医师、护理人员、社区卫生人员进行。宣传教育材料要通俗易懂,适合大众的文化水平。由经过专门培训的门诊医师或督导人员向患者及家庭成员介绍结核病特别是耐药肺结核的知识,详细说明治疗期间的各项要求,使患者及其家属能够主动配合治疗。

宣传教育对象:①耐药肺结核患者。②耐药肺结核患者家属或亲友。③耐药肺结核患者密切接触者。

宣传方式及要求:①首先以口头方式将以上内容向患者进行讲解,语言应简明扼要、通俗易懂,便于患者理解记忆。②嘱患者将宣传教育内容重述一遍,确认患者是否理解、记住。③给患者分发健康教育材料。④每位患者宣传教育时长不少于10分钟。

宣传教育内容:①应注重个人卫生,培养良好生活习惯,防止疾病传播。②客观介绍耐药结核病相关知识及其病情转归。③坚持按医师制订的化疗方案规则治疗,服从医护人员的管理,完成规定的疗程是治好结核病的关键;要树立可以治愈的信心,充分与医师配合。④耐药肺结核不同于一般的结核病,疗程可能长达24个月甚至更长,每天要在医护人员的直接面视下服药。⑤服药期间如出现不良反应,应及时与督导医师沟通,不要随便自行停药。⑥治疗开始后应定期到所属的结防机构进行复查。

(5)激励及保障机制的应用:通常患者一旦感觉好转,继续治疗的愿望就会降低,这可能会影响到患者治疗计划的执行。激励及保障机制是协助患者继续完成疗程的另一个有效策略。激励机制是对患者的"小奖励",能够鼓励他们完成疗程及监测。保障机制能够协助患者克服困难,如有条件地区可适当考虑给予报销交通费用。

(6)法律措施:对处在传染期的耐药结核病患者,尽管采取了一些措施但患者依然没有坚持治疗,这时往往需要采取法律措施。管理者应了解关于处理该患者的相关知识,一旦这种情况发生时采取最小的限制措施。当出现长期的、严重的不坚持治疗的本地患者时,可根据有关法律和制度寻求帮助。但相关法律和制度的不完善和伦理学上存在的争议是许多地区和国家面临的共同挑战,增加了耐药结核病患者,特别是 MDR-TB、XDR-TB 管理的难度。

3.临床监测

现代结核病控制策略认为,监测和管理是结核病防治的必要内容。尽管面临诸多挑战,只要人力、财政资源充足,DOT 人员及卫生人员受过良好培训,资源有限地区仍可以成功监测和管理大量的患者。长期以来世界范围内实施的结核病防治项目在耐药结核病疫情的临床监测上做了许多有益探讨,积累了许多可操作性较强的实践经验。

对耐药结核病的临床监测主要是指:治疗时,管理者必须对出现的药物毒副反应及临床反应进行必要的监测,将出现的异常结果和反应告知治疗医师或专家组。通过严密科学的监测,常可使问题得到及时发现和准确地处理,进而有助于患者、医务工作者、DOT 人员等相关人员保持信心。

(1)耐药结核病的管理评估指标:①痰涂片及培养是否阴转。②症状是否改善。③体重是否稳定地增加。④当体重或肝、肾功能改变时调整药物。

(2)具体的临床监测内容如下。

细菌学:①痰涂片阴转前每 2 周检测 3 次痰涂片。②收集痰标本至少间隔 8 小时,至少收集1 次晨痰标本。③收集标本时和/或诱导痰时进行监督。④治疗 3 个月后如果痰培养持续阳性重复药敏试验。⑤一旦痰培养阴转,症状改善,每月至少 1 次痰涂片及培养,如果需要可以更频繁。如果患者不能自行收集痰液,应采取诱导痰。⑥治疗结束时检测痰涂片及培养。管理者的一个重要工作是为患者提供痰培养培养来进行细菌学评价,高质量的痰标本至少 5 mL,痰标本要送到结核病学实验室进行耐药检测,检测结果应尽快被告知治疗医师以指导临床治疗。

治疗药物监测:通常可通过询问,查看患者服药记录、空药盒等途径间接监测患者服药情况,必要时,特别是出现较严重不良反应时,管理者可采集、送检患者血标本进行血药浓度监测。

症状:①每个月对患者目前症状与诊断时的症状进行对比、评估,监测症状变化及药物不良反应。②治疗完成后至少要定期随访 2 年。③体重是评价临床改善的一个重要指标,治疗期间应每月进行体重检查直至稳定,随访过程中应维持体重的定期检查(每 2~3 个月)。此外,对体重持续大幅度下降的患者或者幼儿经常进行体重监测可以作为临床治疗效果的一个标准,并据此在体重增加时及时调整用药剂量。

4.关怀的持续性

当耐药结核病患者在门诊治疗期间更换医师时,患者管理者的作用显得尤为重要。还有一种情况就是,耐药结核病患者治疗期间在机构(比如医院或监狱)及社区间更换时,管理者为确保其治疗、监测及教育的可持续性,可重点关注以下几点:①与新的医师、DOT 提供者、健康宣传教育人员等建立新的治疗管理组。②对新的关怀人员进行耐药结核病的培训及健康教育。③建立新环境下的可行的信息共享机制。

如果患者迁移出管理者的辖区,可参考流动人口结核病的跨区域管理模式,迁移之前应制订好具体的计划;即使患者出国,也应尽量使新的管理者了解患者的疾病状况及治疗史。在患者迁移期间需要给患者提供足够的药物直到他(她)在新的地方重新开始 DOT;如果患者没有及时到达目的地,管理者应积极与其家庭成员及朋友联系,必要时动员更多社会服务资源共同帮助患者保持持续、规范的抗结核治疗。对在门诊治疗的耐药患者,应该做到下面几点:①由受过专业培训的医师或护士向患者解释 DOT 的绝对必要性,支持、鼓励患者接受 DOT。②解释一些必要的感染控制措施,虽然可能为患者自身带来些许不便,但在保护卫生服务人员及其他患者安全方面具有重要意义。③对与传染源发生无保护暴露的工作人员进行合理的评估并根据评估结果采取进一步预防措施。④对有合并症的患者提供详细的、有针对性的指引,如糖尿病、营养不良及HIV感染等。⑤强调在治疗耐药结核病过程中集体治疗管理的重要性,许多国家和地区的耐药结核病防治经验认为,组织专家定期会诊对于诊断确认、治疗方案修订、不良反应处理等关键环节具有决定性作用。⑥充分动员更广泛的社会卫生资源、如私人医师、综合医院、专科医院等,在其有能力对患者进行必要的临床监测和随访、有能力通过药敏检测及血液学检查开展患者发现和患者随访工作的条件下,应予以支持鼓励其参与耐药结核病的防治和管理,共同为耐药结核病的控制工作发挥合力。

5.感染控制

目前公认,MDR-TB和XDR-TB是结核病控制的最严重挑战之一。为更有效地阻止耐药结核菌株传播,除尽早确诊并给予合理治疗外,还应该根据实际情况建立适当的感染控制措施。最为严格的控制措施通常是将传染性或具有潜在传染性的耐药结核病患者,尤其是耐多药结核病患者安排住在具有负压的病房里,而实际操作中,也有一些国家和地区根据患者自身情况和对治疗的反应、医院和门诊的基础条件、社区服务情况等综合因素进行考虑,采取门诊或家庭隔离治疗管理模式取得良好效果。

当处理可疑或确诊耐药结核病患者时,应严格遵守感染控制标准。然而,也有意见认为一些感染控制措施比如患者在家庭中实施隔离难以完全实现,他们认为没有必要实施或夸大了对耐药结核病患者的歧视。因此,目前包括一些发达国家在内,结核病防治工作者们都在努力寻求公众、患者家庭及接触者的安全、患者的心理健康、治疗效果、隔离患者所需资源与时机等诸多方面的最佳平衡。

(1)终止隔离:对MDR-TB患者何时终止隔离暂时还没有较为明确的指南,研究表明大多结核病传播发生在开始治疗之前或之初,通常认为涂阳比涂阴结核病的传染性大,耐药结核病亦如此,唯其传染性较敏感结核病维持更为长久。对于药物敏感结核病患者而言,经过适当的抗结核治疗,临床症状改善,连续3次痰涂片阴性,那么患者被认为没有传染性。而已有研究证实,涂阴活动性肺结核或涂阴培阳患者依然具有传染性,这一点基本上被大多数指南所忽略,因此目前许多版本的指南中感染控制只能减少传播的危险而不能绝对消除传播。

由于MDR-TB疫情播散造成的后果更为可怕,而且其潜在感染的窗口期预防和治疗目前尚缺乏有效方案,对重返家庭、学校、工作单位或人群密集场所的MDR-TB患者应给予高度重视;如果患者返回场所存在儿童、免疫力低下者及既往与患者没有接触等人群,则需更加注意。一些专家认为耐多药结核病患者的潜在传染性和痰培养阳性持续的时间大约相等,因此建议患者治疗期间应考虑采取住院隔离措施,MDR-TB患者直到痰培养阴性前不能去人群聚集场所。世界卫生组织近期发布的指南也建议,因痰培养阳性的耐多药结核病患者具有传染性,在痰培养阴性之前应避免乘坐飞机或其他公共交通工具旅行。

(2)终止隔离-家庭管理:不管因何种原因导致结核患者采取家庭隔离治疗管理模式,在治疗患者的同时,须尽一切努力确保接触者的安全。一些国家和地区的耐药结核病防治工作中,患者采取家庭管理的决定须与当地卫生官员、结核病控制官员及专家协商后才能确定。如果家里有年幼儿童,接触者免疫力低下,或存在持续被传染的风险时,应采取更为有力的预防措施。当卫生人员和其他服务提供者进入具有潜在传染性的耐药结核病患者家庭实施DOT和/或其他的卫生服务(如访谈患者等)时,必须采取与目前的感染控制策略相一致措施以有效预防职业暴露。当准备对传染性的结核病患者进行家庭关怀时，需要掌握更多患者的临床、社会等信息，可通过所在县区及以上的结核病防治机构、患者所在社区有关人员等进行了解。

长期住院进行隔离花费昂贵。一旦患者病情稳定并耐受治疗方案，可以采取其他安全措施。具体的治疗管理模式最终需要管理者、专家组根据耐药结核病病情和治疗状况、患者本人和家属意愿、社区或单位具体情况、区域性结核病防治规划中耐药结核病防治措施等各方信息汇总后集体讨论决定。

（许明昭）

第十章 临床营养

第一节 营养与健康

一、我国居民的健康状况与营养问题

（一）慢性病严重危害人体健康，带来沉重社会经济负担

随着经济的快速发展，我国居民的膳食营养和健康状况有了很大的改善，儿童青少年平均身高、体重增加，营养不良率下降。然而，部分人群膳食结构不合理及身体活动不足，引起肥胖、高血压、糖尿病、血脂异常等慢性病的发病和死亡增加，已成为威胁国民健康的突出问题。

2012 年，全国 18 岁及以上成人超重率为 30.1%，肥胖率为 11.9%，高血压患病率为 25.2%，糖尿病患病率为 9.7%。与 2002 年相比，患病率呈上升趋势。40 岁及以上人群慢性阻塞性肺病患病率为 9.9%。根据 2013 年全国肿瘤登记结果分析，我国癌症发病率为 235/10 万，肺癌和乳腺癌分别位居男、女性发病首位，10 年来我国癌症发病率呈上升趋势。2012 年全国居民慢性病死亡率为 533/10 万，占总死亡人数的 86.6%。心脑血管病、癌症和慢性呼吸系统疾病为主要死因，占总死亡的 79.4%，其中心脑血管病死亡率为 271.8/10 万，癌症死亡率为 144.3/10 万（前 5 位分别是肺癌、肝癌、胃癌、食管癌、结直肠癌），慢性呼吸系统疾病死亡率为 68/10 万。有报告指出，45% 的慢性病患者死于 70 岁之前，全国因慢性病过早死亡占早死总人数的 75%。在我国由于慢性病造成的疾病负担占总疾病负担的 70%，对家庭和社会造成极大的经济负担，是家庭因病致贫返贫的重要原因。

（二）营养不足与营养过剩并存

1.营养不足

我国居民仍然存在营养缺乏的问题，如营养不良及钙、铁、维生素 A、维生素 D 等微量营养素缺乏，特别是在贫困地区居民及儿童、孕妇和老年人等特殊人群中，营养不良的挑战依然较大。

（1）生长迟缓和消瘦：《中国居民营养与慢性病状况报告（2015）》（以下简称《报告》）显示，2012 年，我国 6~17 岁儿童发育迟缓率和消瘦率分别为 3.2% 和 9.0%，与 2002 年相比，分别下降了 3.1% 和 4.4%。总体上看，6~17 岁儿童青少年生长迟缓近年来持续下降，已不是主要营养问题，但在贫困农村地区，还需要给予关注。消瘦仍然是 6~17 岁儿童青少年主要的营养不良问题，大城市、中小城市、普通农村和贫困农村依次加重。

（2）成人营养不良：《报告》显示，2012 年全国 18 岁及以上居民营养不良率为 6.0%，虽然比 2002 年降低了 2.5%，多数群体营养不良率有所降低，但农村 60 岁及以上老年人营养不良率为 8.1%，需要予以重视。

（3）贫血：2012 年，我国 6 岁及以上居民贫血率为 9.7%，其中 6～11 岁儿童和孕妇贫血率分别为 5.0% 和 17.2%，虽然较 2002 年有明显下降，但仍需重视。

2.营养过剩

营养过剩造成的营养性疾病，如超重肥胖、血脂异常、糖尿病等发生率却呈现快速增加的趋势。

（1）超重肥胖：2012 年，我国成年居民超重率为 30.1%，肥胖率为 11.9%，比 2002 年上升了 7.3% 和 4.8%，6～17 岁儿童青少年超重率为 9.6%，肥胖率为 6.4%，比 2002 年上升了 5.1% 和 4.3%，农村增长幅度高于城市。

（2）高血压：2012 年，我国成年居民的高血压患病率为 25.2%，呈上升趋势，其中 60 岁及以上老年人超过一半人患高血压。儿童青少年的高血压患病率有所升高，呈现低龄化的趋势。

（3）糖尿病：我国成年居民糖尿病患病率为 9.7%，60 岁及以上人群为 19.6%。

（4）血脂异常：我国成年居民高胆固醇血症患病率为 3.3%，其中城市老年人高达 6.4%；高甘油三酯血症患病率为 11.3%。

二、我国居民的营养需要与食物选择建议

"营养"作为一个专业术语，与我们日常所说"食物有营养"中的"营养"不同。这里的"营养"是指一个动态的过程，也是人体利用食物维持生理需要的过程。因此，"营养"的定义是指人体通过摄取食物，经过体内消化、吸收和代谢，利用食物中对身体有益的物质作为构建机体组织器官的材料、满足生理功能和身体活动需要的过程。

食物里包含很多物质，有的具有营养作用，有的具有药用作用，有的还可能有些毒副作用，只有那些可以给人提供能量、提供构建组织器官的"建筑材料"、提供维持人类生命活动所必需的有益物质才可以被称为"营养素"。

蛋白质、脂类和碳水化合物因为需要量多，每天从食物中获取的量也较多，被称为宏量营养素，是提供能量的三大物质。矿物质和维生素的需要量相对较少，每天从食物中获取的也较少，被称为微量营养素。目前已证实人类必需的营养素有 40 余种，这些营养素大多必须通过食物摄入来满足人体需要。

因此，食物中对人体具有营养功能的物质称为"营养素"，它包括蛋白质、脂类、碳水化合物、矿物质、维生素和水六大类。

营养素需要量是指机体为了维持健康和活跃的生活，在一段时间内平均每天需要获得的各种营养素的最低量。制定营养素需要量的目的是为了指导膳食，确保大多数人能够满足健康需要，因此，营养素需要量是针对人群而不是针对每一个人制定的。

膳食营养素参考摄入量（DRIs）是一组每天平均膳食营养素摄入量的参考值，针对人体所需的主要营养素，从 7 个方面定义其需要量。①平均需要量（EAR）：EAR 是根据个体需要量的研究资料制订的营养素摄入水平；该摄入水平可以满足某一特定性别、年龄及生理状况群体中 50% 个体需要量，但不能满足群体中另外 50% 个体对该营养素的需要。②推荐摄入量（RNI）：RNI 是可以满足某一特定性别、年龄及生理状况群体中绝大多数（97%～98%）个体营养需要量

的摄入水平。③适宜摄入量(AI)：AI 是个体需要量的研究资料不足不能计算 EAR 和 RNI 时，通过观察或实验获得的健康人群某种营养素的摄入量。④可耐受最高摄入量(UL)：UL 是平均每天摄入营养素的最高量。当摄入量超过 UL 时，损害健康的危险性随之增大。有些营养素没有足够的资料来制定其 UL，并不意味着过多摄入没有潜在的危害。⑤宏量营养素可接受范围(AMDR)：AMDR 是脂肪、蛋白质和碳水化合物理想的摄入量范围。⑥预防非传染性慢性病的建议摄入量(PI-NCD)：简称 PI(建议摄入量)，是以非传染性慢性病(NCD)一级预防为目标的必需营养素的每天摄入量。当 NCD 易感人群摄入量接近或达到 PI 时可降低发生 NCD 的风险。⑦特定建议值(SPL)：除营养素以外具有改善人体生理功能、预防慢性疾病的某些膳食成分的每天摄入量。当某些疾病易感人群这些成分摄入量接近或达到 SPL 时有利于健康。

(一)能量基本概念和需要量

能量是人类赖以生存和生命活动的基础。人类生命的维持、生长发育和身体活动等，都离不开能量，就如同汽车在马路上行驶离不开汽油一样。离开了能量，生命就会停止。能量来源于日常所吃的各种食物之中。食物中只有三种营养素可以提供能量，即碳水化合物、蛋白质和脂肪。这三种营养素各自提供的能量是不同的，占总能量的比例也不一样。能量的国际单位是焦耳(J)，目前营养学上更多应用的能量单位是千卡(kcal)，其换算关系如下：1 kcal＝4.184 kJ，1 kJ＝0.239 kcal。1 g 碳水化合物和 1 g 蛋白质提供的能量都为 4 kcal，而 1 g 脂肪提供的能量为 9 kcal。

《中国居民膳食营养素参考摄入量(2013)》中，可以根据自己的年龄、性别、劳动强度和生理状况，查找适合自己的能量需要量。如果体重过轻或过重，则需要调整能量的摄入。比如一个体重正常的健康成年人，劳动强度不强的情况下，每天需要能量 9 204.8～9 623.2 kJ。

(二)营养素基本概念和需要量

1.蛋白质

蛋白质是一种含氮的有机化合物，除了提供能量外，也是人体重要的组成成分。它是儿童少年生长发育所必需的营养素，参与组成人体细胞和各种组织如肌肉、毛发、血液等。人体细胞中除水分外，蛋白质约占细胞内物质的 80%。身体的生长发育可视为蛋白质的不断积累过程，成年人组织的更新也需要摄入足够的蛋白质，身体受伤后也需要蛋白质作为修复材料。同时，蛋白质在体内是构成多种生物活性物质的成分，如促进食物消化、吸收和利用的酶蛋白，维持机体免疫功能的免疫蛋白，携带、运送氧的血红蛋白等。一切生命的表现形式，本质上都是蛋白质功能的体现。

根据《中国居民膳食营养素参考摄入量(2013)》，一个体重正常的健康成年男性，每天需要蛋白质 65 g。

2.碳水化合物

碳水化合物也叫糖类，由碳、氢、氧三种元素组成。它是人体最主要、最经济的能量来源。另外，碳水化合物也是构成生命细胞的主要成分。它是生命细胞结构的主要成分及主要功能物质，其生理功能主要包括储存和提供能量，构成组织及重要生命物质，节约蛋白质，抗生酮和解毒作用，增强肠道功能等。大脑工作时，只有碳水化合物才可以为大脑提供能量，所以糖类对于脑力劳动者来说，是非常重要的。

碳水化合物尽管也被称为糖类，但是和我们平常吃的糖果、白糖、红糖等是不同的。我们平常吃的糖属于碳水化合物的一种，但碳水化合物种类很多，几乎所有的食物都含有碳水化合物，如米面中的淀粉、牛奶中的乳糖、水果蜂蜜中的果糖、甘蔗中的蔗糖、肉中的糖原等。尽管碳水化合物是身体所必需的,但也不能多吃白糖等糖果类,更不能用它来代替日常其他食物,否则就有可能导致营养不良,或因能量过剩造成肥胖,还有可能患上龋齿。

人体中碳水化合物的存在形式主要有葡萄糖、糖原和含糖的复合物三种。碳水化合物的食物来源根据其种类而不同:膳食中淀粉的来源主要是粮谷类和薯类,粮谷类一般含碳水化合物60%～80%,薯类含15%～29%,豆类为40%～60%;单糖和双糖的来源主要是蔗糖、糖果、甜食、糕点、甜味水果、含糖饮料和蜂蜜等。碳水化合物(主要是淀粉和少量糖)以占能量55%～65%计算,每天300～400 g。

3.脂类

脂肪也发挥着十分重要的作用。脂肪能提供能量,1 g脂肪产生的能量是9 kcal,要比1 g碳水化合物或蛋白质产生的能量(4 kcal)高2倍多;脂肪是组成人体的重要成分,人体的每一个细胞,包括大脑、神经等都离不开脂肪;脂肪除了本身能提供脂溶性维生素外,还是人体吸收脂溶性维生素(如维生素A、维生素D、维生素E等)的必需条件;脂肪中的"必需脂肪酸"是生长发育过程中必不可少的,只能由脂肪来提供;皮肤下的脂肪有助于保温,腹腔内的脂肪有利于保护身体内的各个脏器,使胃、肠、肝脏等隔离开,不让它们随着身体的移动而互相碰撞;食物中的脂肪具有促进食欲的作用。因此,脂肪也是人体所必需的营养素。脂肪的需要量可以按照能量的20%～30%计算,每天最多不要超过80 g。

4.矿物质

矿物质是一组无机元素。矿物质中有7种(钙、磷、钠、钾、硫、氯、镁)在人体内含量较多,称为常量元素;还有8种在人体内含量较少,称为微量元素,如铁、锌、硒、碘等。

这些无机元素是构成身体结构和组织、维持生命活动和保证生长发育不可缺少的营养素,如钙、磷是构成牙齿和骨骼的主要原材料,铁是红细胞中血红蛋白的原料,参与人体内氧的转运和交换等。这15种矿物质中任何一种摄入不充足,都会对健康造成危害,如铁缺乏会导致缺铁性贫血,不但会影响儿童少年的生长发育,还会影响智力发育;缺钙会影响儿童身体的生长,老年人发生骨质疏松;缺碘会造成呆小症,个子矮小,智力障碍。矿物质中钙应保证800 mg/d;男性铁应保证12 mg/d,女性因容易发生缺铁性贫血应摄入20 mg/d;锌约12.5 mg/d;碘为120 μg/d。

人体需要的钠主要从食物中来,食盐、酱油、味精、酱和酱菜、腌制食品等都可以提供较多的钠,肉类和蔬菜也可以提供少部分钠。预防非传染性慢性病钠的建议摄入量(PI)2 g,我国成人一般日常所摄入的食物本身大约含有钠1 g,需要从食盐中摄入的钠为1 g左右,因此,实际在每天食物的基础上,摄入3 g食盐就基本上达到人体钠的需要,由于人们的膳食习惯和口味的喜爱,盐的摄入都远远超过3 g的水平。世界卫生组织建议健康成年人一天食盐(包括酱油和其他食物中的食盐量)的摄入量是5 g。

5.维生素

维生素是一类有机化合物,天然存在于各类食物中,人体几乎不能合成。维生素参与了人体的很多生理活动,虽然每天需要的量不多,但是对维持生命和健康作用很大。根据溶解性将维生素可以分为两大类:脂溶性维生素和水溶性维生素。脂溶性维生素只能溶解于油脂,有维生素A、维生素D、维生素E、维生素K等,这类维生素在肠道内必须借助脂肪才能吸收。水溶性维生素只能溶解于水,包括维生素B_1、维生素B_2、维生素C、叶酸、维生素B_6、维生素B_{12}等。

脂溶性维生素被机体吸收后,除了满足机体的需要之外,如有多余则在体内贮存起来。所以,如果长期过量服用脂溶性维生素(如鱼肝油)可引起中毒。水溶性维生素进入体内极少贮存,多余的维生素会很快随尿液排出体外。所以,每天必须从食物中获取,如果供给不足,则很容易出现缺乏症。对于维生素,维生素 A 应保证每天摄入 800 μg,维生素 D 为 10 μg,维生素 B_1、维生素 B_2 分别为 1.4 mg,维生素 C 为 100 mg。

6.水

水是人类赖以生存、维持基本生命活动的物质。体内水的来源有饮水、食物中含的水和体内代谢产生的水。水的排出主要通过肾脏,以尿液的形式排出,其次是经肺呼出、经皮肤和随粪便排出。进入体内的水和排出来的水基本相等,处于动态平衡。

一个人可以几天不吃饭,只要能保证供应足够的水分,即使体重减轻 40% 也还不会死亡。但如果几天没有水喝,我们的皮肤要丢失水,排尿要丢失水,当失去的水分仅占体重的 2% 时,就会出现口渴、少尿;当失水达到体重的 10% 以上时,可出现烦躁、眼球内陷、皮肤失去弹性、全身无力、血压下降;当失水超过体重的 20% 时,人就会死亡。由此可见,水也是人体必不可少的营养素之一。

水的需要量主要受年龄、环境温度、身体活动等因素的影响。一般来说,健康成人每天水的总摄入量为 3 000 mL(男)/2 700 mL(女);适宜饮水量为 1 700 mL(男)/1 500 mL(女)。在高温或强体力劳动的条件下,应适当增加。饮水不足或过多都会对人体健康带来危害。饮水应少量多次,要主动,不要感到口渴时再喝水。饮水最好选择白开水。

三、食物营养价值特点

营养价值是指食物中营养素及能量满足人体需要的程度。各种食物可提供的营养成分存在一定的差异,其营养价值也就不同。例如,谷类食物能提供较多的碳水化合物和能量,但其蛋白质的营养价值较低;蔬菜水果能提供丰富的维生素、矿物质和膳食纤维,但蛋白质、脂肪的营养价值较低。即使是同一种食物由于品种、产地、贮藏烹调方式等不同,其营养价值也不完全相同。所以,食物的营养价值是相对的。

《中国居民膳食指南》根据食物的营养成分把食物分成了以下 5 个大类:①谷类及薯类,包括米、面、杂粮、马铃薯等,是我国居民膳食的基本食物。谷类包括米、面、杂粮,薯类包括马铃薯、甘薯、木薯等。②动物性食物,包括肉、禽、鱼、奶、蛋等。③豆类和坚果,包括大豆及其制品,其他干豆类及花生、核桃、杏仁等坚果类。④蔬菜、水果和菌藻类。⑤纯能量食物,包括动植物油、淀粉、食用糖及酒类等。

(一)谷类及薯类的营养价值特点

谷物食物是中国传统膳食中最主要的能量来源,也是碳水化合物、蛋白质、膳食纤维和 B 族维生素的主要来源,对健康的作用不容忽视。淀粉是谷类的最主要成分。在蒸煮过程中淀粉会吸收水分、膨胀、糊化,糊化越完全越容易消化,相对来讲,籼米不如粳米易消化。在矿物质方面,谷类中虽也含有一定的矿物质,如钙等,但由于吸收较差,因此并非是钙的良好来源。

完整的谷粒分为谷皮、糊粉层、谷胚和胚乳,谷皮中含纤维素和半纤维素,糊粉层含蛋白质和 B 族维生素,谷胚中富含 B 族维生素和维生素 E,胚乳中含淀粉和少量蛋白质。由于各种营养素的分布不均匀性,在加工中易造成一些成分的损失。谷类对 B 族维生素(如维生素 B_1、烟酸、生物素)的贡献非常重要,由于主要分布在胚芽部,加工时越精损失越多。加工精度高的大米、面粉可以满足人们的口感喜好,但从营养学角度讲加工精度高并不意味着营养价值高,加工过精的大米白面损失了大量营养素,特别是 B 族维生素和矿物质。因此,尤其在食物种类相对较少的农村地区更应避免吃精米精面,以免造成维生素和矿物质缺乏。此外,烹调方式包括在淘洗中容易造成水溶性维生素及矿物质的损失及在蒸煮中也会损失维生素。

薯类主要包括马铃薯、甘薯、木薯、红薯、芋头及山药等,不同种类的薯类所含的营养成分略有不同。薯类也是高淀粉食物,其含量甚至比谷类食物还高;所含的蛋白质量不高,但属于完全蛋白。因此很多国家和地区会把薯类当作主食,在膳食设计时也常把薯类与谷物互换。薯类食物膳食纤维丰富,是谷类的 1～2 倍,主要包括纤维素、半纤维素、果胶等,有利于肠道健康。另外,薯类中含有胡萝卜素和维生素 C,这在谷类食物中是很难得的,而且其矿物质含量也较为丰富。

(二)动物性食物的营养价值特点

蛋白质中氨基酸种类多,各种必需氨基酸的构成比例与人体接近,氨基酸的利用率高,也就是蛋白质的营养价值高,这种蛋白质称之为优质蛋白质。肉、禽、鱼、奶、蛋均属于动物性食物,是人类优质蛋白质、脂类、脂溶性维生素、B 族维生素和矿物质的良好来源。

猪、牛、羊等畜肉类食物及其制品可以提供优质蛋白质和脂肪。由于品种、饲养环境和部位不同,肉中蛋白质和脂肪含量差异很大。畜肉的肌肉组织,也就是常说的"瘦肉"(里脊、臀尖、排骨、肋条等)中蛋白质含量较高。畜肉除动物皮属于胶原蛋白外,大部分蛋白质属于优质蛋白质。畜肉的脂肪无处不在,不要说肥膘,即便是看不到一点白的"瘦猪肉"脂肪含量也至少有 8%,有的高达 30% 以上。畜肉中的脂肪以饱和脂肪酸为主,同时胆固醇含量也相当高,如果吃得过多会引起血胆固醇升高,因此应与其他来源的油脂配合食用。此外,在矿物质方面,瘦肉中的含量高于肥肉中的,如磷、硫、钾、钠等。畜肉的维生素以维生素 A、维生素 B_{12} 和烟酸为主。

禽类的营养价值与畜肉非常相近。禽肉类蛋白质大部分存在于肌肉组织中,如胸脯肉、翅膀、腿肉,属优质蛋白质。禽肉中脂肪含量因品种、年龄、肥瘦程度、养殖方法及部位不同有较大差异,总体来说一般在 5%～30%,低于猪肉,其中肥鸡、鸭和鹅肉的脂肪含量较高;如果是带皮禽肉,尤其是鸭皮,脂肪含量猛增至 50%～60%,所以在享受鸭皮独特美味的同时,不要吃得太多。禽肉和动物血中铁含量丰富,生物利用率高,是膳食铁的良好来源。此外,在矿物质方面,禽肉中也含钾、钙、钠等,其中硒的含量高于畜肉。

水产品可分为鱼类、甲壳类和软体类,是蛋白质的良好来源。鱼类食物中蛋白质含量一般为 15%～20%,含有人体必需的各种氨基酸,属于优质蛋白质。水产品脂肪含量与组成上与畜肉有很大不同:总体来讲,水产品的脂肪含量明显低于畜肉类,蟹、河虾、软体动物等的脂肪含量较低,但在脂肪组成上以不饱和脂肪酸为主,吸收率较高。在矿物质方面,水产品中含量丰富,如钙含量远比畜、禽肉高,且虾皮是钙的良好来源;海鱼、藻类中碘含量丰富,可辅助预防碘缺乏病;鱼类含锌、铁、硒也较丰富。鱼类肝脏和鱼油是维生素 A 和维生素 D 的重要来源,维生素 E 和维生素 B_1、B_2 和烟酸等 B 族维生素含量也较高,贝类食物中维生素 E 含量较高。因此,日常膳食中应经常食用水产品。

奶类含有丰富的蛋白质、脂肪、碳水化合物、维生素和矿物质。奶类中蛋白质大体可以分为酪蛋白和乳清蛋白,易消化、易吸收,属于优质蛋白质。乳品中脂肪的组成比较复杂,含有多达 400 种的脂肪酸,其中短链脂肪酸含量较高,具有良好的风味,易被人体消化吸收。奶类中天然的碳水化合物主要为乳糖,在体内需要特定的酶水解为半乳糖和葡萄糖后再吸收,而部分人会出现饮后不适症状,可以选择酸奶或乳糖水解奶缓解这些不适症状。另外,奶类是钙的良好来源,奶类中的钙吸收好,奶类中还含有人体所需的各种维生素,特别是维生素 B_2。根据奶制品的加工方式不同又各具营养特色:酸奶是用有益菌发酵后生产的奶制品,和原奶相比基本营养物质相似,而且不会出现乳糖相关的不适症状;配方奶是在原奶基础上按照不同人群的营养需要进行了复配营养成分的产品;奶油或黄油主要提取了乳品中的脂肪成分;奶酪主要是蛋白质;炼乳相对来讲营养价值较低,无论蛋白质还是脂肪含量都比较低,并且添加了很多糖;乳饮料是以乳类为原料之一配制的饮料产品,不可用来代替原奶。

和其他食物相比,蛋类的营养价值相对较高。从蛋白质来看,无论是蛋清中的蛋白还是蛋黄中的卵黄磷蛋白和卵黄球蛋白,都属优质蛋白质。鸡蛋中 98% 的脂肪集中在蛋黄内,分散成细小颗粒,易于消化吸收。此外,蛋类食物几乎含有所有的维生素,特别富含叶酸、生物素等与细胞核及 DNA 合成密切相关的物质。在矿物质方面,蛋黄也是钙、镁、锌、硒的良好来源,但受到饲料来源的影响较大。但要注意的是,蛋类中胆固醇含量较高,所以不宜过多进食。

(三)大豆和坚果的营养价值特点

豆类大致可分为大豆及其他豆类,常见的有黄豆、青豆、黑豆、豌豆、蚕豆、绿豆、红豆、豇豆、芸豆等。大豆的根系有非常强的固氮作用,蛋白质含量较高,氨基酸组成接近人体需要,而且富含谷类蛋白较为缺乏的赖氨酸,属优质蛋白质。大豆中脂肪含量达 15%~20%,可作为油料作物。大豆的碳水化合物中,有一半是不能被人体消化吸收的棉籽糖、木苏糖等大豆低聚糖,在肠道微生物作用下可发酵产生气体,具有促进肠道蠕动、降低血糖的作用。此外,大豆中还含有丰富的钙、维生素 B_1、维生素 B_2 和维生素 E,并且含有磷脂、异黄酮、植物固醇等多种植物化学物质,具有健脑、降低血脂和抗氧化等作用。其他豆类的蛋白质含量中等,脂肪含量极少,碳水化合物含量较高,其他营养素近似大豆。

坚果类包括富含油脂的坚果,如杏仁、南瓜子等蛋白质含量较高;淀粉类坚果,如栗子、莲子等蛋白质含量稍低。坚果中的蛋白质一般需要与其他食品互补后才具有较好的生物学价值。坚果中脂肪含量较高,特别是富含油脂的坚果中脂肪含量通常在 40% 以上,其中所含的脂肪酸多为不饱和脂肪酸,是人体必需脂肪酸的来源。富含油脂的坚果其碳水化合物含量较低,淀粉类坚果碳水化合物含量较高。坚果类的膳食纤维含量较高。此外,坚果类也是维生素 E 和 B 族维生素的良好来源。虽然营养丰富,但坚果的能量很高,要注意适量,不可过量食用。

(四)蔬菜、水果和菌藻类的营养价值特点

从形态、部位来分,蔬菜可以分为根茎类、叶菜类、鲜豆类、瓜类、茄果类、花等。从食物成分来看,蔬菜水分含量高,蛋白质和脂肪含量大多很低,碳水化合物以多糖为主,是维生素 C、胡萝卜素、维生素 B_2 和叶酸等维生素、矿物质及植物化学物的主要来源。不同种类的蔬菜又各有特色,如根茎类蔬菜含较多的碳水化合物,比如藕的淀粉含量达 15%;茎菜膳食纤维较高;叶菜是蔬菜中营养最为丰富的一类食物,维生素 C、叶酸、维生素 B_2 含量丰富;深色蔬菜胡萝卜素含量较高,而且是钾、钙、镁、铁等矿物质的重要来源;茄果类以维生素 C、类胡萝卜素见长;瓜类因水分含量高清脆爽口,可直接食用。由于蔬菜中存在的草酸会影响所含钙和铁的吸收,利用率并不很高,但如果烹调前用开水焯一下,可去除部分草酸。

水果是味甜多汁的植物性食物的总称,可以不经烹调直接食用,感官外形清新爽口,其营养价值因水果构成各有差异。大多数水果分为果皮、果肉及果仁三部分,不同部位具有不同的营养物质:果皮往往含有丰富的色素、维生素和膳食纤维,果肉含有丰富的糖分、有机酸,果仁作为种子含有丰富的蛋白质、脂肪和矿物质。很多水果中的糖是成熟过程中由淀粉分解而来,所以越熟的水果越甜。除了葡萄糖外,水果富含果糖。和其他食品相比,水果含有非常丰富的维生素 C、B 族维生素,钾、镁等矿物元素,并且含有多种有益健康的生物活性物质,如橘子、柿子等黄红色水果中含有类胡萝卜素,柠檬、枇杷中含有黄酮类物质,柠檬、苹果等水果中含有有机酸及樱桃、草莓、葡萄中含有花青素等。这类生物活性物质通常具有非常强的抗氧化、抗衰老作用,对心脑血管有保健作用。由于水果特殊的营养特点,鼓励大家多吃水果,且不宜用蔬菜替代。

菌藻类食物包括食用菌和藻类,如海带、紫菜、菇类等,其特点是能量低,脂肪含量少,维生素 C 含量不高,但维生素 B_2、烟酸和泛酸等 B 族维生素含量较高,还含有丰富的矿物质,尤其是钾、铁、锰、锌。菌藻类食物还富含蛋白质,其中蛋氨酸和胱氨酸都极丰富,一般动物性食物中相对缺乏这两种氨基酸,所以菌藻类适宜与动物性食物搭配食用,提高蛋白质的生物利用率。另外,菌藻类食物还含有丰富的多糖,这些多糖在调节免疫力、降血脂方面具有重要作用。

(五)纯能量食物的营养价值特点

顾名思义,纯能量食物主要是提供能量。这类食物包括动植物油、淀粉、食用糖和酒类。但动植物油含有的脂肪是脂溶性维生素能被肠道吸收的必要条件,还可以提供维生素 E 和必需脂肪酸。

四、中国居民膳食指南

平衡膳食是指膳食中所含的营养物质种类齐全、数量充足、比例适当,所供给的营养素与机体的需要保持平衡。正是因为人体必需的营养素有 40 多种,而各种营养素的需要量又各不相同,并且每种天然食物中营养成分的种类和数量也各有不同,所以必须由多种食物合理搭配才能组成平衡膳食,即从食物中获取营养成分的种类和数量应能满足人体的需要而又不过量,使蛋白质、脂肪和碳水化合物提供的能量比例适宜。中国居民平衡膳食宝塔就是将五大类食物合理搭配,构成符合我国居民营养需要的平衡膳食模式。

《中国居民膳食指南》根据平衡膳食理论,提供了最基本、科学的健康膳食信息,对各年龄段的居民摄取合理营养和避免由不合理的膳食带来疾病具有普遍的指导意义。长期坚持《中国居民膳食指南》的膳食原则,就可以预防营养失衡引起的疾病,使机体处于良好的健康状态,最终达到合理营养、平衡膳食、促进健康的目标。

(一)食物多样,谷类为主,粗细搭配

人体对各种营养物质的需求数量需要保持一定的比例关系,各种营养素在体内发挥作用时是互相依赖、互相影响、互相制约的关系。各类食物所含的营养物质不完全相同,且各种食物各有其营养优势。食物没有好坏之分,但如何选择食物的种类和数量来搭配膳食却存在着合理与否的问题。平衡膳食必须由多种食物组成,才能满足人体各种营养需求。此外,随着科学的发展,植物化学物质及其生物活性还将不断被发现,只有摄取多样化的膳食,才能获得足够对健康有益的植物化学物质。在不改变能量摄入总量的基础上,同类食物间一定程度上可以互换,以保证食物的多样化。

坚持谷类为主,就是为了保持我国膳食的良好传统,强调膳食中谷类食物应是提供能量的主要来源,应达到 50% 以上。谷类为主的膳食模式既可提供充足的能量,又可避免高能量、高脂肪和低碳水化合物膳食的弊端,有利于预防相关慢性病的发生。谷类食物是人体能量的主要来源,也是最经济的能源食物,一般成年人每天应保持适量的谷类食物摄入。中国居民平衡膳食宝塔建议每天摄入 250～400 g。

此外,要注意粗细搭配,经常吃一些粗粮、杂粮和全谷类食物。稻米、小麦不要研磨得太精,否则谷类表层所含维生素、矿物质等营养素和膳食纤维大部分会流失到糠麸之中。而且,适当多吃粗粮有利于防止肥胖、糖尿病和高血糖的发生。每天最好能摄入 50～100 g 的粗粮。

（二）多吃蔬菜水果和薯类

蔬菜水果是维生素、矿物质、膳食纤维和植物化学物质的重要来源,水分多、能量低,是平衡膳食的重要组成部分,也是中国传统膳食重要特点之一。薯类富含淀粉、膳食纤维及多种维生素和矿物质。含有丰富蔬菜、水果和薯类的膳食对保持身体健康,维持肠道正常功能,提高免疫力,降低患肥胖、糖尿病、高血压等慢性疾病风险具有重要作用。

我国膳食指南强调增加蔬菜和水果的摄入种类和数量,中国居民平衡膳食宝塔推荐成年人每天吃蔬菜 300～500 g,最好深色蔬菜约占一半,水果 200～400 g。

近二十年来,我国居民薯类的摄入量明显下降:平均每标准人日薯类摄入量在 1982 年为 179.9 g,而 2002 年下降到 49.1 g。中国居民平衡膳食宝塔建议适当增加薯类的摄入,每周吃 5 次左右,每次摄入 50～100 g。薯类最好用蒸、煮、烤的方式,可以保留较多的营养素。尽量少用油炸方式,减少食物中油和盐的含量。

（三）每天吃奶类、大豆或其制品

奶类营养成分齐全,除含丰富的优质蛋白质和维生素外,含钙量较高,且利用率也很高,是膳食钙质的极好来源。大量研究表明,儿童少年饮奶有利于其生长发育,增加骨密度,从而推迟成年后发生骨质疏松的年龄;中老年人饮奶可以减少骨质丢失,有利于骨健康。

中国居民营养与健康状况调查结果显示,我国居民平均每天钙摄入量约为 400 mg,不足膳食参考摄入量的一半;奶类制品每人每日标准摄入量为 26.5 g。目前我国居民膳食钙的主要来源是蔬菜和谷薯类食物,奶类或其制品提供的钙不到 7%。考虑到我国居民膳食钙的摄入量远远低于推荐摄入量。因此,应大大提高奶类的摄入量以改善我国居民营养健康状况。中国居民平衡膳食宝塔建议每人每天饮奶 300 g 或食用其他相当量的奶制品,可获得约 300 mg 钙,再加上其他食物中的钙,基本能够满足人体钙的需要。对于饮奶量更多或有高血脂和超重肥胖倾向者,应选择低脂、脱脂奶及其制品。

同时,2002 年中国居民营养与健康状况调查结果显示,我国居民平均每人每天的干豆类摄入量为 4.2 g,豆制品摄入量为 11.8 g,远低于中国居民平衡膳食宝塔的建议摄入量 50 g。大豆及其制品营养丰富,也是重要的优质蛋白质来源。为提高农村居民的蛋白质摄入量及防止城市居民过多消费肉类带来的不利影响,应适当多吃大豆及其制品,建议每人每天摄入 40 g 大豆或相当量的豆制品。以所提供的蛋白质计,40 g 大豆分别约相当于 200 g 豆腐、100 g 豆腐干、30 g 腐竹、700 g 豆腐脑、800 g 豆浆。豆浆中蛋白质含量与牛奶相当,且易于消化吸收,其饱和脂肪酸、碳水化合物含量低于牛奶,也不含胆固醇,适合于老年人及心血管疾病患者饮用;但豆浆中钙和维生素 C 含量远低于牛奶,锌、硒、维生素 A、维生素 B_2 含量也比牛奶低,它们在营养上各有特点,两者最好每天都饮用。

（四）常吃适量的鱼、禽、蛋和瘦肉

随着经济的发展和生活的改善,人们倾向于食用更多的动物性食物和油脂。目前我国部分城市居民食用动物性食物较多,尤其是食入的猪肉过多,应调整肉食结构,适当多吃鱼、禽肉,减少猪肉摄入。相当一部分城市和多数农村居民平均吃动物性食物的量还不够,应适当增加。

鱼类脂肪含量一般较低,且含有较多的多不饱和脂肪酸,有些海产鱼类富含二十碳五烯酸

(EPA)和二十二碳六烯酸(DHA),对预防血脂异常和心脑血管病等有一定作用。禽类脂肪含量也较低,且不饱和脂肪酸含量较高,其脂肪酸组成也优于畜类脂肪。蛋类富含优质蛋白质,各种营养成分比较齐全,是很经济的优质蛋白质来源。畜肉类一般含脂肪较多,能量高,但瘦肉脂肪含量较低,铁含量高且利用率好。肥肉和荤油为高能量和高脂肪食物,摄入过多往往会引起肥胖,并且是某些慢性病的危险因素,应当少吃。

鱼、禽、蛋和瘦肉均属于动物性食物,是优质蛋白质、脂类、脂溶性维生素、B族维生素和矿物质的良好来源,尤其富含赖氨酸和蛋氨酸,如与谷类或豆类食物搭配食用,可明显发挥蛋白质互补作用。这些动物性食物是平衡膳食的重要组成部分。

根据2002年中国居民营养与健康状况调查的结果,在一些比较富裕的家庭中动物性食物的消费量已超过了谷类的消费量,这类膳食提供的能量和脂肪过高,且一般都含有一定量的饱和脂肪和胆固醇,而膳食纤维过低,摄入过多可能增加心血管病的罹患危险性。中国居民平衡膳食宝塔推荐成人每天摄入鱼虾类50～100 g,畜禽肉类50～75 g,蛋类25～50 g。

(五)减少烹调油用量,吃清淡少盐膳食

脂肪是人体能量的重要来源之一,并可提供必需脂肪酸,有利于脂溶性维生素的消化吸收,但是脂肪摄入过多是引起肥胖、高血脂、动脉粥样硬化等多种慢性疾病的危险因素之一。膳食盐的摄入量过高与高血压的患病率密切相关。《中国居民营养与慢性病状况报告(2015)》显示,我国居民平均每天摄入烹调油40 g,已远高于膳食指南的推荐量;每天食盐平均摄入量为10.5 g,是世界卫生组织建议值的2.4倍。建议我国居民应养成吃清淡少盐膳食的习惯,即膳食不要太油腻,不要太咸,不要摄食过多的动物性食物和油炸、烟熏、腌制食物。中国居民平衡膳食宝塔其中建议每人每天烹调油用量不超过25 g;食盐摄入量不超过6 g,包括酱油、酱菜、酱中的食盐量。

采用以下方法可有效控制烹调油或盐的使用,并烹制出美味佳肴:合理选择有利于健康的烹调方法,如蒸、煮、炖、焖、水滑熘、拌、急火快炒等,用煎的方法代替炸也可减少烹调油的摄入;坚持家庭定量烹调油或盐,控制总量,可将全家每天应该食用的油或盐倒入一量具内,炒菜用油或盐均从该量具内取用。逐步养成习惯,久之,控制烹调油或盐用量,对防治慢性疾病大有好处。

(六)食不过量,天天运动,保持健康体重

进食量和运动量是保持健康体重的两个主要因素,食不过量指每天摄入的各种食物所提供的能量不宜超过人体所需要的能量。由于生活方式的改变,我国居民的身体活动减少,进食量却相对增加,我国超重和肥胖的发生率正在逐年增加,这是心血管疾病、糖尿病和某些肿瘤发病率增加的主要原因之一。各种食物所提供的能量应能满足人体需要,体重过高和过低都是不健康的表现,易患多种疾病,危害健康。所以,适当限制进食量,保持进食量和运动量的平衡,使体重维持在适宜范围。

中国居民平衡膳食宝塔中成年人平均能量摄入是代表人群的平均水平,如城市18～59岁男子为9 204.8 kJ(2 200 kcal),相当于每天摄入的食物量约为谷类300 g,蔬菜400 g,水果300 g,肉、禽和鱼虾150 g,蛋类50 g,豆和豆制品40 g,奶和奶制品300 g,油脂25 g。成年女子每天所需要的能量为7 531.2 kJ(1 800 kcal),相当于每天摄入的食物量约为谷类250 g,蔬菜300 g,水果200 g,肉、禽和鱼虾100 g,蛋类25 g,豆和豆制品30 g,奶和奶制品300 g,油脂25 g。对于具体每个人来讲,由于自身生理条件和日常生活工作的活动量不同,能量需要因人而异。体重是判定能量平衡的最好指标,每个人应根据自身体重及变化适当调整食物的摄入,各类食物的摄入同样应该考虑合理的比例。

身体活动是指日常生活、工作、出行和体育锻炼等各种消耗体力的活动,身体活动在体力付出的同时,肌肉收缩,能量消耗增加。因此,走路、骑自行车、打球、跳舞、上下楼梯、清扫房间等都是身体活动的不同形式。体育锻炼是一种以健身为目的的主动身体活动,如参加跑步、体操、球类、游泳、太极拳等运动。运动不仅有助于保持健康体重,还能够降低患高血压、脑卒中、冠心病、2型糖尿病、结肠癌、乳腺癌和骨质疏松等慢性疾病的风险;同时还有助于调节心理平衡,有效消除压力,缓解抑郁和焦虑症状,改善睡眠。中国居民平衡膳食宝塔建议成年人每天进行累计相当于步行6 000步以上的身体活动,每周约相当于40 000步活动量;如果身体条件允许,最好进行30分钟中等强度的运动。

为降低心血管病等慢性疾病的风险,则需要更多的运动,可以是达到中等强度的日常活动,也可以是体育锻炼。每次活动应达到相当于中速步行1 000步以上的活动量,每周累计约20 000步活动量。运动锻炼应量力而行,体质差的人活动量可以少一点;体质好的人,可以增加运动强度和运动量。根据能量消耗量,骑车、跑步、游泳、打球、健身器械练习等活动都可以转换为相当于完成1 000步的活动量。完成相当于1 000步活动量,强度大的活动内容所需的时间更短,心脏所承受的锻炼负荷更大。不论运动强度和内容,适当多活动消耗更多的能量,对保持健康体重更有帮助。

（七）三餐分配要合理,零食要适当

1.三餐分配要合理

一天三餐的时间及食量安排要合理,进餐需定时定量。早餐提供的能量应占全天总能量的25%～30%,午餐应占30%～40%,晚餐应占30%～40%,可根据职业、劳动强度和生活习惯进行适当调整。一般情况下,早餐安排在6:30～8:30,午餐在11:30～13:30,晚餐在18:00～20:00进行为宜。早餐所用时间以15～20分钟,午、晚餐以30分钟左右为宜,不宜过短,也不宜太长。进餐时应细嚼慢咽,不宜狼吞虎咽。三餐定时定量,不宜饥一顿饱一顿。

早餐营养要充足。早餐距离前一晚餐的时间最长,一般在12小时以上;而且作为一天的第一餐,对膳食营养摄入、健康状况和工作或学习效率至关重要。不吃早餐,容易引起能量及其他营养素的不足,降低上午的工作或学习效率。所以,每天都应该吃早餐,并且要吃好早餐。可以根据食物种类的多少来快速评价早餐的营养是否充足:如果早餐中包括了谷类、动物性食物（肉类、蛋）、奶及奶制品、蔬菜和水果等四类食物,则为早餐营养充足;如果只包括了其中三类,则早餐的营养较充足;如果只包括了其中两类或以下则早餐的营养不充足。早晨起床半小时后吃早餐比较适宜。一般情况下,早餐提供的能量应占全天总能量的25%～30%,成年人早餐的能量应为700 kcal左右,谷类为100 g左右,可以选择馒头、面包、麦片、面条、豆包、粥等,适量的含优质蛋白质的食物,如牛奶、鸡蛋或大豆制品,再有100 g的新鲜蔬菜和100 g的新鲜水果。不同年龄、劳动强度的个体所需要的能量和食物量不同,应根据具体情况加以调整。

午餐要吃好。经过上午紧张的工作或学习,从早餐获得的能量和营养不断被消耗,需要进行及时补充,为下午的工作或学习生活提供能量。因此,午餐在一天三餐中起着承上启下的作用。午餐提供的能量应占全天所需总能量的30%～40%,以每天能量摄入9 204.8 kJ的人为例,主食的量应在125 g左右,可在米饭、面食（馒头、面条、麦片、饼、玉米面发糕等）中选择;并按照均衡营养的原则从肉、禽、豆类及其制品、水产品、蔬菜中挑选几种进行搭配,可选择75 g动物性食品、20 g大豆或相当量的制品、150 g蔬菜和100 g水果,以保证午餐中维生素、矿物质和膳食纤维的摄入。

晚餐要适量。晚餐与次日早餐间隔时间很长,所提供能量应能满足晚间活动和夜间睡眠的能量需要,所以晚餐在一天中也占有重要地位。晚餐提供的能量应占全天所需总能量的30%~40%,谷类食物应在125 g左右,可在米面食品中多选择富含膳食纤维的食物如糙米、全麦食物。这类食物既能增加饱腹感,又能促进肠胃蠕动。另外,可选择动物性食品50 g,20 g大豆或相当量的制品,150 g蔬菜,100 g水果。

从事夜间工作或学习的人,对能量和营养素的需要增加。如果晚上工作或学习到深夜,晚饭到睡眠的时间间隔往往在5~6小时或者更长。在这种情况下,一方面要保证晚餐的营养摄入,要吃饱,不宜偏少;另一方面,还要适量吃些食物,以免营养摄入不足,影响工作或学习效率。一杯牛奶,几片饼干,或一个煮鸡蛋,一块点心等,都可以补充一定的能量和营养。

2.合理选择零食

零食作为一天三餐之外的营养补充,可以合理选用,但来自零食的能量应计入全天能量摄入之中。有些人特别注意控制正餐时的食物量和能量摄入,而常常忽视来自零食的能量,在聊天、看电视或听音乐时往往不停地吃零食,结果不知不觉中摄入了较多的能量。合理选择零食,要遵循以下原则。

(1)根据个人的身体情况及正餐的摄入状况选择适合个人的零食,如果三餐能量摄入不足,可选择富含能量的零食加以补充;对于需要控制能量摄入的人,含糖或含脂肪较多的食品属于限制选择的零食,应尽量少吃;如果三餐蔬菜、水果摄入不足,应选择蔬菜、水果作为零食。

(2)一般说来,应选择营养价值高的零食,如水果、奶制品、坚果等,所提供的营养素,可作为正餐之外的一种补充。

(3)应选择合适的时间。两餐之间可适当吃些零食,以不影响正餐食欲为宜。晚餐后2~3小时也可吃些零食,但睡前半小时不宜再进食。

(4)零食的量不宜太多,以免影响正餐的食欲和食量;在同类食物中可选择能量较低的,以免摄入的能量过多。

(八)每天足量饮水,合理选择饮料

水是一切生命必需的物质,在生命活动中发挥着重要功能。一般来说,男性健康成人每天水的总摄入量为3 000 mL,女性为2 700 mL;男性健康成人每天适宜饮水量为1 700 mL,女性为1 500 mL。在高温或强体力劳动的条件下,应适当增加。饮水最好选择白开水。

饮料多种多样,需要合理选择,如乳饮料和纯果汁饮料含有一定量的营养素和有益膳食成分,适量饮用可以作为膳食的补充。有些饮料添加了一定的矿物质和维生素,适合热天户外活动和运动后饮用。有些饮料只含糖和香精香料,营养价值不高。多数饮料都含有一定量的糖,大量饮用特别是含糖量高的饮料,会在不经意间摄入过多能量,造成体内能量过剩。另外,饮后如不及时漱口刷牙,残留在口腔内的糖会在细菌作用下产生酸性物质,损害牙齿健康。有些人尤其是儿童青少年,每天喝大量含糖的饮料代替喝水,是一种不健康的习惯,应当改正。

(九)如饮酒应限量

在我国经济高速发展的今天,社会交往日趋增多,迎来送往时饮酒成为一种沟通感情的方式。尤其在节假日、喜庆和交际的场合,人们饮酒更是成为一种习俗。高度酒含能量高,白酒基本上是纯能量食物,不含其他营养素。无节制的饮酒,会使食欲下降,食物摄入量减少,以致发生多种营养素缺乏、急慢性酒精中毒、酒精性脂肪肝,严重时还会造成酒精性肝硬化。过量饮酒还会增加患高血压、脑卒中等疾病的危险;并可导致事故及暴力的增加,对个人健康和社会安定都是有害的,应该严禁酗酒。另外饮酒还会增加患某些癌症的危险。若饮酒尽可能饮用低度酒,并控制在适当的限量以下。中国居民平衡膳食宝塔建议成年男性一天饮用酒的酒精量不超过25 g,成年女性一天饮用酒的酒精量不超过15 g。孕妇和儿童青少年应忌酒。

（十）吃新鲜卫生的食物

食物放置时间过长就会引起变质,可能产生对人体有毒有害的物质。另外,食物中还可能含有或混入各种有害因素,如致病微生物、寄生虫和有毒化学物等。一个健康人一生需要从自然界摄取大约60吨食物、水和饮料。人体一方面从这些饮食中吸收利用本身必需的各种营养素,以满足生长发育和生理功能的需要;另一方面又必须防止其中的有害因素诱发食源性疾病。吃新鲜卫生的食物是防止食源性疾病、实现食品安全的根本措施。

（夏天添）

第二节 营养筛查和营养评价方法

一、营养风险筛查

营养风险筛查(NRS)用于对患者进行可能出现营养相关临床并发症或营养因素影响患者结局的风险情况进行筛查,以便为临床营养干预提供线索。表10-1、表10-2为常用的NRS量表。

表10-1 初步筛查表

问题	是或否
1.体质指数(BMI)<18.5 kg/m²吗	（ ）
2.最近3个月内患者体重有丢失吗	（ ）
3.最近一个星期内患者的膳食摄入有减少吗	（ ）
4.患者的病情严重吗	（ ）

注:如有任一问题的答案为"是",则按表10-2进行最终筛查;如所有问题的答案均为"否",则不需要进行表10-2的最终筛查,总评分结果记为0分,一周后重新进行筛查。

表10-2 最终筛查表

营养状况低减评分			疾病严重度(营养需要量的增加)评分		
无	0分	正常营养状态	无	0分	正常营养状态
轻度	1分	3个月内体重>5%;或者前一周的食物摄入为正常需要量的50%~75%	轻度	1分	髋部骨折、慢性疾病有急性并发症;肝硬化、慢性阻塞性肺疾病、长期血液透析、糖尿病、恶性肿瘤

		营养状况低减评分			疾病严重度(营养需要量的增加)评分
中度	2分	2个月内体重丢失＞5%；或体质指数在16.5～18.5 kg/m²间；或前一周的食物摄入量为正常食物需求量的25%～50%	中度	2分	腹部大手术、脑卒中、重症肺炎、血液系统恶性肿瘤
严重	3分	1个月内体重丢失＞5%(3个月内＞15%)；或体质指数＜16.5 kg/m²；或前一周的食物摄入量为正常食物需求量的25%以下	严重	3分	头部损伤、骨髓移植、重症监护的患者(APACHEⅡ＞10)

年龄评分：年龄＜70岁，为0分；年龄≥70岁，为1分

注：a.总评分≥3分(或胸腔积液、腹水、水肿且血清蛋白＜35 g/L者)：说明患者存在营养不良或营养风险，需实施营养支持。b.总评分＜3分：患者需每周进行营养筛查。如复查结果≥3分，则实施营养支持。c.如果患者计划进行腹部大手术，应在首次筛查时按照新的分值(2分)评分，并最终按新总分决定是否需要营养支持。

二、膳食及营养快速评价方法

在初次接诊患者、书写入院记录及病历等过程中，都会涉及患者饮食情况；除此之外，在进行营养支持的患者，还要对营养摄入情况进行全面评价。因此，需要熟悉和了解以下内容。

（一）膳食调查

1.饮食史

通过直接询问患者或家属及陪护人员，了解患者过去的饮食结构和数量、饮食习惯及特殊爱好等情况，尤其是发病以来或近一周以来的进食情况。这在下面的"营养风险筛查"部分还会提到。

2.摄入量计算和评价

如需较准确地了解患者饮食摄入量，则一般要求患者详细记录至少3天的饮食摄入情况，由营养科医师或技师通过相应的工具或软件计算出能量及各种营养素的摄入情况，并与参考标准或目标值进行比较，以做出客观评价。

（二）肠内及肠外营养供给量

1.常用肠内营养制剂

（1）乳剂或混悬液：注意能量密度及蛋白质等营养素含量，见表10-3。

表10-3　常用肠内营养液

通用名称	规格(mL)	能量密度(kcal/mL)	能量(kcal)	蛋白质(g)	备注
肠内营养乳剂(TPF-D)	500	0.9	450	17	糖尿病型
肠内营养乳剂(TP)	500	1	500	19	无纤维
肠内营养混悬液(SP)	500	1	500	20	短肽型
肠内营养混悬液(TPF-FOS)	500	1.05	525	20	含纤维
肠内营养乳剂(TPF-T)	500	1.3	650	29	肿瘤型
肠内营养混悬液(TPF)	500	1.5	750	30	高能量
肠内营养乳剂(TPF)	500	1.5	750	28	高能量
肠内营养乳剂(TP-HE)	500	1.5	750	37.5	高蛋白

(2)粉剂:可按说明书含量及实际用量进行计算。

2.静脉营养

(1)供能营养制剂:包括脂肪乳、葡萄糖和氨基酸注射液,常用剂型及能量、营养素含量见表 10-4。

表 10-4 常用供能静脉营养制剂

通用名称	常用规格(mL)	能量(kcal)	其他
20%中长链脂肪乳注射液	250	477/488	
20%脂肪乳注射液	250	500	
30%脂肪乳注射液	250	750	
结构脂肪乳注射液	250	490	
ω-3鱼油脂肪乳注射液	100	112	
脂肪乳氨基酸(17)葡萄糖(11%)注射液	1440	1 000	34 g 氨基酸
脂肪乳氨基酸(17)葡萄糖(11%)注射液	1920	1400	45 g 氨基酸
复方氨基酸注射液(18AA-Ⅱ)	250	84	21 g 氨基酸
复方氨基酸注射液(18AA-Ⅳ)	250	110	8.7 g 氨基酸
复方氨基酸注射液(18AA-Ⅶ)	200	82	20.65 g 氨基酸
复方氨基酸(15)双肽(2)注射液	500	270	67 g 氨基酸
复方氨基酸注射液(9AA)	250	56	13.98 g 氨基酸
复方氨基酸注射液(3AA)	250	42	10.65 g 氨基酸
六合氨基酸注射液	250	84	21.1 g 氨基酸
10%葡萄糖注射液	500	200	
50%葡萄糖注射液	250	500	
转化葡萄糖注射液	250	50	
果糖注射液	500	200	

(2)电解质及微量营养素:如钾、钠、钙、磷、镁等电解质需常规或根据生化结果进行适量补充,维生素、微量元素制剂常规补充。

(三)判断及评价

1.能量

(1)参照《中国居民膳食参考摄入量(2013)》有关标准。

(2)根据患者的病情、体型、年龄及活动强度,采用系数 20~25(或 30~35)kcal/kg 进行估算。

(3)根据患者的性别、年龄、身高、体重等参数,利用经典的 Harris-Benedict 公式计算基础能量消耗(BEE)值,再乘以相应的应激系数及活动系数进行估算。

2.蛋白质

(1)参照《中国居民膳食参考摄入量(2013)》有关标准。

(2)根据患者的肾功能、病情、血清蛋白水平、体重等情况,采用系数 0.6~0.8(或 1~1.2)g/kg 进行估算后评价。

三、血液生化指标

常用指标为血清蛋白、总蛋白、前清蛋白、运铁蛋白、血红蛋白（Hb）、淋巴细胞总数、氮平衡等，并结合其他临床生化指标进行综合判断。

（一）清蛋白

清蛋白全部由肝细胞合成，是血浆中含量最多的蛋白质，占血浆总蛋白的 40%～60%。清蛋白的半衰期较长，为 14～20 天。其主要代谢部位是肠道和血管内皮。短期内蛋白质摄入不足时，机体通过肌肉分解释放氨基酸，提供合成清蛋白的基质，同时伴有循环外清蛋白向循环内转移，使血浆内清蛋白维持在相对稳定水平。只有在长期蛋白质摄入不足或营养不良时，清蛋白才有较显著的下降。

清蛋白的主要功能：维持血浆胶体渗透压的平衡；作为载体和代谢产物、金属离子、胆红素、游离脂肪酸、激素、药物等结合而被运输；作为外周组织蛋白质合成的氨基酸库；血浆中主要的抗氧化剂。

清蛋白降低见于：①营养不良，可能为摄入不足或消化吸收不良。持续的低清蛋白血症被认为是判断营养不良最可靠的指标之一。②消耗增加，如多种慢性消耗性疾病（严重结核、甲亢或恶性肿瘤）。③合成障碍，主要是肝功能障碍。④蛋白丢失过多，如急性大出血、严重烧伤及慢性肾脏病变等。短期内的低清蛋白血症是系统性炎症反应的主要表现。⑤妊娠尤其是妊娠晚期，血清蛋白浓度可减少，但分娩后可迅速恢复正常。⑥较罕见的先天性清蛋白缺乏症病例。

清蛋白增高主要见于：①严重失水导致的血浆浓缩；②水分不足：晨间空腹取血禁食如同时也禁水，常有水不足，一般情况可增加 4%～5%（1.5～2.5 g/L）；③先天性免疫球蛋白缺乏症：清蛋白代偿性增多（约可增加 70%）。

（二）总蛋白

血清总蛋白（TP）是血清中全部蛋白质的总称，清蛋白和球蛋白则是应用盐析法或电泳法从血清总蛋白中分离出来的两类重要组分。

总蛋白降低主要见于：①血清水分增加，使总蛋白浓度相对减少，如水钠潴留或静脉应用过多低渗液等；②营养不良，如摄入不足或消化吸收不良；③消耗增加，如多种慢性消耗性疾病（严重结核、甲亢或恶性肿瘤等）；④合成障碍，主要是肝功能障碍；⑤蛋白丢失，如急性大出血、严重烧伤及慢性肾脏病变等。

总蛋白增高主要见于：①血清水分减少，使总蛋白浓度相对增加，水不足时血清 Na、血红蛋白（HGB）、红细胞容积（Hct）均平行增高，A/G 比值在正常范围，如急性失水，肾上腺皮质功能减退等；②血清蛋白合成增加，如多发性骨髓瘤（主要是球蛋白的增加），如 Na、HGB、Hct 不增高，A/G 比值减小，球蛋白增多，则可判断为高血清蛋白血症。

（三）前清蛋白

血清前清蛋白（PAL）是由肝细胞合成的一种糖蛋白，其半衰期仅 1/2 天，属急性时相蛋白，是一种载体蛋白，又称转甲状腺激素蛋白。结合甲状腺激素的能力受水杨酸影响，后者可从载体中置换甲状腺激素；与视黄醇结合蛋白（RBP）结合成蛋白复合体，以避免从肾小球滤出丢失。

前清蛋白的主要功能：①结合并转运约 1/3 的内源性甲状腺激素；②营养学评价、消化外科、胃肠外营养、昏迷及其他消耗性疾病营养监测，PAL、总蛋白（TP）、ALB、转铁蛋白（TRF）、视黄醇结合蛋白（RBP）、总胆固醇（TC）、甘油三酯（TG）应联合测定，是反映营养支持患者早期内脏蛋白合成的指标。当患者在输注清蛋白时,使血清蛋白升高,而不会影响前清蛋白的水平,故宜选择前清蛋白而非清蛋白作为营养状况的评价指标。

前清蛋白降低主要见于:①蛋白质-能量营养不良。作为蛋白质-能量营养不良(PEM)的监测指标较 ALB 敏感,可用于早期诊断,是消化外科、慢性疾病和儿童营养评价的有用指标。②是肝细胞损害早期和敏感的指标,较丙氨酸氨基转移酶(ALT)特异性高,比 ALB 敏感,多数肝病患者可下降 50% 以上,重型肝炎可降至 0。急性肝炎持续降低提示有发展为重型肝炎的可能性。慢性肝炎活动期降低明显,疾病稳定或恢复时回升,是判断慢性肝病活动性的有用指标。③急性应激反应如感染、创伤、组织坏死,与急性期反应蛋白(ARP)升高相反,ALB、TRF、PAL 均降低,以 PAL 更为敏感,进行性降低提示预后不良。④分娩或其他严重疾病也见降低。幼儿的前清蛋白含量约为成人的一半,青春期迅速增加到成人水平。

前清蛋白增高主要见于:①甲状腺功能亢进、肢端肥大症、同化激素治疗,是由于合成增多。肾病综合征 ALB、TRF 因漏出而明显减少,PAL 虽也漏出增多,但与生成比较,生成多于漏出,故血浓度增高。②脱水和慢性肾衰竭。由于前清蛋白清除的主要场所是肾脏,因此肾衰患者可出现血清前清蛋白升高的假象。

(四)转铁蛋白

转铁蛋白(TRF)在肝脏合成,半衰期 8 天,主要功能为结合并转运铁,调节体内铁的平衡,防止铁的毒性作用,提高机体免疫力,用于铁代谢评价、蛋白质能量营养不良监测和红细胞生成素(EPO)治疗监测。1 个 TRF 分子可结合 2 个 Fe 原子,结合铁者呈棕色,未结合铁者为无色。前者称饱和铁结合力(SIBC),后者称未饱和铁结合力(UIBC),两者之和即总铁结合力(TIBC)。TRF 结合铁的百分比称铁饱和度(IS)或转铁蛋白铁饱和度。

转铁蛋白降低主要见于:蛋白质-能量营养不良和蛋白质丢失性疾病,如蛋白质摄取或吸收障碍、氨基酸缺乏、失蛋白性胃肠症、大面积烧伤、慢性肾炎、肾病综合征等;重症肝炎、肝硬化等严重肝病;急性感染、炎症和应激、胶原病、严重疾病状态、部分肿瘤;先天性转铁蛋白缺乏症。转铁蛋白增高主要见于:铁缺乏状态和缺铁性贫血、妊娠后期、蛋白同化激素、雌激素或口服避孕药使用。

(五)血红蛋白

血红蛋白(Hb)是由珠蛋白和亚铁血红蛋白组成的结合蛋白质,从早幼红细胞时期开始生成,直到网织红细胞仍可合成少量血红蛋白。血红蛋白可与血液中的氧结合形成氧合血红蛋白,起到运输氧和二氧化碳的作用。血红蛋白增减的临床意义基本同红细胞计数,且能更好地反映贫血程度。

(六)淋巴细胞总数

淋巴细胞来源于淋巴系干细胞,在骨髓、脾、淋巴结和其他淋巴组织生发中心发育成熟者为 B 细胞,在胸腺、脾、淋巴结和其他组织依赖胸腺素发育成熟者为 T 细胞。淋巴细胞一般占白细胞总数的 20%~40%。患者营养不良及应激反应可使其分解代谢增高,从而造成淋巴细胞总数(L 或 Lym)减少。

淋巴细胞在免疫应答中起核心作用,以维持机体正常细胞免疫功能。其总数增多主要见于:①某些传染病,如百日咳、结核病、水痘、麻疹、风疹、流行性腮腺炎、流行性感冒、病毒性肝炎、艾滋病、梅毒、鼠疫、传染性单核细胞增多症等。②淋巴细胞性白血病、器官移植术后等。淋巴细胞总数减少主要见于放射病、营养不良、应用激素等。

（七）氮平衡

正常人食物中氮摄入量和排泄物内的含氮量往往是相等的,此种情况称为氮平衡。氮平衡测定是了解体内蛋白质代谢状况最常用的方法。体内氮代谢的最终产物主要随尿排出,汗液和脱落的皮屑中含有少量含氮化合物,还有微量的氮随毛发、鼻涕、月经、精液等丢失。肠道中未被吸收的含氮化合物从粪排出。尿中主要的含氮化合物有尿素、氨、尿酸和肌酐,其量随蛋白质的摄入而异。普通膳食时,尿素氮占总氮量80％以上;低蛋白膳食时,尿素氮降低;饥饿时,氨氮增高。尿肌酐的排出量似乎与膳食蛋白的含量无关。

氮的摄入量大于排出量为正氮平衡(合成状态),摄入量小于排出量称负氮平衡(分解状态)。氮平衡试验一般为7天,前4天为适应时间,后3天为实验期,记录食入蛋白质的量及测定每天尿氮排出量。氮平衡的计算要求氮的摄入量与排出量都要准确的收集和分析。摄入氮包括经口摄入、经肠道输入及经静脉输入的氮量。一般情况下氮是以蛋白质或氨基酸形式摄入的,此时可按6.25 g蛋白质＝1 g氮或7.5 g氨基酸进行计算。排出氮包括经尿、大便、皮肤、消化液等丢失氮的总和。

氮平衡计算方法:蛋白质摄入量(g)/6.25－[24小时尿尿素氮(g)＋3.5]

其临床意义:①摄入氮＝排出氮,提示氮平衡。在实际工作中,为了安全可靠起见,往往摄入氮较排出氮多5％,才可认为确实处于平衡状态。②摄入氮＞排出氮,为正氮平衡,提示部分摄入的蛋白质用于体内合成蛋白质,以供细胞增生,往往发生在儿童、孕妇、患病初愈的患者,说明蛋白质的需要量大。③摄入氮＜排出氮,为负氮平衡,常见于蛋白质需要量不足时,如饥饿或消耗性疾病患者。

（夏天添）

第三节　临床治疗饮食的种类和适应证

医院膳食根据其性质和特点大致可以分为基本膳食(或称常规膳食)和因诊断、治疗需要而设立的特殊膳食。基本膳食通常包括4种,即普通饮食(普食)、软食(软饭)、半流质饮食(半流食)和流质饮食(流食)。特殊膳食一般有治疗膳食、试验膳食和代谢膳食等。

一、基本膳食

（一）普食

该膳食与正常人饮食相似,是一种适合于身体需要的平衡膳食。适用于消化道功能正常、无发热症状、疾病恢复期患者及其他治疗上无特殊要求又不需要膳食限制的患者。

（二）软食

该膳食禁用含粗纤维素较多的食物,如韭菜、芹菜、藕等,蔬菜、肉类等皆做软。适用于溃疡病恢复期、胃肠手术后、口腔疾病、老年人或幼儿等咀嚼不便、不能食用大块或较硬食物、消化吸收能力稍弱的患者。

（三）半流食

该膳食特点:食物宜细软、易消化,不含粗纤维,禁用蒸饭、烙饼、水饺、油炸食物、强烈调味品、大量肉类食品等。适用于发热、各种手术后、消化道疾病及消化不良等身体比较衰弱、缺乏食欲、愿暂时食用稀软食物的患者。

（四）流食

此种膳食所用食物均为流体，易于消化吸收，甜咸相间，避免使用一切刺激性食品及强烈调味品。适用于急性病、高热、胸/腹部施行大手术后、口腔/耳鼻喉部手术后、消化道急性炎症或溃疡等极度衰弱或无力咀嚼的患者。

清流食和冷流食为两种特殊的流食。清流食一般适用于腹部、胃肠道施行大手术后开始进食后的试餐，多采用米汤、稀藕粉或去油鸡汤等稀薄流体食物，禁用牛奶、鸡蛋、豆浆等营养丰富或易胀气食物，营养价值极低，仅能短时间采用。冷流食适用于喉部手术后最初1～2天，如扁桃体切除、上消化道出血患者也需用适当的冷流食。冷流食不能用热食品、酸味食品及含刺激性香料的食品，防止引起伤口出血及对喉部刺激，其他原则同流食。

二、治疗膳食

（一）高能量高蛋白膳食

此类膳食的能量及蛋白质含量均高于正常人膳食标准。成年人每天能量摄入量应＞2 000 kcal，蛋白质每天不应＜1.5 g/kg，为100～120 g，其中优质蛋白质要占50%以上。适用于严重营养不良、手术前后及分解代谢亢进的患者，如烧伤、创伤、肺结核、伤寒、甲亢等疾病。

（二）低蛋白膳食

此种膳食蛋白质含量较正常膳食低，目的是减少体内氮代谢产物，减轻肝、肾负担。适用于急性肾炎、肾衰竭、高血氨的肝病等患者。在限量范围内，肾脏患者尽量提高优质蛋白质比例及提供充足的能量，肝脏患者可选用含支链氨基酸丰富的植物蛋白。根据低蛋白质程度的要求，分为低蛋白20 g/d、30 g/d和40 g/d。对于有血氨升高的肝病患者，为降低血氨浓度，防止肝性脑病发生，蛋白质摄入量更应严格限制。如同时伴有神经系统症状者，必要时完全禁用动物性蛋白质食品。

（三）低盐/无盐/低钠膳食

全天供钠分别＜2 000 mg、1 000 mg和500 mg，适用于急性肾炎恢复期、慢性肾炎、肝硬化有腹水、高血压、心脏病及水肿等患者。低盐膳食烹调时每天食盐限制在2～5 g，无盐膳食烹调时不加食盐，低钠膳食除完全不加食盐及酱油外，并禁用加碱的发面食品（如馒头、发面饼、饼干、点心等）、含钠量较高的蔬菜（如芹菜、甘蓝、菠菜等）。

（四）低脂/无油/纯糖膳食

减少或禁止食物脂肪的摄入，改善脂肪代谢紊乱和吸收不良而引起的各种疾病。适用于急慢性胰腺炎、胆囊炎、胆石症、肝炎、冠心病、高血压、高脂血症等患者。按不同的疾病和病情，低脂膳食又分为脂肪50 g/d、40 g/d、20 g/d和10 g/d。

（五）低嘌呤膳食

低嘌呤膳食适用于痛风、高尿酸血症等。在痛风急性发作期应采用无嘌呤膳食。总能量应较正常摄入量低，膳食中限制富含嘌呤的食物如动物内脏、鹅肉、鲱鱼、沙丁鱼、贝壳类、各种肉汤及嘌呤含量中等的鸡、鱼、肉类、豌豆、扁豆、干豆类、蘑菇、香菇、菠菜、韭菜、菜花、芦笋等。可采用的食品：奶类、蛋类及其他蔬菜，可鼓励患者多吃水果，膳食宜清淡、少油。

(六)少渣膳食

该膳食是含极少量膳食纤维和结缔组织的易于消化的膳食。目的在于减少膳食纤维对消化道刺激和梗阻,减少肠道蠕动和粪便的运行。适用于各种急慢性肠炎、伤寒、痢疾、结肠憩室炎、肠管肿瘤、消化道少量出血、肠道手术前后、肠道或食管管腔狭窄及食管静脉曲张等。食物选择上可用鸡、鸭、肉类、蛋类,制作要烧烂做软,蔬菜选用含纤维素少的瓜类、根茎类及豆类制品中的豆腐、豆腐干、粉丝等;食物需细软,无刺激性,尽量减少纤维素的含量及胀气食品;禁用粗粮、富含粗纤维的蔬菜,如叶类蔬菜、韭菜、芹菜、藕等,禁用整粒干果、干豆、一切油炸、油煎食物及强烈调味品。

(七)贫血膳食

贫血膳食适用于贫血患者。膳食多选用富含蛋白质、铁及维生素 C 的食物,如动物肝脏、瘦肉、鸡蛋及新鲜蔬菜水果等。

(八)糖尿病膳食

糖尿病膳食适用于糖尿病或血糖偏高、糖耐量异常患者。由医师根据患者年龄、性别、标准体重、现有体重、并发症、劳动强度及血糖等确定其每天总能量、蛋白质、脂肪、碳水化合物的需要量及各餐分配数量。此膳食需要严格控制饮食,如主食、点心、糖果、蜜饯、土豆、粉条、肉类等均不能随意食用。

(九)胃切术后膳食

该膳食适用于胃大部或全胃切除术后。食物应易消化、细软、减少胀气、少纤维的食品,禁用蔬菜和油炸、死面食品及刺激性调味品。正餐时应以干食物为主,干稀分开。三餐主食避免液体类食物,加餐时再适当摄入汤汁类食品。应适当增加优质蛋白质和能量的供给量。

(十)管饲膳食

管饲膳食是一种由多样食物混合制成的流质状态的膳食,是供给不能口服自然食物患者的一种营养较为全面的肠道营养膳食。适用于昏迷状态、意识障碍或吞咽困难、精神失常拒食、外科食管、口腔、喉部手术前后的消化功能正常的患者。总能量及进食数量、次数由医师根据病情而定。

(十一)低铜膳食

该膳食适用于肝豆状核变性患者。限制摄入含铜量高的食物,铜的摄入量一般不超过 $1\sim 2$ mg。不用铜制器皿来烹调食物和烧煮饮用水。肝豆状核变性常伴有肝硬化,故应供给充足的能量及蛋白质的膳食。由于有些促铜盐排出的药物易导致维生素 B_6 和锌的缺乏,应给予含维生素 B_6 和锌丰富的食物,可用食物如绿叶蔬菜、鱼、奶、肉、禽等。保持理想的体重,避免过高能量的摄入,防止肥胖。

(十二)门冬餐

该膳食适用于儿童白血病,使用门冬酰胺酶进行化疗者。采用高碳水化合物、低脂肪膳食,防止引起急性胰腺炎。适量补充优质蛋白质,严格限制烹调用油。烹调食物多以汆、炖、蒸、煮、烩、拌等少油的方法。

(十三)婴儿辅助膳食

婴儿辅助膳食适用于 $6\sim 12$ 个月消化功能正常的婴儿。为满足婴儿生长发育需要,随婴儿年龄的增长,除喂人乳或配制牛奶之外,增加辅助食品。

三、试验膳食

(一)胆囊造影检查膳食

目的:检查胆囊功能、胆道与胆囊疾病。膳食原则:①第1天中午食用高脂饭,在原膳食基础上增加油煎鸡蛋2个,晚5点进食无脂饭。②第2天早空腹服造影剂,按指定时间再进食高脂饭。

(二)钡剂灌肠检查膳食

目的:检查结肠疾病。膳食原则:①为减少食物中纤维素及脂肪含量,第一天早、午、晚餐可吃馒头、面包、面条、稀饭、糖果汁、藕粉、豆腐、酱豆腐、果酱,晚餐不进食,可喝糖水、果汁水、冲麦乳精、藕粉等。②禁食蔬菜、土豆、肉类、蛋类、牛奶、含油脂多的食品。

(三)肌酐试验膳食

目的:测定肾功能。膳食原则:①膳食中完全限制含肌肉纤维的食物,如瘦猪肉、牛肉、羊肉、鱼、虾、鸡蛋及其汤类。②蛋白质总量不超过40 g/d。③全日主食定量不超过450 g。④选用含蛋白质少的蔬菜。⑤试验期3~5天。

(四)低碘膳食

目的:检查甲状腺吸碘率。膳食原则:①限制含碘丰富的食品如鱼、虾、海米、虾皮、紫菜、海蜇及一切海产品。②米、面、鸡、肉类、牛奶、鸡蛋、蔬菜等均可食用。③检查试验期限由临床医师决定。

(五)纤维肠镜检查膳食

目的:减少肠道存留的食物残渣,借以检查肠道疾病。膳食原则:少渣半流,一天6餐,时间为2~3天。

四、代谢膳食

(一)钾、钠代谢膳食

(1)目的:诊断原发性醛固酮增多症。膳食原则:膳食中含钾量每天60 mEq/L,含钠量每天160 mEq/L。试验期为10~20天。试验期只能食用供给的膳食。

(2)膳食设计与计算:①根据试者食量定出一天主食品。②根据《中国食物成分表》计算出膳食要求的钾钠数量,减去主食,副食中钾钠含量。③不足之钠的含量用食盐补充。每克食盐含393 mg钠。

(3)食物选择主食:各种谷类均可用,但禁用含碱或发酵粉制作的面食,如馒头、发面饼、桃酥等。副食:多选用含钾高,钠低的食物。烹调油与食糖不限。

(二)低蛋白正常钙、磷代谢膳食

(1)目的:测定肾小管回吸收磷的功能。膳食原则:①每天膳食中蛋白质不超过40 g,不含动物性蛋白质。②每天膳食含钙500~700 mg,含磷500~700 mg。③试验期为3~5天。

(2)膳食设计与计算:①根据受试者进食情况定出一天的主食量。②根据《食物成分表》计算出主食中含钙、磷的数量。③将代谢膳食所要求的钙和磷数量减去主食中所含钙、磷数量,剩余的钙和磷由副食补充。

(3)食物选择主食:谷类可选用稻米、富强粉。副食:用含钙较高含磷较低的蔬菜,烹调油及盐不限。

（三）钙、磷代谢膳食

1.目的

诊断甲状旁腺功能亢进。膳食原则：①每天膳食中钙的含量不超过 150 mg。②每天膳食磷含量为 500～700 mg。③试验期为 5 天。

2.膳食设计与计算

（1）根据受试者进食情况定出一天的主食量。

（2）根据《食物成分表》计算出主食中含钙、磷的数量。

（3）将代谢膳食所要求的钙和磷数量减去主食中所含钙、磷数量，剩余的钙和磷由副食补充。

3.食物选择主食

谷类可选用细粮，如稻米、富强粉。副食：免用牛奶，用含钙较低的蔬菜，烹调油及盐不限。用蒸馏水烹制。最好不用碱或起子粉制品（如馒头、饼干等），因所含钙磷量不易掌握。

（夏天添）

第四节　肠　内　营　养

肠内营养是一种采用口服或管饲等途径经胃肠道提供代谢需要的能量及营养基质的营养治疗方式。存在营养风险/不良的患者，只要胃肠道有功能，应尽早开始肠内营养支持。早期接受肠内营养可以增加能量、蛋白和微量营养素摄入，改善厌食和乏力的状态，维持和改善营养状态，减少并发症。

肠内营养的营养物质经门静脉系统吸收输送至肝脏，有利于内脏（尤其是肝脏）的蛋白质合成及代谢调节；在同样热量与氮量的条件下，应用肠内营养的患者的体重增长、氮潴留均优于全肠外营养，而且人体组成的改善也较明显。

长期持续应用全肠外营养会使小肠黏膜细胞和营养酶系的活性退化，而肠内营养可以改善和维持肠道黏膜细胞结构与功能的完整性，有防止肠道细菌移位的作用。肠内营养较价廉，对技术和设备的要求较低，使用简单，易于临床管理。

一、肠内营养的途径

肠内营养的途径主要取决于患者胃肠道解剖的连续性、功能的完整性、肠内营养实施的预计时间、有无误吸可能等因素。根据途径不同可以将肠内营养分为口服营养补充和管饲营养支持。

（一）口服营养补充

口服营养补充是肠内营养的首选，适合于能口服摄食但摄入量不足者，是最安全、经济、符合生理的肠内营养支持方式。存在营养风险/不良时，在饮食基础上补充经口营养补充剂可以改善营养状况，但不影响饮食摄入量。经口营养补充可以减少卧床患者的营养风险和手术后并发症。蛋白质含量较高的口服营养补充剂，可以减少发生压疮的风险。

（二）管饲营养支持

如口服营养补充不能或持续不足，应考虑进行管饲营养支持。管饲的优点在于管饲可以保证营养液的均匀输注,充分发挥胃肠道的消化吸收功能。常见的管饲途径有鼻饲管和经消化道造口置管。

(1)鼻饲管在临床中较为常见,主要用于短期进食障碍患者(一般短于4周),优点是并发症少,价格低廉,容易放置。鼻饲管经鼻腔植入导管,管端可置于胃十二指肠或空肠等处。根据其位置不同,分为鼻胃管、鼻十二指肠管和鼻空肠管。

鼻胃管喂养适用于胃肠道连续性完整的患者,缺点是存在反流与误吸的危险。

鼻十二指肠管或鼻空肠管是指导管前端位于十二指肠或空肠,主要适用于胃或十二指肠连续性不完整(胃瘘、幽门不全性梗阻、十二指肠瘘、十二指肠不全性梗阻等)和胃或十二指肠动力障碍的患者。此法可一定程度上减少营养液的反流或误吸。

经鼻放置导管可导致鼻咽部溃疡,鼻中隔坏死、鼻窦炎、耳炎、声嘶及声带麻痹等并发症。聚氨酯或硅胶树脂制成的细芯导管比较光滑、柔软、富有弹性,可以增加患者舒适度、减少组织压迫坏死的风险,能保证鼻饲管的长期应用,尤其适于家庭肠内营养患者。从鼻尖到耳垂再到剑突的距离即为喂养管到达胃部的长度,一般为55 cm,再进30 cm则表示可能已进入十二指肠。置管操作可以在病患者床旁进行,也可在内镜或X线辅助下进行。床旁放置肠内营养管可以先放鼻胃管,然后让其自行蠕动进入小肠。置管前给予胃动力药有一定帮助。导管位置可通过注射空气后听诊、抽取胃液或肠液、X线透视等方式加以确认。内镜或X线辅助下放置鼻肠管的成功率可达85%～95%。

(2)经消化道造口管饲肠内营养避免了鼻腔刺激,而且可用于胃肠减压、pH监测、给药等。适用于营养支持时间较长、消化道远端有梗阻而无法置管者,或不耐受鼻饲管者。消化道造口常见的有胃造口、经皮内镜下胃造口、空肠造口等。

胃造口可采取手术(剖腹探查术或腹腔镜手术)或非手术方式。

经皮胃镜下胃造口术无须全麻,创伤小,术后可立即灌食,可置管数月至数年,满足长期喂养的需求。

空肠造口可以在剖腹手术时实施,包括空肠穿刺插管造口或空肠切开插管造口。优点在于可减少反流与误吸,并可同时实行胃肠减压,因此尤其适用于十二指肠或胰腺疾病患者及需要长期营养支持的患者。为充分利用小肠功能并减少腹泻,插管部位以距屈氏韧带15～20 cm为宜。如患者经济条件允许,应尽量使用配套的穿刺设备。

二、肠内营养的配方

肠内营养配方同普通食物相比,化学成分明确;营养全面,搭配合理;更加易于消化、稍加消化、无须消化即可吸收;无渣或残渣极少,粪便数量显著减少;不含乳糖,适用于乳糖不耐受者。

根据组分不同,肠内营养制剂分为要素型、非要素型、疾病特异型、组件型四类。

(一)要素型肠内营养制剂

要素型肠内营养制剂主要是氨基酸或短肽类制剂,这两类制剂成分明确,无须消化即可直接吸收,不含残渣,适用于胃肠道消化和吸收功能部分受损的患者,但口感较差,更常用于管饲。

(二)非要素型肠内营养制剂

非要素型肠内营养制剂也叫整蛋白型肠内营养制剂,以整蛋白作为主要氮源,临床中较为常见,需要胃肠道部分或全部消化吸收,味道相对可口,渗透压接近等渗,口服与管饲均可,适用于胃肠道基本正常的患者。

（三）疾病特异型肠内营养制剂

非要素型肠内营养制剂从功能上又可分为糖尿病专用型、肿瘤适用型、低蛋白专用型、免疫增强型、肺病专用型等。

1.糖尿病专用型肠内营养制剂

配方符合国际糖尿病协会的推荐和要求，提供的营养物质符合糖尿病患者的代谢特点，处方的特点主要是碳水化合物来源于木薯淀粉和谷物淀粉，可改善糖耐量异常患者的血糖曲线下面积及胰岛素曲线下面积，因此能减少糖尿病患者与糖耐受不良患者的葡萄糖负荷。适用于患有糖尿病的患者，或一过性血糖升高者合并有营养不良，有肠道功能而又不能正常进食的患者。

2.肿瘤适用型肠内营养乳剂

肿瘤适用型肠内营养乳剂是一种高脂肪、高能量、低碳水化合物含量的肠内全营养制剂，特别适用于病癌症患者的代谢需要。其中所含 ω-3 脂肪酸及维生素 A、维生素 C 和维生素 E 能够改善免疫功能、增强机体抵抗力。此外，内含膳食纤维有助于维持胃肠道功能。在体内消化吸收过程同正常食物类似。适用于癌症患者的肠内营养。

3.免疫增强型肠内营养制剂

富含精氨酸、ω-3 多不饱和脂肪酸和核糖核酸的高蛋白、不含乳糖和蔗糖。用于满足危重患者在应激状态的特殊营养和代谢需要。其在体内消化吸收过程同正常食物。

4.肺病专用型肠内营养混悬液

本品是专门用于肺部疾病患者的营养制剂，是高脂、低碳水化合物的肠内营养配方，可减少二氧化碳的生成，从而减少慢性阻塞性肺部疾病（COPD）或急性呼吸衰竭引起的二氧化碳滞留。适用于慢性阻塞性肺部疾病、呼吸衰竭、呼吸机依赖、囊性纤维化等。

（四）组件型肠内营养制剂

仅以某种或某类营养素为主的肠内营养制剂，可以作为某些营养素缺乏的补充，满足患者的特殊需求。

目前，临床上可以选用的肠内营养配方很多，成分与营养价值差别很大，选择配方时主要考虑患者的胃肠道功能。根据患者的消化吸收能力，确定肠内营养配方中营养物质的化学组成形式。消化功能受损（如胰腺炎、腹部大手术后早期、胆道梗阻）或吸收功能障碍（广泛肠切除、炎症性肠病、放射性肠炎）者，需要简单、易吸收的配方，如短肽或氨基酸等要素型配方；如消化道功能完好，则可选择非要素型肠内营养配方。

其次，要考虑到患者的疾病情况。糖尿病患者可以选择糖尿病专用配方；肾功能不全患者可以选择肾功能不全专用配方；免疫功能异常患者可以选择具有免疫调节作用的配方；不耐受高脂肪患者可以选择低脂配方；选择低渗或等渗的配方等。

还要根据患者的营养状态及代谢状况确定营养需要量，高代谢者应选择高能量配方，需要限制水分摄入的患者应选择浓度较高的配方（如能量密度为 1.5 kcal/mL）。

三、肠内营养的实施

患者胃肠道功能减弱，不合适的肠内营养，特别是管饲营养容易出现并发症，所以，肠内营养应该让胃肠道有一个逐步适应、耐受的过程，在肠内营养刚刚开始的 1～3 天内，采用低浓度、低剂量、低速度的喂养方式，而后，根据患者的耐受情况，无明显腹泻、腹胀等并发症，逐步增量。若能在 3～5 天内达到维持剂量，即说明胃肠道能完全耐受这种肠内营养。患者肠内营养的实施需要考虑下面几个因素。

（一）速度

目前临床上多主张通过输液泵连续 12～24 小时匀速输注肠内营养液，特别是危重患者。也可以使用重力滴注的方法，来匀速滴注肠内营养液。速度建议从 20 mL/h 时开始，根据耐受情况逐步增量，如果患者在输注肠内营养液过程中出现腹胀、恶心、腹泻等表现，应及时减慢输注速度或暂停输注。对于采用注射器推注的家庭肠内营养患病患者，建议缓慢推注，且单次推注总量控制在 200 mL 以内。

（二）温度

输注肠内营养液的温度应保持在 37 ℃左右，过凉的肠内营养液可能引起患者腹泻。

（三）浓度

肠内营养初期应采用低浓度的肠内营养制剂，而后根据患者的耐受情况，选择合适浓度的配方。

（四）角度

对于长期卧床、吞咽功能不良、误吸风险高的患者，口服或者胃内管饲肠内营养时，应注意保持坐位、半坐位或者将床头抬高 30°～45°的体位，以减少反流误吸的风险。

（五）导管冲洗

所有肠内营养管均有可能堵管，含膳食纤维的混悬液制剂较乳剂型制剂更易发生堵管。因此，在持续输注过程中，应每隔 4 小时即用 30 mL 温水脉冲式冲洗导管，在输注营养液的前后、不同药物输注前后也应予以冲洗，尽量避免混用不同药物。营养液中的酸性物质可以引发蛋白质沉淀而导致堵管，若温水冲洗无效，则可采用活化的胰酶制剂、碳酸氢钠冲洗。

（六）其他注意事项

如记录患者的出入量、一般情况、生命体征等；注意避免营养液污染；维持水电解质和酸碱平衡等。

四、肠内营养的监测

患者进行肠内营养时，可能出现导管相关性、感染性、胃肠道、代谢方面等的并发症，所以，应进行相关的监测，了解营养支持的效果和重要脏器功能状态，以便及时调整营养支持方案，应对和处理相关并发症。

(1)监测胃潴留。评价肠内营养支持安全性及有效性的一个重要指标是胃肠道有无潴留。胃内喂养开始应定时监测胃残液量，放置鼻胃管的危重病者胃底或胃体的允许潴留量应≤200 mL，而胃肠造口管的允许潴留量应≤100 mL。如发现残余量过多，说明胃的耐受性较差，应暂停输注数小时或者降低输注速度。

(2)监测出入量。特别是对于高龄、心功能和肾脏功能不好的患者。

(3)监测肝肾功能和钾、钠、氯等电解质水平。

(4)营养评估。

(5)导管的定期更换。

五、肠内营养的适应证和禁忌证

(一)适应证

1.进食量不足

(1)经口进食困难：由炎症、手术、神经系统疾病、肿瘤等引起的咀嚼/吞咽障碍，或由严重恶心、呕吐、神经性厌食等引起的无法正常进食。

(2)经口进食量不能满足营养需要:因疾病导致营养素需要量增加,但进食量不足,如大面积烧伤、创伤、脓毒血症、甲亢等。

2.消化吸收障碍

肠内营养有利于肠道的代偿性增生与适应,可以防止肠道黏膜萎缩、改善肠黏膜屏障功能、防止菌群移位。即使消化道存在结构或功能上的病变,如炎症性肠病、短肠综合征、肠瘘、吸收不良综合征、胃瘫、急性胰腺炎恢复期、肝病等,也可以通过选择合理的途径来给部分有功能的肠道提供营养支持。肠内营养也适用于结直肠手术的术前肠道准备及术后营养支持。

3.其他

其他可引起营养风险或常伴营养不良的病症,如肿瘤放化疗、慢性肾衰竭、糖尿病、慢性阻塞性肺疾病、心功能衰竭等。凡是预计短期内经口进食量无法满足目标需要量者,只要肠道能够耐受,都应该首选肠内营养支持。肠内营养还可作为肠外营养的补充或向正常饮食的过渡。

(二)禁忌证

肠内营养的绝对禁忌证是肠道完全性梗阻,下列情况不宜应用肠内营养。

(1)重症胰腺炎急性期。

(2)严重应激状态、麻痹性肠梗阻、上消化道活动性出血且出血量大、顽固性呕吐、严重腹泻或腹膜炎。

(3)小肠广泛切除4~6周以内。

(4)年龄<3个月的婴儿。

(5)完全性肠梗阻及胃肠蠕动严重减慢的患者。

下列情况应慎用肠内营养支持:严重吸收不良综合征及长期少食衰弱的患者;小肠缺乏足够吸收面积的肠瘘患者;严重代谢紊乱的患者。

六、肠内营养并发症及预防

肠内营养的并发症主要有胃肠道并发症、代谢并发症、感染并发症和置管并发症等。

(一)胃肠道并发症

胃肠道并发症是肠内营养最常见的并发症,主要表现为腹胀、腹泻、恶心、呕吐、反流。引起腹胀、腹泻的常见原因有肠内营养制剂选择不当、肠内营养液渗透压高、浓度大、温度低、输注速度快等及低清蛋白血症、胃轻瘫、菌群失调、乳糖不耐症等非营养制剂原因。引起恶心、呕吐、反流的常见原因有营养不良、贫血、不耐受肠内营养制剂的气味、胃肠动力差、喂养体位不正确等。

(二)代谢并发症

由于营养液配方很难适应所有个体,危重、年老、意识障碍的患者有可能发生代谢并发症。最常见的症状是脱水和高血糖,但发生率明显低于肠外营养,而且只要肠道有部分功能,症状的处理亦较容易。预防及治疗代谢并发症的关键:①肠内营养液中提供充足的矿物质、维生素;②认真监测水出入量、离子、血糖、血脂、肝功等指标及时纠正。

对糖尿病或高应激状态下的患者进行肠内营养支持治疗时常见高血糖,一般建议给予糖尿病专用肠内营养制剂,并减慢营养液输注速度或降低浓度,同时应用胰岛素调节血糖。适当减少能量供给量有助于控制血糖,并避免持续高血糖可能导致的各种感染。

（三）感染并发症

常见原因有肠道菌群易位、吸入性肺炎。另外，配制、输注肠内营养液的容器、输液器、推食器等器具的污染也可造成患者感染，应注意配制中的无菌操作、定期更换输注器具。配制后的营养液应放入 4 ℃冰箱中保存，并在 24 小时内使用完毕。

（四）置管并发症

经鼻置管长期放置后可引起鼻翼部糜烂，咽喉部溃疡，声音嘶哑，鼻窦炎，中耳炎等并发症，必须注意护理。对需长期置管者，建议行胃或空肠造口。

（夏天添）

第五节 肠 外 营 养

肠外营养是经静脉途径供应患者所需要的营养要素，包括碳水化合物、脂肪乳剂、必需和非必需氨基酸、维生素、电解质及微量元素。目的是使患者在无法正常进食的状况下仍可以维持营养状况、体重增加和创伤愈合，幼儿可以继续生长、发育。肠外营养分为完全肠外营养和部分补充肠外营养。

一、肠外营养的适应证

肠外营养适用于胃肠道功能障碍或衰竭的患者，如肠功能障碍（衰竭、感染、手术后消化道麻痹）、完全性肠梗阻、无法经肠道给予营养（严重烧伤、多发创伤、重症胰腺炎等）、高流量的小肠瘘、严重营养不良，无法耐受肠内营养等。

年龄本身并非肠外营养支持的禁忌证。通过肠内营养支持达不到能量需求者，可采用肠外营养支持，以达到能量需求。摄入不足超过 10 天，或禁食超过 3 天，或不能经口进食或进行肠内营养支持的病患者，建议进行肠外营养支持。肠外营养是病患者的有效营养支持方式，但不如肠内营养或经口进食更加符合生理。

二、肠外营养的禁忌证

对于生命体征或血流动力学不稳定；心血管功能或严重代谢紊乱需要控制者；需急诊手术、术前不可能实施营养支持者；不可治愈、无存活希望、临终患者；胃肠功能正常、适应肠内营养或 5 天内可恢复胃肠功能者，则不考虑肠外营养。

三、肠外营养的输注途径

选择合适的肠外营养输注途径主要取决于预期使用肠外营养的时间、肠外营养液的渗透压、患者的血管条件、凝血状态、护理的环境及原发疾病的性质等因素。对于短期内输液、渗透压较低者可以选择外周静脉途径；对于输液时间＞10 天，渗透压较高者，建议选择中心静脉导管或经外周置入中心静脉导管（PICC）。

（一）外周静脉置管

外周静脉输液临床上最为常见，适用于短期肠外营养；营养液渗透压低于 850 mOsm/L；中心静脉置管禁忌或不可行者;存在导管感染或有脓毒症者。穿刺方法简便易行,可避免中心静脉置管操作相关、感染相关等并发症;缺点是输液渗透压不能过高,需反复穿刺,易发生静脉炎,不宜长期使用。

（二）中心静脉导管

临床上,如预期肠外营养时间超过10天;或营养液渗透压>850 mOsm/L,考虑放置中心静脉导管。根据选择置入静脉不同可分为颈内静脉导管、锁骨下静脉导管、股静脉导管等;根据留置时间可分为短期、长期或永久导管;根据管腔的数量可分为单腔、双腔或三腔导管等。常见的并发症有手术并发症,如气胸、血胸、血肿等及感染并发症。

（三）经外周静脉置入中心静脉导管（PICC）

PICC与其他深静脉置管技术相比较,PICC放置更容易,并且并发症发生更少,导管放置后保留时间更长。对病患者输液>1周以上的需要长期肠外营养治疗者可作为输液治疗的首选途径,特别当病患者及家属对其他深静脉穿刺有顾虑者。PICC需要每周定期维护,常见的并发症有导管异位、静脉炎、上肢静脉血栓形成和感染等。

（四）植入式静脉输液港

简称输液港,是一种新型输液管路技术,是完全植入人体内的闭合输液系统。该系统主要由供穿刺的注射座和静脉导管系统组成,可以用于输注肠外营养液。其优点是可减少反复静脉穿刺的痛苦和难度,同时可将各种药物直接输送到中心静脉处,防止刺激性药物对外周静脉的损伤;且该系统完全植入体内,降低了感染风险,患者生活质量较高。

四、肠外营养的配方

标准的肠外营养液组成包括葡萄糖、脂肪乳剂、复方氨基酸注射液、电解质、维生素、微量元素和矿物质等。碳水化合物、氨基酸、脂肪是肠外营养支持的三大要素,如果长期禁食输液治疗的患者,无论体内缺乏哪一种营养底物均可影响代谢失衡,增加并发症。因此,在有疾病的情况下营养底物的补充应适量,如若过多或过少对人体均不利。

（一）碳水化合物

碳水化合物制剂是肠外营养治疗中的主要能量来源,以葡萄糖最常用,可提供经济的能量、补充体液。目前肠外营养支持中最多的碳水化合物是葡萄糖注射液（GS）、葡萄糖氯化钠注射液（GNS）、复方乳酸钠葡萄糖注射液（有高氯酸中毒时可考虑用此制剂）、复方乳酸钠山梨醇注射液、木糖醇注射液。葡萄糖的基础供给量为$2\sim4$ g/kg,提供所需能量的$50\%\sim60\%$。葡萄糖的输注速度不应超过每分钟4 mg/kg,以减少高血糖的发生。

（二）脂肪乳剂

脂肪乳剂是肠外营养治疗中的重要能量来源,同时,也在肠外营养治疗中提供必需脂肪酸。目前临床上较常用的有长链脂肪乳剂、中长链脂肪乳剂、结构脂肪乳剂、ω-3鱼油脂肪乳剂等。鉴于中长链脂肪乳剂氧化供能快、节氮效应显著、对肝功能影响小、较少影响免疫功能等特点,较适合病患者。脂肪乳的基础供给量为1 g/kg,当血清甘油三酯水平高于3 mmol/L时应慎用,休克未获纠正或氧供不足情况下不宜应用。而且需要注意,脂肪乳应该慢输,输注过快,可能引起脂肪超载综合征,出现发热、寒战等表现。

（三）氨基酸制剂

氨基酸的主要功能并不是为提供能量,而是维持机体的结构和生理功能。目前临床上较常用的有平衡型氨基酸、肝用氨基酸、肾用氨基酸、谷氨酰胺制剂等。一般情况下,氨基酸的需要量为 0.8~1.2 g/(kg·d)。处于高分解代谢状态的严重营养不良患者,在肝、肾功能许可的情况下,氨基酸的供给可提高到 1.5 g/(kg·d)。

（四）其他营养素

如电解质、多种维生素、矿物质等。患者要考虑多种维生素和矿物质的缺乏,需要定期补充。患者维生素的需要量与正常成年人无差异,肠外营养时可每天常规补充水溶性维生素和脂溶性维生素各一支。患者容易发生电解质紊乱,且机体自身调节能力差,临床上肠外营养时应定时监测及时补充和调整。

患者常合并多种疾病,临床上进行肠外营养时,要根据其生化指标结果和异常脏器功能耐受的营养量而制定配方。例如,对于心功能衰竭的患者,要限制液体总入量,输液速度不宜过快,补液浓度高,多需要深静脉途径。对于肝功能衰竭的患者,氨基酸应选用肝用氨基酸,脂肪乳最好选择中/长链脂肪乳剂。对于肾衰竭的患者,要限制入量,应使用中/长链脂肪乳剂、肾用氨基酸、限蛋白入量、限镁、限磷。对于肿瘤患者,建议糖脂比 1:1,补充特殊营养物质如 ω-3 脂肪乳剂、谷氨酰胺等。

五、肠外营养的实施

肠外营养应以全合一方式输注,全合一肠外营养液中各种营养成分同时均匀输入,代谢利用率好;由于采用合理的糖脂产能比、热氮比,所以能更快达到正氮平衡。目前临床上常见的方式有以下几种。

（一）单瓶输注

容易出现多种并发症,不提倡。

（二）多瓶串输

多瓶营养液可通过"三通"或 Y 型输液接管混合串输。虽简便易行,但弊端多,不宜提倡。

（三）即用型商品化全合一输注

新型全营养液产品（两腔袋、三腔袋）可在常温下保存 24 个月,避免了医院内配制营养液的污染问题。能够更安全便捷用于不同营养需求患者经中心静脉或经周围静脉的肠外营养液输注。缺点是无法做到配方的个体化。

（四）全合一（All-in-One）输注

由培训后的护士（国外是药师操作）严格按照标准操作规程在层流房间,洁净台内无菌的条件下进行混合配置成"全合一"营养液。全营养液无菌混合技术是将所有肠外营养日需成分（葡萄糖、脂肪乳剂、氨基酸、电解质、维生素及微量元素）先混合在一个袋内,然后输注。此法使肠外营养液输入更方便,而且各种营养素的同时输入对合成代谢更合理。

六、肠外营养的监测

肠外营养支持对患者有重要价值,但应用不当或监测不及时,可能导致明显的并发症,如再喂养综合征、高血糖、低血糖、肝胆并发症、代谢性酸中毒、高甘油三酯血症、二氧化碳产生过多、代谢性骨病、感染性并发症等。临床医师对此要有足够的警惕,应对患者严密监测以减少这些并发症的发生。

（1）患者输注肠外营养时,应严格监测出入量水平。

（2）长期处于半饥饿状态的慢性消耗性疾病的患者接受肠外营养时应密切监测血清磷、镁、钾和血糖水平。

（3）糖尿病患者或糖耐量异常者，糖的输入速度应减慢且必须严密监测尿糖、血糖。在营养支持实施的前三天，或胰岛素剂量有任何变化时，应每天监测血糖直至指标稳定。

（4）血清电解质（钠、钾、氯、钙、镁和磷）必须在营养支持的前三天每天监测一次，指标稳定后每周仍应随访一次。

（5）静脉输入脂肪乳剂的患者应监测其脂肪廓清情况，通常采用血浊度目测法，必要时可查血甘油三酯水平。

（6）完全肠外营养患者应每周监测肝肾功能，定期行肝、胆囊超声检查。

（7）长期完全肠外营养的患者应定期测骨密度。

七、肠外营养有哪些并发症及预防

对肠外营养并发症的认识和防治，直接关系着其实施的安全性。根据其性质和发生的原因可归纳为三大类，大多数是可以预防和处置的。

（一）导管相关并发症

导管相关并发症常发生在中心静脉置管过程中，也有少数是长期应用、导管护理不当或拔管操作所致，受通路种类、操作经验、治疗持续时间、管路护理质量和患者的基础疾病状态等因素影响。分为机械性并发症、感染并发症和血栓栓塞并发症。

1.机械性并发症

这类并发症均与中心静脉导管的置入技术及护理有关。常见有气胸、血胸、血肿，损伤胸导管、动脉、神经及空气栓塞等。此外，护理不当也可造成导管脱出、折断等并发症，借助 X 线检查可确定深静脉导管放置部位，若能严格按照操作规程和熟练掌握操作技术，这些并发症是可以预防的。

2.感染并发症

在导管置入、营养液配制、输入过程中极易发生感染。导管性败血症是肠外营养常见的严重并发症。营养液是良好的培养基，可使细菌迅速繁殖，导致脓毒血症，因此每一步骤必须严格按无菌操作技术规定进行。在中心静脉营养治疗过程中突然出现寒战高热，而无法用其他病因来解释时，则应考虑导管性败血症。应立即拔除旧导管，作导管头及血细菌培养（包括真菌培养），同时辅以周围静脉营养。必要时应根据药物敏感试验配合抗生素治疗。导管性败血症的预防措施包括：①置管过程的严格无菌技术；②在超净工作台内配制营养液；③采用全封闭式输液系统；④定期消毒穿刺点皮肤并更换敷料等。

3.血栓栓塞并发症

随着肠外营养时间延长，导管相关的静脉血栓形成发生率逐渐增高。导管相关的静脉血栓形成常见于锁骨下静脉和上肢静脉，血栓形成后可逐渐增大并脱落，造成血栓栓塞，严重血栓栓塞可导致患者死亡。抗凝治疗可减少导管相关静脉血栓形成的发生率和血栓栓塞的风险，低分子肝素和华法林均有预防作用。

（二）代谢并发症

这类并发症多与对病情动态监测不够、治疗方案选择不当或未及时纠正有关。可通过加强监测并及时调整治疗方案予以预防。

1.液体量超负荷

液体量过多可致心肺功能不堪负荷而出现衰竭症状。对老年人、心肺功能与肾功能不全者，应特别注意控制液体输入量与输液速度。

2.糖代谢紊乱

糖代谢紊乱常表现为低血糖反应、高血糖反应、高渗性非酮性昏迷。大多数营养不良患者治疗前已存在进食量少，胰岛素分泌量不足，胰高糖素等升血糖激素分泌增多等状况。葡萄糖输入过多、过快，外源性胰岛素补充不足，则会出现高血糖。此时，可对营养液中糖与脂肪的比例加以调整，或在葡萄糖溶液中加入适量胰岛素。高血糖所致的高渗状态可使脑细胞脱水，出现高渗性非酮性昏迷。严重高血糖反应发生后应立即停用肠外营养，改用低渗盐水(0.45%)以 250 mL/h 的速度输入，以降低血浆渗透压。

长期肠外营养治疗的患者，如突然停止输液，或感染控制后组织对胰岛素敏感度突然增加，导致反应性低血糖症。低血糖反应是由于持续输入高渗葡萄糖，刺激胰岛细胞增加胰岛素分泌，使血中有较高的胰岛素水平。若突然停用含糖溶液，有可能导致血糖急性下降，发生低血糖反应，甚至低血糖性昏迷，严重者危及生命。因此，肠外营养时切忌突然换用无糖溶液。为安全起见，可在高糖液体输完后，以等渗糖溶液维持数小时过渡，再改用无糖溶液，以免诱发低血糖。

高血糖反应是指在开始应用肠外营养时，输入的葡萄糖总量过多或速度过快，致单位时间内摄入的糖量过多，超出机体耐受的限度。特别是患者有糖尿病、隐性糖尿病或感染等情况时，易导致高血糖的发生。因此，应控制糖的输入速度，开始阶段应控制在 0.5 g/(kg·h)以内，并监测血糖和尿糖，以后逐步增加到 1.0～1.2 g/(kg·h)。对需要葡萄糖量较大、有隐性或明显糖尿病的患者，适当补充外源性胰岛素可减少高血糖反应的发生。

高渗性非酮性昏迷常因高血糖未及时发现并控制，导致大量利尿、脱水，以致昏迷。此症因患者糖代谢正常，血中无过量酮体存在，一旦发生，立即给予大量低渗盐水以纠正高渗环境，同时加用适量胰岛素以降低血糖即可。治疗既要积极及时，又要防止过量输入低渗盐水，以免造成脑水肿。对于应用肠外营养支持的患者，应每天测定尿糖 2～4 次，每周测定血糖 2～3 次，以便及时发现血糖异常及早处理。

3.肝脏损害

长期肠外营养可致肝功能损害，一般表现为转氨酶和碱性磷酸酶升高。肠外营养影响肝功能的因素较复杂，多数与营养液中的某些成分有关，如过量的葡萄糖输入、高剂量脂肪的应用、长期大量地应用氨基酸制剂等。营养液用量越大，肝功能异常的发生机会就越多，其中尤其是葡萄糖的用量。处理措施主要是尽量去除或纠正诱因，积极进行护肝等治疗。近年来，随着中/长链脂肪乳、结构脂肪乳制剂的开发应用，肝功异常已不再是肠外营养的禁忌证。

4.酸碱平衡失调

高糖溶液的 pH 为 3.5～5.5，大量输入时可影响血液 pH。氨基酸溶液中某些氨基酸(如精氨酸、组氨酸，赖氨酸及胱氨酸)的碱基代谢后可产生氢离子，导致高氯性酸中毒。特别是伴有腹泻的患者，更易产生代谢性酸中毒。少数伴有先天性代谢障碍的患者，在输入果糖、山梨醇后可出现乳酸性酸中毒。与成人相比，婴幼儿在快速输入大量糖溶液与水解蛋白时，因不能耐受高渗性溶液而更容易出现代谢性酸中毒。一旦发生此并发症应及时消除原因、对症治疗。关于代谢性碱中毒，除肾衰竭患者，在肠外营养中较少出现。

5.电解质紊乱

电解质紊乱在肠外营养时较易发生,常见的是低钾、低镁及低磷。其中要特别注意的是磷的补充,长期肠外营养治疗的患者,大量磷、钾、镁从细胞外进入细胞内,导致低磷、低钾、低镁血症。尤其是有肠外瘘的患者,更应注意补充。由于各种电解质的补充量没有固定的标准,唯一的办法是定期监测其血液浓度,根据病情发展及时调整补充。

6.代谢性骨病

长期肠外营养患者中可出现骨质软化症、骨质疏松症、纤维性骨炎、佝偻病等。

(三)肠道并发症

肠道并发症主要是肠道黏膜萎缩。关于肠外营养对肠道黏膜屏障功能的影响,目前正日益受到临床医师的重视。较长时期的肠外营养,特别是不能经口摄食者,容易产生胆囊结石及肠道黏膜的萎缩。后者又容易导致肠道内细菌移位,发生内源性感染性并发症。有资料提示,补充谷氨酰胺可预防肠道黏膜的萎缩,保护肠道的屏障功能。预防此并发症的唯一措施就是尽早恢复肠道营养,促使萎缩的黏膜增生,保持肠道正常功能。

(夏天添)

参 考 文 献

[1] 陈晓庆.临床内科诊治技术[M].长春:吉林科学技术出版社,2020.

[2] 张淑娟.内科常见病诊治实践[M].长春:吉林科学技术出版社,2020.

[3] 郭娜.临床呼吸内科疾病诊治学[M].长春:吉林科学技术出版社,2019.

[4] 白国强.临床疾病内科诊疗要点[M].北京:科学技术文献出版社,2019.

[5] 包红.呼吸内科疾病诊疗与进展[M].北京:科学技术文献出版社,2020.

[6] 边容.内科常见病诊疗指南[M].长春:吉林科学技术出版社,2019.

[7] 蔡定芳.病证结合内科学[M].上海:上海科学技术出版社,2020.

[8] 陈娟.内科常见病临床诊疗[M].长春:吉林科学技术出版社,2019.

[9] 崔世维.内科学学习精要[M].北京:人民卫生出版社,2020.

[10] 邓辉.内科临床诊疗实践[M].汕头:汕头大学出版社,2019.

[11] 李曙晖,杨立东,单靖.精编消化内科疾病诊疗学[M].长春:吉林科学技术出版社,2019.

[12] 刘玉庆.临床内科与心血管疾病诊疗[M].北京:科学技术文献出版社,2019.

[13] 何靖.现代内科疾病诊疗思维与新进展[M].北京:科学技术文献出版社,2020.

[14] 洪涛.临床常见内科疾病诊疗学[M].上海:上海交通大学出版社,2019.

[15] 何权瀛.呼吸内科诊疗常规[M].北京:中国医药科技出版社,2020.

[16] 杜闻博.消化系统疾病内科诊治[M].北京:科学技术文献出版社,2019.

[17] 陈云.现代临床内科疾病诊疗学[M].长沙:湖南科学技术出版社,2020.

[18] 杜秀华.实用内科疾病诊疗[M].北京:科学技术文献出版社,2019.

[19] 樊文星.肾内科疾病综合诊疗精要[M].北京:科学技术文献出版社,2020.

[20] 范鹏涛,刘琪,刘亮.临床内科疾病诊断[M].长春:吉林科学技术出版社,2019.

[21] 方千峰.常见内科疾病临床诊治与进展[M].北京:中国纺织出版社,2020.

[22] 费沛.内科常见病诊断与治疗[M].开封:河南大学出版社,2020.

[23] 冯晓明.临床肾内科疾病诊疗精要[M].南昌:江西科学技术出版社,2020.

[24] 郭海侠.内科常见疾病诊疗精粹[M].长春:吉林科学技术出版社,2019.

[25] 韩桂华.消化内科疾病诊疗精粹[M].北京:中国纺织出版社,2019.

[26] 扈红蕾.内科疾病临床指南[M].长春:吉林科学技术出版社,2020.

[27] 蒋尊忠.临床内科常见病诊疗[M].长春:吉林科学技术出版社,2019.

[28] 矫丽丽.临床内科疾病综合诊疗[M].青岛:中国海洋大学出版社,2019.

[29] 解春丽,王亚茹,甘玉萍.实用临床内科疾病诊治精要[M].青岛:中国海洋大学出版

社,2019.

[30] 杨志宏.临床内科疾病诊断与治疗[M].长春:吉林科学技术出版社,2019.

[31] 刘洋.内科疾病诊断与防治[M].北京:科学技术文献出版社,2019.

[32] 金爱萍.内科疾病鉴别诊断学[M].天津:天津科学技术出版社,2020.

[33] 赵新华.心内科疾病诊治精要[M].开封:河南大学出版社,2020.

[34] 李欣吉,郭小庆,宋洁,等.实用内科疾病诊疗常规[M].青岛:中国海洋大学出版社,2020.

[35] 王月玲.精编内科常见病诊疗学[M].长春:吉林科学技术出版社,2019.

[36] 田映青,洪怀章.厄贝沙坦联合非洛地平在原发性高血压治疗中的疗效观察及药物经济学分析[J].北方药学,2021,18(4):42-43.

[37] 谭贤明.氨茶碱与多索茶碱在支气管哮喘治疗中的应用价值分析[J].中国社区医师,2021,37(8):43-44.

[38] 张安楠,陈章兴.幽门螺杆菌根除性治疗在慢性胃炎治疗中的应用效果观察[J].中国现代药物应用,2021,15(10):103-106.

[39] 张桂月.前列地尔和缬沙坦联合治疗慢性肾小球肾炎的治疗效果及可行性分析[J].中国现代药物应用,2021,15(19):14-16.

[40] 刘辉,施俊.晚期胃癌治疗的研究进展[J].现代肿瘤医学,2021,29(23):4226-4229.